U0275621

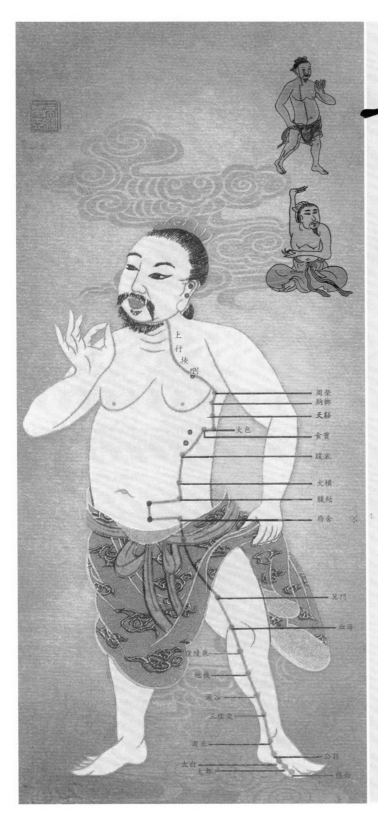

集成传统医学四大名著 荟萃古代医家四大奇书

黄帝内经

一

学术顾问 汤一介 文怀沙

本书编委会主编

最新整理珍藏版

中国书房

上行挟咽
荣螺
周胸
天谿
大包
食寶
腹哀
大横
腹结
府舍
箕門
血海
陰陵泉
地機
漏谷
三陰交
商丘
公孫
太白
大都
隱白

图书在版编目 (CIP) 数据

黄帝内经 /《黄帝内经》编委会编. —— 北京：中国书店, 2011.12
　　ISBN 978-7-5149-0218-1

Ⅰ.①黄… Ⅱ.①黄… Ⅲ.①内经 Ⅳ.①R221

中国版本图书馆CIP数据核字(2011)第230855号

黄帝内经(最新整理珍藏版)

责 任 编 辑：钟　书
封 面 设 计：郭英英
出 版 发 行：中国书店
地　　　址：北京市宣武区琉璃厂东街115号
邮　　　编：100050
总 经 销：全国新华书店
印　　　刷：北京楠萍印刷有限公司
开　　　本：787 × 1092 毫米　1/16
印　　　张：187.875
字　　　数：3472千字
版　　　次：2012 年 1 月第 1 版 第 1 次印刷
书　　　号：ISBN 978-7-5149-0218-1
定　　　价：1560.00元（全6卷）

ISBN 978-7-5149-0218-1

中华医学之经典
历代医家之圭臬

　　《黄帝内经》简称《内经》，是一部记载汉代以前人们运用传统的阴阳五行、天人合一的哲学思想、思维方法以及当时已经掌握的天文、历法、生物、气象、地理及至社会学、人类学、心理学、甚至数学知识来探索生命奥秘、揭示生命本质的、以生命科学为主体的"百科全书"，同时，《黄帝内经》又是中医理论体系形成的标志性著作，被历代医家视为"圭臬"，奉为"经典"。《黄帝内经》之所以被历代医家奉为经典，是因为其运用了古代多学科知识分析和建立起了中医学的理论体系，使中医学成为一门有特殊科学内涵和思维方法的分支科学从而屹立于世界医学之林。

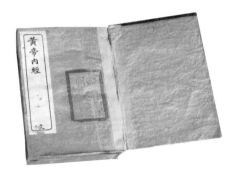

光绪十九年鸿文书局《黄帝内经》

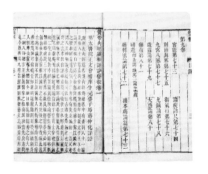

清大文堂刻本(明)马莳注
《黄帝内经素问灵枢合编》

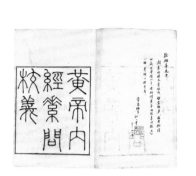

清光绪年间世泽楼刻江一平跋本
《黄帝内经素问校义》

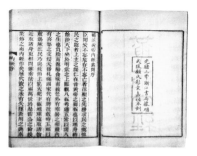

浙江书局刻本（唐）王冰
《补注黄帝内经素问》

《素问》奠定诊治医学基础
《灵枢》开启中医针灸先河

内容简介

《黄帝内经》是中医理论体系形成的标志性著作，被历代医家视为"圭臬"，奉为"经典"。《黄帝内经》包括《素问》和《灵枢》两部分，分别为81篇，各为9卷。

《黄帝内经》之《素问》所论内容十分丰富，包括阴阳五行、脏象气血、腧穴针道、病因病机、诊法病证、治则治法、医德养生、运气学说等，较为详尽地论述了人体生理、病理、诊断、治疗的有关内容，突出了古代的哲学思想，强调了人体内外统一的整体观念。

《黄帝内经》之《灵枢》全面阐述了五脏六腑、精神气血、津液、人体气质类型等内容，特别是对经络腧穴理论和针刺方法的记载更为翔实，例如对针法的论述不仅强调守神、候气的重要性，而且提出了数十种针刺方法，还详细介绍了针具使用、针刺部位、针刺深浅、针刺禁忌、针刺与四时的关系等内容，为后世针灸学的发展奠定了坚实的基础。

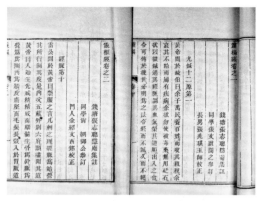

清张志聪集注，张文启参订，张兆璜校正
《黄帝内经灵枢》

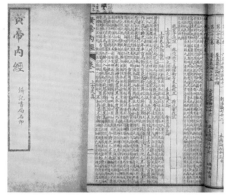

民国十四年(1925)鸿章书局石印本
《黄帝内经素问》

集成"传统医学四大名著"
荟萃"古代医家四大奇书"

　　《黄帝内经》一书和《易经》、《道德经》并称中国古代"三大奇书",且又与《伤寒论》、《金匮要略》、《神农本草经》并称为"中医四大经典"（学界另有一种说法,《黄帝内经》、《难经》、《伤寒杂病论》、《神农本草经》为中国传统医学"四大经典著作"）。《黄帝内经》最新整理珍藏版一书,编者将"中医四大经典名著"全部收集整理,集成一书,力求读者通过本书能够体会到中国传统医术的博大精深,能够领略到"中医四大经典名著"在中医发展史上的重要作用,能够发现这些具有里程碑意义的中华传统医学名著,对古代乃至现代中医的发展所具有的巨大的指导作用与研究价值。

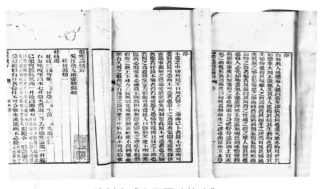

清刻本《金匮要略笺注》

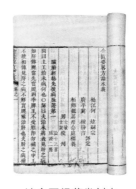

清今匮绿荫堂刻本
《金匮要略方论本义》

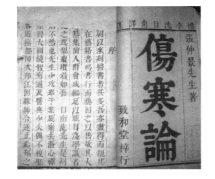

清沈目南详注,清致和堂梓行《伤寒论》

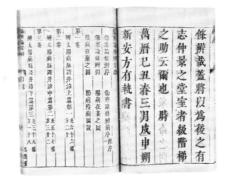

清浩然楼刻本《伤寒论条辨》

黄帝内经【最新整理珍藏版】

黄帝内经【最新整理珍藏版】

梳理历代"经学"名篇
成就《内经》传承大全

　　《黄帝内经》最新整理珍藏版一书，编者还将有关《黄帝内经》的相关衍生作品一一呈现给读者：其中《脉经》，魏·王叔和撰，是我国现存最早的一部脉学专著，是王叔和汇集《黄帝内经》、《难经》等书及前代医家有关脉学的著述，并结合其个人的临症经验编纂而成的，可谓集魏以前脉学之大成，具有极高的学术研究价值；《内经知要》为明·李中梓辑注，书中将《黄帝内经》重要原典节录归类，并加以注释，所选内容少而精，既概括了中医学的基础理论，又分类清楚、注释简要，为后世研究《黄帝内经》各家所推崇；《类经》，是明代著名医家张景岳的代表作之一，将《灵枢》、《素问》分作十二大类，多从易理、五运六气、脏腑阴阳和气血的理论来阐发经文蕴义；《内经博议》，清·罗美撰，是作者针对《黄帝内经》中的一些主要内容予以阐述，从而形成的论文集，共分为天道、人道、脉法、针刺、病能、述病六部分，每部又有若干篇，文字清新，论辨透彻，是研究《黄帝内经》的重要著作之一。

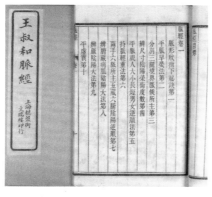

民国上海文瑞楼影印本王叔和《脉经》

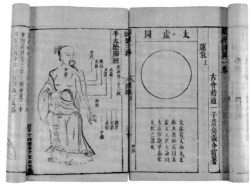

明翼德堂刻本《类经图》

《素问》唐本最早
《灵枢》宋本为先

版本延革

　　《黄帝内经》流传至今分为《素问》和《灵枢》两部分。其在隋朝时期的合本（包括了《素问》和《灵枢》）由杨上善整理为《黄帝内经太素》。

　　唐代王冰次注的二十四卷本《素问》是现存最早、又经北宋校正医书局校正的《素问》版本。南宋史崧改编的二十四卷本《灵枢》是现存最早和唯一传世的《灵枢》版本。

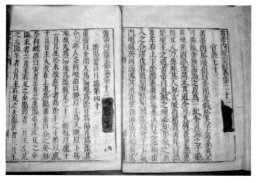

日本江户早期（中国清代早期）
木刻本《黄帝内经灵枢》

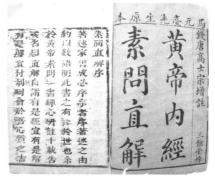

清康熙三馀堂刻本
《黄帝内经素问直解》

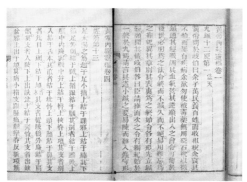

清刊本《黄帝内经灵枢》

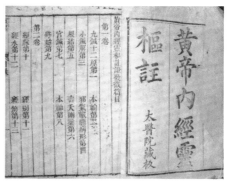

明末清初皇家太医院藏版
《黄帝内经灵枢注证发微》

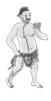

中医养生原典
生命百科全书

三大特色

1. 《黄帝内经》是史上第一部中医理论经典。

《黄帝内经》第一次系统讲述了人的生理、病理、疾病、治疗的原则和方法，为人类健康做出了巨大的贡献，被公认为中医学的奠基之作。

2. 《黄帝内经》是史上第一部传统养生宝典。

《黄帝内经》中讲到了怎样治病，但更重要的讲的是怎样不得病，怎样使我们在不吃药的情况下就能够健康、能够长寿、能够活得更长久。

3. 《黄帝内经》是史上第一部生命百科全书。

《黄帝内经》以生命为中心，涉及医学、天文学、地理学、心理学、社会学，还有哲学、历史等，是一部围绕生命问题而展开的百科全书。

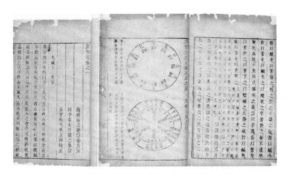

清康熙刻本《黄帝内经素问灵枢合注》

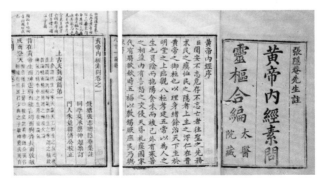

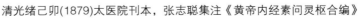

清光绪己卯(1879)太医院刊本，张志聪集注《黄帝内经素问灵枢合编》

整理《黄帝内经》全典　集成"中医四大名著"
梳理《内经》研究名篇

—— 《黄帝内经》最新整理珍藏版出版前言

《黄帝内经》简称《内经》，是一部记载汉代以前人们运用传统的阴阳五行、天人合一的哲学思想、思维方法以及当时已经掌握的天文、历法、生物、气象、地理及至社会学、人类学、心理学、甚至数学知识来探索生命奥秘、揭示生命本质的、以生命科学为主体的"百科全书"，同时，《黄帝内经》又是中医理论体系形成的标志性著作，被历代医家视为"圭臬"，奉为"经典"。《黄帝内经》还是我国现存最早、也是迄今为止地位最高的中医理论经典文献之一；是我们祖先对世界医学所做出的伟大贡献，也是中华民族传统文化的优秀成果和十分重要的组成部分，所以被后世称为"至道之宗、奉生之始"。《黄帝内经》之所以被历代医家奉为经典，是因为其运用了古代多学科知识分析和建立起了中医学的理论体系，使中医学成为一门有特殊科学内涵和思维方法的分支科学从而屹立于世界医学之林。

全新整理《黄帝内经》全典　导读注释译文并重

《黄帝内经》包括《素问》和《灵枢》两部分，分别为81篇，各为9卷。最早著录于刘歆所著的《七略》，后载于东汉班固的《汉书·艺文志·方技略》，该书以黄帝和岐伯等人对话的形式写成，作者虽然托名为黄帝，实际并非一时一人所为，而更可能为集体、多人长期努力的结果。这里面的原因，就像《淮南子·修务训》所说的："世俗之人，多尊古而贱今，故为道者必托之于神农、黄帝而后能入说。"而从《黄帝内经》的文本中，我们也可看出，其中包含明显不同学派的思想主张，篇章之间长短差别很大，有的文章很长，有的文章很短，并且有重复的地方，这或许也可以作为《黄帝内经》非一人所为的佐证。《黄帝内经》的成书时间有黄帝时代说、春秋战国说、秦汉之际说、两汉说等说法。现代研究认为，从《黄帝内经》的内容来看，大部分是春秋战国时代医学经验的认识和总结，也有一部分内容是成书以后补充了东汉后期的医学研究成就，因此，其汇编成书的时间应为春秋战国至两汉之间。

《黄帝内经》之《素问》所论内容十分丰富，包括阴阳五行、脏象气血、腧穴针道、病因病机、诊法病证、治则治法、医德养生、运气学说等，较为详尽地论述了人体生理、病理、诊断、治疗的有关内容，突出了古代的哲学思想，强调了人体内外统一的整体观念。而《黄帝内经》之《灵枢》则全面阐述了五脏六腑、精神气血、津液、人体气质类型等内容，特别是对经络腧穴理论和针刺方法的记载更为翔实，例如对针法的论述不仅强调守神、候气的重要性，而且提出了数十种针刺方法，还详细介绍了针具使用、针刺部位、针刺深浅、针刺禁忌、针刺与四时的关系等内容，为后世针灸学的发展奠定了坚实的基础。

集成"传统医学四大名著"　荟萃"古代医家四大奇书"

《黄帝内经》一书和《易经》、《道德经》并称中国古代"三大奇书"，且又与《伤寒论》、《金匮要略》、《神农本草经》并称为"中医四大经典"（学界另有一种说法，《黄帝内经》、《难经》、《伤寒杂病论》、《神农本草经》为中国传统医学"四大经典著作"）。《黄帝内经》最新整理珍藏版一书，编者将"中医四大经典名著"全部收集整理，集成一书，力求读者通过本书能够体会到中国传统医术的博大精深，能够领略到"中医四大经典名著"在中医发展史上的重要作用，能够发现这些具有里程碑意义的中华传统医学名著，对古代乃至现代中医的发展所具有的巨大的指导作用与研究价值。

梳理历代"经学"名篇　成就《内经》传承大全

《黄帝内经》最新整理珍藏版一书，编者还将有关《黄帝内经》的相关衍生作品一一呈现给读者：其中《脉经》，魏·王叔和撰，是我国现存最早的一部脉学专著，第一次把病脉象归纳为浮、苁、洪、滑、数、促、弦、紧、沉、伏、革、实、微、涩、细、软、弱、虚、散、缓、迟、结、代、动等二十四种，《脉经》一书是王叔和汇集《黄帝内经》、《难经》等书及前代医家有关脉学的著述，并结合其个人的临症经验编纂而成的，可谓集魏以前脉学之大成，具有极高的学术研究价值；《内经知要》为明·李中梓辑注，全书共两卷，上卷有道生、阴阳、色诊、脉诊、藏象5篇，下卷有经络、治则、病能3篇，书中将《黄帝内经》重要原典节录归类，并加以注释，所选内容少而精，既概括了中医学的基础理论，又分类清楚、注释简要，为后世研究《黄帝内经》各家所推崇；《类经》，医经著作，是明代著名医家张景岳的代表作之一，是对《黄帝内经》进行全面分类研究的著作，他将《灵枢》、《素问》分作十二大类，三百九十节，共计三十二卷，全书多从易理、五运六气、脏腑阴阳和气血的理论来阐发经文蕴义，颇能启迪后人；《内经博议》医经著作，四卷，清·罗美撰，刊于1675年，是作者针对《黄帝内经》中的一些主要内容予以阐述，从而形成的论文集，共分为天道、人道、脉法、针刺、病能、述病六部分，每部又有若干篇，文字清新，论辨透彻，是研究《黄帝内经》的重要著作之一。

虽然说《黄帝内经》构建了中医理论体系的基本框架，是中医学发展的基石，对后世医学发展有深远的影响，但由于其成书年代较早，文字古奥，语句艰深，医理博大，十分不利于现代医学爱好者的理解与接受，因此，此次出版的《黄帝内经》最新整理珍藏版一书，编者在原文的基础上，增加了导读、注释、译文等几个部分，务求使读者对原著有更直观、更透彻的理解。编者在编纂工作中更是以权威的古本、善本为工作底本，加以校勘，其中译文部分采用的是意译与直译相结合的方式，意译容易使读者理解，直译能讲清原意。总之，此次整理编纂工作的目的就是将《黄帝内经》更通俗易懂地呈现在广大读者面前。

本书可作为当下研究《黄帝内经》比较全面、系统并具代表性和"全书"性质的大型工具书，供中医院校师生、临床医生及医学爱好者以及对中华传统养生感兴趣的广大读者学习使用。相信书中收集整理的"中医四大名著"和历代"经学"名篇，都能给广大读者以借鉴和启迪。

《黄帝内经》（最新整理珍藏版）编委会

目　　录

第一册

上部《黄帝内经·素问》………………………………（1）

《重广补注黄帝内经素问》序 ……………………（3）

上古天真论篇第一 …………………………………（7）

四气调神大论篇第二 ………………………………（12）

生气通天论篇第三 …………………………………（16）

金匮真言论篇第四 …………………………………（21）

阴阳应象大论篇第五 ………………………………（25）

阴阳离合论篇第六 …………………………………（35）

阴阳别论篇第七 ……………………………………（38）

灵兰秘典论篇第八 …………………………………（42）

六节脏象论篇第九 …………………………………（44）

五脏生成篇第十 ……………………………………（50）

五脏别论篇第十一 …………………………………（54）

异法方宜论篇第十二 ………………………………（56）

移精变气论篇第十三 ………………………………（59）

汤液醪醴论篇第十四 ………………………………（62）

玉版论要篇第十五 …………………………………（65）

论要经终论篇第十六 ………………………………（67）

脉要精微论篇第十七 ………………………………（71）

平人气象论篇第十八 ………………………………（79）

玉机真脏论篇第十九 ………………………………（86）

三部九候论篇第二十 ………………………………（94）

中華藏書

目

录

中国书房

经脉别论篇第二十一 …………………………………………（100）

脏气法时论篇第二十二 ………………………………………（103）

宣明五气篇第二十三 …………………………………………（109）

血气形志篇第二十四 …………………………………………（112）

宝命全形论篇第二十五 ………………………………………（114）

八正神明论篇第二十六 ………………………………………（118）

离合真邪论篇第二十七 ………………………………………（123）

通评虚实论篇第二十八 ………………………………………（127）

太阴阳明论篇第二十九 ………………………………………（132）

阳明脉解篇第三十 ……………………………………………（135）

热论篇第三十一 ………………………………………………（136）

刺热篇第三十二 ………………………………………………（140）

评热病论篇第三十三 …………………………………………（144）

逆调论篇第三十四 ……………………………………………（148）

疟论篇第三十五 ………………………………………………（151）

刺疟篇第三十六 ………………………………………………（158）

气厥论篇第三十七 ……………………………………………（161）

咳论篇第三十八 ………………………………………………（163）

举痛论篇第三十九 ……………………………………………（165）

腹中论篇第四十 ………………………………………………（170）

刺腰痛篇第四十一 ……………………………………………（173）

风论篇第四十二 ………………………………………………（177）

痹论篇第四十三 ………………………………………………（181）

痿论篇第四十四 ………………………………………………（185）

厥论篇第四十五 ………………………………………………（188）

病能论篇第四十六 ……………………………………………（192）

奇病论篇第四十七 ……………………………………………（195）

大奇论篇第四十八 ……………………………………………（200）

脉解篇第四十九 ………………………………………………（204）

刺要论篇第五十 ………………………………………………（212）

刺齐论篇第五十一 ……………………………………………（214）

刺禁论篇第五十二 ……………………………………………（216）

中華藏書

黄帝内经·最新整理珍藏版

中国书店

二

刺志论篇第五十三 …………………………………………………（218）

针解篇第五十四 ……………………………………………………（220）

长刺节论篇第五十五 ………………………………………………（223）

皮部论篇第五十六 …………………………………………………（226）

经络论篇第五十七 …………………………………………………（229）

气穴论篇第五十八 …………………………………………………（230）

气府论篇第五十九 …………………………………………………（234）

骨空论篇第六十 ……………………………………………………（237）

水热穴论篇第六十一 ………………………………………………（242）

调经论篇第六十二 …………………………………………………（246）

缪刺论篇第六十三 …………………………………………………（255）

四时刺逆从论篇第六十四 …………………………………………（263）

标本病传论篇第六十五 ……………………………………………（266）

天元纪大论篇第六十六 ……………………………………………（270）

五运行大论篇第六十七 ……………………………………………（275）

六微旨大论篇第六十八 ……………………………………………（283）

气交变大论篇第六十九 ……………………………………………（293）

五常政大论篇第七十 ………………………………………………（306）

六元正纪大论篇第七十一 …………………………………………（327）

刺法论篇第七十二 …………………………………………………（376）

本病论篇第七十三 …………………………………………………（399）

至真要大论篇第七十四 ……………………………………………（428）

著至教论篇第七十五 ………………………………………………（458）

示从容论篇第七十六 ………………………………………………（460）

疏五过论篇第七十七 ………………………………………………（464）

徵四失论篇第七十八 ………………………………………………（468）

阴阳类论篇第七十九 ………………………………………………（470）

方盛衰论篇第八十 …………………………………………………（474）

第二册

解精微论篇第八十一 ………………………………………………（479）

中華藏書

黄帝内经·最新整理珍藏版

下部《黄帝内经·灵枢》 ………… (483)

《黄帝内经灵枢经》叙 ………… (485)

九针十二原第一 ………… (488)

本输第二 ………… (496)

小针解第三 ………… (504)

邪气脏腑病形第四 ………… (508)

根结第五 ………… (519)

寿夭刚柔第六 ………… (525)

官针第七 ………… (530)

本神第八 ………… (535)

终始第九 ………… (538)

经脉第十 ………… (548)

经别第十一 ………… (568)

经水第十二 ………… (571)

经筋第十三 ………… (575)

骨度第十四 ………… (584)

五十营第十五 ………… (586)

营气第十六 ………… (588)

脉度第十七 ………… (590)

营卫生会第十八 ………… (593)

四时气第十九 ………… (597)

五邪第二十 ………… (601)

寒热病第二十一 ………… (602)

癫狂第二十二 ………… (606)

热病第二十三 ………… (611)

厥病第二十四 ………… (616)

病本第二十五 ………… (620)

杂病第二十六 ………… (621)

周痹第二十七 ………… (625)

口问第二十八 ………… (627)

师传第二十九 ………… (633)

中国书店

决气第三十 …………………………………………… （637）

肠胃第三十一 ………………………………………… （639）

平人绝谷第三十二 …………………………………… （640）

海论第三十三 ………………………………………… （642）

五乱第三十四 ………………………………………… （644）

胀论第三十五 ………………………………………… （647）

五癃津液别第三十六 ………………………………… （651）

五阅五使第三十七 …………………………………… （653）

逆顺肥瘦第三十八 …………………………………… （655）

血络论第三十九 ……………………………………… （659）

阴阳清浊第四十 ……………………………………… （661）

阴阳系日月第四十一 ………………………………… （663）

病传第四十二 ………………………………………… （665）

淫邪发梦第四十三 …………………………………… （668）

顺气一日分为四时第四十四 ………………………… （671）

外揣第四十五 ………………………………………… （674）

五变第四十六 ………………………………………… （676）

本脏第四十七 ………………………………………… （680）

禁服第四十八 ………………………………………… （687）

五色第四十九 ………………………………………… （692）

论勇第五十 …………………………………………… （698）

背腧第五十一 ………………………………………… （701）

卫气第五十二 ………………………………………… （702）

论痛第五十三 ………………………………………… （705）

天年第五十四 ………………………………………… （707）

逆顺第五十五 ………………………………………… （709）

五味第五十六 ………………………………………… （711）

水胀第五十七 ………………………………………… （713）

贼风第五十八 ………………………………………… （715）

卫气失常第五十九 …………………………………… （717）

玉版第六十 …………………………………………… （721）

五禁第六十一 ………………………………………… （726）

动输第六十二 ……………………………………………………… （728）

五味论第六十三 ………………………………………………… （731）

阴阳二十五人第六十四 ………………………………………… （733）

五音五味第六十五 ……………………………………………… （742）

百病始生第六十六 ……………………………………………… （746）

行针第六十七 …………………………………………………… （751）

上膈第六十八 …………………………………………………… （753）

忧恚无言第六十九 ……………………………………………… （755）

寒热第七十 ……………………………………………………… （756）

邪客第七十一 …………………………………………………… （758）

通天第七十二 …………………………………………………… （765）

官能第七十三 …………………………………………………… （770）

论疾诊尺第七十四 ……………………………………………… （775）

刺节真邪第七十五 ……………………………………………… （779）

卫气行第七十六 ………………………………………………… （791）

九宫八风第七十七 ……………………………………………… （796）

九针论第七十八 ………………………………………………… （801）

岁露论第七十九 ………………………………………………… （809）

大惑论第八十 …………………………………………………… （816）

痈疽第八十一 …………………………………………………… （820）

《难经集注》……………………………………………………… （827）

《难经集注》序 ………………………………………………… （829）

卷之一 …………………………………………………………… （830）

经脉诊候第一（凡二十四首）………………………………… （830）

卷之二 …………………………………………………………… （850）

卷之三 …………………………………………………………… （876）

经络大数第二（凡二首）……………………………………… （886）

奇经八脉第三（凡三首）……………………………………… （887）

荣卫三焦第四（凡二首）……………………………………… （892）

脏腑配像第五（凡六首）……………………………………… （894）

脏腑度数第六（凡十首）……………………………………… （901）

卷之四 …………………………………………（902）

虚实邪正第七（凡五首） ………………………（909）

脏腑传病第八（凡二首） ………………………（918）

脏腑积聚第九（凡二首） ………………………（919）

五泄伤寒第十（凡四首） ………………………（921）

神圣工巧第十一（凡一首） ……………………（926）

脏腑井俞第十二（凡七首） ……………………（926）

用针补泻第十三（凡十三首） …………………（935）

跋 …………………………………………………（943）

《伤寒杂病论》 …………………………………（945）

《伤寒杂病论》序 ………………………………（947）

平脉法第一 ………………………………………（949）

平脉法第二 ………………………………………（956）

六气主客第三 ……………………………………（962）

伤寒例第四 ………………………………………（965）

杂病例第五 ………………………………………（975）

第三册

温病脉证并治第六 ………………………………（979）

伤暑脉证并治第七 ………………………………（983）

热病脉证并治第八 ………………………………（986）

湿病脉证并治第九 ………………………………（987）

伤燥病脉证并治第十 ……………………………（992）

伤风病脉证并治第十一 …………………………（993）

寒病脉证并治第十二 ……………………………（995）

辨太阳病脉证并治上 ……………………………（998）

辨太阳病脉证并治中 ……………………………（1003）

辨太阳病脉证并治下 ……………………………（1017）

辨阳明病脉证并治 ………………………………（1028）

辨少阳病脉证并治 ………………………………（1041）

辨太阴病脉证并治 ……………………………………（1042）

辨少阴病脉证并治 ……………………………………（1045）

辨厥阴病脉证并治 ……………………………………（1052）

辨霍乱吐利病脉证并治 ………………………………（1062）

辨痉阴阳易差后病脉证并治 …………………………（1066）

辨百合狐惑阴阳毒病脉证并治 ………………………（1069）

辨疟病脉证并治 ………………………………………（1072）

辨血痹虚劳病脉证并治 ………………………………（1074）

辨咳嗽水饮黄汗历节病脉证并治 ……………………（1076）

辨瘀血吐衄下血疮痈病脉证并治 ……………………（1089）

辨胸痹病脉证并治 ……………………………………（1092）

辨妇人各病脉证并治 …………………………………（1094）

《神农本草经》 ……………………………………（1105）

《神农本草经》序 ……………………………………（1107）

上经（上品） …………………………………………（1112）

中经（中品） …………………………………………（1168）

下经（下品） …………………………………………（1207）

《本草经》佚文 ………………………………………（1242）

附：吴氏本草十二条 …………………………………（1245）

附：诸药制使 …………………………………………（1245）

《金匮要略》 ……………………………………………（1255）

金匮要略方论序 ………………………………………（1257）

卷上 ……………………………………………………（1257）

藏府经络先后病脉证第一：（论十三首　脉证二条）
………………………………………………………（1257）

痉湿暍病脉证第二 ……………………………………（1260）

百合狐惑阴阳毒病证治第三 …………………………（1263）

疟病脉证并治第四 ……………………………………（1266）

中风历节病脉证并治第五 ……………………………（1267）

血痹虚劳病脉证并治第六 ……………………………（1270）

肺痿肺痈咳嗽上气病脉证治第七 ……………………（1273）

奔豚气病脉证治第八 ………………………………（1276）

胸痹心痛短气病脉证治第九 ………………………（1277）

腹满寒疝宿食病脉证治第十 ………………………（1279）

卷中 …………………………………………………（1282）

五藏风寒积聚病脉证并治第十一 …………………（1282）

痰饮咳嗽病脉证并治第十二 ………………………（1284）

消渴小便不利淋病脉证并治第十三 ………………（1289）

水气病脉证并治第十四 ……………………………（1290）

黄疸病脉证并治第十五 ……………………………（1295）

惊悸吐血下血胸满瘀血病脉证治第十六 …………（1297）

呕吐哕下利病脉证治第十七 ………………………（1298）

疮痈肠痈浸淫病脉证并治第十八 …………………（1304）

趺蹶手指臂肿转筋阴狐疝蛔虫病脉证治第十九 …（1305）

卷下 …………………………………………………（1306）

妇人妊娠病脉证并治第二十 ………………………（1306）

妇人产后病脉证治第二十一 ………………………（1308）

妇人杂病脉证并治第二十二 ………………………（1310）

杂疗方第二十三 ……………………………………（1314）

禽兽鱼虫禁忌并治第二十四 ………………………（1316）

《脉经》 ……………………………………………（1327）

脉经卷第一 …………………………………………（1329）

脉形状指下秘诀第一 ………………………………（1329）

平脉早晏法第二 ……………………………………（1330）

分别三关境界脉候所主第三 ………………………（1330）

辨尺寸阴阳荣卫度数第四 …………………………（1330）

平脉视人大小长短男女逆顺法第五 ………………（1331）

持脉轻重法第六 ……………………………………（1331）

两手六脉所主五脏六腑阴阳逆顺第七 ……………（1331）

辨脏腑病脉阴阳大法第八 …………………………（1332）

辨脉阴阳大法第九 …………………………………（1332）

平虚实第十 …………………………………………………（1334）

从横逆顺伏匿脉第十一 ………………………………………（1334）

辨灾怪恐怖杂脉第十二 ………………………………………（1334）

迟病短长杂病法第十三 ………………………………………（1335）

平人得病所起脉第十四 ………………………………………（1337）

诊病将差难已脉第十五 ………………………………………（1338）

脉经卷第二 ……………………………………………………（1338）

平三关阴阳二十四气脉第一 …………………………………（1338）

平人迎神门气口前后脉第二 …………………………………（1340）

平三关病候并治宜第三 ………………………………………（1344）

平奇经八脉病第四 ……………………………………………（1347）

脉经卷第三 ……………………………………………………（1349）

肝胆部第一 ……………………………………………………（1349）

心小肠部第二 …………………………………………………（1350）

脾胃部第三 ……………………………………………………（1352）

肺大肠部第四 …………………………………………………（1354）

肾膀胱部第五 …………………………………………………（1356）

脉经卷第四 ……………………………………………………（1358）

辨三部九候脉证第一 …………………………………………（1358）

平杂病脉第二 …………………………………………………（1362）

诊五脏六腑气绝证候第三 ……………………………………（1364）

诊四时相反脉证第四 …………………………………………（1365）

论诊损至脉第五 ………………………………………………（1365）

诊脉动止投数疏数死期年月第六 ……………………………（1368）

诊百病死生决第七 ……………………………………………（1369）

诊三部脉虚实决死生第八 ……………………………………（1372）

脉经卷第五 ……………………………………………………（1373）

张仲景论脉第一 ………………………………………………（1373）

扁鹊阴阳脉法第二 ……………………………………………（1374）

扁鹊脉法第三 …………………………………………………（1375）

扁鹊华佗察声色要诀第四 ……………………………………（1376）

脉经卷第六 ……………………………………………………（1382）

肝足厥阴经病证第一 ……………………………… （1382）

胆足少阳经病证第二 ……………………………… （1384）

心手少阴经病证第三 ……………………………… （1385）

小肠手太阳经病证第四 …………………………… （1387）

脾足太阴经病证第五 ……………………………… （1388）

胃足阳明经病证第六 ……………………………… （1390）

肺手太阴经病证第七 ……………………………… （1391）

大肠手阳明经病证第八 …………………………… （1393）

肾足少阴经病证第九 ……………………………… （1394）

膀胱足太阳经病证第十 …………………………… （1396）

三焦手少阳经病证第十一 ………………………… （1396）

脉经卷第七 ………………………………………… （1397）

病不可发汗证第一 ………………………………… （1397）

病可发汗证第二 …………………………………… （1399）

病发汗以后证第三 ………………………………… （1402）

病不可吐证第四 …………………………………… （1404）

病可吐证第五 ……………………………………… （1404）

病不可下证第六 …………………………………… （1405）

病可下证第七 ……………………………………… （1408）

发汗吐下以后证第八 ……………………………… （1410）

病可温证第九 ……………………………………… （1415）

病不可灸证第十 …………………………………… （1416）

病可灸证第十一 …………………………………… （1416）

病不可刺证第十二 ………………………………… （1417）

病可刺证第十三 …………………………………… （1417）

病不可水证第十四 ………………………………… （1419）

病可水证第十五 …………………………………… （1420）

病不可火证第十六 ………………………………… （1420）

病可火证第十七 …………………………………… （1422）

热病阴阳交并少阴厥逆阴阳竭尽生死证第十八 … （1422）

重实重虚阴阳相附生死证第十九 ………………… （1424）

热病生死期日证第二十 …………………………… （1425）

热病十逆死证第二十一 ······················· （1425）

热病五脏气绝死日证第二十二 ··············· （1426）

热病至脉死日证第二十三 ······················· （1426）

热病脉损日死证第二十四 ······················· （1427）

脉经卷第八 ······································ （1427）

平卒尸厥脉证第一 ······························· （1427）

平痉湿暍脉证第二 ······························· （1427）

平阳毒阴毒百合狐惑脉证第三 ··············· （1429）

平霍乱转筋脉证第四 ··························· （1430）

平中风历节脉证第五 ··························· （1430）

平血痹虚劳脉证第六 ··························· （1431）

平消渴小便利淋脉证第七 ······················· （1432）

平水气黄汗气分脉证第八 ······················· （1432）

平黄疸寒热疟脉证第九 ························· （1435）

平胸痹心痛短气贲豚脉证第十 ··············· （1437）

平腹满寒疝宿食脉证第十一 ··················· （1437）

平五脏积聚脉证第十二 ························· （1438）

平惊悸衄吐下血胸满瘀血脉证第十三 ········ （1440）

平呕吐哕下利脉证第十四 ······················· （1441）

平肺痿肺痈咳逆上气痰饮脉证第十五 ········ （1443）

平痈肿肠痈金疮侵淫脉证第十六 ············· （1446）

脉经卷第九 ······································ （1447）

平妊娠分别男女将产诸证第一 ··············· （1447）

平妊娠胎动血分水分吐下腹痛证第二 ········ （1448）

平产后诸病郁冒中风发热烦呕下利证第三 ···· （1452）

平带下绝产无子亡血居经证第四 ············· （1453）

平郁冒五崩漏下经闭不利腹中诸病证第五 ···· （1455）

平咽中如有炙腐喜悲热入血室腹满证第六 ···· （1456）

平阴中寒转胞阴吹阴生疮脱下证第七 ········ （1456）

平妇人病生死证第八 ··························· （1457）

平小儿杂病证第九 ······························· （1457）

脉经卷第十 ······································ （1458）

手检图三十一部 ······························· （1458）

第四册

《内经知要》 ……………………………………………… （1465）

《内经知要》序 …………………………………………… （1467）
　卷上 ……………………………………………………… （1468）
　一、道生 ………………………………………………… （1468）
　二、阴阳 ………………………………………………… （1475）
　三、色诊 ………………………………………………… （1481）
　四、脉诊 ………………………………………………… （1485）
　五、藏象 ………………………………………………… （1494）
　卷下 ……………………………………………………… （1504）
　一、经络 ………………………………………………… （1504）
　二、治则 ………………………………………………… （1513）
　三、病能 ………………………………………………… （1517）

《内经博议》 ……………………………………………… （1553）

《内经博议》题辞 ………………………………………… （1555）
　卷之一　天道部 ………………………………………… （1555）
　天地阴阳大论 …………………………………………… （1555）
　其气三论 ………………………………………………… （1557）
　六节五制生五论 ………………………………………… （1558）
　正六气说 ………………………………………………… （1559）
　为运为气五六说 ………………………………………… （1560）
　五运说 …………………………………………………… （1562）
　司天说 …………………………………………………… （1563）
　地上三阴三阳说 ………………………………………… （1564）
　天道或问五则 …………………………………………… （1564）
　天道六气中见论 ………………………………………… （1566）
　地理六节位下六承论 …………………………………… （1567）
　辨君火以明兼退行一步不司气化论 …………………… （1569）

卷之一　人道部 …………………………………………（1570）

人道大阴阳疏 …………………………………………（1570）

心肾论 …………………………………………………（1572）

君相二火论 ……………………………………………（1573）

卫气论 …………………………………………………（1574）

五脏五主论 ……………………………………………（1575）

五脏苦欲论 ……………………………………………（1577）

六腑说 …………………………………………………（1578）

太冲三焦论 ……………………………………………（1579）

奇经八脉原 ……………………………………………（1580）

二十七气疏 ……………………………………………（1582）

十二经不并拈说 ………………………………………（1583）

卷之二　脉法部 ………………………………………（1584）

脉原 ……………………………………………………（1584）

脉诊总论 ………………………………………………（1586）

胃脉论 …………………………………………………（1587）

诊法论 …………………………………………………（1588）

附论一 …………………………………………………（1589）

附论二 …………………………………………………（1590）

附论三 …………………………………………………（1591）

卷之二　针刺部 ………………………………………（1592）

十二原脏井木腑井金释 ………………………………（1592）

十干纳脏腑之谬辨 ……………………………………（1593）

卷之二　病能部 ………………………………………（1594）

手太阴肺脏病论 ………………………………………（1594）

手少阴心脏病论 ………………………………………（1595）

足阳明胃腑病论 ………………………………………（1596）

足太阴脾病论 …………………………………………（1597）

足少阴肾脏病论 ………………………………………（1597）

足厥阴肝脏病论 ………………………………………（1598）

太阳经络及膀胱病论 …………………………………（1599）

气交外感病论 …………………………………………（1600）

中华藏书

黄帝内经·最新整理珍藏版

中国书店

厥阴岁气病疏 ·············· （1601）

少阴岁气病疏 ·············· （1602）

太阴岁气病疏 ·············· （1603）

少阳岁气病疏 ·············· （1604）

阳明岁气病疏 ·············· （1605）

太阳岁气病疏 ·············· （1607）

奇恒病论 ·················· （1608）

冲病论 ···················· （1610）

任病论 ···················· （1611）

二维病论 ·················· （1611）

带病论 ···················· （1612）

卷之三　述病部上 ·········· （1613）

阴阳第一 ·················· （1613）

虚实第二 ·················· （1621）

寒热顺逆第三 ·············· （1624）

风寒邪气热病第四 ·········· （1628）

卷之四　述病部下 ·········· （1633）

厥逆痹病第五 ·············· （1633）

疟痿咳病第六 ·············· （1640）

胀卒痛肠如疟积消瘅病第七 ·· （1644）

疝伏梁狂癫痫黄胆血枯病第八 （1649）

附录 ······················ （1652）

张子和九气感疾论 ·········· （1652）

缪仲醇阴阳脏腑虚实论治 ···· （1655）

《类经》 ···················· （1663）

序一 ······················ （1665）

序二 ······················ （1667）

一卷　摄生类 ·············· （1669）

一、上古之人春秋百岁今时之人半百而衰 ········· （1670）

二、上古圣人之教下 ········ （1671）

三、古有真人至人圣人贤人 ·· （1672）

中华藏书

黄帝内经·最新整理珍藏版

中国书店

四、四气调神 …………………………………………………（1675）

五、天气清静藏德不止圣人从之故无奇病 …………（1677）

六、四时阴阳从之则生逆之则死 ………………………（1678）

七、不治已病治未病 ……………………………………（1679）

二卷　阴阳类 …………………………………………………（1680）

一、阴阳应象 ……………………………………………（1680）

二、法阴阳 ………………………………………………（1686）

三、天不足西北地不满东南 ……………………………（1689）

四、天精地形气通于人 …………………………………（1689）

五、阴阳之中复有阴阳 …………………………………（1691）

三卷　藏象类 …………………………………………………（1693）

一、十二官 ………………………………………………（1693）

二、藏象 …………………………………………………（1695）

三、脏腑有相合三焦曰 …………………………………（1697）

四、五脏之应各有收受 …………………………………（1698）

五、四时阴阳外内之应 …………………………………（1700）

六、五气之合人万物之生化 ……………………………（1704）

七、脾不主时 ……………………………………………（1707）

八、五脏所合所荣所主五味所宜所伤之病 ……………（1707）

九、本神 …………………………………………………（1708）

十、五脏异藏虚实异病 …………………………………（1713）

十一、气口独为五脏主 …………………………………（1713）

十二、食饮之气归输脏腑 ………………………………（1716）

十三、有子无子女尽七七男尽八八 ……………………（1717）

十四、天年常度 …………………………………………（1721）

十五、寿夭 ………………………………………………（1724）

十六、人身应天地 ………………………………………（1725）

十七、妇人无须气血多少 ………………………………（1726）

四卷　藏象类（续）……………………………………………（1728）

十八、老壮少小脂膏肉瘦之别 …………………………（1728）

十九、血气阴阳清浊 ……………………………………（1729）

二十、首面耐寒因于气聚 ………………………………（1730）

二十一、坚弱勇怯受病忍痛不同 …………………… （1732）

二十二、耐痛耐毒强弱不同 ………………………… （1735）

二十三、奇恒脏腑藏泻不同 ………………………… （1735）

二十四、逆顺相传至困而死 ………………………… （1736）

二十五、精气津液血脉脱则为病 …………………… （1738）

二十六、肠胃小大之数 ……………………………… （1740）

二十七、平人绝谷七日而死 ………………………… （1740）

二十八、本藏二十五变 ……………………………… （1741）

二十九、身形候脏腑 ………………………………… （1745）

三十、人有阴阳治分五态 …………………………… （1747）

三十一、阴阳二十五人 ……………………………… （1750）

三十二、五音五味分发脏腑 ………………………… （1758）

五卷　脉色类 ……………………………………… （1759）

一、诊法常以平旦 …………………………………… （1759）

二、部位 ……………………………………………… （1760）

三、呼吸至数 ………………………………………… （1762）

四、五脏之气脉有常数 ……………………………… （1763）

五、三部九候 ………………………………………… （1765）

六、七诊 ……………………………………………… （1768）

七、诊有十度诊有阴阳 ……………………………… （1768）

八、诊有大方 ………………………………………… （1771）

九、脉合四时阴阳规矩 ……………………………… （1774）

十、四时脏脉病有太过不及 ………………………… （1776）

十一、脉分四时无胃曰死 …………………………… （1780）

十二、逆从四时无胃亦死 …………………………… （1783）

十三、五脏平病死脉胃气为本 ……………………… （1785）

十四、三阳脉体 ……………………………………… （1786）

十五、六经独至病脉分治 …………………………… （1787）

十六、寸口尺脉诊诸病 ……………………………… （1789）

十七、三诊六变与尺相应 …………………………… （1791）

十八、诊尺论疾 ……………………………………… （1793）

六卷　脉色类（续） ……………………………… （1795）

中華藏書

黄帝内经·最新整理珍藏版

十九、脏脉六变病刺不同 ……………………………………（1795）

二十、搏坚散为病不同 ………………………………………（1799）

二十一、诸脉证诊法 …………………………………………（1801）

二十二、关格 …………………………………………………（1803）

二十三、孕脉 …………………………………………………（1806）

二十四、诸经脉证死期 ………………………………………（1807）

二十五、决死生 ………………………………………………（1811）

二十六、脉有阴阳真脏 ………………………………………（1814）

二十七、骨枯肉陷真脏脉见者死 ……………………………（1816）

二十八、真脏脉死期 …………………………………………（1818）

二十九、阴阳虚搏病候死期 …………………………………（1818）

三十、精明五色 ………………………………………………（1819）

三十一、五官五阅 ……………………………………………（1820）

三十二、色藏部位脉病易难 …………………………………（1821）

三十三、色脉诸诊 ……………………………………………（1827）

三十四、能合脉色可以万全 …………………………………（1828）

三十五、经有常色络无常变 …………………………………（1830）

三十六、新病久病毁伤脉色 …………………………………（1831）

三十七、五脏五色死生 ………………………………………（1831）

七卷　经络类 ………………………………………………（1832）

一、人始生先成精脉道通血气行 ……………………………（1832）

二、十二经脉 …………………………………………………（1833）

三、十二经离合 ………………………………………………（1842）

四、十二经筋结支别 …………………………………………（1844）

五、十五别络病刺 ……………………………………………（1850）

六、经络之辨刺诊之法 ………………………………………（1854）

七、气穴三百六十五 …………………………………………（1856）

八、孙络溪谷之应 ……………………………………………（1859）

九、气府三百六十五 …………………………………………（1860）

十、项腋头面诸经之次 ………………………………………（1865）

十一、五脏背 …………………………………………………（1866）

十二、诸经标本气街 …………………………………………（1868）

八卷　经络类（续1） …………………………………（1870）

十三、三经独动 …………………………………………（1870）

十四、井荥经合数 ………………………………………（1872）

十五、十二原 ……………………………………………（1873）

十六、五脏五六腑六 ……………………………………（1874）

十七、脉度 ………………………………………………（1879）

十八、骨度 ………………………………………………（1881）

十九、骨空 ………………………………………………（1883）

二十、十二经血气表里 …………………………………（1884）

二十一、诸脉髓筋血气溪谷所属 ………………………（1885）

二十二、五脏之气上通七窍阴阳不和乃成关格 ………（1887）

二十三、营卫三焦 ………………………………………（1888）

二十四、营气营运之次 …………………………………（1892）

二十五、卫气营运之次 …………………………………（1894）

二十六、一万三千五百息五十营气脉之数 ……………（1898）

九卷　经络类（续2） …………………………………（1900）

二十七、任冲督脉为病 …………………………………（1900）

二十八、跷脉分男女 ……………………………………（1902）

二十九、阴阳离合 ………………………………………（1903）

三十、诸经根结开阖病刺 ………………………………（1906）

三十一、阴阳内外病生有纪 ……………………………（1909）

三十二、人之四海 ………………………………………（1912）

三十三、十二经水阴阳刺灸之度 ………………………（1914）

三十四、手足阴阳系日月 ………………………………（1919）

三十五、身形应九野、天忌 ……………………………（1921）

十卷　标本类 …………………………………………（1923）

一、六气标本所从不同 …………………………………（1923）

二、病有标本取有逆顺 …………………………………（1924）

三、病反其本中标之病治反其本中标之方 ……………（1925）

四、病有标本刺有逆从 …………………………………（1925）

五、标本逆从治有先后 …………………………………（1926）

十一卷　气味类 ………………………………………（1927）

中華藏書

目录

中国书房

一、天食人以五气地食人以五味 …………………（1927）

二、五谷五味其走其宜其禁 …………………………（1929）

三、五味之走各有所病 ………………………………（1931）

十二卷　论治类 ……………………………………（1933）

一、治病必求于本 ……………………………………（1933）

二、为治之道顺而已矣 ………………………………（1934）

三、治有缓急方有奇偶 ………………………………（1936）

四、气味方制治法逆从 ………………………………（1938）

五、方制君臣上下三品 ………………………………（1942）

六、病之中外治有先后 ………………………………（1943）

七、寒之而热取之阴热之而寒取之阳 ………………（1944）

八、邪风之至治之宜早诸变不同治法亦异 …………（1945）

九、五方病治不同 ……………………………………（1949）

十、形志苦乐病治不同 ………………………………（1951）

十一、有毒无毒制方有约必先岁气无伐天和 ………（1951）

十二、久病而瘠必养必和 ……………………………（1952）

十三、妇人重身毒之何如 ……………………………（1953）

十四、揆度奇恒脉色主治 ……………………………（1954）

十五、汤液醪醴病为本工为标 ………………………（1956）

十六、祝由 ……………………………………………（1958）

十七、治之要极无失色脉治之极于一 ………………（1962）

十八、五过四德 ………………………………………（1965）

十九、四失 ……………………………………………（1970）

第五册

二十、辟疗五疫 ………………………………………（1973）

十三卷　疾病类 ……………………………………（1974）

一、病机 ………………………………………………（1974）

二、百病始生邪分三部 ………………………………（1982）

三、邪之中人阴阳有异 ………………………………（1986）

四、邪变无穷 …………………………………………（1988）

五、生气邪气皆本于阴阳 …………………… （1990）

六、阴阳发病 ……………………………… （1998）

七、阴阳贵贱合病 ………………………… （2001）

八、三阳并至其绝在肾 …………………… （2006）

九、三阴比类之病 ………………………… （2008）

十四卷　疾病类（续1） ………………… （2012）

十、十二经病 ……………………………… （2012）

十一、六经病解 …………………………… （2019）

十二、阳明病解 …………………………… （2023）

十三、太阴阳明之异 ……………………… （2024）

十四、五决十经 …………………………… （2025）

十五、八虚以候五脏 ……………………… （2026）

十六、邪盛则实精夺则虚 ………………… （2027）

十七、五脏虚实病刺 ……………………… （2030）

十八、有余有五不足有五 ………………… （2032）

十九、气血以并有者为实无者为虚 ……… （2035）

二十、阴阳虚实寒热随而刺之 …………… （2037）

二十一、虚实之反者病 …………………… （2040）

二十二、五实五虚死 ……………………… （2042）

二十三、病气一日分四时 ………………… （2044）

二十四、五脏病气法时 …………………… （2045）

十五卷　疾病类（续2） ………………… （2049）

二十五、宣明五气 ………………………… （2049）

二十六、情志九气 ………………………… （2053）

二十七、八风五风四时之病 ……………… （2055）

二十八、风证 ……………………………… （2057）

二十九、风传五脏 ………………………… （2061）

三十、风厥劳风 …………………………… （2062）

三十一、肾风风水 ………………………… （2064）

三十二、酒风 ……………………………… （2067）

三十三、贼风鬼神 ………………………… （2067）

三十四、厥逆 ……………………………… （2068）

中華藏書

目
录

中国书房

二一

三十五、十二经之厥 …………………………………………（2071）

三十六、厥逆头痛、五有余二不足者死 …………（2073）

三十七、厥腰痛 …………………………………………（2074）

三十八、厥逆之治须其气并 …………………………（2074）

三十九、伤寒 ……………………………………………（2075）

四十、两感 ………………………………………………（2082）

四十一、温病暑病 ……………………………………（2082）

四十二、遗证 ……………………………………………（2083）

四十三、阴阳交 ………………………………………（2083）

四十四、五脏热病刺法 ………………………………（2084）

四十五、寒热病、骨痹肉苛 ………………………（2089）

四十六、移热移寒 ……………………………………（2090）

四十七、乳子病热死生 ………………………………（2092）

十六卷 疾病类（续3）………………………………（2093）

四十八、疟 ………………………………………………（2093）

四十九、又论疟 ………………………………………（2100）

五十、诸经疟刺 ………………………………………（2102）

五十一、如疟证 ………………………………………（2106）

五十二、咳证 …………………………………………（2107）

五十三、动静勇怯喘汗出于五脏 …………………（2109）

五十四、热食汗出 ……………………………………（2110）

五十五、鼓胀 …………………………………………（2111）

五十六、脏腑诸胀 ……………………………………（2111）

五十七、水胀肤胀鼓胀肠覃石瘕石水 …………（2116）

五十八、五癃津液别 …………………………………（2118）

五十九、风水黄胆之辨 ………………………………（2120）

六十、消瘅热中 ………………………………………（2120）

六十一、脾瘅胆瘅 ……………………………………（2123）

十七卷 疾病类（续4）………………………………（2124）

六十二、胎孕 …………………………………………（2124）

六十三、血枯 …………………………………………（2127）

六十四、阳厥怒狂 ……………………………………（2129）

六十五、癫疾 ························· (2129)

六十六、诸卒痛 ······················ (2130)

六十七、痹证 ························· (2133)

六十八、周痹众痹之刺 ················ (2137)

六十九、十二经筋痹刺 ················ (2138)

七十、六经痹疝 ······················ (2142)

七十一、痿证 ························· (2144)

七十二、肠 ··························· (2147)

七十三、伏梁 ························· (2151)

七十四、息积 ························· (2152)

七十五、疹筋 ························· (2152)

七十六、风邪五变 ···················· (2153)

七十七、病成而变 ···················· (2155)

七十八、杂病所由 ···················· (2156)

十八卷　疾病类（续5） ·············· (2156)

七十九、口问十二邪之刺 ·············· (2156)

八十、涕泪 ··························· (2161)

八十一、神乱则惑、善忘、饥不嗜食 ···· (2163)

八十二、不得卧 ······················ (2165)

八十三、不卧多卧 ···················· (2167)

八十四、阴阳之逆厥而为梦 ············ (2169)

八十五、梦寐 ························· (2171)

八十六、痈疽 ························· (2173)

八十七、风寒痈肿 ···················· (2176)

八十八、胃脘痈颈痈 ·················· (2177)

八十九、痈疽五逆 ···················· (2177)

九十、瘰疬 ··························· (2178)

九十一、失守失强者死 ················ (2179)

九十二、五逆缓急 ···················· (2180)

九十三、风痹死证 ···················· (2181)

九十四、病传死期 ···················· (2181)

九十五、阴阳气绝死期 ················ (2185)

九十六、四时病死期 …………………………………… (2186)

九十七、十二经终 ………………………………………… (2187)

十九卷　针刺类 …………………………………………… (2188)

一、九针之要 ……………………………………………… (2188)

二、九针 …………………………………………………… (2190)

三、九针之义应天人 ……………………………………… (2193)

四、九针之宜各有所为 …………………………………… (2194)

五、九变十二节 …………………………………………… (2195)

六、三刺浅深五刺五脏 …………………………………… (2197)

七、用针虚实补泻 ………………………………………… (2198)

八、阴阳虚实补泻先后 …………………………………… (2201)

九、宝命全角必先治神五虚勿近五实勿远 ……………… (2202)

十、九针推论 ……………………………………………… (2206)

十一、官能 ………………………………………………… (2209)

十二、内外揣 ……………………………………………… (2210)

十三、八正神明泻方补圆 ………………………………… (2211)

十四、经脉应天地呼吸分补泻 …………………………… (2215)

十五、候气察三部九候 …………………………………… (2219)

十六、候气 ………………………………………………… (2221)

二十卷　针刺类（续1） ………………………………… (2223)

十七、五变五输刺应五时 ………………………………… (2223)

十八、四时之刺 …………………………………………… (2225)

十九、刺分四时逆则为害 ………………………………… (2227)

二十、肥瘦婴壮逆顺之刺 ………………………………… (2231)

二十一、血络之刺其应有异 ……………………………… (2234)

二十二、行针血气六不同 ………………………………… (2235)

二十三、持针纵舍屈折少阴无俞 ………………………… (2236)

二十四、六腑之病取之于合 ……………………………… (2239)

二十五、邪在五脏之刺 …………………………………… (2241)

二十六、卫气失常皮肉气血筋骨之刺 …………………… (2243)

二十七、五乱之刺 ………………………………………… (2244)

二十八、四盛关格之刺 …………………………………… (2246)

二十九、约方关格之刺 ……………………………（2249）

三十、缪刺巨刺 ……………………………………（2251）

二十一卷　针刺类（续2）………………………（2257）

三十一、阴阳形气外内易难 ………………………（2257）

三十二、刺有三变营卫寒痹 ………………………（2259）

三十三、刺有五节 …………………………………（2260）

三十四、五邪之刺 …………………………………（2263）

三十五、解结推引 …………………………………（2264）

三十六、刺诸风 ……………………………………（2266）

三十七、刺灸癫狂 …………………………………（2268）

三十八、肾主水水俞五十七穴 ……………………（2271）

三十九、热病五十九俞 ……………………………（2274）

四十、诸热病死生刺法 ……………………………（2275）

四十一、刺寒热 ……………………………………（2280）

四十二、灸寒热 ……………………………………（2281）

四十三、刺头痛 ……………………………………（2282）

四十四、刺头项七窍病 ……………………………（2283）

四十五、卒然失音之刺 ……………………………（2287）

四十六、刺心痛并虫瘕蛟 …………………………（2288）

二十二卷　针刺类（续3）………………………（2290）

四十七、刺胸背腹病 ………………………………（2290）

四十八、上膈下膈虫痛之刺 ………………………（2294）

四十九、刺腰痛 ……………………………………（2296）

五十、刺厥痹 ………………………………………（2300）

五十一、刺四肢病 …………………………………（2303）

五十二、久病可刺 …………………………………（2305）

五十三、刺诸病诸痛 ………………………………（2306）

五十四、刺痈疽 ……………………………………（2308）

五十五、冬月少针非痈疽之谓 ……………………（2309）

五十六、贵贱逆顺 …………………………………（2310）

五十七、刺有大约须明逆顺 ………………………（2312）

五十八、五禁五夺五过五逆九宜 …………………（2314）

五十九、针分三气失宜为害 …………………………… (2315)

六十、用针先诊反治为害 …………………………… (2316)

六十一、勿迎五里能杀生人 …………………………… (2317)

六十二、得气失气在十二禁 …………………………… (2318)

六十三、刺禁 …………………………………………… (2319)

六十四、刺害 …………………………………………… (2321)

二十三卷　运气类 ……………………………………… (2324)

一、六六九九以正天度而岁气立 ……………………… (2324)

二、气淫气迫求其治也 ………………………………… (2332)

三、天元纪 ……………………………………………… (2334)

四、五运六气上下之应 ………………………………… (2343)

五、南政北政阴阳交尺寸反 …………………………… (2346)

六、天地六六之节标本之应亢则害承乃制 …………… (2349)

二十四卷　运气类（续1） …………………………… (2354)

七、天符岁会 …………………………………………… (2354)

八、六步四周三合会同子甲相合命日岁立 …………… (2357)

九、上下升降气有国中神机气立生死为用 ………… (2360)

十、五运太过不及下应民病上应五星德化政令灾变
　　异候 …………………………………………… (2366)

十一、五星之应 ………………………………………… (2379)

十二、德化政令不能相过 ……………………………… (2382)

二十五卷　运气类（续2） …………………………… (2383)

十三、五运三气之纪物生之应 ………………………… (2383)

十四、天气地气制有所从 ……………………………… (2397)

十五、岁有胎孕不育根有神机气立 ………………… (2402)

十六、天不足西北地不满东南阴阳高下寿夭治法
　　………………………………………………… (2405)

二十六卷　运气类（续3） …………………………… (2408)

十七、六十年运气病治之纪 …………………………… (2408)

十八、至有先后行有位次 ……………………………… (2434)

十九、数有终始气有同化 ……………………………… (2436)

二十、用寒远寒用热远热 ……………………………… (2437)

中華藏書

黄帝内经·最新整理珍藏版

中国书店

二六

二十一、六气正纪十二变 ……………………………… （2439）

二十二、上下盈虚 ……………………………………… （2445）

二十三、五郁之发之治 ………………………………… （2446）

二十七卷　运气类（续4） …………………………… （2453）

二十四、六气之化分司天地主岁纪岁间气纪步少阴

　　　　不司气化 …………………………………… （2453）

二十五、天地淫胜病治 ………………………………… （2458）

二十六、邪气反胜之治 ………………………………… （2463）

第六册

二十七、六气相胜病治 ………………………………… （2465）

二十八、六气之复病治 ………………………………… （2467）

二十九、天枢上下胜复有常 …………………………… （2471）

三十、客主胜而无复病治各有正味 …………………… （2473）

三十一、六气之胜五脏受邪脉应 ……………………… （2477）

三十二、胜复早晏脉应 ………………………………… （2478）

三十三、三阴三阳幽明分至 …………………………… （2480）

三十四、六气补泻用有先后 …………………………… （2481）

三十五、九宫八风 ……………………………………… （2481）

三十六、贼风邪气乘虚伤人 …………………………… （2485）

二十八卷　运气类（续5） …………………………… （2487）

三十七、升降不前须穷刺法 …………………………… （2487）

三十八、升降不前气变民病之异 ……………………… （2490）

三十九、司天不迁正不退位之刺 ……………………… （2495）

四十、不迁正退位气变民病之异 ……………………… （2497）

四十一、刚柔失守三年化疫之刺 ……………………… （2500）

四十二、刚柔失守之义 ………………………………… （2507）

四十三、十二脏神失守位邪鬼外干之刺 ……………… （2512）

四十四、神失守位邪鬼外干之义 ……………………… （2516）

二十九卷　会通类 …………………………………… （2519）

一、摄生 ………………………………………………… （2519）

二、阴阳五行 …………………………………………………… （2520）

三、藏象 ……………………………………………………… （2524）

四、脉色 ……………………………………………………… （2530）

五、经络 ……………………………………………………… （2535）

三十卷　会通类（续）………………………………………… （2543）

七、气味 ……………………………………………………… （2543）

八、论治 ……………………………………………………… （2547）

九、针灸 ……………………………………………………… （2552）

十、运气 ……………………………………………………… （2557）

十一、奇恒 …………………………………………………… （2560）

十二、疾病（上）…………………………………………… （2567）

一 …………………………………………………………… （2568）

二 …………………………………………………………… （2570）

三 …………………………………………………………… （2574）

四 …………………………………………………………… （2576）

五 …………………………………………………………… （2578）

六 …………………………………………………………… （2580）

七 …………………………………………………………… （2582）

八 …………………………………………………………… （2583）

九 …………………………………………………………… （2585）

十 …………………………………………………………… （2585）

十一 ………………………………………………………… （2586）

十二 ………………………………………………………… （2587）

一 …………………………………………………………… （2589）

二 …………………………………………………………… （2591）

三 …………………………………………………………… （2591）

四 …………………………………………………………… （2593）

五 …………………………………………………………… （2594）

六 …………………………………………………………… （2595）

七 …………………………………………………………… （2596）

八 …………………………………………………………… （2597）

九 …………………………………………………………… （2598）

十 ……………………………………………（2598）

十一 …………………………………………（2600）

十二 …………………………………………（2602）

十三 …………………………………………（2602）

十四 …………………………………………（2603）

十五 …………………………………………（2604）

十六 …………………………………………（2605）

十七 …………………………………………（2607）

《灵素节注类编》……………………………（2611）

《灵素节注类编》自序 ………………………（2613）

例言 …………………………………………（2614）

摄养为本总论 ………………………………（2629）

卷二 …………………………………………（2636）

阴阳脏腑总论 ………………………………（2636）

卷三 …………………………………………（2659）

营卫经络总论 ………………………………（2659）

卷四上 ………………………………………（2699）

四诊合参总论 ………………………………（2699）

卷四下经解 …………………………………（2728）

格阳关阴脉 …………………………………（2728）

卷五 …………………………………………（2755）

外感内伤总论 ………………………………（2755）

三焦气虚 ……………………………………（2793）

卷六 …………………………………………（2794）

诸风病证 ……………………………………（2794）

卷七 …………………………………………（2828）

寒热病证 ……………………………………（2828）

卷八 …………………………………………（2863）

病邪传变 ……………………………………（2863）

卷九 …………………………………………（2896）

治法准则总论 ………………………………（2896）

中華藏書

目录

中国书店

二九

中国书店

中華藏書

黄帝内经·最新整理珍藏版

卷十 ………………………………………………………… （2927）

运气要略缘起 …………………………………………… （2927）

运气提纲 …………………………………………………… （2928）

五天五运图解 …………………………………………… （2931）

五运图解 …………………………………………………… （2931）

运气总论 …………………………………………………… （2932）

中国书店

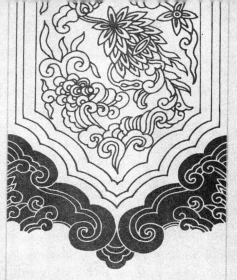

上部《黄帝内经·素问》

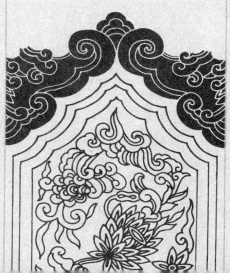

《黄帝内经·素问》是我国现存最早的一部中医理论著作，相传是黄帝创作，实际并非出自一时一人之手，成书时间大约为我国春秋战国时期。原书9卷，早已亡佚。唐朝王冰根据当时多种传抄不一而又残缺不全、错误不少的本子，煞费苦心地进行大量的增补、校订工作，并加以分类编纂和注释，历时12年，于宝应元年（公元762年）著成《黄帝内经素问注》，给后世学者提供了方便，为整理古典医籍作出了重要贡献。《黄帝内经·素问》以人与自然统一观、阴阳学说、五行说、脏腑经络学为主线，论述摄生、脏腑、经络、病因、病机、治则、药物以及养生防病等各方面的关系，集医理、医论、医方于一体，突出阐发了古代的哲学思想，强调了人体内外统一的整体观念，是我国中医理论体系的思想源泉。

《重广补注黄帝内经素问》序

启玄子王冰撰

【原典】

夫释缚脱艰，全真导气，拯黎元①于仁寿，济羸劣以获安者，非三圣道则不能致之矣。孔安国序《尚书》曰："伏羲、神农、黄帝之书，谓之三坟②，言大道也。"班固《汉书·艺文志》曰："《黄帝内经》十八卷。"《素问》即其经之九卷也，兼《灵枢》九卷，乃③其数焉。虽复年移代革，而授学犹存，惧非其人，而时有所隐，故第七一卷，师氏藏之，今之奉行，惟八卷尔。然而其文简，其意博，其理奥，其趣深。天地之象分，阴阳之候列，变化之由表，死生之兆彰。不谋而遐迩自同，勿约而幽明斯契。稽其言有征，验之事不忒④，诚可谓至道之宗，奉生之始矣。假若天机迅发，妙识玄通，蒇谋⑤虽属乎生知，标格⑥亦资于诂训，未尝有行不由径，出不由户者也。然刻意研精，探微索隐，或识契真要，则目牛无全。故动则有成，犹鬼神幽赞，而命世奇杰，时时间出焉。则周有秦公，汉有淳于公，魏有张公、华公，皆得斯妙道者也。咸日新其用，大济蒸人，华叶递荣，声实相副，盖教之著矣，亦天之假也。

【精注】

①黎元：即"黎民"，百姓。古代泛指民众。

②三坟：古书名，相传是指伏羲、神农、黄帝三世之书。

③乃：就是。

④忒：忒（tè），差错。

⑤蒇谋：蒇（chǎn），完成，解决。蒇谋，完备而周密的见解。

⑥标格：风度、风范。此指高深的学识。

【今译】

要使人们解除疾病的困扰，摆脱痛苦，保全真精，通导气机，救助百姓达到长寿的境地，使瘦弱多病的人来获得平安，没有伏羲、神农和黄帝这三位大圣人的学说，就不能达到这些目的。孔安国给《尚书》作的序文中说："伏羲、神农、黄帝的书，叫做'三坟'，讲的都是大学问。"班固的《汉书·艺文志》中记载说："《黄帝内经》十八卷。"《素问》就是该经的九卷，加上《灵枢》九卷，便是该十八卷的卷数了。虽然一再岁月变迁、朝代更替，但是对它的传授和学习却依然俱存。只因前代的医家担心弟子不是适当的人选，故而将书中的内容时常有所隐匿，秘而不传，所以《素问》中第七这一卷，就被前代的师傅藏了起来。如今人们遵行的《素问》，只有八卷罢了。尽管这样，可是它的文字却是那样的简要，它的内涵是那样的广博，它的道理是那样的奥妙，它的旨义是那样的深远。天地间的众多事物被区分清楚了，阴阳的节气被序列起来了，变化的根由被揭示出来了，生死的征兆被阐发明白了。并没有与天地人身商讨，可是所讲的远到天地、近到人身的道理却自然同一；也没有与万物约议，可是所论无形的与有形的事理却完全一致。考核其中的言论都有征验，把它们放到实践中检验也没有差错，确实可以说是最高明的医道的渊源，是养生之学的根本啊！如果一个人天资聪敏，自然能通晓事物的玄妙道理。不过，完备周密的见识虽然属于生来就懂得事理的人，但对经文的规范理解也还要凭借注释，因为从未有行走却不遵从路径、出入房间却不经由门户的道理。这样说来，一个人能专心致志地精心研究，探索其中隐微奥妙的道理，如果认识并领会了其中的精华要旨，那么医术就会达到像目无全牛那样极其熟练、运用自如的境地。所以常常就能取得明显的成就，犹如鬼神在暗中帮助一样，因而闻名于世的杰出人物，便经常不断地出现在世上。比如周代有秦越人先生、汉代有淳于意先生、魏代有张仲景先生、华佗先生，他们都是掌握了医学这种奇妙技术的人，都能日益使医学的作用得到创新发展，广泛地救助众多的百姓，就像花儿和叶子一般相继展现各自的光彩，名声和实际相互完全符合。这是教育研习的显著成效，也是上天的成全啊！

【原典】

冰弱龄慕道，夙好养生，幸遇真经，式为龟镜。而世本纰缪⑦，篇目重迭，前后不伦，文义悬隔，施行不易，披会⑧亦难。岁月既淹，袭以成弊。或一篇重出，而别立二名；或两论并吞，而都为一目；或问答未已，别树篇题；或脱简不书，而云世阙；重《经合》而冠《针服》，并《方宜》而为《咳篇》，隔《虚实》而为《逆从》，合《经络》而为《论要》，节《皮部》为《经络》，退《至教》以先《针》，诸如此流，不可胜数。且将升岱岳，非径奚为？欲诣扶桑，无舟莫适。乃精勤博访，而并有其人，历十二年，方臻理要，询谋得失，深遂夙心。时于先生郭子斋堂，受得先师张公秘本，文字昭晰，义理环周。一以参详，群疑冰释。恐散于末学，绝彼师资，因而撰注，用传不朽。兼旧藏之卷，合八十一篇二十四卷，勒成一部。冀乎究尾明首，寻注会经，开发童蒙，宣扬至理而已。

其中简脱文断，义不相接者，搜其经论所有，迁移以补其处。篇目坠缺，指事不明者，量其意趣，加字以昭其义。篇论吞并，义不相涉，阙漏名目者，区分事类，别目以冠篇首。君臣请问，礼仪乖失者，考校尊卑，增益以光其意。错简碎文，前后重迭者，详其指趣，削去繁杂，以存其要。辞理秘密，难粗论述者，别撰《玄珠》，以陈其道。凡所加字，皆朱书其文，使今古必分，字不杂糅。庶厥昭彰圣旨，敷畅玄言⑨，有如列宿高悬，奎张不乱，深泉净滢，鳞介咸分。君臣无夭枉之期，夷夏有延龄之望。俾⑩工徒⑪勿误，学者惟明，至道流行，徽音累属⑫，千载之后，方知大圣之慈惠无穷。时大唐宝应元年岁次壬寅序。

【精注】

⑦纰缪：纰缪（pī miù），错误。

⑧披会：翻阅领会。

⑨玄言：深奥的理论。

⑩俾：使。

⑪工徒：医生们。

⑫徽音累属：徽音：福音，美好的消息。累：不断，接

连。属：连续。意为《素问》的理论有益于人类健康，永远流传。

【今译】

我年轻的时候喜欢医学，爱好养生之道。幸运地遇到了《素问》这部真正的经典，便恭敬地把它作为研习的根本准则。但世上流传的本子错误很多，比如篇目内容重复，前后没有条理，文字义理中断不通，等等。不要说运用起来并不容易，就是披阅领会也很困难，年代久远以后，相互沿袭下来就形成了严重的问题。有的是一篇内容重复出现，却分别设立了两个名称；有的是将两篇内容合并不分，却归在一起，设立了一个名称；有的是君臣问答还没有结束，下文就被另立了一个篇名；有的是文句脱落不曾补上，却被说成自古以来就有空缺。在重复出现的《经合》篇前标上了《针服》的名称，却把《方宜》篇合并到了《咳篇》之中；分割出论述"虚实"之理的一部分而作为《逆从》篇，又把《经络》篇合并到了《论要》篇；再节取了《皮部》篇的一部分而作为《经络》篇，还有把《至教》篇放到了后边，却把《针》篇放到了前边。诸如此类的问题，不能全部列举出来。打算登上泰山，没有路怎能上去?! 想要到扶桑国去，没有船也不能到达。于是专心殷勤地广泛访求名家，找到了一些志同道合的人士。经过了12年，才达到了廓清条理、掌握要领的目的。又经与大家商讨取得的成绩，令我深感实现了宿愿。当时在郭先生的书房，还得到了郭先生传给的先师张公秘藏的《素问》珍本，文字明白，条理清晰，意义完整，道理周密。用它逐字逐句地详细参校整理的本子，所有的疑问就像冰雪融化一样全部都解决了。又担心这部书在后学的手中散失，使后人无书以师法学习，于是就撰写了注释，用来使它永远流传、不致淹没。加上我早先收藏的曾经佚失的卷数，共81篇24卷，然后刻印成一部书。希望人们能据以探究并弄清《素问》的全部内容，依循注解，领会经义；同时用以启发初学之人，宣传并光大最为高明的医学道理。

其中文句脱落、文字中断、意义不相连接的地方，是搜求经典论著中具备的内容，摘取过来用以补到该处；篇中的内容佚失、残缺，以致论述的事理不够明白的地方，是根据其中的旨趣，加上适当的文字来使其意义清楚起来；一篇与另一篇合并不分，意义互不相关，缺漏篇名的，是分辨所论事理的类别，另拟一个篇名标在篇前；君臣问答、礼仪错乱的地方，是考核订正尊卑的关系，增补称谓来使其中的尊卑关系明确起来；文句颠倒错乱、文字残缺与内容前后重复的情况，是详细审辨其中的旨义，删去繁乱的部分，来保留其中的精要；言辞与义理深奥难懂，难以简略阐述明白的地方，是另写了《玄珠秘语》一书，来论述其中的道理。凡是增加的文字，都用朱色写上，使新增的与原有的内容一定分开，各自的文字互不混杂。希望这部书能使圣人的旨意明白光大起来，阐发出《素问》中的玄妙道理，就如众多的星宿高高地悬挂在天上，奎宿张宿等等都确定不乱；又如深深的泉水清澈透明，鱼鳖等等全能分辨。君民没有夭折和横遭不测的危险，四夷和华夏的人们都有长寿的希望。使医生们不出差错，学医者全都明白，最高明的医理流传不断，美好的消息连连相传。千年之后，才会知道大圣人的仁慈恩惠实在乃是无穷无尽的。大唐宝应元年岁次壬寅序。

上古天真论篇第一

【导读】

本篇指出，人的生长衰老、生育功能都由肾气的盛衰所决定，同时给出了具体养生的方法，如精神、饮食的调节，与环境气候相适应以及体育锻炼等，认为养生不仅可以预防疾病，而且是延年益寿的途径。

【原典】

昔在黄帝，生而神灵，弱而能言，幼而徇齐①，长而敦敏②，成而登天。乃问于天师曰：余闻上古之人，春秋皆度百岁，而动作不衰；今时之人，年半百而动作皆衰者，时世异耶？人将失之耶？岐伯对曰：上古之人，其知道者，法于阴阳，和于术数③，食饮有节，起居有常，不妄作劳④，故能形与神俱，而尽终其天年，度百岁乃去。今时之人不然也，以酒为浆，以妄为常⑤，醉以入房，以欲竭其精，以耗散其真，不知持满，不时御神⑥，务快其心，逆于生乐，起居无节，故半百而衰也。

夫上古圣人之教下也，皆谓之虚邪贼风⑦，避之有时，恬惔虚无⑧，真气从之，精神内守，病安从来。是以志闲而少欲，心安而不惧，形劳而不倦，气从以顺，各从其欲，皆得所愿。故美其食，任其服，乐其俗，高下不相慕，其民故曰朴。是以嗜欲不能劳其目，淫邪不能惑其心，愚智贤不肖，不惧于物，故合于道。所以能年皆度百岁而动作不衰者，以其德全不危也。

【精注】

①幼而徇齐：《曲礼》曰："十年曰幼。"徇，疾也。齐，速也。本句指黄帝智能发育早，思维敏捷。

②敦敏：敦，敦厚也，即忠厚诚实。敏，敏达之意，亦作勤勉解。

③法于阴阳，和于术数：法，取法也，引申为遵循、顺应之义。阴阳，自然界的变化规律。和，调和也。术数，时令的变化规律。

④劳：指劳神、劳力和房劳。

⑤以妄为常：妄，妄动或妄为。

⑥不时御神：时，善也。不时御神，即不善于调理精神。

⑦虚邪贼风：泛指四时不正之气。

⑧恬惔虚无：思想清闲安静，少求寡欲。

【今译】

从前的黄帝，生下来很聪明，很小的时候就长于言谈，幼年时对周围事物领会得很快。黄帝再大一点时，既敦厚又勤勉，到他成年，已登天子之位。他向岐伯问道：我听说上古时候的人，年龄都能超过百岁，动作不显衰老；现在的人，年龄刚至半百，而动作就都衰弱无力了，这是由于时代不同所造成的呢，还是因为今天的人们不会养生所造成的呢？岐伯回答说：上古时代的人，那些懂得养生之道的，能够取法于天地阴阳自然变化之理而加以适应，调和养生的方法，使之达到正确的标准。饮食有所节制，作息有一定规律，既不妄事操劳，又避免过度的房事，所以能够形神俱旺，协调统一，活到天赋的自然年龄，超过百岁才离开人世，现在的人不这样做，他们把酒当水浆，滥饮无度，使反常的生活成为习惯，醉酒行房，恣情纵欲而导致阴精竭绝，为满足嗜好而使真气耗散，不知谨慎地保持精气的充满，不善于统驭精神，而专求心志的一时之快，违逆养生的乐趣，起居不规律，所以到半百之年就衰老了。

古代深懂养生之道的人在教导普通人的时候，总要讲到对虚邪贼风等致病因素，应及时避开，心情要清静安闲，排除杂念妄想，以使真气顺畅，精神守持于内，这样，疾病就无从发生。因此，人们就可以心志安闲，少有欲望，情绪安定而没有焦虑，形体劳作而不使疲倦，真气因而调顺，各人都能随其所欲而满足自己的愿望。人们无论吃什么食物都觉得甘美，随便穿什么衣服也都感到满意，大家喜爱自己的风俗习尚，愉快地生活，社会地位无论高低，都不相倾慕，所以这些人称得上朴实无华。因而任何不正当的嗜欲都不会引起他们注目，任何淫乱邪僻的事物也都不能惑乱他们的心志。无论愚笨的，聪明的，能力大的还是能力小的，都不因外界事物的变化而动心焦虑，所以符合养生之道。他们之所以能够年龄超过百岁而动作不显得衰老，正是由于领会和掌握了修身养性的方法而身体不被内外邪气干扰危害所致。

【原典】

帝曰：人年老而无子者，材力尽邪？将天数然也？岐伯曰：女子七岁肾气盛，齿更发长。二七而天癸至，任脉通，太冲脉盛，月事以时下，故有子。三七肾气平均，故真牙生而长极。四七筋骨坚，发长极，身体盛壮。五七阳明脉衰，面始焦，发始堕。六七三阳脉衰于上，面皆焦，发始白。七七任脉虚，太冲脉衰少，天癸竭，地道不通⑨，故形坏而无子也。丈夫八岁，肾气实，发长齿更。二八肾气盛，天癸至，精气溢泻，阴阳和，故能有子。三八肾气平均，筋骨劲强，故真牙生而长极。四八筋骨隆盛，肌肉满壮。五八肾气衰，发堕齿槁。六八阳气衰竭于上，面焦，发鬓颁白。七八肝气衰，筋不能动，天癸竭，精少，肾藏衰，形体皆极。八八则齿发去。肾者主水，受五藏六府之精而藏之，故五藏盛，乃能泻。今五藏皆衰，筋骨解⑩堕，天癸尽矣。故发鬓白，身体重，行步不正，而无子耳。

帝曰：有其年已老而有子者何也？岐伯曰：此其天寿过度，气脉常⑪通，而肾气有余也。此虽有子，男不过尽八八，女不过尽七七，而天地之精气皆竭矣。帝曰：夫道者年皆百数，能有子乎？岐伯曰：夫道者能却老而全形，身年虽寿，能生子也。

黄帝曰：余闻上古有真人者，提挈天地，把握阴阳，呼吸精气，独立守神，肌肉若一，故能寿敝天地，无有终时，此其道生。中古之时，有至人者，淳德全道，和于阴阳，调于四时，去世离俗，积精全神，游行天地之间，视听八达之外，此盖益其寿命而强者也，亦归于真人。其次有圣人者，处天地之和，从八风之理，适嗜欲于世俗之间，无恚嗔之心，行不欲离于世，被服章，举不欲观于俗，外不劳形于事，内无思想之患，以恬愉为务，以自得为功，形体不敝，精神不散，亦可以百数。其次有贤人者，法则天地，象似日月，辨列星辰，逆从阴阳，分别四时，将从上古合同于道，亦可使益寿而有极时。

【精注】

⑨地道不通：指女子绝经。

⑩解：同"懈"。

⑪常：通"尚"，还也。

【今译】

黄帝问说：人到老年，不能生育子女，这是由于精力衰竭，还是受自然规律的限制呢？岐伯答道：女子到了七岁，肾气盛旺起来，乳齿更换，头发开始茂盛。十四岁时，天癸产生，任脉通畅，太冲脉旺盛，月经按时来潮，具备了生育子女的能力。二十一岁时，肾气充满，真牙生出，牙齿就长全了。二十八岁时，筋骨强健有力，头发的生长达到最茂盛的阶段，此时身体最为强壮。三十五岁时，阳明经脉气血逐渐衰弱，面部开始憔悴，头发也开始脱落。四十二岁时，三阳经脉气血衰弱，面部憔悴无华，头发开始变白。四十九岁时，任脉气血虚弱，太冲脉的气血也衰少了，天癸枯竭，月经断绝，所以形体衰老，失去了生育能力。男子到了八岁，肾气充实起来，头发开始茂盛，乳齿也更换了。十六岁时，肾气旺盛，天癸产生，精气满溢而能外泻，两性交合，就能生育子女。二十四岁时，肾气充满，筋骨强健有力，真牙生长，牙齿长全。三十二岁时，筋骨丰隆盛实，肌肉亦丰满健壮。四十岁时，肾气衰退，头发开始脱落，牙齿开始枯槁。四十八岁时，上部阳气逐渐衰竭，面部憔悴无华，头发和两鬓花白。五十六岁时，肝气衰弱，筋的活动不能灵活自如，无癸枯竭，精气少，肾脏衰，形体衰疲。六十四岁时，牙齿头发脱落。肾主水，接受其他各脏腑的精气而加以贮藏，所以五脏功能旺盛，肾脏才能外泻精气。现在年老，五脏功能都已衰退，筋骨懈惰无力，天癸已竭。所以发鬓都变白，身体沉重，步伐不稳，也不能生育子女了。黄帝问说：有的人年纪已老，仍能生育，是什么道理呢？岐伯答说：这是他天赋的精力超过常人，气血经脉保持畅通，肾气有余的缘故。这种人虽有生育能力，但男子一般不超过六十四岁，女子一般不超过四十九岁，精气便枯竭了。

黄帝说：掌握养生之道的人，年龄都可以达到一百岁左右，还能生育吗？岐伯说：掌握养生之道的人，能防止衰老而保全形体，虽然年高，也能生育子女。

黄帝说：我听说上古时代有称为真人的人，掌握了天地阴阳变化的规律，能够调节呼吸，吸收精纯的清气，超然独处，令精神守持于内，锻炼身体，使筋骨肌肉与整个身体达到高度的协调，所以他的寿命同于天地而没有终了的时候，这是他修道养生的结果。中古的时候，有称为至人的人，具有淳厚的道德，能全面地掌握养生之道，和调于阴阳四时的变化，离开世俗社会生活的干扰，积蓄精气，集中精神，使其远驰于广阔的天地自然之中，让视觉和听觉的注意力守持于八方之外，这是他延长寿命和强健身体的方法，这种人也可以归属真人的行列。其次有称为圣人的人，能够安处于天地自然的正常环境之中，顺从八风的活动规律，使自己的嗜欲同世俗社会相应，没有恼怒怨恨之情，行为不离开世俗的一般准则，穿着装饰普通纹彩的衣服，举动也没有炫耀于世俗的地方。在外，他不使形体因为事物而劳累；在内，没有任何思想负担，以安静、愉快为目的，以悠然自得为满足，所以他的形体不易衰惫，精神不易耗散，寿命也可达到百岁左右。再次有称为贤人的人，他们依据天地的变化，日月的升降，星辰的位置，以顺从阴阳的消长和适应四时的变迁，追随上古真人，使生活符合养生之道，这样的人也能增益寿命，使寿命达到最大。

四气调神大论篇第二

【导读】

本篇指出，适应四时气候变化，是养生的关键；违反四时气候变化，是疾病产生的原因。

【原典】

春三月，此谓发陈①。天地俱生，万物以荣，夜卧早起，广步于庭，被发缓形，以使志生，生而勿杀，予而勿夺，赏而勿罚②，此春气之应，养生之道也；逆之则伤肝，夏为寒变，奉长者少。

夏三月，此谓蕃秀，天地气交，万物华实，夜卧早起，无厌于日③，使志无怒，使华英成秀④，使气得泄，若所爱在外，此夏气之应，养长之道也。逆之则伤心，秋为痎疟⑤，奉收者少，冬至重病。

秋三月，此谓容平⑥。天气以急，地气以明，早卧早起，与鸡俱兴，使志安宁，以缓秋刑，收敛神气，使秋气平，无外其志，使肺气清，此秋气之应，养收之道也；逆之则伤肺，冬为飧泄⑦，奉藏者少。

冬三月，此谓闭藏。水冰地坼，无扰乎阳，早卧晚起，必待日光，使志若伏若匿，若有私意，若已有得，去寒就温，无泄皮肤，使气亟夺，此冬气之应，养藏之道也。逆之则伤肾，春为痿厥，奉生者少。

【精注】

①发陈：可作陈展姿容解。

②生而勿杀，予而勿夺，赏而勿罚：生、予、赏，指精神、行为活动顺应春阳生发之气；杀、夺、罚，指精神、行为活动违逆春阳生发之气。全句强调人须顺应天地生发长养之道。

③无厌于日：指不要厌恶夏季的昼长天热。

④使华英成秀：《尔雅》："木谓之华，草谓之荣；不荣而实者谓之秀，荣而不实者谓之英。"此句意为夏季应促使草木之花成实以顺应夏气。

⑤痎疟：痎（jiē）疟，疟痎的总称。

⑥容平：自然界万物生长形态已经平定。

⑦飧泄：飧（sūn）泄，即有完谷不化的泄泻。

【今译】

春季的三个月，称作发陈，也就是说是推陈出新，生命萌发的时令。天地自然，饱含生机，万物欣欣向荣。此时，人们应该入夜即睡眠，早些起身，披散开头发，解开衣带，使形体舒缓；放宽步子，在庭院中漫步，使精神愉快，胸怀开畅，保持万物的生气。不要滥行杀伐，多施与，少敛夺，多奖励，少惩罚，这是适应春季的时令，保养生发之气的方法。如果违逆了春生之气，便会损伤肝脏，使提供给夏长之气的条件不足，到夏季就会发生寒性病变。

夏季的三个月，称作蕃秀，是自然界万物繁茂秀美的时令。这时，天气下降，地气上腾，天地之气相交，植物开花结实，长势旺盛，人们应该在夜晚睡眠，早早起床，不要厌恶长日，保持情志愉快，不发怒，使精神之英华适应夏气以成其秀

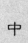

美，使气机宣畅，通泄自如，精神外向，对外界事务有浓厚的兴趣。这是适应夏季的气候，保护长养之气的方法。如果违逆了夏长之气，就会损伤心脏，使提供给秋收之气的条件不足，到秋天容易发生疟病，冬天再次发生疾病。

秋季的三个月，称作容平，自然景象因万物成熟而平定收敛。此时，天高风急，地气清肃，人应早睡早起，和鸡的活动时间相仿，以保持神志的安宁，减缓秋季肃杀之气对人体的影响；收敛神气，以适应秋季容平的特征，不使神思外驰，以保持肺气的清肃功能，这就是适应秋令的特点而保养人体收敛之气的方法。若违逆了秋收之气，就会伤及肺脏，使提供给冬藏之气的条件不足，冬天就要发生飧泄病。

冬季的三个月，称作闭藏，是生机潜伏，万物蛰藏的时令。这时水寒成冰，大地龟裂，不要轻易地扰动阳气，妄事操劳，人应该早睡晚起，待到日光照耀时起床才好，要使神志深藏于内，安静自若，好像有个人的隐秘，严守而不外泄，又像得到了渴望得到的东西，把它密藏起来一样；要躲避寒冷，求取温暖，不要使皮肤开泄而令阳气不断地损失，这是适应冬季的气候而保养人体闭藏机能的方法。违逆了冬令的闭藏之气，就要损伤肾脏，使提供给春生之气的条件不足，春天就会发生痿厥之疾。

【原典】

天气清净，光明者也，藏德不止，故不下也。天明则日月不明，邪害空窍，阳气者闭塞，地气者冒明，云雾不精，则上应白露不下。交通不表，万物命故不施，不施则名木多死。恶气不发，风雨不节，白露不下，则菀槁不荣。贼风数至，暴雨数起，天地四时不相保，与道相失，则未央绝灭。唯圣人从之，故身无奇病，万物不失，生气不竭。

逆春气，则少阳不生，肝气内变。逆夏气，则太阳不长，心气内洞。逆秋气，则太阴不收，肺气焦满。逆冬气，则少阴不藏，肾气独沉。

夫四时阴阳者，万物之根本也，所以圣人春夏养阳，秋冬养阴⑧，以从其根，故与万物沉浮于生长之门。逆其根，则伐其本，坏其真矣。故阴阳四时者，万物之终始也，死生之本也，逆之则灾害生，从之则苛疾不起，是谓得道。道者，圣人行之，愚者佩⑨之。

从阴阳则生，逆之则死；从之则治，逆之则乱。反顺为逆，是谓内格。是故圣人不治已病治未病，不治已乱治未乱，此之谓也。夫病已成而后药之，乱已成而后治之，譬犹渴而穿井，斗而铸锥，不亦晚乎！

【精注】

⑧春夏养阳，秋冬养阴：自然界春季主生，夏季主长，秋季主收，冬季主藏；生与长属阳，收与藏属阴。所以春夏养阳，即养生养长；秋冬养阴，即养收养藏。

⑨佩：通"倍"，反也，即违背之意。

【今译】

天气，是清净光明的，蕴藏其德，运行不止，由于天不暴露自己的光明德泽，所以永远保持它内蕴的力量而不会下泄。如果天气阴霾晦暗，就会出现日月昏暗，阴霾邪气侵害山川，阳气闭塞不通，大地昏蒙不明，云雾弥漫，日色无光，相应的雨露不能下降。天地之气不交，万物的生命就不能绵延。生命不能绵延，自然界高大的树木也会死亡。恶劣的气候发作，风雨无时，雨露当降而不降，草木不得滋润，生机郁塞，茂盛的禾苗也会枯槁不荣。贼风频频而至，暴雨不时而作，天地四时的变化失去了秩序，违背了正常的规律，致使万物的生命未及一半就夭折了。圣人能适应自然变化，注重养生之道，所以身无大病，因不背离自然万物的发展规律，故生机不会竭绝。

违逆了春生之气，少阳就不生发，以致肝气内郁而发生病变；违逆了夏长之气，太阳就能盛长，以致心气内虚；违逆了秋收之气，太阴就不能收敛，以致肺热叶焦而胀满；违逆了冬藏之气，少阴就不能潜藏，以致肾气不蓄，出现注泄等疾病。

四时阴阳的变化，是万物生命的根本，所以圣人在春夏季节保养阳气以适应生长的需要，在秋冬季节保养阴气以适应收藏的需要。顺从了生命发展的根本规律，就能与万物一样，在生、长、收、藏的生命过程中运动发展。如果违逆了这个规律，就会戕伐生命力，破坏真元之气。因此，阴阳四时是万物的终结，是盛衰存亡的根本，违逆了它，就会产生灾害，顺从了它，就不会发生重病，这样便可谓懂得了养生之道。对于养生之道，圣人能够加以实行，愚人则时常有所违背。

顺从阴阳的变化，就能生存，违逆它就会死亡。顺从它，就会规律；违逆它，则会乖乱。不这样做，背道而行，就会使机体与自然环境相格拒。所以圣人不等病已经发生再去治疗，而是治疗在疾病发生以前，如同不等到乱事已经发生再去治理，而是治理在它发生之前。如果病症已生，然后才去用药，乱子已经形成，然后才去治理，那就像渴时掘井，战乱时造兵器一样，那就太晚了！

生气通天论篇第三

【导读】

本篇指出，人身上的阳气非常重要，若其受伤会引起多种病变。因此，保持阴阳平衡，也是维持健康的关键。

【原典】

黄帝曰：夫自古通天者，生之本，本于阴阳。天地之间，六合之内，其气九州九窍、五藏、十二节，皆通乎天气。其生五，其气三，数犯此者，则邪气伤人，此寿命之本也。

苍天之气清净，则志意治①，顺之则阳气固，虽有贼邪，弗能害也，此因时之序。故圣人传②精神，服天气，而通神明。失之则内闭九窍，外壅肌肉，卫气散解，此谓自伤，气之削也。

阳气者，若天与日，失其所，则折寿而不彰，故天运当以日光明。是故阳因而上，卫外者也。因于寒，欲如运枢，起居如惊，神气乃浮。因于暑，汗烦则喘喝，静则多言。体若燔炭，汗出而散。因于湿，首如裹，湿热不攘，大筋緛短，小筋弛长③，緛短为拘，弛长为痿。因于气④，为肿，四维相代⑤，阳气乃竭。阳气者，烦劳则张，精绝，辟积于夏，使人煎厥⑥。

中华藏书

黄帝内经·最新整理珍藏版

中国书店

目盲不可以视，耳闭不可以听，溃溃乎若坏都，汨汨乎不可止。阳气者，大怒则形气绝，而血菀于上，使人薄厥⑦。有伤于筋，纵其若不容，汗出偏沮，使人偏枯。汗出见湿，乃生痤痱。高粱之变，足生大丁⑧，受如持虚。劳汗当风，寒薄为皶，郁乃痤。阳气者，精则养神，柔则养筋。开阖不得，寒气从之，乃生大偻。陷脉为瘘，留连肉腠。俞气化薄，传为善畏，及为惊骇。营气不从，逆于肉理，乃生痈肿。魄汗未尽，形弱而气烁，穴俞以闭，发为风疟。故风者，百病之始也，清静则肉腠闭拒，虽有大风苛毒，弗之能害，此因时之序也。

故病久则传化，上下不并，良医弗为。故阳畜积病死，而阳气当隔，隔者当泻，不亟正治，粗乃败之。故阳气者，一日而主外，平旦人气生，日中而阳气隆，日西而阳气已虚，气门乃闭。是故暮而收拒，无扰筋骨，无见雾露，反此三时，形乃困薄。

【精注】

①苍天之气清净，则志意治：苍，灰白色。张介宾注："天气深玄，故日苍天。"净，通"静"，即安静。苍天之气清净，则志意治，意为天地之和气，清而不浊，静而不乱，则人的精神情志舒畅条达。

②抟：抟，集聚。

③大筋緛短，小筋弛长：此二句为互文，即大筋、小筋或者收缩变短，或者松弛变长。

④因于气：《素问·阴阳应象大论》："阳之气，以天地之疾风名之。"故气即"风"。因于气，即感受风邪。

⑤四维相代：指上述寒、暑、湿、风四种邪气交替伤人。

⑥煎厥：古病名，是阴虚而虚火上炎，阴精竭绝气逆昏厥的一种病症。

⑦薄厥：古病名，因大怒迫使气血上逆所致突然昏厥的一种病症。

⑧高粱之变，足生大丁：高，通"膏"；粱，通"粱"，高粱，即肥甘厚味。变，害处；足为"是"字之误，是，犹"则"；丁，通"疔"。高粱之变，足生大丁，意为过食肥甘厚

味，会使人产生疔疮。

【今译】

黄帝说：从古到今，都以通于天气为生命的根本，而这个根本就是天之阴阳。世间万物，大到九州之域，小像人的九窍、五脏、十二节，都与天气相通。天气衍生五行，阴阳之气又依盛衰消长而各分为三。如果经常违背阴阳五行的变化，那么邪气就会伤害人体。所以，顺从阴阳变化才是寿命得以延续的根本。

苍天之气清净，人的精神就相应地调畅平和，顺应天气的变化，就会阳气固密，虽有贼风邪气，也不能加害于人，这是适应时序阴阳变化的结果。所以圣人能够专心致志，顺应天气，而通达阴阳变化之理。如果违逆了适应天气的原则，就会内使九窍不通，外使肌肉壅塞，卫气涣散不固，这是由于人们不能适应自然变化所致，称为自伤，阳气会因此而受到削弱。

人身上的阳气，就像天上的太阳一样重要，假若阳气失去了正常的所在而不能发挥其作用，人就会减损寿命或夭折，生命机能亦暗弱不足。所以天体的正常运行，是因太阳的光明普照而显现出来，而人的阳气也应在上在外，并起到保护身体，抵御外邪的作用。

因于寒，阳气应如门轴在门臼中运转一样活动于体内。若起居猝急，扰动阳气，则易使神气外越。因于暑，则汗多烦躁，喝喝而喘，安静时多言多语。若身体发高热，则像炭火烧灼一样，一经出汗，热邪就能散去。因于湿，头部像有物蒙裹一样沉重。若湿热相兼而不得排除，刚伤害大小诸筋，而出现短缩或弛纵，短缩的造成拘挛，弛纵的造成痿弱。由于风，可致浮肿。以上四种邪气维系缠绵不离，相互更代伤人，就会使阳气倾竭。

在人体烦劳过度时，阳气就会亢盛而外张，使阴精逐渐耗竭。如此多次重复，阳愈盛而阴愈亏，到夏季暑热之时，便易使人发生煎厥病，发作的时候眼睛昏蒙看不见东西，耳朵闭塞听不到声音，昏乱之势就像都城崩毁，急流奔泻一样不可收拾。

人的阳气，盛怒时会上逆，血随气升而瘀积于上，与身体其他部位阻隔不通，从而使人迫厥。若伤及诸筋，使筋弛纵不收，而不能随意运动。经常半身出汗，可以演变为半身不遂。出汗的时候，遇到湿邪阻遏就容易发生小的疮疖和痱子。经常吃肥肉精米厚味，足以导致发生疔疮，患病很容易，就像以空的容器接受东西一样。在劳动汗出时遇到风寒之邪，迫聚于皮腠形成粉刺，郁积化热而成疮疖。

人的阳气，既能养神而使精神慧爽，又能养筋而使诸筋柔韧。汗孔的开闭调节失常，寒气就会随之侵入，损伤阳气，以致筋失所养，造成身体俯曲不伸。寒气深陷脉中，留连肉腠之间，气血不通而郁积，久而成为疮瘘。从腧穴侵入的寒气内传而迫及五脏，损伤神志，就会出现恐惧和惊骇的症象。由于寒气的稽留，营气不能顺利地运行，阻逆于肌肉之间，就会发生痈肿。汗出未止的时候，形体与阳气都受到一定的消弱，若风寒内侵，俞穴闭阻，就会发生风疟。

风是引起各种疾病的起始原因，而只要人体保持精神的安定和劳逸适度等养生的原则，那么，肌肉腠理就会密闭而有抗拒外邪的能力，虽有大风苛毒的浸染，也不能伤害，这正是循着时序的变化规律保养生气的结果。

久病不愈，邪留体内，会内传并进一步演变，到了上下不通、阴阳阻隔的时候，虽有良医，也无能为力了。所以阳气蓄积，郁阻不通时，也会致死。对于这种阳气蓄积，阻隔不通者，应采用通泻的方法治疗，如不迅速正确施治，而被粗疏的医生所误，就会导致死亡。人身的阳气，白天主司体表：清晨的时候，阳气开始活跃，并趋向于外；中午时，阳气达到最旺盛的阶段；太阳偏西时，体表的阳气逐渐虚少，汗孔也开始闭合。到了晚上，阳气收敛，拒守于内，这时不要扰动筋骨，也不要接近雾露。如果违反了一天之内这三个时间的阳气活动规律，形体被邪气侵扰则困乏而衰薄。

【原典】

岐伯曰：阴者，藏精而起亟也；阳者，卫外而为固也。阴不胜其阳，则脉流薄疾，并乃狂。阳不胜其阴，则五藏气争，九窍不通。是以圣人陈阴阳，筋脉和同，骨髓坚固，气血皆从。如是则内外调和，邪不能害，耳目聪明，气立如故。风客淫气，精乃亡，邪伤肝也。因而饱食，筋脉横解，肠澼为痔。因而大饮，则气逆。因而强力，肾气乃伤，高骨乃坏。

凡阴阳之要，阳密乃固，两者不和，若春无秋，若冬无夏，因而和之，是谓圣度。故阳强不能密，阴气乃绝；阴平阳秘⑨，精神乃治；阴阳离决，精气乃绝。因于露风，乃生寒热。是以春伤于风，邪气留连，乃为洞泄。夏伤于暑，秋为痎疟。秋伤于湿，上逆而咳，发为痿厥。冬伤于寒，春必温病。四时之气，更伤五藏。

阴之所生，本在五味，阴之五宫，伤在五味。是故味过于酸，肝气以津，脾气乃绝。味过于咸，大骨气劳，短肌，心气抑。味过于甘，心气喘满，色黑，肾气不衡。味过于苦，脾气不濡，胃气乃厚。味过于辛，筋脉沮弛，精神乃央。是故谨和五味，骨正筋柔，气血以流，腠理以密，如是则骨气以精⑩，谨道如法，长有天命。

【精注】

⑨阴平阳秘：阴阳平秘，即阴阳平静。

⑩精：精粹，精密。这里是强健的意思。

【今译】

岐伯说：阴是藏精于内不断地扶持阳气的；阳是卫护于外使体表固密的。如果阴不胜阳，阳气亢盛，就使血脉流动迫促，若再受热邪，阳气更盛就会发为狂症。如果阳不胜阴，阴气亢盛，就会使五脏之气不调，以致九窍不通。所以圣人使阴阳平衡无所偏胜，从而达到筋脉调和，骨髓坚固，血气畅顺。这样，则会内外调和，邪气不能侵害，耳目聪明，气机正常运行。

风邪侵犯人体，伤及阳气，并逐步侵入内脏，阴精也就日渐消亡，这是由于邪气伤肝所致。若饮食过饱，阻碍升降之机，会发生筋脉弛纵、肠游及痔疮等病症。若饮酒过量，会造成气机上逆。若过度用力，会损伤肾气，腰部脊骨也会受到损伤。

所以阴阳的关键，以阳气的致密最为重要。阳气致密，阴气就能固守于内。两者若不协调，就像一年之中，只有春天而没有秋天，只有冬天而没有夏天一样。因此，阴阳的协调配合，相互为用，是维持正常生理状态的最高标准。所以阳气亢盛，不能固密，阴气就会竭绝。阴气和平，阳气固密，人的精神才会正常。如果阴阳分离决绝，人的精气就会随之而竭绝。

人受雾露风寒之邪的侵犯，会发生寒热。春天伤于风邪，留而不去，会发生急骤的泄泻。夏天伤于暑邪，到秋天会发生疟疾病。秋天伤于湿邪，邪气上逆，会发生咳嗽，并且可能发展为痿厥病。冬天伤于寒气，到来年的春天，就要发生温病。四时的邪气，交替伤害人的五脏。

阴精由饮食五味所生。储藏阴精的五脏，也会因五味而受伤，过食酸味，会使肝气淫溢而亢盛，从而导致脾气的衰竭；过食咸味，会使骨骼损伤，肌肉短缩，心气抑郁；过食甜味，会使心气满闷，气逆作喘，颜面发黑，肾气失于平衡；过食苦味，会使脾气过燥而不濡润，从而使胃气壅滞；过食辛味，会使筋脉败坏，发生弛纵，精神受损。因此谨慎地调和五味，会使骨骼强健，筋脉柔和，气血通畅，腠理致密，这样，骨气就精强有力。按这样的方法小心调理，使阴阳调和，人的寿命就会延长。

金匮真言论篇第四

【导读】

本篇从四时气候与五脏的关系，讲了不同季节容易发生的病；从一日之间的变化、体表部位以及脏腑位置等，指出应将阴阳学说灵活运用于医学。

【原典】

黄帝问曰：天有八风，经有五风，何谓？岐伯对曰：八风发邪，以为经风①，触五藏邪气发病。所谓得四时之胜者，春胜长夏，长夏胜冬，冬胜夏，夏胜秋，秋胜春，所谓四时之

中华藏书

黄帝内经·最新整理珍藏版

中国书房

胜也。

东风生于春，病在肝，俞在颈项；南风生于夏，病在心，俞在胸胁；西风生于秋，病在肺，俞在肩背；北风生于冬，病在肾，俞在腰股；中央为土，病在脾，俞在脊。故春气②者病在头，夏气者病在藏，秋气者病在肩背，冬气者病在四支。故春善病鼽衄，仲夏善病胸胁，长夏善病洞泄寒中③，秋善病风疟，冬善病痹厥④。故冬不按跷，春不鼽衄⑤，春不病颈项，仲夏不病胸胁，长夏不病洞泄寒中，秋不病风疟，冬不病痹厥，飧泄⑥而汗出也。夫精者，身之本也。故藏于精者，春不病温。夏暑汗不出者，秋成风疟。此平人脉法也。

【精注】

①经风：即五脏之风。

②春气：此处指春季不正常的气候变化，即致病的邪气。下述夏气、秋气、冬气义仿此。

③寒中：寒邪直中于里。

④痹厥：指手足麻木逆冷的病症。

⑤鼽衄：鼽，鼻塞。衄，鼻中出血。

⑥飧泄：指泄泻清稀，完谷不化。

【今译】

黄帝问道：自然界有八风之说，人的经脉病变又有五风的说法，这二者是怎么回事呢？岐伯回答说：自然界的八风是外部的致病邪气，它侵犯经脉，产生经脉的风病，风邪还会继续循经脉而侵害五脏，使五脏发生病变。一年的四个季节，有相克的关系，如春胜长夏，长夏胜冬，冬胜夏，夏胜冬，秋胜春，某个季节出现了克制它的季节气候，这就是所谓四时相胜。

东风生于春天，病多发生在肝，肝的经气输注于颈项。南风生于夏天，病多发生于心，心的经气输注于胸胁。西风生于秋天，病多发生在肺，肺的经气输注于肩背。北风生于冬天，病多发在生肾，肾的经气输注于腰股。长夏季节和中央的方位属于土，病多发生在脾，脾的经气输注于脊。所以春季邪气伤人，多病在头部；夏季邪气伤人，多病在心；秋季邪气伤人，多病在肩背；冬季邪气伤人，多病在四肢。春天多发生鼽衄，夏天多发生在胸胁方面的疾患，长夏季多发生腹泄等里寒症，秋天多发生风疟，冬天多发生痹厥。若冬天不进行按跷等扰动阳气的活动，来年春天就不会发生鼽衄和颈项部位的疾病，夏天就不会发生胸胁的疾患，长夏季节就不会发生腹泄一类的里寒病，秋天就不会发生风疟病，冬天也不会发生痹厥、飧泄、汗出过多等病症。精，是人体的根本，所以阴精内藏而不妄泄，春天就不会得温热病。夏暑阳盛，如果不能排汗散热，到秋天就会酿成风疟病。这是诊察普通人四时发病的一般规律。

【原典】

故曰：阴中有阴，阳中有阳。平旦至日中，天之阳，阳中之阳也；日中至黄昏，天之阳，阳中之阴也；合夜至鸡鸣，天之阴，阴中之阴也；鸡鸣至平旦，天之阴，阴中之阳也。故人亦应之。夫言人之阴阳，则外为阳，内为阴。言人身之阴阳，则背为阳，腹为阴。言人身之藏府中阴阳，则藏者为阴，府者为阳。肝心脾肺肾，五藏皆为阴，胆胃大肠小肠膀胱三焦，六府皆为阳。所以欲知阴中之阴、阳中之阳者何也？为冬病在阴，夏病在阳，春病在阴，秋病在阳，皆视其所在，为施针石也。故背为阳，阳中之阳心也；背为阳，阳中之阴肺也；腹为阴，阴中之阴肾也；腹为阴，阴中之阳肝也；腹为阴，阴中之至阴脾也。此皆阴阳表里内外雌雄相输应⑦也，故以应天之阴阳也。

帝曰：五藏应四时，各有收受乎？岐伯曰：有。东方青色，入通于肝，开窍于目，藏精于肝，其病发惊骇，其味酸，其类草木，其畜鸡，其谷麦，其应四时，上为岁星，是以春气在头也，其音角，其数八，是以知病之在筋也，其臭臊。南方赤色，入通于心，开窍于耳，藏精于心，故病在五藏，其味苦，其类火，其畜羊，其谷黍，其应四时，上为荧惑星，是以知病之在脉也，其音徵，其数七，其臭焦。中央黄色，入通于脾，开窍于口，藏精于脾，故病在舌本，其味甘，其类土，其畜牛，其谷稷，其应四时，上为镇星，是以知病之在肉也，其音宫，其数五，其臭香。西方白色，入通于肺，开窍于鼻，藏精于肺，故病在背，其味辛，其类金，其畜马，其谷稻，其应四时，上为太白星，是以知病之在皮毛也，其音商，其数九，其臭腥。北方黑色，入通于肾，开窍于二阴，藏精于肾，故病在溪⑧，其味咸，其类水，其畜彘。其谷豆，其应四时，上为辰星，是以知病之在骨也，其音羽，其数六，其臭腐。故善为脉⑨者，谨察五藏六府，一逆一从，阴阳表里，雌雄之纪，藏之心意，合心于精，非其人勿教，非其真勿授，是谓得道。

【精注】

⑦输应：输，联系。应，对应。

⑧溪：《气穴论》："肉之小会为溪。"亦指腕、肘、踝、膝关节。

⑨脉：应作诊解。

【今译】

所以说：阴阳之中，还各有阴阳。白昼属阳，早晨到中午，为阳中之阳。中午到黄昏，则属阳中之阴。黑夜属阴，合夜到鸡鸣，为阴中之阴。鸡鸣到平旦，则属阴中之阳。人的情况也与此相应。就人体阴阳而论，外部属阳，内部属阴。就身体的部位来分阴阳，则背为阳，腹为阴。从脏腑的阴阳划分来说，则脏属阴，腑属阳，肝、心、脾、肺、肾五脏都属阴。胆、胃、大肠、小肠、膀胱、三焦六腑都属阳。了解阴阳之中复有阴阳的道理是为什么呢？这是要分析四时疾病的在阴在阳，以作为治疗的依据，如冬病在阴，夏病在阳，春病在阴，秋病在阳，都要根据疾病的部位来施用针刺和砭石的疗法。此外，背为阳，阳中之阴为心，阳中之阴为肺。腹为阴，阴中之阴为肾，阴中之阳为肝，阴中的至阴为脾。以上这些都是人体阴阳表里、内外雌雄相互联系又相互对应的例证，所以人与自然界的阴阳是相应的。

黄帝说：五脏除与四时相应外，还与其它事物相类吗？岐伯说：是的。比如东方青色，与肝相通，肝开窍于目，精气内藏于肝，发病常表现为惊骇，在五味为酸，与草木同类，在五畜为鸡，在五谷为麦，与四时中的夏季相应，在天体为岁星，春天阳气上升，所以其气在头，在五音为角，其成数为八，因肝主筋，所以它的疾病多发生在筋，气味为臊。南方赤色，与心相通，心开窍于耳，精气内藏于心，在五味为苦，与火同类，在五畜为羊，在五谷为黍，与四时中的夏季相应，在天体为荧惑星，它的疾病多发生在脉和五脏，在五音为徵，其成数为七，气味为焦。中央黄色，与脾相通，脾开窍于口，精气内藏于脾，在五味为甘，与土同类，在五畜为牛，在五谷为稷，与四时中的长夏相应，在天体为镇星，它的疾病多发生在舌根和肌肉，在五音为宫，其生数为五，气味为香。西方白色，与肺相通，肺开窍于鼻，精气内藏于肺，在五味为辛，与金同类，在五畜为马，在五谷为稻，与四时中的秋季相应，在天体为太白星，它的疾病多发生在背部和皮毛，在五音为商，其成数为九，气味为腥。北方黑色，与肾相通，肾开窍于前后二阴，精气内藏于肾，在五味为咸，与水同类，在五畜为彘，在五谷为豆，与四时中的冬季相应，在天体为辰星，它的疾病多发生在溪和骨，在五音为羽，其成数为六，气味为腐。所以善于诊脉的医生，能够细心地审察五脏六腑的变化，了解其顺逆的情况，把阴阳、表里、雌雄的对应和联系，纲目分明地加以归纳，并把这些精深的道理，深深地记在心中。对那些不是真心实意地学习而又不具备一定条件的人，不要轻易传授这些理论，这也是顺应宇宙四时变化之道。

阴阳应象大论篇第五

【导读】

本篇指出，应取法阴阳，对人体生理、病理进行调理及诊治，并讲述了阴阳、气血、上下、表里等病变的治疗原则。

【原典】

黄帝曰：阴阳者，天地之道也，万物之纲纪，变化之父母，生杀之本始，神明之府也[①]。治病必求于本。故积阳为天，

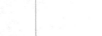

中華藏書

黄帝内经·最新整理珍藏版

中国书店

积阴为地。阴静阳躁，阳生阴长，阳杀阴藏②。阳化气，阴成形。寒极生热，热极生寒。寒气生浊，热气生清。清气在下，则生飧泄；浊气在上，则生䐜胀③。此阴阳反作，病之逆从也。

故清阳为天，浊阴为地；地气上为云，天气下为雨；雨出地气，云出天气。故清阳出上窍，浊阴出下窍；清阳发腠理，浊阴走五藏；清阳实四支，浊阴归六府。水为阴，火为阳，阳为气，阴为味。味归形，形归气，气归精，精归化，精食气，形食味，化生精，气生形，味伤形，气伤精，精化为气，气伤于味。阴味出下窍，阳气出上窍。味厚者为阴，薄为阴之阳。气厚者为阳，薄为阳之阴。味厚则泄，薄则通。气薄则发泄，厚则发热。壮火之气衰，少火之气壮。壮火食气，气食少火④。壮火散气，少火生气。气味辛甘发散为阳，酸苦涌泄为阴。

阴胜则阳病，阳胜则阴病。阳胜则热，阴胜则寒。重寒则热，重热则寒。寒伤形，热伤气。气伤痛，形伤肿。故先痛而后肿者，气伤形也；先肿而后痛者，形伤气也。风胜则动，热胜则肿，燥胜则干，寒胜则浮，湿胜则濡泻。天有四时五行，以生长收藏，以生寒暑燥湿风。人有五藏化五气，以生喜怒悲忧恐。故喜怒伤气，寒暑伤形。暴怒伤阴，暴喜伤阳，厥气上行，满脉去形。喜怒不节，寒暑过度，生乃不固。故重阴必阳，重阳必阴。故曰：冬伤于寒，春必温病；春伤于风，夏生飧泄；夏伤于暑，秋必痎疟；秋伤于湿，冬生咳嗽。

【精注】

①神明之府：神明，指自然万物运动变化的内在动力。府，指藏聚之所。

②阳生阴长，阳杀阴藏：意为阴阳的相互作用，促成了万物生长收藏过程的形成。

③䐜胀：䐜（chēn），胀起的意思。䐜胀，即胀满。

④壮火食气，气食少火：前一"食"字义为消蚀；后一"食"字音义同"饲"。

【今译】

黄帝道：阴阳是大自然的一般规律，是一切事物的纲纪，万物变化的起源，生长毁灭的根本，有很大道理在里面。凡医治疾病，必须从本源上找原因，而任何疾病的本源，都可归之为阴阳二字。拿自然界变化来比喻，清阳之气聚于上，而成为天，浊阴之气积于下，而成为地。阴是比较静止的，阳是比较躁动的；阳主生成，阴主成长；阳主肃杀，阴主收藏。阳能化生力量，阴能构成形体。寒到极点会生热，热到极点会生寒；寒气能产生浊阴，热气能产生清阳；清阳之气居下而不升，就会发生泄泻之病，浊阴之气居上而不降，就会发生胀满之病。这就是阴阳的正常和反常变化，因此疾病也就有逆症和顺症的分别。

因此大自然的清阳之气上升为天，浊阴之气下降为地。地气蒸发上升为云，天气凝聚下降为雨；雨是地气上升之云转变而成的，云是由天气蒸发水气而成的。人体的变化也是这样，清阳之气出于上窍，浊阴之气出于下窍；清阳发泄于腠理，浊阴内注于五脏；清阳充实于四肢，浊阴内走于六腑。

水分为阴阳，则水属阴，火属阳。人体的功能属阳，饮食物属阴。饮食物可以滋养形体，而形体的生成又须赖气化的功能，功能是由精所产生的，就是精可以化生功能。而精又是由气化而产生的，所以形体的滋养全靠饮食物，饮食物经过生化作用而产生精，再经过气化作用滋养形体。如果饮食不节，反能损伤形体，机能活动太过，亦可以使精气耗伤，精可以产生功能，但功能也可以因为饮食的不节而受损伤。

味属于阴，所以趋向下窍，气属于阳，所以趋向上窍。味厚的属纯阴，味薄的属于阴中之阳；气厚的属纯阳，气薄的属于阳中之阴。味厚的有泻下作用，味薄的有疏通作用；气薄的能向外发泄，气厚的能助阳生热。阳气太过，能使元气衰弱，阳气正常，能使元气旺盛，因为过度亢奋的阳气，会损害元气，而元气却依赖正常的阳气，所以过度亢盛的阳气，能耗散元气，正常的阳气，能增强元气。凡气味辛甘而有发散功用的，属于阳，气味酸苦而有涌泄功用的，属于阴。

人体的阴阳是相对平衡的，如果阴气太胜，则阳气将受损而为病，如果阳气太胜，则阴气将耗损而为病。阳偏胜则表现为热性病症，阴偏胜则表现为寒性病症。寒到极点，会表现热

中華藏書

上部《黄帝内经·素问》

中国书房

象，热到极点，会表现寒象。寒能伤形体，热能伤气分；气分受伤，可以产生疼痛，形体受伤，可以发生肿胀。所以先痛而后肿的，是气分先伤而后及于形体；先肿而后痛的，是形体先病而后及于气分。

风邪若太过，则能发生痉挛动摇；热邪若太过，则能发生红肿；燥气若太过，则能发生干枯；寒气若太过，则能发生浮肿；湿气若太过，则能发生濡泻。

大自然的变化，有春、夏、秋、冬四时的交替，有木、火、土、金、水五行的变化，因此，产生了寒、暑、燥、湿、风的气候，它影响了自然界的万物，形成了生、长、化、收、藏的规律。人有肝、心、脾、肺、肾五脏，五脏之气化生五志，产生了喜、怒、悲、忧、恐五种不同的情志活动。喜怒等情志变化，可以伤气，寒暑外侵，可以伤形。突然大怒，会损伤阴气，突然大喜，会损伤阳气。气逆上行，充满经脉，则神气浮越，离去形体了。所以喜怒不加以节制，寒暑不善于调适，生命就不能牢固。阴极可以转化为阳，阳极可以转化为阴。所以冬季受了寒气的伤害，春天就容易发生温病；春天受了风气的伤害，夏季就容易发生飧泄；夏季受了暑气的伤害，秋天就容易发生疟疾；秋季受了湿气的伤害，冬天就容易发生咳嗽。

【原典】

帝曰：余闻上古圣人，论理人形，列别藏府，端络经脉，会通六合，各从其经，气穴所发各有处名，溪谷属骨⑤，皆有所起，分部逆从，各有条理，四时阴阳，尽有经纪⑥，外内之应，皆有表里，有信然乎？

岐伯对曰：东方生风，风生木，木生酸，酸生肝，肝生筋，筋生心，肝主目。其在天为玄，在人为道，在地为化。化生五味，道生智，玄生神，神在天为风，在地为木，在体为筋，在藏为肝，在色为苍，在音为角，在声为呼，在变动为握，在窍为目，在味为酸，在志为怒。怒伤肝，悲胜怒；风伤筋，燥胜风；酸伤筋，辛胜酸。

南方生热，热生火，火生苦，苦生心，心生血，血生脾，心主舌。其在天为热，在地为火，在体为脉，在藏为心，在色为赤，在音为徵，在声为笑，在变动为忧，在窍为舌，在味为苦，在志为喜。喜伤心，恐胜喜；热伤气，寒胜热，苦伤气，咸胜苦。

中央生湿，湿生土，土生甘，甘生脾，脾生肉，肉生肺，脾主口。其在天为湿，在地为土，在体为肉，在藏为脾，在色为黄，在音为宫，在声为歌，在变动为哕，在窍为口，在味为甘，在志为思。思伤脾，怒胜思；湿伤肉，风胜湿；甘伤肉，酸胜甘。

西方生燥，燥生金，金生辛，辛生肺，肺生皮毛，皮毛生肾，肺主鼻。其在天为燥，在地为金，在体为皮毛，在藏为肺，在色为白，在音为商，在声为哭，在变动为咳，在窍为鼻，在味为辛，在志为忧。忧伤肺，喜胜忧；热伤皮毛，寒胜热；辛伤皮毛，苦胜辛。

北方生寒，寒生水；水生咸，咸生肾，肾生骨髓，髓生肝，肾主耳。其在天为寒，在地为水，在体为骨，在藏为肾，在色为黑，在音为羽，在声为呻，在变动为栗，在窍为耳，在味为咸，在志为恐。恐伤肾，思胜恐；寒伤血，燥胜寒；咸伤血，甘胜咸。

故曰：天地者，万物之上下也；阴阳者，血气之男女也；左右者，阴阳之道路也；水火者，阴阳之兆征也；阴阳者，万物之能始⑦也。故曰：阴在内，阳之守也；阳在外，阴之使也。

【精注】

⑤溪谷属骨：溪谷，指大小的肉块。属骨，与骨相连接的组织。

⑥经纪：此处指四时阴阳变化的规律。

⑦能始：能为"胎"之借字，胎始也。故能始为"胎始"，即原始之意。

【今译】

黄帝问道：我听说上古时代的圣人，讲求人体的形态，分辨内在的脏腑，了解经脉的分布，交会、贯通有六合，各依其经之循行路线；气穴之处，各有名称；肌肉空隙以及关节，各

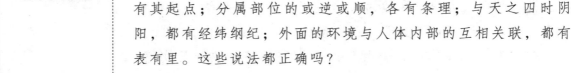

有其起点；分属部位的或逆或顺，各有条理；与天之四时阴阳，都有经纬纲纪；外面的环境与人体内部的互相关联，都有表有里。这些说法都正确吗？

岐伯回答说：东方应春，春生之气为风，风利木发，木气能生酸味，酸味能滋养肝气。肝气又能滋养于筋，筋膜柔和则又能生养于心，肝气关联于目。它在自然界是深远微妙而无穷的，在人能够知道自然界变化的道理，在地为生化万物。大地有生化，所以能产生一切生物；人能知道自然界变化的道理，就能产生一切智慧；宇宙间的深远微妙，是变化莫测的。变化在天空中为风气，在地面上为木气，在人体为筋，在五脏为肝，在五色为苍，在五音为角，在五声为呼，在病变的表现为握，在七窍为目，在五味为酸，在情志的变动为怒。怒气能伤肝，悲能够抑制怒；风气能伤筋，燥能够抑制风；过食酸味能伤筋，辛味能抑制酸味。

南方主夏令，所以热盛，热甚则生火，火气能产生苦味，苦味能滋长心气，心气能化生血气，血气充足，则又能生脾，心气关联于舌。它的变化在天为热气，在地为火气，在人体为血脉，在五脏为心，在五色为赤，在五音为徵，在五声为笑，在病变的表现为忧，在窍为舌，在五味为苦，在情志的变动为喜。喜能伤心，以恐惧抑制喜；热能伤气，以寒气抑制热；苦能伤气，咸味能抑制苦味。

中央应长夏，长夏生湿，湿与土气相应，土气能产生甘味，甘味能滋养脾气，脾气能滋养肌肉，肌肉丰满，则又能养肺，脾气关联于口。它的变化在天为湿气，在地为土气，在人体为肌肉，在五脏为脾，在五色为黄，在五音为宫，在五声为歌，在病变的表现为哕，在窍为口，在五味为甘，在情志的变动为思。思虑伤脾，以怒气抑制思虑；湿气能伤肌肉，以风气抑制湿气；甘味能伤肌肉，酸味能抑制甘味。

西方主秋金之令，所以气燥，燥与金气相应，金产生辛味，辛味能滋养肺气，肺气能滋养皮毛，皮毛润泽则又能养肾，肺气关联于鼻。它的变化在天为燥气，在地为金气，在人体为皮毛，在五脏为肺，在五色为白，在五音为商，在五声为哭，在病变的表现为咳，在窍为鼻，在五味为辛，在情志的变动为忧。忧能伤肺，以喜抑制忧；热能伤皮毛，寒能抑制热；辛味能伤皮毛，苦味能抑制辛味。

北方应冬，冬天生寒，寒气与水气相应，水气能产生咸味，咸味能滋养肾气，肾气能滋长骨髓，骨髓充实；则又能养肝，肾气关联于耳。它的变化在天为寒气，在地为水气，在人体为骨髓，在五脏为肾，在五色为黑，在五音为羽，在五声为呻，在病变的表现为战栗，在窍为耳，在五味为咸，在情志的变动为恐。恐能伤肾，思能够抑制恐；寒能伤血，燥（湿）能够抑制寒；咸能伤血，甘味能抑制咸味。

因此可以说：天地是在万物的上下；阴阳如血气与男女之相对峙；左右为阴阳运行不息的道路；水性寒，火性热，是阴阳的象征；阴阳的变化，是万物生成的原始能力。所以说：阴阳是互相为用的，阴在内，为阳之镇守；阳在外，为阴之役使。

【原典】

帝曰：法阴阳奈何？岐伯曰：阳胜则身热腠理闭，喘粗为之俯仰，汗不出而热齿干，以烦冤腹满死，能冬不能夏⑧。阴胜则身寒汗出，身常清，数栗而寒，寒则厥，厥则腹满死，能夏不能冬。此阴阳更胜之变，病之形能⑨也。

帝曰：调此二者奈何？岐伯曰：能知七损八益，则二者可调，不知用此，则早衰之节也。年四十，而阴气自半也，起居衰矣。年五十，体重，耳目不聪明矣。年六十，阴痿，气大衰，九窍不利，下虚上实，涕泣俱出矣。故曰：知之则强，不知则老，故同出而名异耳。智者察同，愚者察异，愚者不足，智者有余，有余则耳目聪明，身体轻强，老者复壮，壮者益治。是以圣人为无为之事，乐恬憺之能，从欲快志于虚无之守⑩，故寿命无穷，与天地终，此圣人之治身也。

天不足西北，故西北方阴也，而人右耳目不如左明也。地不满东南，故东南方阳也，而人左手足不如右强也。帝曰：何以然？岐伯曰：东方阳也，阳者其精并于上，并于上则上明而下虚，故使耳目聪明，而手足不便也。西方阴也，阴者其精并于下，并于下则下盛而上虚，故其耳目不聪明，而手足便也。

中華藏書

黄帝内经·最新整理珍藏版

中国书店

故俱感于邪，其在上则右甚，在下则左甚，此天地阴阳所不能全也，故邪居之。故天有精，地有形，天有八纪，地有五里，故能为万物之父母。清阳上天，浊阴归地，是故天地之动静，神明为之纲纪，故能以生长收藏，终而复始。惟贤人上配天以养头，下象地以养足，中傍人事以养五藏。天气通于肺，地气通于嗌，风气通于肝，雷气通于心，谷气通于脾，雨气通于肾。六经为川，肠胃为海，九窍为水注之气。以天地为之阴阳，阳之汗，以天地之雨名之；阳之气，以天地之疾风名之。暴气象雷，热气象阳。故治不法天之纪，不用地之理，则灾害至矣。故邪风之至，疾如风雨，故善治者治皮毛，其次治肌肤，其次治筋脉，其次治六府，其次治五藏。治五藏者，半死半生也。故天之邪气，感则害人五藏；水谷之寒热，感则害于六府；地之湿气，感则害皮肉筋脉。故善用针者，从阴引阳，从阳引阴，以右治左，以左治右，以我知彼，以表知里，以观过与不及之理，见微得过⑪，用之不殆。善诊者，察色按脉，先别阴阳；审清浊，而知部分；视喘息，听音声，而知所苦；观权衡规矩，而知病所主。按尺寸，观浮沉滑涩，而知病所生；以治无过，以诊则不失矣。

故曰：病之始起也，可刺而已；其盛，可待衰而已。故因其轻而扬之，因其重而减之，因其衰而彰之。形不足者，温之以气；精不足者，补之以味。其高者，因而越之；其下者，引而竭之；中满者，泻之于内；其有邪者，渍形以为汗；其在皮者，汗而发之；其慓悍者，按而收之；其实者，散而泻之。审其阴阳，以别柔刚，阳病治阴，阴病治阳，定其血气，各守其乡，血实宜决之，气虚宜掣引⑫之。

【精注】

⑧能冬不能夏：能（nài），音义同"耐"，耐受的意思。下"能夏不能冬"同此。

⑨形能：能（tài），通"态"。形能，即形态。

⑩守：守当作"宇"，宇，居也。

⑪见微得过：见到疾病的萌芽，就可以知道疾病的发展变化。

⑫掣引：指升提补气之法。

【今译】

黄帝说：如何将阴阳的法则运用于医学上呢？岐伯回答说：如阳气太过，则身体发热，腠理紧闭，气粗喘促，呼吸困难，身体亦为之俯仰摆动，无汗发热，牙齿干燥，烦闷，如见腹部胀满，是死症，这是属于阳性之病，所以冬天尚能支持，夏天就不能耐受了。阴气胜则身发寒而汗多，或身体常觉冷而不时战栗发寒，甚至手足厥逆，如见手足厥逆而腹部胀满的，是死症，这是属于阴胜的病，所以夏天尚能支持，冬天就不能耐受了。这就是阴阳互相胜负变化所表现的病态。

黄帝问道：调摄阴阳有什么办法吗？岐伯答道：如果懂得了七损八益的养生之道，则人身的阴阳就可以调摄，如果不懂得这些道理，就会发生早衰现象。一般的人，年到四十，阴气已经自然地衰减一半了，其起居动作，亦渐渐衰退；到了五十岁，身体觉得沉重，耳目也不够聪明了；到了六十岁，阴气萎弱，肾气大衰，九窍不能通利，出现下虚上实的现象，会常常流眼泪鼻涕。所以说：知道调摄的人身体就强健，不知道调摄的人身体就容易衰老；本来是同样的身体，结果却出现了强弱不同的两种情况。懂得养生之道的人，能够注意共有的健康本能；不懂得养生之道的人，只知道强弱的异形。不善于调摄的人，常感不足，而重视调摄的人，就常能有余；有余则耳目聪明，身体轻强，即使已经年老，亦可以身体强壮，当然本来强壮的就更好了。所以圣人不做勉强的事情，不胡思乱想，有乐观愉快的旨趣，常使心旷神怡，保持着宁静的生活，所以能够寿命无穷，尽享天年。这是圣人保养身体的方法。

天气不满足西北方，所以西北方属阴，人的右耳目也不如左边的听得清，看得远；地气不满足于东南方，所以东南方属阳，而人的左手足也不及右边的强。黄帝问道，这是什么原因？岐伯说：东方属阳，阳性向上，所以人体左侧的精气集合于上部，集合于上部则上部聪明而下部虚弱，所以使左侧耳目聪明，而手足不便利；西方属阴，阴性向下，所以人体右侧的

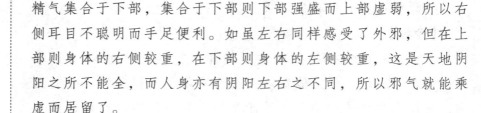

精气集合于下部，集合于下部则下部强盛而上部虚弱，所以右侧耳目不聪明而手足便利。如虽左右同样感受了外邪，但在上部则身体的右侧较重，在下部则身体的左侧较重，这是天地阴阳之所不能全，而人身亦有阴阳左右之不同，所以邪气就能乘虚而居留了。

所以天有精气，地有形体；天有八节之纲纪，地有五方的道理，因此天地是万物生长的根本。无形的清阳上升于天，有形的浊阴下归于地，所以天地的运动与静止，是由阴阳的神妙变化为纲纪，而能使万物春生、夏长、秋收、冬藏，终而复始，循环不休。懂得这些道理的人，他把人体上部的头来比天，下部的足来比地，中部的五脏来比人事以调养身体。天的轻清之气通于肺，地的水谷之气通于嗌，风木之气通于肝，雷火之气通于心，溪谷之气通于脾，雨水之气通于肾。六经犹如河流，肠胃犹如大海，上下九窍以水津之气贯注。如以天地来比类人体的阴阳，则阳气发泄的汗，像天的下雨；人身的阳气，像天地的疾风。人的暴怒之气，像天有雷霆；逆上之气，像阳热的火。因此调养身体而不取法于自然的道理，那么疾病就要发生了。

外感致病因素伤害人体，就像疾风暴雨。善于治病的医生，当邪在皮毛的时候，就能发现并治疗；技术较差的，邪在肌肤才能发现；更差的，要邪在筋脉才发现；又其差的，当邪在六腑才发现；又更差的，至邪在五脏才能发现并治疗。假如病邪传入到五脏，就非常严重，这时治疗的效果，只有半死半生了。

所以自然界中的邪气，侵袭了人体就能伤害五脏；饮食之或寒或热，就会损害人的六腑；地之湿气，感受了就能损害皮肉筋脉。

所以善于运用针法的，病在阳，从阴以诱导之，病在阴，从阳以诱导之；取右边以治疗左边的病，取左边以治疗右边的病；以自己的正常状态来比较病人的异常状态，以在表的症状，了解里面的病变，并且判断太过或不及，就能在疾病初起的时候，便知道病邪之所在，此时进行治疗，不致使病情发展到危险的地步了。

所以善于诊治的医生，通过诊察病人的色泽和脉搏，先辨别病症的属阴属阳；审察五色的浮泽或重浊，而知道病的部位；观察呼吸，听病人发出的声音，可以得知所患的病苦；诊察四时色脉的正常是否，来分析为何脏何腑的病，诊察寸口的脉，从它的浮、沉、滑、涩，来了解疾病所产生之原因。这样在诊断上就不会有差错，治疗也没有过失了。

所以说：在病初起的时候，可用刺法而愈；如果病势正盛，可待其稍为衰退，然后刺之而愈。所以病轻的，使用发散轻扬之法治之；病重的，使用削减之法治之；其气血衰弱的，应用补益之法治之。形体虚弱的，当以温补其气；精气不足的，当补之以厚味。如病在上的，可用吐法；病在下的，可用疏导之法；病在中而胀满的，可用泻下之法；其邪在外表，可用汤药浸渍以使出汗；邪在皮肤，可用发汗，使其外泄；病势急暴的，可按得其状，以制伏之；实症，则用散法或泻法。观察病的在阴在阳，以辨别其刚柔，阳病应当治阴，阴病应当治阳；确定病邪在气在血，更防其血病再伤及气，气病再伤及血，所以血实宜用泻法，气虚宜用导引法。

阴阳离合论篇第六

【导读】

本篇指出，大自然的阴阳虽然千变万化，但万变不离其宗，即一阴一阳的道理；详细阐述了三阴三阳经的离合和所行部位及起迄点并指明了三阴三阳经的作用特点。

【原典】

黄帝问曰：余闻天为阳，地为阴，日为阳，月为阴，大小月三百六十日成一岁，人亦应之。今三阴三阳，不应阴阳，其故何也？岐伯对曰：阴阳者，数之可十，推之可百，数之可千，推之可万，万之大不可胜数。然其要一也。天覆地载，万物方生，未出地者，命曰阴处，名曰阴中之阴；则出地者，命曰阴中之阳。阳予之正，阴为之主。故生因春，长因夏，收因秋，藏因冬，失常则天地四塞①。阴阳之变，其在人者，亦数之可数。

帝曰：愿闻三阴三阳之离合也。岐伯曰：圣人南面而立，前曰广明②，后曰太冲③，太冲之地，名曰少阴，少阴之上，名曰太阳，太阳根④起于至阴，结于命门⑤，名曰阴中之阳。中身而上，名曰广明，广明之下，名曰太阴，太阴之前，名曰阳明，阳明根起于厉兑，名曰阴中之阳。厥阴之表，名曰少阳，少阳根起于窍阴，名曰阴中之少阳。是故三阳之离合也，太阳为开，阳明为阖，少阳为枢。三经者，不得相失也，抟而勿浮，命曰一阳。

帝曰：愿闻三阴。岐伯曰：外者为阳，内者为阴，然则中为阴，其冲在下，名曰太阴，太阴根起于隐白，名曰阴中之阴。太阴之后，名曰少阴，少阴根起于涌泉，名曰阴中之少阴。少阴之前，名曰厥阴，厥阴根起于大敦，阴之绝阳，名曰阴之绝阴。是故三阴之离合也，太阴为开，厥阴为阖，少阴为枢。三经者不得相失也。抟而勿沉，名曰一阴。阴阳霶霶⑥，积传为一周⑦，气里形表而为相成也。

【精注】

①四塞：指天地四时的阴阳之气阻隔不通。

②广明：广，大也。广明，即大明——阳气盛的意思。在自然界，南方阳气旺盛；在人身之中，心脏阳气旺盛。

③太冲：冲脉与肾脉相合，阴气旺盛，故谓之太冲。

④根：指经脉的下端。

⑤结于命门：结，指经脉在上的一端。命门，此处指眼睛。

⑥阴阳霶霶：霶霶（zhōng），往来不止。阴阳霶霶，阴阳之气往来运转不息。

⑦积传为一周：唐·杨上善："营卫行三阴三阳之气，相注不已。传行周旋，一日一夜五十周也。"

【今译】

黄帝问道：我听说天属阳，地属阴，日属阳，月属阴，大月、小月合起来三百六十天而成为一年，人体也与此相应。现在人体的三阴三阳和天地阴阳之数不相符合，这是什么道理？岐伯回答说：天地阴阳的范围，极其广泛，在具体运用时，经过进一步推演，则可以由十到百，由百到千，由千到万，再演绎下去，甚至是数不尽的，然而其总的原则仍不外乎对立统一的阴阳道理。天地之间，万物初生，未长出地面的时候，叫做居于阴处，称之为阴中之阴；若已长出地面的，就叫做阴中之阳。有阳气，万物才能生长，有阴气，万物才能成形。所以春气温暖，万物萌生；夏气炎热，万物长大；秋气清凉，万物收获；冬气寒冷，万物闭藏。如果四时阴阳失序，气候无常，天地间的生长收藏的变化就要失去正常。这种阴阳变化的道理，作用于人，也是有一定的规律，并且可以推测而知的。

　　黄帝说：我愿意听你讲讲三阴三阳的离合情况。岐伯说：圣人面向南方站立，前方名叫广明，后方名叫太冲，行于太冲部位的经脉，叫做少阴。在少阴经上面的经脉，名叫太阳，太阳经的下端起于足小趾外侧的至阴穴，其上端结于睛明穴，因太阳为少阴之表，故称为阴中之阳。再以人身上下而言，上半身属阳，称为广明，广明之下称为太阴，太阴前面的经脉，名叫阳明，阳明经的下端起于足大趾侧次趾之端的厉兑穴，因阳明是太阴之表，故称为阴中之阳。厥阴为里，少阳为表，故厥阴经之表为少阳经。少阳经下端起于窍阴穴，因少阳居厥阴之表，故称为阴中之少阳。因此，三阳经的离合，分开来说，太阳主表为开，阳明主里为阖，少阳介于表里之间为枢。但三者之间，不是各自为政，而是相互紧密联系着的，所以合起来称为一阳。

　　黄帝说：希望听你讲讲三阴的离合情况。岐伯说：在外的为阳，在内的为阴，所以在里的经脉称为阴经，行于少阴经前面的称为太阴，太阴经的根起于足大趾之端的隐白穴，称为阴中之阴。太阴的后面，称为少阴，少阴经的根起于足心的涌泉穴，称为阴中之少阴。少阴的前面，称为厥阴，厥阴经的根起于足大趾之端的大敦穴，由于两阴相合而无阳，厥阴又位于最里，所以称之为阴之绝阴。所以，三阴经的离合，太阴为三阴之表为开，厥阴为三阴之里为阖，少阴位于太、厥表里之间为

中華藏書

上部《黄帝内经·素问》

中国书店

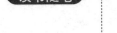

枢。这三者相互协调而紧密相联，所以合起来称为一阴。阴阳之气，运行不息，递相传注于全身，气运于里，形立于表，这就是阴阳离合、表里相成的原因。

阴阳别论篇第七

【导读】

本篇指出，四时正常脉象和十二经脉的变化必须与四时十二月的自然变化相适应。讲明了如何用阴阳学说来辨别脉象、诊断疾病以及推测预后的情况。

【原典】

黄帝问曰：人有四经十二从，何谓？岐伯对曰：四经①应四时，十二从应十二月，十二月应十二脉。脉有阴阳，知阳者知阴，知阴者知阳。凡阳有五，五五二十五阳。所谓阴者，真藏也，见则为败，败必死也；所谓阳者，胃脘之阳②也。别于阳者，知病处也；别于阴者，知死生之期。三阳在头，三阴在手，所谓一也。别于阳者，知病忌时；别于阴者，知死生之期。谨熟阴阳，无与众谋。

所谓阴阳者：去者为阴，至者为阳；静者为阴，动者为阳；迟者为阴，数者为阳。凡持真脉之藏脉③者，肝至悬绝急，十八日死；心至悬绝，九日死；肺至悬绝，十二日死；肾至悬绝，七日死；脾至悬绝，四日死。曰：二阳之病发心脾，有不得隐曲④，女子不月；其传为风消，其传为息贲者，死不治。曰：三阳为病，发寒热，下为痈肿，及为痿厥腨痛⑤；其传为索泽⑥，其传为颓疝。曰：一阳发病，少气善咳善泄；其传为心掣，其传为隔。二阳一阴发病，主惊骇背痛，善噫善欠，名曰风厥。二阴一阳发病，善胀心满善气。三阳三阴发病，为偏枯痿易，四支不举。鼓一阳曰钩，鼓一阴曰毛，鼓阳胜急曰弦，鼓阳至而绝曰石，阴阳相过曰溜。阴争于内，阳扰于外，魄汗未藏，四逆而起，起则熏肺，使人喘鸣。阴之所生，和本曰和。是故刚与刚，阳气破散，阴气乃消亡。淖则刚柔不和，经气乃绝。死阴之属，不过三日而死；生阳之属，不过四日而死。所谓生阳死阴者，肝之心，谓之生阳，心之肺，谓之死阴。肺之肾，谓之重阴。肾之脾，谓之辟阴，死不治。结阳者，肿四支⑦。结阴者便血一升，再结二升，三结三升。阴阳结斜，多阴少阳曰石水，少腹肿。二阳结谓之消，三阳结谓之隔，三阴结谓之水，一阴一阳结谓之喉痹。阴搏阳别谓之有子。阴阳虚肠澼死。阳加于阴谓之汗。阴虚阳搏谓之崩。

三阴俱搏⑧，二十日夜半死。二阴俱搏，十三日夕时死。一阴俱搏，十日死。三阳俱搏且鼓，三日死。三阴三阳俱搏，心腹满，发尽不得隐曲，五日死。二阳俱搏，其病温，死不治，不过十日死。

【精注】

①四经：指四季的正常脉象，即春脉弦，夏脉洪，秋脉浮，冬脉沉。

②胃脘之阳：胃脘之阳，这里指胃气。

③真脉之藏脉：即真脏脉。

④隐曲：指前后二阴的病变。

⑤腨疝：即腓肠肌酸痛。

⑥索泽：皮肤失去水分濡养而干枯不润。

⑦结阳者，肿四支：结，气血郁滞不畅，阳，指四肢。四肢为诸阳之本，四肢气血郁滞不行，即见其肿。

⑧俱搏：清·张志聪："俱搏击应手而无阳和之气也。"

【今译】

黄帝问道：人有四经十二从，说的是什么？岐伯答道：四经，指的是与四时相应的正常脉象，十二从，指的是与十二月相应的十二经脉。

脉有阴有阳，能了解什么是阳脉，就能知道什么是阴脉；能了解什么是阴脉，也就能知道什么是阳脉。阳脉有五种，就是春微弦，夏微钩，长夏微缓，秋微毛，冬微石。五时各有五脏的阳脉，所以五时配合五脏，则为二十五种阳脉。所谓阴脉，就是脉没有胃气，称为真脏脉象。真脏脉是胃气已经败坏的象征，败象已见，就可以断其必死。所谓阳脉，就是指有胃气之脉。辨别阳脉的情况，就可以知道病变的所在；辨别真脏脉的情况，就可以知道死亡的时期。三阳经脉的诊察部位，在结喉两旁的人迎穴，三阴经脉的诊察部位，在手鱼际之后的寸口。一般在健康状态之下，人迎与寸口的脉象是一致的。辨别属阳的胃脉，能知道时令气候和疾病的宜忌；辨别属阴的真脏脉，能知道病人的死生时期。临症时应谨慎而熟练地辨别阴脉与阳脉，这样就不致于疑惑不决从而众议纷纭了。

所谓阴阳，释之如下：隐去者为阴，前至者为阳；恬静者为阴，发动者为阳；退滞者为阴，急促者为阳。凡诊得无胃气的真藏脉，例如：肝脉来的形象，如一线孤悬，似断似绝，或者来得弦急而硬，十八日当死；心脉来时，孤悬断绝，九日当死；肺脉来时，孤悬断绝，十二日当死；肾脉来时，孤悬断绝，七日当死；脾脉来时，孤悬断绝，四日当死。

一般来讲，胃肠有病，则影响心脾，病人往往有难言之隐，如果是女子会出现月经不调，甚至经闭等症。若病久传变，或者形体逐渐消瘦，成为"风消"，或者呼吸短促，气息上逆，成为"息贲"，就不可治疗了。

一般来讲，太阳经发病，多有寒热的症状，或者下部发生痈肿，或者两足痿弱无力而逆冷，腿肚酸痛。若病久传化，或为皮肤干燥而不润泽，或变为颓疝。

一般来讲，少阳经发病，生发之气即减少，或易患咳嗽，或易患泄泻。若病久传变，或为心虚掣痛，或为饮食不下，隔塞不通。

阳明与厥阴发病。主病惊骇，背痛，常常嗳气、呵欠，名曰风厥。少阴和少阳发病，腹部作胀，心下满闷，时欲叹气。太阳和太阴发病，则为半身不遂的偏枯症，或者筋骨松弛而痿弱无力，或者四肢不能举动。

脉搏鼓动于指下，来时有力，去时力衰，叫做钩脉；稍无力，来时轻虚而浮，叫做毛脉；有力而紧张，如按琴瑟的弦，叫做弦脉；有力而必须重按，轻按不足，叫做石脉；既非无力，又不过于有力，一来一去，脉象和缓，流通平顺，叫做滑脉。

阴阳失去平衡，以致阴气争盛于内，阳气扰乱于外，汗出不止，四肢厥冷，下厥上逆，浮阳熏肺，发生喘鸣。

阴之所以能生化，由于阴阳的平衡，是谓正常。如果以刚与刚，则阳气破散，用气亦必随之消亡；倘若阴气独盛，则寒湿偏胜，亦为刚柔不和，经脉气血亦致败绝。

属于死阴的病，不过三日就要死；属于生阳的病，不过四天就会死亡。生阳、死阴指的是：肝到心，心到脾，脾到肺，肺到肾，都叫做生阳；心病传肺，为火克金，金被火消亡，叫做死阴；肺病传肾，以阴传阴，无阳之候，叫做重阴；肾病传脾，水反侮土，叫做辟阴，是不治的死症。

邪气郁结于阳经，则四肢浮肿，以四肢为诸阳之本；邪气郁结于阴经，则大便下血，以阴络伤则血下溢，初结一升，再结二升，三结三升；阴经阳经都有邪气郁结，而偏重于阴经方面的，就会发生"石水"之病，少腹肿胀；邪气郁结于二阳（足阳明胃、手阳明大肠），则肠胃俱热，多为消渴之症；邪气郁结于三阳（足太阳膀胱、手太阳小肠），则多为上下不通的隔症；邪气郁结于三阴（足太阴脾、手太阴肺），多为水肿膨胀的病；邪气郁结于一阴一阳（指厥阴和少阳），多为喉痹之病。阴脉搏动有力，与阳脉有明显的区别，这是怀孕的现象；阴阳脉（尺脉、寸脉）俱虚而患痢疾的，是为死征；阳脉加倍于阴脉，当有汗出，阴脉虚而阳脉搏击，火迫血行，在妇人为血崩。

三阴（指手太阴肺、足太阴脾）之脉如果一起跳动于指下，大约到二十天半夜时死亡；二阴（指手少阴心、足少阴肾）之脉如果一起跳动于指下，大约到十三天傍晚时死亡；一阴（指手厥阴心胞络、足厥阴肝）之脉如果一起跳动于指下，大约十天就要死亡；三阳（指足太阳膀胱、手太阳小肠）之脉如果一起跳动于指下，而鼓动过甚的，三天就要死亡；三阴三阳之脉俱搏，心腹胀满，阴阳之气发泄已尽，大小便不通，则五日死；二阳（指足阳明胃、手阳明大肠）之脉如果一起跳动于指下，患有温病的，无法治疗，过不了十日就要死。

灵兰秘典论篇第八

【导读】

　　本篇以政府官职为喻，阐述了人体六脏六腑的功能特点，说明了人体内脏各机能之间既分工又合作的关系，并明确了心主神明及其在十二脏中的主宰地位。

【原典】

　　黄帝问曰：愿闻十二藏之相使①，贵贱何如？岐伯对曰：悉乎哉问也，请遂言之。心者，君主之官也，神明②出焉。肺者，相傅之官，治节③出焉。肝者，将军之官，谋虑出焉。胆者，中正之官，决断出焉。膻中者，臣使之官，喜乐出焉。脾胃者，仓廪之官，五味出焉。大肠者，传道之官，变化出焉。小肠者，受盛之官，化物出焉。肾者，作强之官，伎巧出焉。三焦者，决渎之官，水道出焉。膀胱者，州都之官，津液藏焉，气化则能出矣。

　　凡此十二官者，不是相失也。故主明则下安，以此养生则寿，殁世不殆，以为天下则大昌。主不明则十二官危，使道④闭塞而不通，形乃大伤，以此养生则殃，以为天下者，其宗大危，戒之戒之。至道在微，变化无穷，孰知其原；窘乎哉！消者瞿瞿⑤，孰知其要；闵闵之当⑥，孰者为良。恍惚之数，生于毫厘，毫厘之数，起于度量，千之万之，可以益大，推之大之，其形乃制。

　　黄帝曰：善哉！余闻精光之道，大圣之业，而宣明⑦大道，非斋戒择吉日，不敢受也。帝乃择吉日良兆，而藏灵兰之室，以传保焉。

【精注】

　　①十二藏之相使：十二藏，指五脏、六腑和膻中（此指心包）共十二个脏器。相使，指互相配合发挥作用的情况。

　　②神明：此指精神意识，情志思维活动。

　　③治节：治理、调节。

④使道：各脏腑之间相互联系的道路。

⑤消者瞿瞿：消，有人作"肖"。消者，指优秀人材；瞿瞿，勤谨研讨。

⑥闵闵之当：指理论深奥难明。

⑦宣明：阐明。

【今译】

黄帝问道：我想听你谈谈你对人体六脏六腑这十二个器官的职责分工，高低贵贱的看法。岐伯回答说：您问得真详细呀！请让我谈谈这个问题。心，主宰全身，是君主之官，人的精神意识思维活动都由此而出。胆，像中正的客观公平，决断由此而出。肺，是相傅之官，犹如相傅辅佐着君主，因主一身之气而调节全身的活动。肝，主怒，像将军一样的勇武，称为将军之官，谋略由此而出。膻中，围护着心而接受其命令，是臣使之官，心志的喜乐，靠它传布出来。脾和胃司饮食的受纳和布化，是仓廪之官，五味的营养靠它们的作用而得以消化、吸收和运输。大肠是传导之官，它能传送食物的糟粕，使其变化为粪便排出体外。小肠是受盛之官，它承受胃中下行的食物而进一步分化清浊。肾，是作强之官，它能够使人发挥强力而产生各种技巧。三焦，是决渎之官，它能够通行水道。膀胱是州都之官，蓄藏津液，通过气化作用，方能排出尿液。

以上这十二官，虽有分工，但其作用应该协调而不能相互脱节。这就像君主如果明智顺达，则下属也会安定正常，用这样的道理来养生，就可以使人长寿，终生不会发生危殆；用来治理天下，就会使国家昌盛繁荣。君主如果不能明智顺达，那么，包括其本身在内的十二官就都要发生危险，各器官发挥正常作用的途径闭塞不通，形体就要受到严重伤害。在这种情况下，谈养生续命是不可能的，只会招致灾殃，缩短寿命。同理，以君主之昏聩不明来治理天下，那政权就危险难保了，千万要警惕再警惕呀！至深的道理不仅微妙难测，而且变化多端，谁能清楚地知道它的本源？实在是困难得很呀！有学问的人勤勤恳恳地探讨研究，可是谁能知道它的要妙之处！那些道理暗昧难明，就像被遮蔽着，怎能了解到它的精华是什么！那似有若无的数量，是产生于毫厘的微小数目，而毫厘也是起于更小的度量，只不过把它们千万倍地积累扩大，推衍增益，才演变成了形形色色的世界。

黄帝说：好啊！我听到了精纯明彻的道理，这真是大圣人建立事业的基础，对于这宣畅明白的宏大理论，如果不斋戒沐浴并选择吉祥的日子，实在不敢接受它。于是，黄帝择吉日，把这些著作珍藏在灵台兰室，妥善地保存起来，以便流传后世。

六节脏象论篇第九

【导读】

本篇主要讲述内脏的功能、外在表现及其与大自然、时令之间的紧密联系。

【原典】

黄帝问曰：余闻天以六六之节①，以成一岁，人以九九制会②，计人亦有三百六十五节，以为天地久矣，不知其所谓也？岐伯对曰：昭乎哉问也，请遂言之。夫六六之节，九九制会者，所以正天之度，气之数也。天度者，所以制日月之行也；气数者，所以纪化生之用也。天为阳，地为阴；日为阳，月为阴。行有分纪，周有道理，日行一度，月行十三度而有奇焉。故大小月三百六十五日而成岁，积余气而盈闰矣。立端于始，表正于中，推余于终，而天度毕矣。

帝曰：余已闻天度矣，愿闻气数何以合之？岐伯曰：天以六六为节，地以九九制会，天有十日，日六竟而周甲，甲六复而终岁，三百六十日法也。夫自古通天者，生之本，本于阴阳，其气九州九窍，皆通乎天气。故其生五，其气三，三而成天，三而成地，三而成人，三而三之，合则为九，九分为九野，九野为九藏，故形藏四，神藏五，合为九藏以应之也。

帝曰：余已闻六六九九之会也，夫子言积气盈闰，愿闻何为气？请夫子发蒙解惑焉。岐伯曰：此上帝所秘，先师传之也。帝曰：请遂言之。岐伯曰：五日谓之候，三候谓之气，六气谓之时，四时谓之岁，而各从其主治焉。五运相袭，而皆治之，终期之日，周而复始，时立气布，如环无端，候亦同法。故曰：不知年之所加③，气之盛衰，虚实之所起，不可以为工矣。

帝曰：五运之始，如环无端，其太过不及何如？岐伯曰：五气更立，各有所胜，盛虚之变，此其常也。帝曰：平气何如？岐伯曰：无过者也。帝曰：太过不及奈何？岐伯曰：在经有也。帝曰：何谓所胜？岐伯曰：春胜长夏，长夏胜冬，冬胜夏，夏胜秋，秋胜春，所谓得五行时之胜，各以气命其藏。

【精注】

①六六之节：六十日为一个甲子，六个甲子为一年，凡三百六十日，故云六六之节。

②人以九九制会：制，正也；会，通也；九九，在地为九州九野，在人为九窍九脏。全句意为九州九野、九窍九脏与天之六六之节相应。

③年之所加：即一年中客气、主气的加临情况。

【今译】

黄帝问道：我听说三百六十天是一年，人的九窍九脏，算下来有三百六十五穴，与天地相应，这些说法，我听到很久了，但不知其中的道理？岐伯答道：您问得很高明！请让我就此问题谈谈看法。六六之节和九九制会，是用来确定天度和气数的。天度，是计算日月行程的。气数，是标志万物化生之用的。天属阳，地属阴，日属阳，月属阴。它们的运行有一定的部位和秩序，其环周也有一定的道路。每一昼夜，日行一度，月行十三度有余，所以大月、小月合起来三百六十五天成为一年，由于月份的不足，节气有盈余，于是产生了闰月。确定了岁首冬至节并以此为开始，用圭表的日影以推正中气的时间，随着日月的运行而推算节气的盈余，直到岁尾，整个天度的变化就可以完全计算出来了。

黄帝说：我已经明白了天度，希望你说说气数是怎样与天度配合的？岐伯说：天以六六为节制，地以九九之数，配合天道的准度，天有十干，代表十日，十干循环六次而成一个周甲，周甲重复六次而一年终了，这是三百六十日的计算方法。自古以来，都以通于天气而为生命的根本，而这个根本不外天之阴阳。地的九州，人的九窍，都与天气相通，天衍生五行，而阴阳又依盛衰消长而各分为三。三气合而成天，三气合而成地，三气合而成人，三三而合成九气，在地分为九野，在人体分为九脏，形脏四，神脏五，合成九脏，以应天气。

黄帝说：我已经明白了六六九九配合的道理，先生说气的盈余积累成为闰月，我想听您讲一下什么是气。请您来启发我的蒙昧，解释我的疑惑！岐伯说：这是上帝秘而不宣的理论，先师传授给我的。黄帝说：就请全部讲给我听。岐伯说：五日称为候，三候称为气，六气称为时，四时称为岁，一年四时，各随其五行的配合而分别当旺。木、火、土、金、水五行随时间的变化而递相承袭，各有当旺之时，到一年终结时；再从头开始循环。一年分立四时，四时分布节气，逐步推移，如环无端，节气中再分候，也是这样的推移下去。所以说，不知当年客气加临、气的盛衰、虚实的起因等情况，就不能做个好医生。

黄帝说：五行的推移，周而复始，像圆环没有端口一样，怎样是太过，怎样又是不及呢？岐伯说：五行之气更迭主时，互有胜克，从而有盛衰的变化，这是正常的现象。黄帝说：平气是怎样的呢？岐伯说：就是没有太过和不及。黄帝说：太过和不及的情况怎样呢？岐伯说：这些情况在经书中已有记载。

黄帝说：所胜指的是什么？岐伯说：春胜长夏，长夏胜冬，冬胜夏，夏胜秋，秋胜春，这就是时令根据五行规律而互相胜负的情况。同时，时令又依其五行之气的属性来分别影响各脏。

【原典】

帝曰：何以知其胜？岐伯曰：求其至也，皆归始春，未至而至④，此谓太过，则薄所不胜，而乘所胜也，命曰气淫不分，邪僻内生，工不能禁。至而不至，此谓不及，则所胜妄行，而所生受病，所不胜薄之也，命曰气迫。所谓求其至者，气至之时也。谨候其时，气可与期，失时反候，五治不分，邪僻内生，工不能禁也。

帝曰：有不袭乎？岐伯曰：苍天之气，不得无常也。气之不袭，是谓非常，非常则变矣。帝曰：非常而变奈何？岐伯曰：变至则病，所胜则微，所不胜则甚，因而重感于邪，则死矣。故非其时则微，当其时则甚也。帝曰：善。余闻气合而有形，因变以正名。天地之运，阴阳之化，其于万物，孰少孰多，可得闻乎？岐伯曰：悉哉问也，天至广不可度，地至大不可量，大神灵问，请陈其方。草生五色，五色之变，不可胜视；草生五味，五味之美，不可胜极。嗜欲不同，各有所通。天食人以五气，地食人以五味。五气入鼻，藏于心肺，上使五色修明，音声能彰。五味入口，藏于肠胃，味有所藏，以养五气，气和而生，津液相成，神乃自生。

帝曰：藏象⑤何如？岐伯曰：心者，生之本，神之变也；其华在面，其充在血脉，为阳中之太阳，通于夏气。肺者，气之本，魄之处也；其华在毛，其充在皮，为阳中之太阴，通于秋气。肾者，主蛰，封藏之本，精之处也；其华在发，其充在骨，为阴中之少阴，通于冬气。肝者，罢极之本，魂之居也；其华在爪，其充在筋，以生血气，其味酸，其色苍，此为阳中之少阳，通于春气。脾胃大肠小肠三焦膀胱者，仓廪之本，营之居也，名曰器，能化糟粕，转味而入出者也；其华在唇四白，其充在肌，其味甘，其色黄，此至阴之类，通于土气。凡十一藏，取决于胆也⑥。

故人迎一盛病在少阳，二盛病在太阳，三盛病在阳明，四盛以上为格阳。寸口一盛病在厥阴，二盛病在少阴，三盛病在太阴，四盛以上为关阴。人迎与寸口俱盛四倍以上为关格⑦，关格之脉赢⑧，不能极⑨于天地之精气，则死矣。

【精注】

④未至而至：时令未到，但与该时令相应的气候却到了。

⑤藏象：藏，即脏腑藏于内；象，可外见的表象。

⑥凡十一藏，取决于胆也：王冰注："上从心脏，下至于胆，为十一也；然胆者，中正刚断无偏；故十一脏取决于胆也。"

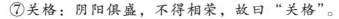

⑦关格：阴阳俱盛，不得相荣，故曰"关格"。

⑧赢：古文"赢"与"盈"通用，盈余过盛的意思。

⑨极：通。

【今译】

　　黄帝说：怎样知道它们之间的相胜情况呢？岐伯说：首先要推求气候到来的时间，一般从立春开始向下推算。如果时令未到而气候先期来过，称为太过，某气太过就会侵侮其所不胜之气，欺凌其所胜之气，这就叫做气淫；邪辟自内而生，医不能禁。时令已到而气候未到，称为不及，某气不及，则其所胜之气因缺乏制约而妄行，其所生之气因缺乏资助而困弱，其所不胜则更会加以侵迫，这就叫做气迫。所谓求其至，就是要根据时令推求气候到来的早晚，要谨慎地等候时令的变化，气候的到来是可以预期的。如果搞错了时令或违反了时令与气候相合的关系，以至于分不出五行之气当旺的时间，那么，当邪气内扰，病及于人的时候，好的医生也不能控制了。

　　黄帝说：天的五行之气有不相承袭的吗？岐伯说：五行之气，在四时中的分布不能没有规律。如果五行之气不按规律依次相承，就是反常的现象，反常就会导致消极的变化。黄帝说：反常而发生变化该怎么办？岐伯说：反常就会使人发生病变，如在某一时令出现的反常气候，为当旺之气之所胜者，则其病轻微，若为当旺之气之所不胜者，则其病深重，而若同时感受其他邪气，就会造成死亡。所以反常气候的出现，不在其所克制的某气当旺之时令，病就轻微，若恰在其所克制的某气当旺之时令发病，则病深重。

　　黄帝说：好。我听说由于天地之气的和合而有万物的形体，又由于其变化多端以至万物形态差异而定有不同的名称。天地的气运，阴阳的变化，它们对于万物的生成，就其作用而言，哪个多，哪个少，可以听你讲一讲吗？岐伯说：问得实在详细呀！天极其广阔，不可测度，地极其博大，也很难计量，像您这样伟大神灵的圣主既然发问，就请让我陈述一下其中的道理吧。草木显现五色，而五色的变化，是看也看不尽的；草木产生五味，而五味的醇美，是尝也尝不完的。人们对色味的嗜欲不同，而各色味是分别与五脏相通的。天供给人们以五气，地供给人们以五味。五气由鼻吸入，贮藏于心肺，其气上升，使面部五色明润，声音洪亮。五味入于口中，贮藏于肠胃，经消化吸收，五味精微内注五脏以养五脏之气，脏气和谐而保有生化机能，津液随之生成，神气也就在此基础上自然产生了。

　　黄帝说：脏象的情况是怎样的？岐伯说：心主血，是生命的根本，藏神以变万事，其荣华表现于面部，其充养的组织在血脉，为阳中的太阳，与夏气相通。肺，是气的根本，为魄所居之处，其荣华表现在毫毛，其充养的组织在皮肤，是阳中的太阴，与秋气相通。肾主蛰伏，是封藏精气的根本，为精所居之处，其荣华表现在头发，其充养的组织在骨，为阴中之少阴，与冬气相通。肝，是罢极之处，为魄所居之处，其荣华表现在爪甲，其充养的组织在筋，可以生养血气，其味酸，其色苍青，为阳中之少阳，与春气相通。脾、胃、大肠、小肠、三焦、膀胱，是仓廪之本，为营气所居之处，因其功能像是盛贮食物的器皿，故称为器，它们能吸收水谷精微，化生为糟粕，管理饮食五味的转化、吸收和排泄，其荣华在口唇四旁的白肉，其充养的组织在肌肉，其味甘，其色黄，属于至阴之类，与土气相通。以上十一脏功能的发挥，都取决于胆气的升发。

　　所以如果人的迎脉大于平时一倍，那么病在少阳；若大两倍，那么病在太阳；大三倍，病在阳明；大四倍以上，为阳气太过，阴无以通，是为格阳。寸口脉大于平时一倍，病在厥阴；大两倍，病在少阴；大三倍，病在太阴；大四倍以上，为阴气太过，阳无以交，是为关阴。若人迎脉与寸口脉俱大于平时四倍以上，这时阴阳气俱盛，不能相荣，所以称为关格。关格之脉盈盛太过，意味着阴阳极亢，不再能够达于天地阴阳精气平调的生理状态，人如果病到这种程度会很快死去。

中華藏書

黄帝内经·最新整理珍藏版

五脏生成篇第十

【导读】

本篇讲述了五脏与五味、五色、五脉之间的关系，说明了脉、髓、筋、血、气在生理上的所属关系以及血液一般功能和发生病变的情况，指明了如何用色诊、脉诊诊断病人。

【原典】

心之合脉也，其荣色也①，其主肾也。肺之合皮也，其荣毛也，其主心也。肝之合筋也，其荣爪也，其主肺也。脾之合肉也，其荣唇也，其主肝也。肾之合骨也，其荣发也，其主脾也。是故多食咸，则脉凝泣而色变；多食苦，则皮槁而毛拔；多食辛，则筋急而爪枯；多食酸，则肉胝䐃②而唇揭；多食甘，则骨痛而发落，此五味之所伤也。故心欲苦，肺欲辛，肝欲酸，脾欲甘，肾欲咸，此五味之合五藏之气也。故色见青如草兹者死，黄如枳实者死，黑如炲者死，赤如衃血者死，白如枯骨者死，此五色之见死也。青如翠羽者生，赤如鸡冠者生，黄如蟹腹者生，白如豕膏者生，黑如乌羽者生，此五色之见生也。生于心，如以缟裹朱；生于肺，如以缟裹红；生于肝，如以缟裹绀；生于脾，如以缟裹栝楼实；生于肾，如以缟裹紫，此五藏所生之外荣也。色味当五藏：白当肺、辛，赤当心、苦，青当肝、酸，黄当脾、甘，黑当肾、咸。故白当皮，赤当脉，青当筋，黄当肉，黑当骨。

【精注】

①其荣色也：荣，荣华、精华；色，颜色。本句指心肝的好坏表现在面色上。

②肉胝䐃：胝（zhī），皮厚；䐃（zhòu），皮肤皱缩。肉胝䐃，皮肉粗糙皱缩。

【今译】

心与脉相合，会在面色上表现出来，从而能让人知道肾的情况，肺与皮肤相关联，会在毛发上表现出来从而能让人推知

中国书店

心脏的情况，肝与筋脉合润，从爪甲就可以知道肺的情况，脾与肌肉合润相融，从口唇就能知道肝的情况，肾与骨骼相融相生，从发毛就知道脾的情况。

所以如果过食咸味，就会使血脉凝涩不畅，而颜面色泽发生变化。过食苦味，就会使皮肤枯槁而毫毛脱落。过食辛味，就会使筋脉劲急而爪甲枯干。过食酸味，就会使肌肉粗厚皱缩而口唇掀揭。过食甘味，就会使骨骼疼痛而头发脱落、这是偏食五味所造成的损害。所以心欲得苦味，肺欲得辛味，肝欲得酸味，脾欲得甘味，肾欲得咸味，这是五味分别与五脏之气相合的对应关系。

面色出现青如死草，枯暗无华的，为死症。出现黄如枳实的，为死症；出现黑如烟灰的，为死症；出现红如凝血的，为死症；出现白如枯骨的，为死症。这是五色中表现为死症的情况。面色青如翠鸟的羽毛，主生；红如鸡冠的，主生；黄如蟹腹的，主生；白如猪脂的，主生；黑如乌鸦毛的，主生。这是五色中表现有生机而预后良好的情况。心有生机，其面色就像细白的薄绢裹着朱砂；肺有生机，面色就像细白的薄绢裹着粉红色的丝绸；肝有生机，面色就像细白的薄绢裹着天青色的丝绸；脾有生机，面色就像细白的薄绢裹着栝蒌实；肾有生机，面色就像细白的薄绢裹着紫色的丝绸。这些都是五脏的生机显露于外的荣华。色、味与五脏相应：白色和辛味应于肺，赤色和苦味应于心，青色和酸味应于肝，黄色和甘味应于脾，黑色和咸味应于肾。因五脏外合五体，所以白色应于皮，赤色应于脉，青色应于筋，黄色应于肉，黑色应于骨。

【原典】

诸脉者皆属于目，诸髓者皆属于脑，诸筋者皆属于节，诸血者皆属于心，诸气者皆属于肺，此四支八溪之朝夕③也。故人卧血归于肝，肝受血而能视，足受血而能步，掌受血而能握，指受血而能摄。卧出而风吹之，血凝于肤者为痹，凝于脉者为泣，凝于足者为厥，此三者，血行而不得反其空④，故为痹厥也。人有大谷十二分，小溪三百五十四名，少十二俞，此皆卫气之所留止，邪气之所客也，针

中華藏書

黄帝内经·最新整理珍藏版

中国书房

石缘而去之。诊病之始，五决为纪，欲知其始，先建其母。所谓五决者，五脉也。是以头痛巅疾，下虚上实，过在足少阴、巨阳，甚则入肾。徇蒙招尤⑤，目冥耳聋，下实上虚，过在足少阳、厥阴，甚则入肝。腹满膜胀，支鬲胠胁，下厥上冒，过在足太阴、阳明。咳嗽上气，厥在胸中，过在手阳明、太阴。心烦头痛，病在鬲中，过在手巨阳、少阴。

夫脉之小大滑涩浮沉，可以指别；五藏之象，可以类推；五藏相音，可以意识；五色微诊，可以目察。能合脉色，可以万全。赤脉之至也，喘⑥而坚，诊曰有积气在中，时害于食，名曰心痹，得之外疾，思虑而心虚，故邪从之。白脉之至也，喘而浮，上虚下实，惊有积气在胸中，喘而虚，名曰肺痹，寒热，得之醉而使内也。青脉之至也，长而左右弹，有积气在心下支肤，名曰肝痹，得之寒湿，与疝同法，腰痛足清头痛。黄脉之至也，大而虚，有积气在腹中，有厥气，名曰厥疝，女子同法，得之疾使四支，汗出当风。黑脉之至也，上坚而大，有积气在小腹与阴，名曰肾痹，得之沐浴清水⑦而卧。凡相五色之奇脉，面黄目青，面黄目赤，面黄目白，面黄目黑者，皆不死也。面青目赤，面赤目白，面青目黑，面黑目白，面赤目青，皆死也。

【精注】

③朝夕：即潮汐，指人身气血的运行如潮汐一样时消时涨。

④空：通"孔"，即孔穴，为气血出入之门户。

⑤徇蒙招尤：指头目晕眩。

⑥喘：指脉搏急跳如喘。

⑦清水：凉水。

【今译】

人体的各条脉络，都与目相连，人体的精髓都连属于脑，人体各筋都连属于骨节，人身上的血都连属于心，人身上的气都连属于肺。同时，气血的运行则如同潮汐涨落一样来往，不离于四肢八溪的部位。所以当人睡眠时，血归藏于肝，肝得血而濡养于目，则能视物；足得血之濡养，就能行走；手掌得血之濡，就能握物；手指得血之濡养，就能拿取。如果刚刚睡醒就外出受风，血液的循行就要凝滞，凝于肌肤的，发生痹症；凝于经脉的，发生气血运行的滞涩；凝于足部的，该部发生厥冷。这三种情况，都是由于气血的运行不能及时返回组织间隙的孔穴之处，所以造成痹厥。全身有大谷十二处，小溪三百五十四处，这里面减除了十二脏腑各自的腧穴数目。这些都是卫气留止的地方，也是邪气客居之所。治病时，可循着这些部位施以针石，以祛除邪气。

诊病的根本，要以五决为纲纪。想要了解疾病的关键部分，必先确定病变的原因。所谓五决，就是五脏之脉，以此诊病，即可决断病本的所在。比如头痛等巅顶部位的疾患，属于下虚上实的，病变在足少阴和足太阳经，病甚的，可内传于肾。头晕眼花，身体摇动，目暗耳聋，属下实上虚的，病变在足少阳和足厥阴经，病甚的，可内传于肝。腹满膜胀，支撑胸膈胁肋，属于下部逆气上犯的，病变在足太阴和足阳明经。咳嗽时，气机会上逆于胸，这时的病变在手阳明和手太阳经。如果有心烦头痛，胸膈不适的症状，那么病变在手太阳和手少阴经。

脉象的小、大、滑、涩、浮、沉等，可以通过医生的手指加以鉴别；五脏功能表现于外，可以通过相类事物的比象，加以推测；五脏各自的声音，可以凭意会而识别；五色的微小变化，可以用眼睛来观察。诊病时，如能将色、脉两者合在一起进行分析，就可以万无一失了。外现赤色，脉来急疾而坚实的，可诊为邪气积聚于中脘，常表现易为饮食所伤，病名叫做心痹。这种病得之于外邪的侵袭，是由于思虑过度以致心气虚弱，邪气才随之而入的。外现白色，脉来急疾而浮，这是上虚下实，故常出现惊骇，病邪积聚于胸中，迫肺而作喘，但肺气本身是虚弱的，这种病的病名叫做肺痹，它有时发寒热，常因醉后行房而诱发。青色外现，脉来长而左右搏击手指，这是病邪积聚于心下，支撑胁肋，这种病的病名叫做肝痹，多因受寒湿而得，与疝的病理相同，它的症状有腰痛、足冷、头痛等。外现黄色，而脉来虚大的，这是病邪积聚在腹中，有逆气产生，病名叫做厥疝，女子也有这种情况，大多是因为剧烈活动时，出汗而迎风所致。外现黑色，脉象尺上坚实而大，这是病邪积聚在小腹与前阴，病名叫做肾痹，多是因为冷水沐浴后睡卧受凉所致。

大凡查看人的面色，面黄目青、面黄目赤、面黄目白、面黄目黑的，这些都不死，因为面带黄色，是还有土气。如果见到面青目赤、面赤目白、面青目黑、面黑目白、面赤目青的，这些都是死亡的征象，因为面无黄色，是土气已败。

五脏别论篇第十一

【导读】

本篇讲了五脏六腑的分类、区别以及诊脉独取寸口的道理。

【原典】

黄帝问曰：余闻方士，或以脑髓为藏，或以肠胃为藏，或以肠胃为府，敢问更相反，皆自谓是，不知其道，愿闻其说。岐伯对曰：脑、髓、骨、脉、胆、女子胞，此六者，地气之所生也，皆藏于阴而象于地，故藏而不泻，名曰奇恒之府①。夫胃、大肠、小肠、三焦、膀胱，此五者，天气之所生也，其气象天②，故泻而不藏，此受五藏浊气③，名曰传化之府，此不能久留，输泻者也。魄门④亦为五藏使，水谷不得久藏。所谓五藏者，藏精气而不泻也，故满而不能实。六府者，传化物而不藏，故实而不能满也。所以然者，水谷入口，则胃实而肠虚；食下，则肠实而胃虚。故曰实而不满，满而不实⑤也。

帝曰：气口⑥何以独为五藏主⑦？岐伯曰：胃者，水谷之海，六府之大源也。五味入口，藏于胃，以养五藏气，气口亦太阴也⑧，是以五藏六府之气味，皆出于胃，变见于气口。故五气入鼻，藏于心肺，心肺有病，而鼻为之不利也。凡治病必察其下，适其脉，观其志意⑨，与其病也。拘于鬼神者，不可与言至德。恶于针石者，不可与言至巧。病不许治者，病必不治，治之无功矣。

【精注】

①奇恒之府：贮藏阴精而不泻，与一般的传化之府不同，故名曰奇恒之府。高士宗："奇者，异也。恒者，常也。言异于常府。"

②其气象天：运化水谷、传化不已的功能像天体运转不息一样。

③五藏浊气：指五脏赖以化生招气的水谷和化精后余下的糟粕。

④魄门：魄，通"粕"。魄门，即肛门。

⑤实而不满，满而不实：满指精气，实指水谷。五脏主藏精，宜保持精气盈满；六腑主传化水谷，宜保持水谷充实。

⑥气口：又名脉口、寸口。指双手腕部桡部动脉搏动处，属于手太阴肺经所过之处，为诊脉部位。

⑦独为五藏主：意为独主五脏的生理、病理变化。主，反映。

⑧气口亦太阴也：意为气口属于手太阴肺经，但亦与足太阴脾经密切相联。

⑨志意：即精神状态。

【今译】

黄帝问道：我听说修炼方术的人，他们有的以脑髓为脏，有的以肠胃为脏，也有的把这些都称为腑，如果向他们提出相反的意见，他们又都觉得自己对，我不了解这方面情况，想听你讲一讲。岐伯回答说：脑、髓、骨、脉、胆、女子胞，这六者是禀承地气而生的，都能贮藏阴质，就像大地包藏万物一样，所以它们的作用是藏而不泻，叫做奇恒之腑。胃、大肠、小肠、三焦、膀胱，这五者是禀承天气所生的，它们的作用，像天一样地健运周转，所以是泻而不藏的，它们受纳五脏的浊气，所以称为传化之腑。这是因为浊气不能久停其间，而必须及时转输和排泄的缘故。此外，肛门也为五脏行使疏泻浊气，这样，水谷的糟粕就不会久留于体内了。所谓五脏，它的功能是贮藏精气而不向外发泻的，所以它是经常地保持精气饱满，而不是一时地得到充实。六腑，它的功能是将水谷加以传化，而不是加以贮藏，所以它有时显得充实，但却不能永远保持盛满。所以出现这种情况，是因为水谷入口下行，胃充实了，但肠中还是空虚的，食物再下行，肠充实了，而胃中就空虚了，这样依次传递。所以说六腑是一时的充实，而不是持续的盛满，五脏则是持续盛满而不是一时的充实。

黄帝问道：为什么五脏的病变都表现在气口脉呢？岐伯答道：胃是水谷之海，为六腑的源泉，饮食五味入口，留在胃中，经足太阴脾的运化输转，而能充养五脏之气。脾为太阴经，主输布津液，气口为手太阴肺经所过之处，也属太阴经脉，主朝百脉，所以五脏六腑的水谷精微，都出自胃，反映于气口的。而五气入鼻，藏留于心肺，所以心肺有了病变，则鼻为之不利。凡治病必观察其上下的变化，审视其脉候的虚实，察看其情志精神的状态以及病情的表现。对相信鬼神的人，不能跟他们谈论高深的医学理论，对讨厌针石治疗的人，也不要和他们讲什么医疗技巧。有病不许治疗的人，他的病是治不好的，勉强治疗也达不到应有的功效。

异法方宜论篇第十二

【导读】

本篇讲了地理环境、自然气候以及人们生活习惯的不同对人体生理活动和疾病产生的影响，指出应根据病人情况，采用适宜的治疗方法。

【原典】

黄帝问曰：医之治病也，一病而治各不同，皆愈何也？岐伯对曰：地势使然也。故东方之域，天地之所始生也，鱼盐之地，海滨傍水。其民食鱼而嗜咸，皆安其处，美其食。鱼者使人热中①，盐者胜血。故其民皆黑色疏理，其病皆为痈疡，其治宜砭石②。故砭石者，亦从东方来。

西方者，金玉之域，沙石之处，天地之所收引也。其民陵居而多风，水土刚强，其民不衣而褐荐③，其民华食而脂肥。故邪不能伤其形体，其病生于内，其治宜毒药④。故毒药者，亦从西方来。

北方者，天地所闭藏之域也，其地高陵居，风寒冰冽。其民乐野处而乳食。藏寒生满病，其治宜灸焫⑤。故灸焫者，亦从北方来。

南方者，天地所长养，阳之所盛处也，其地下，水土弱，雾露之所聚也，其民嗜酸而食胕⑥。故其民皆致理而赤色，其病挛痹，其治宜微针。故九针者，亦从南方来。

中央者，其地平以湿，天地所以生万物也众。其民食杂而不劳，故其病多痿厥寒热，其治宜导引按跷，故导引按跷者⑦，亦从中央出也。故圣人杂合以治，各得其所宜。故治所以异，而病皆愈者，得病之情，知治之大体⑧也。

【精注】

①热中：指热积体内。

②砭石：古代的一种治疗工具，用以刺治痈疽等病。

③不衣而褐荐：不穿丝棉之类的衣服。褐荐，褐（hè），毛布；荐（jiàn），草席。

④毒药：泛指各种治病的药物。

⑤灸焫：焫（ruò），灸焫，即艾灸。

⑥胕：即"腐"，指经过发酵的食物。

⑦导引按跷：导引，指活动筋骨肢节；按，指按摩；跷，指活动手足。

⑧知治之大体：指掌握治疗疾病的基本规律。

【今译】

黄帝问道：医生治疗疾病时，虽然是同样的病，但采取的治疗方法不同，而最终都能痊愈，这是怎么回事？岐伯回答说：这是因为地理形势不同，而造成治法各异的原因。

例如东方得天地始生之气，气候温和，是出产鱼和盐的地方。由于地处海滨而接近于水。所以该地的人们多吃鱼类而喜欢咸味，他们安居在这个地方，以鱼盐为美食。但由于多吃鱼类，鱼性属火，会使人热积于中，过多的吃盐，因为咸能走血，又会耗伤血液。所以该地的人们，大都皮肤色黑，肌理松疏，该地多发痈疡之类的疾病。对其治疗，大都宜用砭石刺法。因此，砭石的治病方法，也是从东方传来的。

西方地区，多山与旷野，是盛产金玉的地方，这里遍地沙石，自然环境像秋令之气，有收敛引急的特征。该地的人们，依山陵而住，其地多风，水土的性质又属刚强，而他们的生活，不甚考究衣服，穿毛巾，睡草席，但饮食却都是鲜美酥酪骨肉之类，因此体肥，外邪不容易侵犯他们的形体，他们发病，大都属于内伤类疾病。对其治疗，宜用药物。所以药物疗法，是从西方传来的。

北方地区，自然气候如同冬天的闭藏气象，地形较高。人们依山陵而居住，经常处在风寒冰冽的环境中。该地的人们，喜好游牧生活，四野临时住宿，吃的是牛羊乳汁，因此内脏受寒，易生胀满的疾病。对其治疗，宜用艾火灸灼。所以艾火灸灼的治疗方法，是从北方传来的。

南方地区，像自然界万物长养的气候，阳气最盛的地方，地势低下，水土薄弱，因此雾露经常聚集。该地的人们，喜欢吃酸类和腐熟的食品，其皮肤腠理致密而带红色，易发生筋脉拘急、麻木不仁等疾病。对其治疗，宜用微针针刺。所以九针的治病方法，是从南方传来的。

中央之地，地形平坦而多潮湿，物产丰富，所以人们的食物种类很多，生活比较安逸，这里发生的疾病，多是痿弱、厥逆、寒热等病，这些病的治疗，宜用导引按跷的方法。所以导引按跷的治法，是从中央地区推广出去的。

所以高明的医生，能够将这许多治病方法综合起来，根据患者的具体情况加以治疗。对病人治法尽管各有不同，而结果是疾病都能痊愈。这是由于医生能够了解病情，知道对症施治的缘故。

移精变气论篇第十三

【导读】

本篇指出由于古今生活环境不同，所以治疗方法有异；强调"神"的得失对疾病预后的不同影响。

【原典】

黄帝问曰：余闻古之治病，惟其移精变气①，可祝由②而已。今世治病，毒药治其内，针石治其外，或愈或不愈，何也？岐伯对曰：往古人居禽兽之间，动作以避寒，阴居以避暑，内无眷慕之累，外无伸宦之形，此恬憺之世，邪不能深入也。故毒药不能治其内，针石不能治其外，故可移精祝由而已。当今之世不然，忧患缘其内，苦形伤其外，又失四时之从，逆寒暑之宜，贼风数至，虚邪朝夕，内至五藏骨髓，外伤空窍肌肤，所以小病必甚，大病必死，故祝由不能已也。帝曰：善。余欲临病人，观死生，决嫌疑，欲知其要，如日月光，可得闻乎？岐伯曰：色脉者，上帝之所贵也，先师之所传也。上古使僦贷季，理色脉而通神明，合之金木水火土，四时八风六合，不离其常，变化相移，以观其妙，以知其要。欲知其要，则色脉是矣。色以应日，脉以应月，常求其要，则其要也。夫色之变化，以应四时之脉，此上帝之所贵，以合于神明也，所以远死而近生。生道以长，命曰圣王。

中古之治，病至而治之，汤液③十日，以去八风五痹之病。十日不已，治以草苏草荄之枝，本末为助，标本已得，邪气乃服。暮世之治病也则不然，治不本四时，不知日月，不审逆从，病形已成，乃欲微针治其外，汤液治其内，粗工凶凶，以为可攻，故病未已，新病复起。

帝曰：愿闻要道。岐伯曰：治之要极，无失色脉，用之不惑，治之大则。逆从倒行，标本不得，亡神失国。去故就新，乃得真人。帝曰：余闻其要于夫子矣，夫子言不离色脉，此余之所知也。岐伯曰：治之极于一^④。帝曰：何谓一？岐伯曰：一者因得之^⑤。帝曰：奈何？岐伯曰：闭户塞牖^⑥，系之病者，数问其情，以从其意，得神者昌，失神者亡。帝曰：善。

【精注】

①移精变气：移，转移；精，精神；变气，改变气的运行。王冰注："移谓移易，变谓变改，皆使邪气不伤正，精神复强而内守也。"

②祝由：上古时代的一种治病方法。

③汤液：指用五谷制作的清酒之类，古代用以治病。

④一：此指病因而言。

⑤因得之：即通过询问而获得病因。

⑥牖：窗户。

【今译】

黄帝问道：我听说古时治病，只要对病人移易精神和改变气的运行，可用"祝由"的方法治好。现在医病，要用药物治其内，针石治其外，疾病有的好、有的不好，这是什么原因呢？岐伯回答说：古时候的人们，生活简单，处在一个安静淡泊、不谋势利、精神内守的意境里，邪气是不可能深入侵犯的。所以既不需要药物治其内，也不需要针石治其外。现在的人就不同了，内则为忧患所牵累，外则为劳苦所形役，又不能顺从四时气候的变化，所以常常遭受到"虚邪贼风"的侵袭，正气先馁，外邪乘虚而客袭之，内犯五脏骨髓，外伤孔窍肌肤，这样轻病必重，重病必死，所以用祝由的方法就不能医好疾病了。

黄帝道：很好！我想要临诊病人，能够察其死生，决断疑惑，掌握要领，如同日月之光一样的心中明了，这种诊法可以讲给我听吗？岐伯曰：在诊法上，色和脉的诊察方法，是上帝所推重，先师所传授的。上古的时候，曾让僦贷季理人身色脉之道，通于日月神明，合于金木水火土五行以及四时，风六合，不离其常道，常中有变，变化推移，以观其神妙，以知其要道。我们如果要能懂得这些要领，就只有研究色脉。气色是像太阳而有阴晴，脉息是像月亮而有盈亏，从色脉中得其要领，正是诊病的关键所在。而气色的变化，与四时的脉象是相应的，这是上古帝王所十分珍重的，若能明白原理，心领神会，便可运用无穷。

中古时候的医生，疾病出现了这后才去医治。他们治病的方法，先用汤液十天，以祛除"八风"、"五痹"的病邪。如果十天治不好，再用草药治疗。医生还能掌握病情，处理得当，所以邪气就被征服，疾病也就痊愈。至于后世的医生治病，就不是这样了，治病不能根据四时的变化，不知道阴阳色脉的关系，也不能够辨别病情的顺逆，等到疾病已经形成了，才想用微针治其外，汤液治其内。医术浅薄、工作粗枝大叶的医生，还认为可以用攻法，不知病已形成，非攻可愈，以致原来的疾病没有痊愈，又因为治疗的错误，产生了新的疾病。

黄帝道：希望你讲讲临症方面的重要道理。岐伯说：诊治疾病极重要的关键在于不要搞错色脉，能够运用色脉而没有丝毫疑惑，这是临症诊治的最大原则。假使色脉的诊法不能掌握，则对病情的顺逆无从理解，而处理亦将有倒行逆施的危险。工与病违，标本不得，神形相失，故亡神失国。必去其逆从倒行之旧疾，就色脉神变之日新，才能同于上古，称为真人。黄帝道：我已听到你讲的这些重要道理，你说的主要精神是不离色脉，这是我已知道的。岐伯说：诊治疾病的主要关键，还有一个。黄帝道：是一个什么关键？岐伯说：一个关键就是从与病人的接触中问得病情。黄帝道：怎样问法？岐伯说：关门闭户，与病人深度沟通，耐心细致地询问病情，务使病人没有顾虑，尽情倾诉，从而得知病情真相，并观察病人的气色。有神气的，容易康复；没有神气的，不易康复。黄帝说：讲得很好。

中華藏書

上部《黄帝内经·素问》

中国书房

汤液醪醴论篇第十四

【导读】

本篇讲了汤液醪醴的制作方法和治疗作用，讨论了精神在养生以及防病方面的意义，介绍了水肿病的病因、症状、治疗原则及方法。

【原典】

黄帝问曰：为五谷汤液及醪醴①奈何？岐伯对曰：必以稻米，炊之稻薪。稻米者完，稻薪者坚。帝曰：何以然？岐伯曰：此得天地之和，高下之宜，故能至完，伐取得时，故能至坚也。

帝曰：上古圣人作汤液醪醴，为而不用何也？岐伯曰：自古圣人之作汤液醪醴者，以为备耳。夫上古作汤液，故为而弗服也。中古之世，道德②稍衰，邪气时至，服之万全。帝曰：今之世不必已何也？岐伯曰：当今之世，必齐③毒药攻其中，镵石针艾④治其外也。

帝曰：形弊血尽而功不立⑤者何？岐伯曰：神不使也。帝曰：何谓神不使？岐伯曰：针石，道也。精神不进，志意不治，故病不可愈。今精坏神去，荣卫不可复收。何者？嗜欲无穷，而忧患不止，精气弛坏，荣泣卫除，故神去之而病不愈也。

帝曰：夫病之始生也，极微极精⑥，必先入结于皮肤。今良工皆称曰病成，名曰逆，则针石不能治，良药不能及也。今良工皆得其法，守其数，亲戚兄弟远近，音声日闻于耳，五色日见于目，而病不愈者，亦何暇不早乎？岐伯曰：病为本，工为标，标本不得，邪气不服，此之谓也。

帝曰：其有不从毫毛而生，五藏阳已竭也⑦，津液充郭，其魄独居，精孤于内，气耗于外，形不可与衣相保，此四极急而动中⑧，是气拒于内，而形施于外，治之奈何？岐伯曰：平治以权衡，去宛陈莝⑨，微动四极，温衣，缪刺其处，以复其形。开鬼门，洁净府，精以时服，五阳已布，疏涤五藏^⑩，故精自生，形自盛，骨肉相保^⑪，巨气乃平^⑫。帝曰：善。

【精注】

①醪醴：为汁渣混合的酒，味甜。醪，酒质浓厚；醴，酒质淡薄。

②道德：此处指养生之道，也指社会风尚。

③必齐：用新鲜生药所绞出的药汁。

④艾：此指灸法。

⑤形弊血尽而功不立：形，形体。弊，功不分。治之不效，病未得愈之意。

⑥极微极精：指疾病初起很轻浅单纯。张景岳："极微者，言轻横未深；极精者，言若未乱也。"

⑦五脏阳已竭也：《读古医书随笔》说，以，可读若"为"，竭，通"遏"，即阻遏。五脏阳以竭，即五脏阳气被阻遏。

⑧四极急而动中：四极，四肢；急，胀急；动中，中气变动，即喘息、心悸等病症。

⑨去宛陈莝：一种以针刺除去瘀血的治疗方法。

⑩疏涤五藏：指疏通气机，荡涤五脏的水湿之邪。

⑪骨肉相保：指肌肉筋骨恢复常态。

⑫巨气乃平：巨气，此指正气。平，恢复。

【今译】

黄帝问道：怎样用五谷来做汤液及醪醴？岐伯回答说：一定要用稻米作原料，以稻秆作燃料，因为稻米之气完备，稻秆又很坚劲。黄帝问道：为什么这样说？岐伯说：稻禀天地之和气，生长于高下适宜的地方，所以得气最完；秋季收割，故其秆坚实。

黄帝道：上古时代有学问的医生，制成汤液和醪醴，虽然制好，却备在那里不用，这是什么道理？岐伯说：古代有学问的医生，他做好的汤液和醪醴，是预防万一的，因为上古太和之世，人们身心康泰，很少疾病，所以虽制成了汤液，还是放在那里不用的。到了中古时代，养生之道稍衰，人们的身心比较虚弱，因此外界邪气时常能够乘虚伤人，但只要服些汤液醪醴，病就可以好了。黄帝道：现在的人，虽然服了汤液醪醴，而病不一定好。这是什么缘故呢？岐伯说：现在的人和中古时代又不同了，一有疾病，必定要用药物内服，砭石、针灸外治，其病才能痊愈。

黄帝道：病人形体弊坏、气血竭尽时，治疗很难见效，这是怎么回事？岐伯说：这是因为病人的神气，已经不能发挥它的应有作用的关系。黄帝道：什么叫做神气不能发挥它的应有作用？岐伯说：针石治病，这不过是一种方法而已。现在病人的神气已经散越，志意已经散乱，纵然有好的方法，神气不能发挥应有作用，所以病不能好。当今之人，精坏神去，荣卫不可复收。为什么会这样呢？欲望太多，欲壑难填，忧患不断，因此精气弛坏，荣涩卫除，神离开身体而去，疾病无法治愈。

黄帝道：疾病刚开始萌生之时，起于极细微单纯之象，必定首先侵于皮肤。当今医术精良的医生都称之为病成，名之回逆，针石不能医治，良药也鞭长莫及。现在医生都能懂得法度，操守术数，与病人像亲戚兄弟一样亲近，声音的变化每日都能听到，五色的变化每日都能看到，然而病却医不好，这是不是治疗得不早呢？岐伯说：这是因为病人为本，医生为标，病人与医生不能很好合作，病邪就不能制服，道理就在这里。

黄帝道：有的病不是从外表毫毛而生的，是由于五脏的阳气衰竭，以致水气充满于皮肤，而阴气独盛，阴气独居于内，则阳气更耗于外，形体浮肿，不能穿着原来的衣服，四肢肿急而影响到内脏，这是阴气格拒于内，而水气弛张于外，对这种病应如何治疗呢？岐伯说：要平复水气，当根据病情，衡量轻重，驱除体内的积水，并叫病人四肢作些轻微运动，令阳气渐次宣行，穿温暖一些的衣服，助其肌表之阳，而阴凝易散。用缪刺方法，针刺肿处，去水以恢复原来的形态。用发汗和利小便的方法，开汗孔，泻膀胱，使阴精归于平复，五脏阳气输布，以疏通五脏的郁积。这样，精气自会生成，形体自会强壮，骨骼与肌肉保持着常态，正气也就恢复正常了。黄帝说：好。

玉版论要篇第十五

【导读】

本篇主要讲"揆度奇恒"的运用，即根据病色出现部位及脉与四时的关系，分别轻重，给以适当治疗。

【原典】

黄帝问曰：余闻揆度奇恒①，所指不同，用之奈何？岐伯对曰：揆度者，度病之浅深也。奇恒者，言奇病也。请言道之至数②，五色脉变，揆度奇恒，道在于一。神转不回③，回则不转，乃失其机；至数之要，迫近以微，著之玉版，命曰合玉机。

容色见上下左右，各在其要④。其色见浅者，汤液主治，十日已。其见深者，必齐主治，二十一日已。其见大深者，醪酒主治，百日已。色夭面脱⑤，不治，百日尽已。脉短气绝死，病温虚甚死。

色见上下左右，各在其要。上为逆，下为从。女子右为逆，左为从；男子左为逆，右为从。易⑥，重阳死，重阴死。阴阳反他，治在权衡相夺⑦，奇恒事也，揆度事也。

搏脉痹躄，寒热之交。脉孤为消气，虚泄为夺血。孤为逆，虚为从。行奇恒之法，以太阴始。行所不胜曰逆，逆则死；行所胜曰从⑧，从则活。八风四时之胜，终而复始，逆行一过，不复可数⑨，论要毕矣。

【精注】

①揆度奇恒：揆度，测度也，即权衡度量之义。奇，异也。恒，常也。奇恒，不同寻常。

②道之至数：道，此指诊病之道理。数，《老子》："数，谓理数也。"即道理。至数，指重要的道理，在此指色脉的内容。

③神转不回：神，指人身血气。神转不回，人身气血顺着一定方向周流而不回转。

④各在其要：各，分别；在，观察；其要，指颜色的深浅程度。

⑤色夭面脱：面脱，指面部肌肉消瘦。色夭面脱，指面色枯槁无华。

⑥易：变也，此指阴阳变异，疾病进一步发展变化，出现变症。

⑦权衡相夺：指通过权衡揆度，予以相应的治疗，消除阴阳反作，使之恢复平衡。夺，此作消除解。

⑧行所胜曰从：指揆度所得之脉属于病所胜之脉，如肝病见肿脉，脾病见绛脉等，皆属顺证。所胜，所克也。

⑨逆行一过，不复可数：指四时之气如果失常，导致人的气血、脉象失调逆乱，就不能再用常规的色脉之理来推断病情了。

【今译】

黄帝问道：我听说揆度、奇恒的诊法，运用的地方很多，而所指是不同的，应该怎样运用呢？岐伯回答说：揆度是用以衡量疾病的深浅，奇恒是辨别异于正常的疾病。请允许我从诊病的主要理数说起，五色、脉变、揆度、奇恒等，虽然所指不同，但道理是相通的，就是看色脉之间有无神气。人体的气血随着四时的递迁，永远向前运转而不回折。如若回折了，就不能运转，就失却生机了！这个道理很重要，诊色脉是浅近的事，而微妙之处却在于察神机。把它记录在玉版上，可以与《玉机真藏论》合参的。

面容的五色变化，呈现在上下左右不同的部位，应分别其深浅顺逆之要领。如色见浅的，其病轻，可用五谷汤液调理，约十天就可以好了；其色见深的，病重，就必须服用药剂治疗，约二十一天才可恢复；如果其色过深，则其病更为严重，必定要用药酒治疗，须经过一百天左右，才能痊愈；假如神色枯槁，面容瘦削，就不能治愈，到一百天就要死了。除此以外，如脉气短促而阳气虚脱的，必死；温热病而正气虚极的，亦必死。

面色见于上下左右，必须辨别观察其要领。病色向上移的为逆，向下移的为顺；女子病色在右侧的为逆，在左侧的为顺；男子病色在左侧的为逆，在右侧的为顺。如果病色变更，倒顺为逆，那就是重阳、重阴了，重阳、重阴的预后不好。假如到了阴阳相反之际，应尽快衡量其病情，果断地采用适当的治法，使阴阳趋于平衡，这就在于揆度、奇恒的运用了。

如果脉象搏击于指下，这是邪盛正衰的征兆，可能导致痹症，或躄症，或因寒热之气交合而得病。如脉见孤绝，是阳气损耗；如脉见虚弱，而又兼下泄，是阴血损伤。凡脉见孤绝，预后都不良；脉见虚弱，预后当好。在诊脉时运用奇恒之法，应先从手太阴经之寸口脉来研究。所见之脉按四时、五行来说，不胜现象（如春见秋脉，夏见冬脉），为逆，预后不良；如所见之脉是所胜现象（如春见长夏脉，夏见秋脉），为顺，预后良好。至于八风、四时之间的相互胜复，是循环无端，终而复始的，如果四时气候失常，则不能用常理来推断。现在，我把揆度奇恒的要点都讲完了。

论要经终论篇第十六

【导读】

本篇指出针刺时应结合四时气候，施以轻重浅深的不同；针刺胸腹部位时，应避免伤到五脏；并介绍了十二经脉气绝时的症状。

【原典】

黄帝问曰：诊要何如？岐伯对曰：正月二月，天气始方①，地气始发，人气在肝。三月四月，天气正方，地气定发②，人气在脾。五月六月，天气盛，地气高，人气在头。七月八月，阴气始杀③，人气在肺。九月十月，阴气始冰，地气始闭，人气在心。十一月十二月，冰复④，地气合，人气在肾。故春刺散俞，及与分理，血出而止，甚者传气，间者环也。夏刺络俞，见血而止，尽气闭环，痛病必下。秋刺皮肤循理，上下同法，神变而止。冬刺俞窍于分理，甚者直下，间者散下。春夏秋冬，各有所刺，法其所在。春刺夏分，脉乱气微，入淫骨髓，病不能愈，令人不嗜食，又且少气。春刺秋分，筋挛，逆气，环为咳嗽，病不愈，令人时惊，又且哭。春刺冬分，邪气著藏，令人胀，病不愈，又且欲言语。夏刺春分，病不愈，令人懈堕。夏刺秋分，病不愈，令人心中欲无言，惕惕⑤如人将捕之。夏刺冬分，病不愈，令人少气，时欲怒。秋刺春分，病不已，令人惕然，欲有所为，起而忘之。秋刺夏分，病不已，令人益嗜卧，又且善梦。秋刺冬分，病不已，令人洒洒时寒。冬刺春分，病不已，令人欲卧不能眠，眠而有见。冬刺夏分，病不愈，气上发为诸痹。冬刺秋分，病不已，令人善渴。凡刺胸腹者，必避五藏。中心者环死，中脾者五日死，中肾者七日死，中肺者五日死，中鬲者，皆为伤中，其病虽愈，不过一岁必死。刺避五藏者，知逆从也。所谓从者，鬲与脾肾之处，不知者反之。刺胸腹者，必以布憿著之⑥，乃从单布上刺，刺之不愈复刺，刺针必肃，刺肿摇针，经刺勿摇，此刺之道也。

帝曰：愿闻十二经脉之终⑦奈何？岐伯曰：太阳之脉，其终也戴眼反折瘛疭，其色白，绝汗⑧乃出，出则死矣。少阳终者，耳聋百节皆纵，目睘绝系，绝系一日半死，其死也，色先青白，乃死矣。阳明终者，口目动作，善惊妄言，色黄，其上下经盛，不仁，则终矣。少阴终者，面黑齿长而垢，腹胀闭，上下不通而终矣。太阴终者，腹胀闭不得息，善噫善呕，呕则逆，逆则面赤，不逆则上下不通，不通则面黑，皮毛焦而终矣。厥阴终者，中热嗌⑨干，善溺心烦，甚则舌卷卵上缩而终矣。此十二经之所败也。

【精注】

①天气始方：方，为"放"之意，亦即升发。本句意为天气开始升扬发散。

②定发：定，通正，正在。定发，地气正在发生之义。

③杀：肃杀，收敛肃杀之义。

④复：甚也。

⑤惕惕：惊恐不安的样子。

⑥以布憿著之：以，用；憿，通"缴"，缠的意思。以布

懒著之，用布缠着胸腹部。

　　⑦终：经气败绝。

　　⑧绝汗：汗出如珠而不流动。

　　⑨嗌：咽喉。

【今译】

　　黄帝问道：诊病的重点是什么？岐伯回答说：重点在于天、地、人相互之间的关系。正月、二月时，天气开始升发，地气也开始萌动，这时候的人气在肝；三月、四月，天气正当明盛，地气也正是华茂而欲结实，这时候的人气在脾；五月、六月，天气盛极，地气上升，这时候的人气在头部；七月、八月，阴气开始发生肃杀的现象，这时候的人气在肺；九月、十月，阴气渐盛，开始冰冻，地气也随着闭藏，这时候的人气在心；十一月、十二月，冰冻更甚而阳气伏藏，地气闭密，这时候的人气在肾。由于人气与天地之气皆随顺阴阳之升沉，所以春天的刺法，应刺经脉俞穴，及于分肉腠理，使之出血而止，如病比较重的应久留其针，其气传布以后才出针，较轻的可暂留其针，候经气循环一周，就可以出针了。夏天的刺法，应刺孙络的俞穴，使其出血而止，使邪气尽去，就以手指扪闭其针孔伺其气行一周之顷，凡有痛病，必退下而愈。秋天的刺法应刺皮肤，顺着肌肉之分理而刺，不论上部或下部，同样用这个方法，观察其神色转变而止。冬天的刺法应深取俞窍于分理之间，病重的可直刺深入，较轻的，可左右或上下散布其针，而稍宜缓下。

　　春夏秋冬，刺法不同，须根据气之所在，而确定刺的部位。如果春天刺了夏天的部位，伤了心气，会使脉乱而气微弱，邪气反而深入，浸淫于骨髓之间，病就很难治愈，心火微弱，火不生土，又使人不思饮食，而且少气了；春天刺了秋天的部位，伤了肺气，春病在肝，发为筋挛，邪气因误刺而环周于肺，则又发为咳嗽，病不能愈，肝气伤，将使人时惊，肺气伤，且又使人欲哭；春天刺了冬天的部位，伤了肾气，以致邪气深着于内脏，使人胀满，其病不但不愈，肝气日伤，而且使人多欲言语。

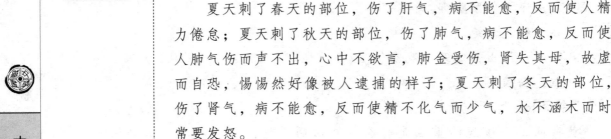

夏天刺了春天的部位，伤了肝气，病不能愈，反而使人精力倦怠；夏天刺了秋天的部位，伤了肺气，病不能愈，反而使人肺气伤而声不出，心中不欲言，肺金受伤，肾失其母，故虚而自恐，惕惕然好像被人逮捕的样子；夏天刺了冬天的部位，伤了肾气，病不能愈，反而使精不化气而少气，水不涵木而时常要发怒。

秋天刺了春天的部位，伤了肝气，病不仅不会愈，反而使人血气上逆，惊惧不安、健忘；秋天刺了夏天的部位，伤了心气，病不能愈，心气伤，火不生土，反而使人嗜卧，心不藏神，又且多梦；秋天刺了冬天的部位，伤了肾气，病不能愈，反使人肾不闭藏，血气内散，时时发冷。

冬天刺了春天的部位，伤了肝气，病不能愈，肝气少，魂不藏，使人困倦而又不得安眠，即便得眠，睡中如见怪异等物；冬天刺了夏天的部位，伤了心气，病不能愈，反使人脉气发泄，而邪气痹闭于脉，发为诸痹；冬天刺了秋天的部位，伤了肺气，病不能愈，化源受伤，反使人常常作渴。

在胸腹之间用针刺时，一定要避免刺伤五脏。如果中伤了心脏，经气环身一周便死；如果中伤了脾脏，五日便死；如果中伤了肾脏，七日便死；如果中伤了肺脏，五日便死；如果中伤膈膜的，皆为伤中，当时病虽然似乎好些，但不过一年其人必死。刺胸腹注意避免中伤五脏，主要是要知道下针的逆从。所谓从，就是要明白膈和脾肾等处，应该避开；如不知其部位不能避开，就会刺伤五脏，那就是逆了。凡刺胸腹部位，应先用布巾覆盖其处，然后从单布上进刺。如果刺之不愈，可以再刺，这样就不会把五脏刺伤了。在用针刺治病的时候，必须注意安静严肃，以候其气；如刺脓肿的病，可以用摇针手法以出脓血；如刺经脉的病，就不要摇针。这是针刺的一般方法。

黄帝说：我希望听听十二经气绝的情况？岐伯回答说：太阳经脉气绝的时候，病人两目上视，身背反张，手足抽掣，面色发白，出绝汗，绝汗一出，便要死亡了。少阳经脉气绝的时候，病人耳聋，遍体骨节松懈，两目直视如惊，到了目珠不转，一日半便要死了；临死的时候，面色先见青色，再由青色变为白色，就死亡了。阳明经脉气绝的时候，病人口眼牵引歪斜而㖒动，时发惊惕，言语胡乱失常，面色发黄，其经脉上下所过的部分，都表现出盛躁的症状，由盛躁而渐至肌肉麻木不仁，便死亡了。少阴经脉气绝的时候，病人面色发黑，牙龈收削而牙齿似乎变长，并积满污垢，腹部胀闭，上下不相通，便死亡了。太阴经脉气绝的时候，腹胀闭塞，呼吸不利，常欲嗳气，并且呕吐，呕则气上逆，气上逆则面赤，假如气不上逆，又变为上下不通，不通则面色发黑，皮毛枯焦而死了。厥阴经脉气绝的时候，病人胸中发热，咽喉干燥，多小便，心胸烦躁，有的甚至舌头会卷起来，睾丸上缩，然后才死。这就是十二经脉气绝败坏的症候。

脉要精微论篇第十七

【导读】

本篇讲了最佳诊脉时间以及如何通过望、闻、问、切诊治病人，并举例介绍了各种脉象所主病症。

【原典】

黄帝问曰：诊法何如？岐伯对曰：诊法常以平旦，阴气未动，阳气未散①，饮食未进，经脉未盛，络脉调匀，气血未乱，故乃可诊有过之脉。切脉动静而视精明②，察五色，观五藏有余不足，六府强弱，形之盛衰，以此参伍，决死生之分。夫脉者，血之府也，长则气治，短则气病，数则烦心，大则病进，上盛则气高，下盛则气胀，代则气衰，细则气少，涩则心痛，浑浑革至如涌泉，病进而色弊，绵绵其去如弦绝，死。夫精明五色者，气之华也。赤欲如白裹朱，不欲如赭；白欲如鹅羽，不欲如盐；青欲如苍璧之泽，不欲如蓝；黄欲如罗裹雄黄，不欲如黄土；黑欲如重漆色，不欲如地苍。五色精微象见矣，其寿不久也。夫精明者，所以视万物，别白黑，审短长。以长为短，以白为黑，如是则精衰矣。

五藏者，中之守也，中盛藏满，气胜伤恐者，声如从室中言，是中气之湿也。言而微，终日乃复言者，此夺气也。衣被不敛，言语善恶不避亲疏者，此神明之乱也。仓廪不藏者，是门户不要也。水泉不止者，是膀胱不藏也。得守者生，失守者死。夫五藏者，身之强也，头者精明之府，头倾视深，精神将夺矣。背者胸中之府，背曲肩随，府将坏矣。腰者肾之府，转摇不能，肾将惫矣。膝者筋之府，屈伸不能，行则偻附，筋将惫矣。骨者髓之府，不能久立，行则振掉，骨将惫矣。得强则生，失强则死。岐伯曰：反四时者，有余为精，不足为消。应太过，不足为精；应不足，有余为消。阴阳不相应，病名曰关格。

【精注】

①阴气未动，阳气未散：言平旦之时，人刚刚醒寤，尚未进食和劳作，体内阴阳之气未动未散，处于相对平静的状态。

②精明：此处指眼神；下一个"精明"当是指眼睛。

【今译】

黄帝问：诊脉的方法是怎样的？岐伯回答说：诊脉最好是在清晨，这时人还没有劳于事，阴气未被扰动，阳气尚未耗散，饮食也未曾进过，经脉之气尚未充盛，络脉之气也很匀静，气血未受到扰乱，因而容易诊察出有病的脉象。在诊察脉搏动静变化的同时，还应观察目之精明，以候神气，诊察五色的变化，以审脏腑之强弱虚实及形体的盛衰，相互参合比较，以判断疾病的吉凶情况。

脉是血液会聚的所在。长脉为气血流畅和平，故为气治；短脉为气不足，故为气病；数脉为热，热则心烦；大脉为邪气方张，病势正在向前发展：上部脉盛，为邪壅于上，可见呼吸急促，喘满之症；下部脉盛，是邪滞于下，可见胀满之病；代脉为元气衰弱；细脉，为正气衰少；涩脉为血少气滞，主心痛之症。脉来大而急速如泉水上涌者，为病势正在进展，且有危险；脉来隐约不现，微细无力，或如弓弦猝然断绝而去，为气血已绝，生机已断，故主死。精明见于目，五色现于面，这都是内脏的精气所表现出来的光华。赤色应该像帛裹朱砂一样，红润而不显露，不应该像赭石那样，色赤带紫，没有光泽；白色应该像鹅的羽毛，白而光泽，不应该像盐那样白而带灰暗色；青色应该青而明润如碧玉，不应该像蓝色那样青而带沉暗色；黄色应该像丝包着雄黄一样，黄而明润，不应该像黄土那样，枯暗无华；黑色应该像重漆之色，光彩而润，不应该像地苍那样，枯暗如尘。假如五脏真色暴露于外，这是真气外脱的现象，人的寿命也就不长了。目之精明是观察万物，分别黑白，审察长短的，若长短不明，黑白不清，这是精气衰竭的现象。

五脏主藏精神在内，在体内各有其职守。如果邪盛于腹中，脏气壅满，气胜而喘，善伤于恐，讲话声音重浊不清，如在室中说话一样，这是中气失权而有湿邪所致。语声低微而气不接续，语言不能相继者，这是正气被劫夺所致。衣服不知敛盖，言语不知善恶，不辨亲疏远近的，这是神明错乱的现象。脾胃不能藏纳水谷精气而泄利不禁的，是中气失守，肛门不能约束的缘故。小便不禁的，是膀胱不能闭藏的缘故。若五脏功能正常，得其职守者则生；若五脏精气不能固藏，失其职守则死。五脏精气充足，为身体强健之本。头为精明之府，若见到头部低垂，目陷无光的，是精神将要衰败。背悬五脏，为胸中之府，若见到背弯曲而肩下垂的，是胸中脏气将要败坏。肾位居于腰，故腰为肾之府，若见到不能转侧摇动，是肾气将要衰惫。膝是筋会聚的地方，所以膝为筋之府，若屈伸不能，行路要曲身附物，这是筋的功能将要衰惫。骨为髓之府，不能久立，行则振颤摇摆，这是髓虚，骨的功能将要衰惫。若脏气能够恢复强健，则虽病可以复生；若脏气不能复强，则病情不能挽回，人也就死了。

岐伯说：脉气与四时阴阳之气相反的，如相反的形象为有余，皆为邪气盛于正气，相反的形象为不足，为血气先已消损。根据时令变化，脏气当旺，脉气应有余，却反见不足的，这是邪气胜于正气；脉气应不足，却反见有余的，这是正不胜邪，邪气盛，而血气消损。这种阴阳不相顺从，气血不相营运，邪正不相适应而发生的疾病名叫关格。

【原典】

帝曰：脉其四时动奈何？知病之所在奈何？知病之所变奈

何？知病乍在内奈何？知病乍在外奈何？请问此五者，可得闻乎？岐伯曰：请言其与天运转大也。万物之外，六合之内，天地之变，阴阳之应，彼春之暖，为夏之暑，彼秋之忿③，为冬之怒④，四变之动，脉与之上下，以春应中规，夏应中矩，秋应中衡，冬应中权。是故冬至四十五日，阳气微上，阴气微下；夏至四十五日，阴气微上，阳气微下。阴阳有时，与脉为期，期而相失，知脉所分，分之有期，故知死时。微妙在脉，不可不察，察之有纪，从阴阳始，始之有经，从五行生，生之有度，四时为宜，补泻勿失，与天地如一，得一之情，以知死生。是故声合五音，色合五行，脉合阴阳。

是知阴盛则梦涉大水恐惧，阳盛则梦大火燔灼，阴阳俱盛，则梦相杀毁伤；上盛则梦飞，下盛则梦堕；甚饱则梦予，甚饥则梦取；肝气盛则梦怒，肺气盛则梦哭；短虫多则梦聚众，长虫多则梦相击毁伤。

是故持脉有道，虚静为保⑤。春日浮，如鱼之游在波；夏日在肤，泛泛⑥乎万物有余；秋日下肤，蛰虫将去；冬日在骨，蛰虫周密⑦，君子居室。故曰：知内者按而纪之，知外者终而始之。此六者，持脉之大法。

心脉搏坚而长，当病舌卷不能言；其软而散者，当消环自已⑧。肺脉搏坚而长，当病唾血；其软而散者，当病灌汗，至令不复散发也。肝脉搏坚而长，色不青，当病坠。若搏，因血在胁下，令人喘逆；其软而散，色泽者，当病溢饮，溢饮者渴暴多饮，而易入肌皮肠胃之外也。胃脉搏坚而长，其色赤，当病折髀；其软而散者，当病食痹。脾脉搏坚而长，其色黄，当病少气；其软而散，色不泽者，当病足胻肿，若水状也。肾脉搏坚而长，其色黄而赤者，当病折腰；其软而散者，当病少血，至令不复也。帝曰：诊得心脉而急，此为何病？病形何如？岐伯曰：病名心疝，少腹当有形也。帝曰：何以言之？岐伯曰：心为牡藏，小肠为之使，故曰少腹当有形也。帝曰：诊得胃脉，病形何如？岐伯曰：胃脉实则胀，虚则泄。帝曰：病成而变何谓？岐伯曰：风成为寒热，瘅成为消中，厥成为巅疾，久风为殄泄，脉风成为疬。病之变化，不可胜数。帝曰：诸痈肿筋挛骨痛，此皆安生？岐伯曰：此寒气之肿，八风之变也。帝曰：治之奈何？岐伯曰：此四时之病，以其胜治之愈也。

【精注】

③忿：指秋季的肃杀劲急之气。

④怒：指冬季的凛冽严寒之气。

⑤虚静为保：虚，心无杂念，聚精会神；静，思想平静不躁动。虚静为保，思想安静，平心静气为最重要。

⑥泛泛：泛，浮也。泛泛，浮泛充盈的意思。

⑦周密：谨严、谨密的意思。

⑧消环自已：意为期望一周而病自好。

【今译】

黄帝问道：脉象是如何应四时的变化而变动的呢？如何从脉诊上知道病变的所在呢？如何从脉诊上知道疾病的变化呢？如何从脉诊上知道病忽然发生在内部呢？如何从脉诊上知道病忽然发生在外部呢？这五个问题你能讲给我听听吗？岐伯说：我先讲一讲人体的阴阳升降与天运之环转相适应的情况。天地间的变化，阴阳四时与之相应。如春天的气候温暖，发展为夏天的气候暑热，秋天的劲急之气，发展为冬天的寒杀之气，这种四时气候的变化，人体的脉象也随着变化而升降浮沉。春脉如规之象；夏脉如矩之象；秋脉如秤衡之象；冬脉如秤权之象。四时阴阳的情况也是这样，冬至到立春的四十五天，阳气微升，阴气微降；夏至到立秋的四十五天，阴气微升，阳气微降。四时阴阳的升降是有一定的时间和规律的，人体脉象的变化，亦与之相应，脉象变化与四时阴阳不相适应，即是病态。根据脉象的异常变化就可以知道病属何脏，再根据脏气的盛衰和四时衰旺的时期，就可以判断出疾病和死亡的时间。四时阴阳变化之微妙，都在脉上有所反映，因此，不可不察。诊察脉象，有一定的纲领，就是从辨别阴阳开始，结合人体十二经脉进行分析研究，而十二经脉应五行而有生生之机；观测生生之机的尺度，则是以四时阴阳为准则；遵循四时阴阳的变化规律，不使有失，则人体就能保持相对平衡，并与天地之阴阳相

中華藏書

上部《黄帝内经·素问》

中国书店

互统一；知道了天人统一的道理，就可以预决死生。所以五声是和五音相应合的；五色是和五行相应合的；脉象是和阴阳相应合的。

所以可以推知阴气盛则梦见渡大水而害怕；阳气盛则梦见大火灼烧；阴阳都盛则梦见相互残杀毁伤；上部盛则梦飞腾；下部盛则梦下坠；吃的过饱的时候，就会梦见送食物给人；饥饿时就会梦见去取食物；肝气盛，则做梦好发怒气，肺气盛则做梦悲哀啼哭；腹内短虫多，则梦众人集聚；腹内长虫多则梦打架损伤。

所以诊脉是有一定方法和要求的，必须虚心静气，才能保证诊断的正确。春天的脉应该浮而在外，有如鱼在波浪上游动；夏天的脉在肤，洪大而浮，泛泛然充满于指下；秋天的脉处于皮肤之下，有如蛰虫之将去；冬天的脉沉在骨，其形如蛰虫之周密，复如君子之居室。因此说：要知道内脏的情况，可以从脉象上区别出来；要知道外部经气的情况，可从经脉循行的经络上诊察而知其终始。春、夏、秋、冬、内、外这六个方面，乃是诊脉的大法。心脉坚而长，搏击指下，为心经邪盛，火盛气浮，当病舌卷而不能言语；其脉软而散的，当病消渴，待其胃气采复；病自痊愈肺脉坚而长，搏击指下，为火邪犯肺，当病痰中带血；其脉软而散的，为肺脉不足，当病汗出不止，在这种情况下，不可再用发散的方法治疗。肝脉坚而长，搏击指下，其面色当青，今反不青，知其病非由内生，当为跌坠或搏击所伤，因瘀血积于胁下，阻碍肺气升降，所以使人喘逆；如其脉软而散，加之面目颜色鲜泽的，当发溢饮病，溢饮病口渴暴饮，因水不化气，而水气容易流入肌肉皮肤之间、肠胃之外所引起。胃脉坚而长，搏击指下，面色赤，当病髀痛如折；如其脉软而散的，则胃气不足，当病食痹。脾脉坚而长，搏击指下，面部色黄，乃脾气不运，当病少气；如其脉软而散，面色不泽，为脾虚，不能运化水湿，当病足胫浮肿如水状。肾脉坚长，搏击指下，面部黄而带赤，是心脾之邪盛侵犯于肾，肾受邪伤，当病腰痛如折；如其脉软而散者，当病精血虚少，使身体不能恢复健康。

黄帝说：如果病人心脉劲急，这是什么病？它的症状又是怎样的呢？岐伯说：这种病名叫心疝，少腹部位一定有形征出现。黄帝说：这是什么道理呢？岐伯说：心为阳脏，心与小肠为表里，今与病传于腑，小肠受之，为疝而痛，小肠居于少腹，所以少腹当有病形。黄帝说：诊察到胃脉有病，会出现什么病变呢？岐伯说：胃脉实则邪气有余，将出现腹胀满病；胃脉虚则胃气不足，将出现泄泻病。黄帝说：疾病的形成及其发展变化又是怎样的呢？岐伯说：因于风邪，可变为寒热病；瘅热既久，可成为消中病；气逆上而不已，可成为癫痫病；风气通于肝，风邪经久不愈，木邪侮土，可成为飧泄病；风邪客于脉，留而不去则成为疠风病；疾病的发展变化是不能够数清的。黄帝说：各种痈肿、筋挛、骨痛的病变，是怎样产生的呢？岐伯说：这都是因为寒气聚集和八风邪气侵犯人体后而发生的变化。黄帝说：怎样进行治疗呢？岐伯说：由于四时偏胜之邪气所引起的病变，根据五行相胜的规律确定治则去治疗就会痊愈。

【原典】

帝曰：有故病五藏发动，因伤脉色，各何以知其久暴至之病乎？岐伯曰：悉乎哉问也！征其脉小色不夺者，新病也；征其脉不夺其色夺者，此久病也；征其脉与五色俱夺者，此久病也；征其脉与五色俱不夺者，新病也。肝与肾脉并至，其色苍赤，当病毁伤不见血，已见血，湿若中水也。尺内两傍，则季胁也，尺外以候肾，尺里以候腹。中附上，左外以候肝，内以候鬲；右外以候胃，内以候脾。上附上，右外以候肺，内以候胸中；左外以候心，内以候膻中。前以候前，后以候后。上竟上者，胸喉中事也；下竟下者，少腹腰股膝胫足中事也。

粗大者，阴不足，阳有余，为热中也。来疾去徐，上实下虚，为厥巅疾；来徐去疾，上虚下实，为恶风也。故中恶风者，阳气受也。有脉俱沉细数者，少阴厥也；沉细数散者，寒热也；浮而散者，为眴仆[9]。诸浮不躁者皆在阳，则为热；其有躁者在手；诸细而沉者皆在阴，则为骨痛；其有静者在足。数动一代者，病在阳之脉也，泄及便脓血。诸过者切之[10]，涩者阳气有余也，滑者阴气有余也。阳气有余为身热无汗，阴气有余为多汗身寒，阴阳有余则无汗而寒。推而外之，内而不外，有心腹积也。推而内之，外而不内，身有热也。推而上之，上而不下，腰足清也。推而下之，下而不上，头项痛也。按之至骨，脉气少者，腰脊痛而身有痹也。

【精注】

⑨眴仆：眼目眩晕而倒仆。

⑩诸过者切之：指各种疾病可通过切脉而诊察得知。

【今译】

黄帝说：有旧病从五脏发动，使脉色发生变化，如何知道它是旧病还是新病呢？岐伯说：你问得很详细啊！只要验看它脉色就可以区别开来；如脉虽小而气色不失于正常的，是为新病；如脉不失于正常而色已失于正常的，乃是久病；如脉象与气色均失于正常状态的，也是久病；如脉象与面包都不失于正常的，乃是新病。脉见沉弦，是肝脉与肾脉并至，若面现苍赤色的，是因为有毁伤瘀血所致，而外部没有见血，或外部已见血，其经脉必滞，血气必凝，血凝经滞，形体必肿，有似乎因湿邪或水气中伤的现象，成为一种瘀血肿胀。尺脉两旁的内侧候于季胁部，外侧候于肾脏，中间候于腹部。尺肤部的中段、左臂的外侧候于肝脏，内侧候于膈部；右臂的外侧候于胃腑，内侧候于脾脏。尺肤部的上段，右臂外侧候于肺脏，内侧候于胸中；左臂外侧候于心脏，内侧候于膻中。尺肤部的前面，候身前即胸腹部；后面，候身后即背部。从尺肤上段直达鱼际处，主胸部与喉中的疾病；从尺肤部的下段直达肘横纹处，主少腹、腰、股、膝、胫、足等处的疾病。

如果脉象洪大，这是由于阴精不足而阳有余，所以变为热中之病。脉象来时急疾而去时徐缓，这是由于上部实而下部虚，气逆于上，多好发为癫仆一类的疾病。脉象来时徐缓而去时急疾，这是由于上部虚而下部实，多好发为疠风之病。恶疠之风，伤其经脉，必自外入，因此中恶风者乃始于阴气之受邪，有脉俱软细而数者，非阳气上逆之厥，乃少阴厥。有脉软细而数散者，非粗大有余之阴热，而是阴盛阳虚之寒热。脉浮而散者，为里虚不足之眴仆也。左右三部经脉，俱浮不躁疾者，皆病在阳，阴病即为外热。浮而躁疾者，病在手之经脉。左右三部诸脉，细而沉者，皆病在阴，阴病则骨痛。沉静而细者，在足之经脉。诸脉数动一代者，数动为阳，所以病在阳之脉，数动一代，则阳中有阴，就会得泄病以及便中带脓血。各种疾病，通过切脉即可诊察得知：脉涩者为阳气有余，脉滑者为阴气有余。阳气有余，身虽热却不会有汗；阴气有余，虽大汗淋漓，身体依然是寒性的；阴气阳气俱有余，即使不出汗，身体也还是寒性的。凡诊脉推求于外部的，只见于内部而外部脉弱的，有心腹积疾。推求于内部的，只见于外部而内部脉弱的，体内有郁热。凡诊脉推求于上部，只见于上部，下部脉弱的，这是上实下虚，故出现腰足清冷之症。若诊脉推求于下部，只见于下部，而上部脉弱的，这是上虚下实，所以会出现头项疼痛等症。如果重按至骨，发现脉气少，这是生阳之气不足，将出现腰脊疼痛及身体痹症。

平人气象论篇第十八

【导读】

本篇讲了脉与胃气的关系，介绍了平脉、病脉、死脉的脉象，针对水肿、黄疸、妊娠等具体病症，给出了它们的脉象和诊察方法。

【原典】

黄帝问曰：平人何如？岐伯对曰：人一呼脉再动，一吸脉亦再动，呼吸定息脉五动，闰以太息，命曰平人。平人者，不病也。常以不病调病人，医不病，故为病人平息以调之为法。人一呼脉一动，一吸脉一动，曰少气。人一呼脉三动，一吸脉三动而躁①，尺热②曰病温，尺不热脉滑曰病风，脉涩曰痹。人一呼脉四动以上曰死，脉绝不至曰死，乍疏乍数曰死。平人之常气禀于胃，胃者平人之常气也。人无胃气曰逆，逆者死。

中華藏書

黄帝内经·最新整理珍藏版

春胃微弦曰平，弦多胃少曰肝病，但弦无胃曰死，胃而有毛曰秋病，毛甚曰今病。藏真③散于肝，肝藏筋膜之气也。夏胃微钩曰平，钩多胃少曰心病，但钩无胃曰死，胃而有石曰冬病，石甚曰今病。藏真通于心，心藏血脉之气也。长夏胃微软弱曰平，弱多胃少曰脾病，但代无胃曰死，软弱有石曰冬病，弱甚曰今病。藏真濡于脾，脾藏肌肉之气也。秋胃微毛曰平，毛多胃少曰肺病，但毛无胃曰死，毛而有弦曰春病，弦甚曰今病。藏真高于肺，以行荣卫阴阳也。冬胃微石曰平，石多胃少曰肾病，但石无胃曰死，石而有钩曰夏病，钩甚曰今病。藏真下于肾，肾藏骨髓之气也。

胃之大络，名曰虚里④，贯鬲络肺，出于左乳下，其动应衣，脉宗气也。盛喘数绝者，则病在中；结而横，有积矣；绝不至，曰死。乳之下，其动应衣，宗气泄也。欲知寸口太过与不及，寸口之脉中手短者，曰头痛。寸口脉中手长者，曰足胫痛。寸口脉中手促上击者，曰肩背痛。寸口脉沉而坚者，曰病在中。寸口脉浮而盛者，曰病在外。寸口脉沉而弱，曰寒热及疝瘕少腹痛。寸口脉沉而横，曰胁下有积，腹中有横积痛。寸口脉沉而喘，曰寒热。脉盛滑坚者，曰病在外。脉小实而坚者，曰病在内。脉小弱以涩，谓之久病。脉滑浮而疾者，谓之新病。脉急者，曰疝瘕少腹痛。脉滑曰风。脉涩曰痹。缓而滑曰热中。盛而紧曰胀。

【精注】

①躁：指脉搏躁动不宁。

②尺热：尺肤部发热。

③藏真：脏腑的真元之气。

④虚里：左乳之下，心尖博动处。

【今译】

黄帝问道：正常人的脉象是怎样的？岐伯答道：人一呼气脉跳动两次，一吸气脉也跳动两次，呼吸之余的时间，叫做定息，如果一息脉跳动五次，是因为有时呼吸较长以尽脉跳余数的缘故，这是平人的脉象。平人就是无病之人，通常以无病之人的呼吸为标准，来测候病人的呼吸至数及脉跳次数，医生无病，就可以用自己的呼吸来计算病人脉搏的至数，这是诊脉的法则。如果一呼与一吸，脉各跳动一次，是正气衰少，叫做少气。如果一呼一吸脉各跳动三次而且急疾，尺之皮肤发热，乃是温病的表现；如尺肤不热，脉象滑，乃为感受风邪而发生的病变；如脉象涩，是为痹症。人一呼一吸脉跳动八次以上是精气衰夺的死脉；脉气断绝不至，亦是死脉；脉来忽迟忽数，为气血已乱，亦是死脉。

健康人的正气来源于胃，胃为水谷之海，乃人体气血生化之源，所以胃气为健康人之常气，人若没有胃气，就是危险的现象，甚者可造成死亡。

春天如果脉弦而柔和，这是有胃气的微弦脉，是无病的平脉；如果弦象很明显而缺少柔和的胃气，是肝脏有病；脉见纯弦而无柔和之象的真脏脉，主死；若虽有胃气而兼见轻虚以浮的毛脉，是春见秋脉，预示着到了秋天就要生病，如毛脉太甚，则木被金伤，现时就会发病。肝旺于春，春天脏真之气散于肝，以养筋膜，故肝藏筋膜之气。夏天有胃气的脉应该是钩而柔和的微钩脉，乃是无病之平脉，如果钩象很明显而缺少柔和之胃气，为心脏有病；脉见纯钩而无柔和之象的真脏脉，主死；若虽有胃气而兼见沉象的石脉，是夏见冬脉，故预测其到了冬天就要生病；如石脉太甚，则火被水伤，现时就会发病。心旺于夏，故夏天脏真之气通于心，心主血脉，而心之所藏则是血脉之气。长夏有胃气的脉应该是微软弱的脉，乃是无病之平脉，如果弱甚无力而缺少柔和之胃气，为脾脏有病；如果见无胃气的代脉，主死；若软弱脉中兼见沉石，是长夏见冬脉，这是火土气衰而水反侮的现象，故预测其到了冬天就要生病；如弱水甚，现时就会发病。脾旺于长夏，故长夏脏真之气濡养于脾，脾主肌肉，故脾藏肌肉之气。秋天有胃气的脉应该是轻虚以浮而柔和的微毛脉，乃是无病之平脉；如果是脉见轻虚以浮而缺少柔和之胃气，为肺脏有病；如见纯毛脉而无胃气的真脏脉，就要死亡；若毛脉中兼见弦象，这是金气衰而木反侮的现象，故预测其到了春天就要

中華藏書

上部《黄帝内经·素问》

中国书店

八一

生病；如弦脉太甚，现时就会发病。肺旺于秋而居上焦，故秋季脏真之气上藏于肺，肺主气而朝百脉，营行脉中，卫行脉外，皆自肺宣布，故肺主运行营卫阴阳之气。冬天有胃气的脉应该是沉石而柔和的微石脉，乃是无病之平脉；如果脉见沉石而缺少柔和的胃气，为肾脏有病；如脉见纯石而不柔和的真脏脉，主死；若沉石脉中兼见钩脉，是水气衰而火反侮的现象，故预测其到了夏天就要生病；如钩脉太甚，现时就会发病。肾旺于冬而居人体的下焦，冬天脏真之气下藏于肾，肾主骨，故肾藏骨髓之气。

胃经的大络，称作虚里，其络从胃贯膈而上络于肺，其脉出现于左乳下，搏动时手可以感觉得到，这是积于胸中的宗气鼓舞其脉跳动的结果。如果虚里脉搏动急救而兼有短时中断之象，这是中气不守的现象，是病在膻中的症候；如脉来迟而有歇止兼见长而坚位置横移的主有积滞，如脉断绝而不至，主死。如果虚里跳动甚剧而外见于衣，这是宗气失藏而外泄的现象。切脉要知道寸口脉太过和不及的情况。寸口脉象应指而短，主头痛。寸口脉应指而长，主足胫痛。寸口脉应指急促而有力，上搏指下，主肩背痛。寸口脉沉而坚硬，主病在内。寸口脉浮而盛大，主病在外。寸口脉沉而弱，主寒热、疝瘕少腹疼痛。寸口脉沉而横居，主胁下有积病，或腹中有横积而疼痛。寸口脉沉而急促，主病寒热。脉盛大滑而坚，主病在外。脉小实而坚，主病在内。脉小弱而涩，是为久病。脉来滑得浮而疾数，是为新病。脉来紧急，主疝瘕少腹疼痛。脉来滑利，主病风。脉来涩滞，主痹症。脉来缓而滑利，为脾胃有热，主病热中。脉来盛紧，为寒气痞满，主胀病。

【原典】

脉从阴阳，病易已；脉逆阴阳，病难已。脉得四时之顺，曰病无他；脉反四时及不间藏，曰难已。臂多青脉，曰脱血。尺脉缓涩，谓之解㑊⑤。安卧脉盛，谓之脱血。尺涩脉滑，谓之多汗。尺寒脉细，谓之后泄。脉尺粗常热者，谓之热中。肝见庚辛死，心见壬癸死，脾见甲乙死，肺见丙丁死，肾见戊己死，是谓真藏⑥见皆死。颈脉⑦动喘疾咳，曰水。目裹微肿如卧蚕起之状，曰水。溺黄赤安卧者，黄疸。已食如饥者，胃疸。面肿曰风，足胫肿曰水。目黄者曰黄疸。妇人手少阴脉动甚者，妊子也。脉有逆从四时，未有藏形，春夏而脉瘦，秋冬而脉浮大，命曰逆四时也。风热而脉静，泄而脱血脉实，病在中脉虚，病在外脉涩坚者，皆难治，命曰反四时也。人以水谷为本，故人绝水谷则死，脉无胃气亦死。所谓无胃气者，但得真藏脉，不得胃气也。所谓脉不得胃气者，肝不弦肾不石也。太阳脉至，洪大以长；少阳脉至，乍数乍疏，乍短乍长；阳明脉至，浮大而短。

夫平心脉来，累累如连珠，如循琅玕，曰心平，夏以胃气为本。病心脉来，喘喘连属，其中微曲，曰心病。死心脉来，前曲后居，如操带钩，曰心死。平肺脉来，厌厌聂聂，如落榆荚，曰肺平，秋以胃气为本。病肺脉来，不上不下，如循鸡羽，曰肺病，死肺脉来，如物之浮，如风吹毛，曰肺死。平肝脉来，软弱招招，如揭长竿末梢，曰肝平，春以胃气为本。病肝脉来，盈实而滑，如循长竿，曰肝病。死肝脉来，急益劲⑧，如新张弓弦，曰肝死。平脾脉来，柔脉相离，如鸡践地，曰脾平，长夏以胃气为本。病脾脉来，实而盈数，如鸡举足，曰脾病。死脾脉来，锐坚如乌之喙，如鸟之距，如屋之漏，如水之流，曰脾死。平肾脉来，喘喘累累如钩，按之而坚，曰肾平，冬以胃气为本。病肾脉来，如引葛，按之益坚，曰肾病。死肾脉来，发如夺索⑨，辟辟如弹石⑩，曰肾死。

【精注】

⑤解㑊：指倦怠懒言的病症。

⑥真藏：指真脏脉，即无胃气的脉象。

⑦颈脉：结喉两旁足阳明胃经的人迎脉。

⑧急益劲：指脉搏弦硬劲急。

⑨发如夺索：形容肾脉来时坚硬，如按在两人争夺着的绳索上一样。

⑩辟辟如弹石：形容脉搏短促而坚硬。

【今译】

脉与病之阴阳相一致，如阳病见阳脉，阴病见阴脉，病易愈；脉与病之阴阳相反，如阳病见阴脉，阴病见阳脉，病难愈。脉与四时相应为顺，如春弦、夏钩、秋毛、冬石，即使患病，亦无什么危险，如脉与四时相反，及不间脏而传变的，病难愈。臂多青脉，乃血少脉空，由于失血。尺肤缓而脉来涩，主气血不足，多为倦怠懈惰，但欲安卧。尺肤发热而脉象盛大，是火盛于内，主脱血。尺肤涩而脉象滑，阳气有余于内，故为多汗。尺肤寒而脉象细，阴寒之气盛于内，故为泄泻。脉见粗大而尺肤常热的，阳盛于内，为热中。

肝的真脏脉出现，到庚辛日就会死亡；心的真脏脉出现，到壬癸日就会死亡；脾的真脏脉出现，到甲乙日就会死亡；肺的真脏脉出现，到丙丁日就会死亡；肾的真脏脉出现，到戊已日就会死亡。这是说的真脏脉见，均主死亡。

颈部之脉搏动甚，且气喘咳嗽，主水病。眼睑浮肿如卧蚕之状，也是水病。小便颜色黄赤，而且嗜卧，是黄疸病。饮食后很快又觉得饥饿，是胃疸痛。风为阳邪，上先受之，面部浮肿，为风邪引起的风水病。水湿为阴邪，下先受之，足胫肿，是水湿引起的水肿病。眼白睛发黄，是黄疸病。妇人手少阴心脉搏动明显，是怀孕的症象。

脉与四时有相适应，也有不相适应的，如果脉搏不见本脏脉的正常脉象，春夏而不见弦、洪，而反见沉、涩；秋冬而不见毛、石，而反见浮大，这都是与四时相反的脉象。风热为阳邪，脉应浮大，今反沉静；泄利脱血，津血受伤，脉应虚细，今反实大；病在内，脉应有力，乃正气尚盛足以抗邪，今反脉虚；病在外，脉应浮滑，乃邪气仍在于表，今反见脉涩坚，脉症相反，都是难治之病，这就叫做"反四时"。

人依靠水谷的营养而生存，断绝水谷后，人就要死亡；胃气化生于水谷，如脉无胃气也要死亡。所谓无胃气的脉，就是单见真脏脉，而不见柔和的胃气脉。所谓不得胃气的脉，就是肝脉见不到微弦脉，肾脉见不到微石脉等。

太阳主时，脉来洪大而长；少阳主时，脉来不定，忽快急慢，忽长忽短；阳明主时，脉来浮大而短。

正常的心脉来时，像圆润的珠子一样，接连而至，又像按抚琅玕美玉一样的柔滑，这是心脏的平脉。夏天以胃气为本，脉当柔和而微钩。如果脉来时，喘急促，连串急数之中，带有微曲之象，这是心的病脉。将死的心脉来时，脉前曲回，后则端直，如摸到革带之钩一样的坚硬，全无和缓之意，这是心的死脉。

正常的肺脉来时，轻虚而浮，像榆荚下落一样的轻浮和缓，这是肺的平脉。秋天以胃气为本，脉当柔和而微毛。有病的肺脉来时，不上不下，如抚摸鸡毛一样，这是肺的病脉。将死的肺脉来时，轻浮而无根，如物之飘浮，如风吹毛一样，飘忽不定，散动无根，这是肺的死脉。

正常的肝脉来时，柔软而弦长，如长竿之末梢一样的柔软摆动，这是肝的平脉。春天以胃气为本，脉当柔和而微弦。有病的肝脉来时，弦长硬满而滑利，如以手摸长竿一样的长而不软，这是肝的病脉。将死的肝脉来时，弦急而坚劲，如新张弓弦一样紧绷而强劲，这是肝的死脉。

正常的脾脉来时，从容和缓，至数匀净分明，好像鸡足缓缓落地一样地轻缓而从容不迫，这是脾的平脉。长夏以胃气为本，脉当和缓。有病的脾脉来时，充实硬满而急救，如鸡举足一样急疾，这是脾的病脉。将死的脾脉来时，或锐坚而无柔和之气，如鸟之嘴，鸟之爪那样坚硬而锐，或时动复止而无规律；或脉去而不至，如屋之漏水点滴无伦，或如水之流逝，去而不返，这是脾的死脉。

正常的肾脉来时，沉石滑利连续不断而又有迂回之象，按之坚实，就像心的钩脉，这是肾的平脉，冬天以胃气为本，脉当柔软而微石。有病的肾脉来时，坚搏牵连如牵引葛藤一样，愈按愈坚硬，这是肾的病脉。将死的肾脉来时，像夺索一般，长而坚硬劲急，或坚实如以指弹石，这是肾的死脉。

中华藏书

黄帝内经·最新整理珍藏版

中国书店

玉机真脏论篇第十九

【导读】

　　本篇讲了五脏的常脉与病脉，五脏疾病的传变，五脏中真脏脉的表现和死期，五虚、五实的症状和预后情况等。

【原典】

　　黄帝问曰：春脉如弦，何如而弦？岐伯对曰：春脉者肝也，东方木也，万物之所以始生也。故其气来，软弱轻虚而滑，端直以长，故曰弦，反此者病。帝曰：何如而反？岐伯曰：其气来实而强，此谓太过①，病在外；其气来不实而微，此谓不及，病在中。帝曰：春脉太过与不及，其病皆何如？岐伯曰：太过则令人善忘，忽忽眩冒而巅疾；其不及则令人胸痛引背，下则两胁胠满。帝曰：善。夏脉如钩，何如而钩？岐伯曰：夏脉者心也，南方火也，万物之所以盛长也。故其气来盛去衰，故曰钩，反此者病。帝曰：何如而反？岐伯曰：其气来盛去亦盛，此谓太过，病在外；其气来不盛去反盛，此谓不及，病在中。帝曰：夏脉太过与不及，其病皆何如？岐伯曰：太过则令人身热而肤痛，为浸淫②；其不及则令人烦心，上见咳唾，下为气泄。帝曰：善。秋脉如浮，何如而浮？岐伯曰：秋脉者肺也，西方金也，万物之所以收成也。故其气来，轻虚以浮，来急去散，故曰浮，反此者病。帝曰：何如而反？岐伯曰：其气来，毛而中央坚，两傍虚，此谓太过，病在外；其气来，毛而微，此谓不及，病在中。帝曰：秋脉太过与不及，其病皆何如？岐伯曰：太过则令人逆气而背痛，愠愠然；其不及则令人喘，呼吸少气而咳，上气见血，下闻病音。帝曰：善。冬脉如营③，何如而营？岐伯曰：冬脉者肾也，北方水也，万物之所以合藏也。故其气来沉以搏，故曰营，反此者病。帝曰：何如而反？岐伯曰：其气来如弹石者，此谓太过，病在外；其去如数者，此谓不及，病在中。帝曰：冬病太过与不及，其病皆何如？岐伯曰：太过则令人解㑊，脊脉痛而少气不欲言；其不及则令人心悬如病饥，䏚中清，脊中痛，少腹满，小便变。帝曰：善。帝曰：四时之序，逆从之变异也，然脾脉独何主？岐伯曰：脾脉者土也。孤藏以灌四傍④者也。帝曰：然则脾善恶，可得见之乎？岐伯曰：善者不可得见，恶者可见。帝曰：恶者如何可见？岐伯曰：其来如水之流者，此谓太过，病在外；如鸟之喙者，此谓不及，病在中。帝曰：夫子言脾为孤藏，中央土以灌四傍，其太过与不及，其病皆何如？岐伯曰：太过则令人四支不举；其不及，则令人九窍不能，名曰重强。帝瞿然而起，再拜而稽首曰：善。吾得脉之大要，天下至数，五色脉变，揆度奇恒，道在于一。神转不回，回则不转，乃失其机。至数之要，迫近以微，著之玉版，藏之藏府，每旦读之，名曰《玉机》。

【精注】

①太过：此处指脉气过盛。

②浸淫：即浸淫疮。为一种风热发于肌肤的皮肤病，初起甚小，先痒后痛而成疮，汁出渍浸肌肉，重则遍及全身。

③营：此过形容脉搏深沉，即石脉。

④灌四傍：灌，灌溉；四傍，指肝、心、肺、肾。

【今译】

黄帝问道：春季时人的脉象如弦，怎样才能称为弦脉呢？岐伯回答说：春脉主应肝脏，属东方之木。在春天时，万物开始生长，因此脉气来时，软弱轻虚而滑，端直而长，所以叫做弦，假如违反了这种现象，就是病脉。黄帝道：怎样才称反呢？岐伯说：其脉气来，应指实而有力，这叫做太过，主病在外；如脉来不实而微弱，这叫做不及，主病在里。黄帝道：春脉太过与不及，发生的病变怎样？岐伯说：太过会使人记忆力衰退，精神恍惚，头昏而两目视物眩转，而发生巅顶疾病；其不及会使人胸部作痛，牵连背部，往下则两侧胁肋部位胀满。黄帝道：说得好！

夏时的脉象如钩，怎样才算钩？岐伯说：夏脉主应心脏，属南方之火，在夏天时，万物生长茂盛，因此脉气来时充盛，去时轻微，犹如钩之形象，所以叫做钩脉，假如违反了这种现象，就是病脉。黄帝道：怎样才称反呢？岐伯说：其脉气来盛去亦盛，这叫做太过，主病在外；如脉气来时不盛，去时反充盛有余，这叫做不及，主病在里。黄帝道：夏脉太过与不及，发生的病变怎样？岐伯说：太过会使人身体发热，皮肤痛，热邪侵淫成疮；不及会使人心虚作烦，上部出现咳唾涎沫，下部出现矢气下泄。黄帝道：讲得对！

秋天的脉象如浮，怎样才算浮？岐伯说：秋脉主应肺脏，属西方之金，在秋天时万物收成，因此脉气来时轻虚以浮，来急去散，所以叫做浮。假如违反了这种现象，就是病脉。黄帝道：怎样才称反呢？岐伯说：其脉气来浮软而中央坚，而傍虚，这叫做太过，主病在外；其脉气来浮软而微，这叫做不及，主病在里。黄帝道：秋脉太过与不及，发生的病变怎样？岐伯说：太过会使人气逆，背部作痛，愠愠然郁闷而不舒畅；其不及会使人呼吸短气，咳嗽气喘，气上逆而出血，喉间有喘息声音。黄帝道：讲得对！

冬时的脉象如营，怎样才算营？岐伯说：冬脉主应肾脏，属北方之水，在冬天时，万物闭藏，因此脉气来时沉而搏手，所以叫做营。假如违反了这种现象，就是病脉。黄帝道：怎样才称反呢？岐伯说：其脉来如弹石一般坚硬，这叫做太过，主病在外；如脉去虚数，这叫做不及，主病在里。黄帝道：冬脉太过与不及，发生的病变怎样？岐伯说：太过会使人精神不振，身体懈怠，脊骨疼痛，气短，懒于说话；不及则使人心如悬，如同腹中饥饿之状，季胁下空软部位清冷，脊骨作痛，少腹胀满，小便变黄。黄帝道：讲得对！

黄帝问：春天秋冬四时的脉象，有逆有从，其变化各异，但独未论及脾脉，脾脉到底主何时令呢？岐伯回答说：脾脉属土，位居中央为孤脏，以灌溉四旁。黄帝问：脾脉的正常与异常可以得见吗？岐伯说：正常的脾脉不可能见到，有病的脾脉是可以见到的。黄帝道：有病的脾脉怎样？岐伯说：其来如水之流散，这叫做太过，主病在外；其来坚锐如鸟之喙，这叫做不及，主病在中。黄帝道：先生说脾为孤脏，位居中央属土，以灌溉四旁，它的太过和不及各发生些什么病变？岐伯说：太过会使人四肢不能举动，不及则使人九窍不通，名叫重强。黄帝惊悟肃然起立，敬个礼道：很好！我懂得诊脉的要领了，这是天下极其重要的道理。《五色》、《脉变》、《揆度》、《奇恒》等书，阐述的道理都是一致的，总的精神在于一个"神"字。神的功用运转不息，向前而不能回却，倘若回而不转，就失掉它的生机了。极其重要的道理，往往迹象不显而近于微妙，把它著录在玉版上面，藏于枢要内府，每天早上诵读，称它为《玉机》。

【原典】

五藏受气于其所生，传之于其所胜，气舍于其所生，死于其所不胜。病之且死，必先传行，至其所不能，病乃死。此言气之逆行也，故死。肝受气于心，传之于脾，气舍于肾，至肺而死。心受气于脾，传之于肺，气舍于肝，至肾而死。脾受气于肺，传之于肾，气舍于心，至肝而死。肺受气于肾，传之于肝，气舍于脾，至心而死。肾受气于肝，传之于心，气舍于肺，至脾而死。此皆逆死也，一日一夜五分之，此所以占⑤死生之早暮也。黄帝曰：五藏相通，移皆有次，五藏有病，则各传其所胜。不治，法三月，若六月，若三日，若六日，传五藏而当死，是顺传所胜之次。故曰：别于阳者，知病从来；别于阴者，知死生之期，言知至其所困而死。

是故风者百病之长也，今风寒客于人，使人毫毛毕直，皮肤闭而为热，当是之时，可汗而发也；或痹不仁肿痛，当是之时，可汤熨⑥及火灸刺而去之。弗治，病入舍于肺，名曰肺痹，发咳上气。弗治，肺即传而行之肝，病名曰肝痹，一名曰厥，胁痛出食，当是之时，可按若刺耳。弗治，肝传之脾，病名曰脾风，发瘅，腹中热，烦心出黄，当此之时，可按可药可浴。弗治，脾传之肾，病名曰疝瘕，少腹冤热而痛，出白，一名曰蛊，当此之时，可按可药。弗治，肾传之心，病筋脉相引而急，病名曰瘛，当此之时，可灸可药。弗治，满十日，法当死。肾因传之心，心即复反传而行之肺，发寒热，法当三岁死，此病之次也。然其卒发者，不必治其传，或其传化有不以次，不以次入者，忧恐悲喜怒，令不得以其次，故令人有大病矣。因而喜大虚则肾气乘矣，怒则肝气乘矣，悲则脾气乘矣，恐则脾气乘矣，忧则心气乘矣，此其道也。故病有五，五五二十五变，及其传化。传，乘之名也。

【精注】

⑤占：推测。

⑥汤熨：即用热水温熨的一种治疗方法。

【今译】

五脏疾病传变的情况是这样的，受病气于其所生之脏，传于其所胜之脏，病气留舍于生我之脏，死于我所不胜之脏。当病到将要死的时候，必先传行于相克之脏，病者乃死。这是病气的逆传，所以会死亡。例如，肝受病气于心脏，而又传行于脾脏，其病气留舍于肾脏，传到肺脏而死。心受病气于脾脏，传行于肺脏，病气留舍于肺脏，传到肾脏而死。脾受病气于肺脏，传行于肾脏，病气留舍于心脏，传到肝脏而死。肺受病气于肾脏，传行于肝脏，病气留舍于脾脏，传到心脏而死。肾受病气于肝脏，传行于内脏，病气留舍于肺脏，传到脾脏而死。凡此都是病气之逆传，所以死。以一日一夜划分为五个阶段，分属五脏，就可以推测死候的早晚时间。

黄帝道：五脏是相互通连的，病气的转移，都有一定的次序。假如五脏有病，则各传其所胜；若不能掌握治病的时机，那么三个月或六个月，或三天，或六天，传遍五脏就当死了，这是相克的顺传次序。所以说：能辨别三阳的，可以知道病从何经而来；能辨别三阴的，可以知道病的死生日期，这就是说，知道他至其所不胜而死。

风为六淫之首，是百病之长。风寒如果袭中人，会使人毫毛直竖，皮肤闭而发热，在这个时候，可用发汗的方法治疗；至风寒入于经络，发生麻痹或肿痛等症状，此时可用汤烫（热敷）及火罐、艾灸、针刺等方法来祛散。如果不及时治疗，病气内传于肺，叫做肺痹，发生咳嗽上气的症状；不及时治疗，就会传行于肝，叫做肝痹，又叫做肝厥，发生胁痛、吐食的症状，在这个时候，可用按摩或者针刺等方法；如不及时治疗，就会传行于脾，叫做脾风，发生黄疸，腹中热，烦心，小便黄色等症状，在这个时候，可用按摩、药物或热汤沐浴等方法；如再不治，就会传行于肾，叫做疝瘕，少腹烦热疼痛，小便色白而混浊，又叫做蛊病，在这个时候，可用按摩，或用药物；如再不治，病即由肾传心，发生筋脉牵动拘挛，叫做瘛病，在这个时候，可用灸法，或用药物；如再不治，十日之后，当要死亡。倘若病邪由肾传心，心又复反传于肺脏，发为寒热，法当三日即死，这是疾病传行的一般次序。假如骤然暴发的病，就不必根据这个相传的次序而治。有些病不依这个次序传变的，如忧、恐、悲、喜、怒情志之病，病邪就不能依照这个次序相传，因而使人生大病了。如因喜极伤心，心虚则肾气相乘；或因大怒，则肝气乘脾；或因悲伤，则肺气乘肝；或因惊恐，则肾气内虚，脾气乘肾；或因大忧，则肺气内虚，心气乘肺。这是五志激动，使病邪不依次序传变的道理。所以病虽有五，及其传化，就有五五二十五变。所谓传化，就是相乘的名称。

【原典】

大骨枯槁，大肉陷下；胸中气满，喘息不便，其气动形，期六月死，真藏脉见，乃予之期日。大骨枯槁，大肉陷下，胸中气满，喘息不便，内痛引肩项，期一月死，真藏见，乃予之期日。大骨枯槁，大肉陷下，胸中气满，喘息不便，内痛引肩项，身热，脱肉破䐃，真藏见，十月之内死。大骨枯槁，大肉陷下，肩髓内消，动作益衰，真藏来见，期一岁死，见其真藏，乃予之期日。大骨枯槁，大肉陷下；胸中气满，腹内痛，心中不便，肩项身热，破䐃脱肉，目眶陷，真藏见，目不见人，立死，其见人者，至其所不胜之时则死。急虚身中卒至，五藏绝闭，脉道不通，气不往来，譬于堕溺，不可为期。其脉绝不来，若人一息五六至，其形肉不脱，真藏虽不见，犹死也。真肝脉至，中外急，如循刀刃责责然，如按琴瑟弦，色青白不泽，毛折，乃死。真心脉至，坚而搏，如循薏苡子累累然，色赤黑不泽，毛泽，乃死。真肺脉至，大而虚，如以毛羽中人肤，色白赤不泽，毛折，乃死。真肾脉至，搏而绝，如指弹石辟辟然，色黑黄不泽，毛折，乃死。真脾脉至，弱而乍数乍疏，色黄青不泽，毛折，乃死。诸真藏脉见者，皆死不治也。

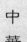

中華藏書

上部《黄帝内经·素问》

中国书店

中
華
藏
書

黄
帝
内
经

最新整理珍藏版

中国书房

黄帝曰：见真藏曰死，何也？岐伯曰：五藏者皆禀气于胃，胃者，五藏之本也。藏气者，不能自致于手太阴，必因于胃气，乃至于手太阴也。故五藏各以其时，自为而至于手太阴也。故邪气胜者，精气衰也；故病甚者，胃气不能与之俱至于手太阴，故真藏之气独见，独见者，病胜藏也，故曰死。帝曰：善。黄帝曰：凡治病，察其形气色泽，脉之盛衰，病之新故，乃治之，无后其时。形气相得⑦，谓之可治；色泽以浮，谓之易已；脉从四时，谓之可治；脉弱以滑，是有胃气，命曰易治，取之以时。形气相失，谓之难治；色夭不泽，谓之难已；脉实以坚，谓之益甚；脉逆四时，为不可治。必察四难，而明告之。所谓逆四时者，春得肺脉，夏得肾脉，秋得心脉，冬得脾脉，其至皆悬绝沉涩者，命曰逆四时。未有藏形⑧，于春夏而脉沉涩，秋冬而脉浮大，名曰逆四时也。病热脉静，泄而脉大，脱血而脉实，病在中脉实坚，病在外脉不实坚者，皆难治。

黄帝曰：余闻虚实以决死生，愿闻其情。岐伯曰：五实死，五虚死。帝曰：愿闻五实五虚。岐伯曰：脉盛，皮热，腹胀，前后不通，闷瞀，此谓五实。脉细，皮寒，气少，泄利前后，饮食不入，此谓五虚。帝曰：其时有生者何也？岐伯曰：浆粥入胃，泄注止，则虚者活；身汗得后利，则实者活。此其候也。

【精注】

⑦形气相得：形，指形体；气，指神气；相得，即相合，相一致。

⑧未有藏形：藏指脏。本句意为未见到真脏脉相。

【今译】

如果出现大骨软弱，大肉瘦削，胸中气满，呼吸困难，呼吸时身体振动的情况，为期六个月就要死亡。见了真脏脉，就可以预知死日，大骨软弱，大肉瘦削，胸中气满，呼吸困难，胸中疼，牵引肩项，为期一个月就要死亡，见了真脏脉，就可以预知死日。大骨软弱，大肉瘦削，胸中气满，呼吸困难，胸中疼痛，牵引肩项，全身发热，脱肉破䐃，真脏脉现，十个月之内就要死亡。大骨软弱，大肉瘦削，两肩下垂，骨髓内消，动作衰颓，真脏脉未出现，为期一年死亡，若见到真脏脉，就可以预知死日。大骨软弱，大肉瘦削，胸中气满，腹中痛，心中气郁不舒，肩项身上俱热，破䐃脱肉，目眶下陷，真脏脉出现，精脱目不见人，立即死亡；如尚能见人，是精未全脱，到了它所不胜之时，便死亡了。如果正气暴虚，外邪陡然中入，仓卒获病，五脏气机闭塞，周身脉道不通，气不往来，譬如从高堕下，或落水淹溺一样，猝然的病变，就无法预测死期了。其脉息绝而不至，或跳动异常疾数，一呼脉来五、六到，虽然形肉不脱，真脏不见，仍然要死亡的。

肝脏之真脏脉至，中外劲急，就像按在刀口上一样的锋利，也像按在琴弦上一样硬直，面部显青白颜色而不润泽，毫毛枯焦，就要死亡。心脏的真脏脉至，坚硬而搏手，如循薏苡子那样短而圆实，面部显赤黑颜色而不润泽，毫毛枯焦乃死。肺脏的真脏脉至，大而空虚，好像毛羽着人皮肤一般地轻虚，面部显白赤颜色而不润泽，毫毛枯焦，就要死亡。肾脏的真脏脉至，搏手若转索欲断，或如以指弹石一样坚实，面部显黑黄颜色而不润泽，毫毛枯焦，就要死亡。脾脏的真脉脏至，软弱无力，快慢不匀，面部显黄青颜色而不润泽，毫毛枯焦，就要死亡。凡是见到五脏真脏脉，皆为不治的死候。

黄帝问：见到真脏脉象，就要死亡，这是为什么呢？岐伯说：五脏的营养，都赖于胃腑水谷之精微，因此胃是五脏的根本。故五脏之脉气，不能自行到达于手太阴寸口，必须赖借胃气的敷布，才能达于手太阴。所以五脏之气能够在其所主之时，出现于手太阴寸口，就是有了胃气。如果邪气胜，必定使精气衰。所以病气严重时，胃气就不能与五脏之气一齐到达手太阴，而为某一脏真脏脉象单独出现，真脏独见，是邪气胜而脏气伤，所以说是要死亡的。黄帝答道：说得好！

黄帝道：大凡治病，必先诊察形体盛衰，气之强弱，色之润枯，脉之虚实，病之新久，然后及时治疗，不能错过时机。病人形气相称，是可治之症；面色光润鲜明，病亦易愈；脉搏与四时相适应，亦为可治；脉来弱而流利，是有胃气的现象，病亦易治，必须抓紧时间，进行治疗。形气不相称，此谓难治；面色枯槁，没有光泽，病亦难愈；脉实而坚，病必加重；脉与四时相逆，为不可治。必须审察这四种难治之证，清楚地告诉病家。

所谓脉与四时相逆，是春天见到脉脉，夏天见到肾脉，秋天见到心脉，冬天见到脾脉，其脉皆悬绝无根，或沉涩不起，这就叫做逆四时。如五脏脉气不能随着时令表现于外，在春夏的时令，反见沉涩的脉象，秋冬的时令，反见浮大的脉象，这也叫做逆四时。

热病脉宜洪大而反静；泄泻脉应小而反大；脱血脉应虚而反实；病在中而脉实坚；病在外而脉不实坚。这些都是症脉相反，皆为难治。

黄帝道：我听说根据虚实的病情可以预知死生，希望听听这其中的道理！岐伯说：总的说来就是五实死，五虚亦死。黄帝道：那么什么叫做五实、五虚呢？岐伯说：脉盛是心受邪盛，皮热是肺受邪盛，腹胀是脾受邪盛，二便不通是肾受邪盛，闷瞀是肝受邪盛，这叫做五实。脉细是心气不足，皮寒是肺气不足，气少是肝气不足，泄利前后是肾气不足，饮食不入是脾气不足，这叫做五虚。黄帝道：五实、五虚，有时也有痊愈的，这是怎么回事？岐伯说：能够吃些粥浆，慢慢地胃气恢复，大便泄泻停止，则虚者也可以痊愈。如若原本身热无汗的，而现在得汗，原来二便不通的，而现在大小便通利了，则实者也可以痊愈。这就是五虚、五实能够痊愈的机转。

三部九候论篇第二十

【导读】

本篇详细记载了三部九候的部位及所属脏腑，论述了对经病、孙络病、血病、奇邪等不同病变应采取的不同针刺治疗手法。

【原典】

黄帝问曰：余闻九针于夫子，众多博大，不可胜数。余愿闻要道，以属子孙，传之后世，著之骨髓，藏之肝肺，歃血^①而受，不敢妄泄，令合天道^②，必有终始，上应天光星辰历纪，下副^③四时五行，贵贱^④更互，冬阴夏阳，以人应之奈何？愿闻其方。岐伯对曰：妙乎哉问也！此天地之至数。

帝曰：愿闻天地之至数，合于人形血气，通决死生，为之奈何？岐伯曰：天地之至数，始于一，终于九焉。一者天，二者地，三者人，因而三之，三三者九，以应九野。故人有三部，部有三候，以决死生，以处百病，以调虚实，而除邪疾。帝曰：何谓三部？岐伯曰：有下部，有中部，有上部。部各有三候，三候者，有天有地有人也，必指而导之^⑤，乃以为真。上部天，两额之动脉；上部地，两颊之动脉；上部人，耳前之动脉。中部天，手太阴也；中部地，手阳明也；中部人，手少阴也。下部天，足厥阴也；下部地，足少阴也；下部人，足太阴也。故下部之天以候肝，地以候肾，人以候脾胃之气。帝曰：中部之候奈何？岐伯曰：亦有天，亦有地，亦有人。天以候肺，地以候胸中之气，人以候心。帝曰：上部以何候之？岐伯曰：亦有天，亦有地，亦有人。天以候头角之气，地以候口齿之气，人以候耳目之气。三部者，各有天，各有地，各有人。三而成天，三而成地，三而成人。三而三之，合则为九，九分为九野，九野为九藏。故神藏五，形藏四，合为九藏。五藏已败，其色必夭，夭必死矣。

帝曰：以候奈何？岐伯曰：必先度其形之肥瘦，以调其气之虚实，实则泻之，虚则补之。必先去其血脉而后调之，无问其病，以平为期。帝曰：决死生奈何？岐伯曰：形盛脉细，少气不足以息者危。形瘦脉大，胸中多气者死。形气相得者生。参伍不调^⑥者病。三部九候皆相失者死。上下左右之脉，相应如参春^⑦者病甚。上下左右，相失不可数者死。中部之候虽独调，与众藏相失者死。中候之候相减者死，目内陷者死。

【精注】

①歃血：歃，用口吸取。歃血，古代盟誓时的一种仪式。

②令合天道：此指符合天体的运行规律。

③副：有"合"之意，即符合。

④贵贱：四时五行之气，当者为贵，非当者为贱。这里指盛衰。

⑤指而导之：指必须要有老师的指导，才能掌握三部九候的规律。

⑥参伍不调：指脉搏跳动参差不齐。

⑦参春：形容脉跳搏指有力，如春捣谷物一般，彼此上下参差不齐。

【今译】

黄帝说：听你讲了九针的道理后，我觉得这里面广博繁富，数不胜数。我想了解其中的主要道理，以嘱咐子孙，传于后世，铭心刻骨，永志不忘，并严守誓言，不敢妄泄。如何使这些道理符合于天体运行的规律，有始有终，上应于日月星辰周历天度之标志，下符合四时五行阴阳盛衰的变化，人是怎样适应这些自然规律的呢？希望你讲解这方面的道理。岐伯回答说：问得多好呀！这是天地间至为深奥的道理。

黄帝问：我听说天地的至数，与人的形体气血相通，以决断死生，这是怎么回事？岐伯说：天地的至数，开始于一，终止于九。一奇数为阳，代表天，二偶数为阴，代表地，人生天地之间，故以三代表人；天地人合而为三，三三为九，以应九野之数。所以人有三部，每部各有三候，可以用它来决断死生，处理百病，从而调治虚实，祛除病邪。

黄帝问：什么叫做三部呢？岐伯说：有上部，有中部，有上部。每部各有三候，所谓三候，是以天、地、人来代表的。必须有老师的当面指导，方能懂得部候准确之处。上部天，即两额太阳穴处动脉；上部地，即两颊人迎穴处动脉；上部人，即耳前耳门穴处动脉；中部天，即两手太阴气口、经渠穴处动脉；中部地，即两手阳明经合谷处动脉；中部人，即两手少阴经神门处动脉；下部天，即足厥阴经五里穴或太冲穴处动脉；下部地，即足少阴经太溪穴处动脉；下部人，即足太阴经箕门穴处动脉。故而下部之天可以候肝脏之病变，下部之地可以候肾脏之病变，下部之人可以候脾胃之病变。

黄帝问：中部之候怎样？岐伯说：中部亦有天、地、人三候。中部之天可以候肺脏之病变，中部之地可以候胸中之病变，中部之人可以候心脏之病变。黄帝道：上部之候又怎样？岐伯说：上部也有天、地、人三候。上部之天可以候头角之病变，上部之地可以候口齿之病变，上部之人可以候耳目之病变。三部之中，各有天，各有地，各有人。三候为天，三候为地，三候为人，三三相乘，合为九候。脉之九候，以应地之九野，地之九野，以应人之九脏。所以人有肝、肺、心、脾、肾五神脏和膀胱、胃、大肠、小肠四形脏，合为九脏。若五脏已败，必见神色枯槁，枯槁者是病情危重，乃至死亡症象。

黄帝问：如何诊察病人呢？岐伯说：先要看病人的身形肥瘦，了解他的正气虚实，实症用泻法，虚症用补法。但必先去除血脉中的凝滞，而后调补气血的不足，不论治疗什么病，都是以达到气血平调为准则。

黄帝问：怎样决断死生？岐伯说：形体盛，脉反细，气短，呼吸困难，危险；如形体瘦弱，脉反大，胸中喘满而多气的是死亡之症。一般而论：形体与脉一致的主生；若脉来三五不调者主病，三部九候之脉与疾病完全不相适应的，主死；上下左右之脉，相应鼓指如舂杵捣谷，参差不齐，病必严重；若见上下左右之脉相差甚大，而又息数数乱不可计数的，是死亡症候；中部之脉虽然独自调匀，而与其他众脏不相协调的，也是死候；中部之脉衰减，与其他各部不相协调的，也是死候；目内陷的为正气衰竭现象，也是死候。

【原典】

帝曰：何以知病之所在？岐伯曰：察九候独小者病，独大者病，独疾者病，独迟者病，独热者病，独寒者病，独陷下者病。以左手中上，上去踝五寸按之，庶右手足当踝而弹之，其应过五寸以上，蠕蠕然[8]者不病；其应疾，中手浑浑然[9]者病；中手徐徐然者病；其应上不能至五寸，弹之不应者死。是以脱肉身不去者死。中部乍疏乍数者死。其脉代而钩者，病在络脉。九候之相应也，上下若一，不得相失。一候后则病，二候后则病甚，三候后则病危。所谓后者，应不俱也。察其藏府，以知死生之期，必先知经脉，然后知病脉，真藏脉见者胜死。

足太阳气绝者，其足不可屈伸，死必戴眼⑩。

帝曰：冬阴夏阳奈何？岐伯曰：九候之脉，皆沉细悬绝者为阴，主冬，故以夜半死。盛躁喘数者为阳，主夏，故以日中死。是故寒热病者，以平旦死。热中及热病者，以日中死。病风者，以日夕死。病水者，以夜半死。其脉乍疏乍数，乍迟乍疾者，日乘四季死。形肉已脱，九候虽调，犹死。七诊⑪虽见，九候皆从者不死。所言不死者，风气之病及经月之病，似七诊之病而非也，故言不死。若有七诊之病，其脉候亦败者死矣，必发哕噫。必审问其所始病，与今之所方病，而后各切循其脉，视其经络浮沉，以上下逆从循之，其脉疾者不病，其脉迟者病，脉不往来者死，皮肤著⑫者死。

帝曰：其可治者奈何？岐伯曰：经病者治其经，孙络病者治其孙络血，血病身有痛者治其经络。其病者在奇邪，奇邪之脉则缪刺之。留瘦不移，节而刺之。上实下虚，切而从之，索其结络脉，刺出其血，以见通之。瞳子高⑬者太阳不足，戴眼者太阳已绝，此决死生之要，不可不察也。

【精注】

⑧蠕蠕然：形容脉形软滑而均和。

⑨浑浑然：脉搏混乱不清的样子。

⑩戴眼：两眼上翻，眼珠不能自由地转动。

⑪七诊：指独大，独小，独疾，独迟，独热，独寒，独陷下。

⑫皮肤著：皮肤干枯无华，瘦削粘着肌骨。

⑬瞳子高：言两目微有上视，但不若戴眼之定直不动。

【今译】

黄帝问：如何知道病的部位？岐伯说：诊察九候脉时若有异常变化，就能知病辨部位。九候之中，有一部独小，或独大，或独疾，或独迟，或独热，或独寒，或独陷下（沉伏），均是有病的现象。

以左手加于病人的左足上，距离内踝五寸处按着，以右手指在病人足内踝上弹之，医者之左手即有振动的感觉，如其振动的范围超过五寸以上，蠕蠕而动，为正常现象；如其振动急剧而大，应手快速而混乱不清的，为病态；若振动微弱，应手迟缓，应为病态；如若振动不能上及五寸，用较大的力量弹之，仍没有反应，是为死候。

身体极度消瘦，体弱不能行动，是死亡之症。中部之脉或快或慢，无规律，为气脉败乱之兆，亦为死症。如脉代而钩，为病在络脉。九候之脉，应相互适应，上下如一，不应该有参差。如九候之中有一候不一致，就是病态；二候不一致，则病重；三候不一致，则病必危险。所谓不一致，就是九候之间，脉动的不相适应。诊察病邪所在之脏腑，以知死生的时间。临症诊察，必先知道正常之脉，然后才能知道有病之脉，若见到真脏脉象，胜己的时间，便要死亡。足太阳经脉气绝，则两足不能屈伸，死亡之时，必目睛上视。

黄帝问：冬为阴，夏为阳，脉象与之相应的情况是怎样的？岐伯回答说：九候的脉象，都是沉细悬绝的，为阴，冬令死于阴气极盛之夜半；如脉盛大躁动喘而疾数的，为阳，主夏令，所以死于阳气旺盛之日中；寒热交作的病，死于阴阳交会的平旦之时；热中及热病，死于日中阳极之时；病风死于傍晚阳衰之时；病水死于夜半阴极之时。其脉象忽疏忽数，忽迟忽急，乃脾气内绝，死于辰戌丑未之时，也就是平坦、日中、日夕、夜半、日乘四季的时候；若形坏肉脱，虽九候协调，犹是死亡的症象；假使七诊之脉出现，而九候都顺于四时的，就不一定是死候。所说不死的病，指新感风病，或月经之病，虽见类似七诊之病脉，而实不相同，所以说不是死候。若七诊出现，其脉候有败坏现象的，这是死征，死的时候，必发呃逆等症候。所以治病之时，必须详细询问他的起病情形和现在症状，然后按各部分，切其脉搏，以观察其经络的浮沉，以及上下逆顺。如其脉来流利的，不病；脉来迟缓的，是病；脉不往来的，是死候；久病肉脱，皮肤干枯着于筋骨的，亦是死候。

黄帝问：如何治那些可治的病？岐伯回答说：如果病在经上，那么刺经；病在孙络的，要刺孙络使它出血；血病而有身

读书随笔

中華藏書

上部《黄帝内经·素问》

中国书房

九九

中国书房

痛症状的，则治其经与络。若病邪留在大络，则用右病刺左、左病刺右的缪刺法治之。若邪气久留下移，当于四肢八溪之间、骨节交会之处刺之。上实下应，当切按其脉，而探索其脉络郁结的所在，刺出其血，以通其气。如目上视的，是太阳经气不足。目上视而又定直不动的，是太阳经气已绝。这是决定死生的要点，一定要详察。

经脉别论篇第二十一

【导读】

本篇讲了环境、情志的变动和体力的劳逸对脉搏的影响，详细介绍了食物如何通过脾的运化、肺的输布营养全身的过程，叙述了六经偏盛所发生的症状和治法，对气逆的脉象也有所阐发。

【原典】

黄帝问曰：人之居处动静勇怯①，脉亦为之变乎？岐伯对曰：凡人之惊恐恚劳②动静，皆为变也。是以夜行则喘出于肾，淫气病肺。有所堕恐，喘出于肝，淫气害脾。有所惊恐，喘出于肺，淫气伤心。度③水跌仆，喘出于肾与骨，当是之时，勇者气行则已，怯者则着而为病④也。故曰：诊病之道，观人勇怯骨肉皮肤，能知其情，以为诊法也。故饮食饱甚，汗出于胃；惊而夺精，汗出于心；持重远行，汗出于肾；疾走恐惧，汗出于肝；摇体劳苦，汗出于脾。故春秋冬夏，四时阴阳，生病起于过用，此为常用也。

食用入胃，散精于肝，淫气于筋⑤。食气入胃，浊气⑥归心，淫精于脉，脉气流经，经气归于肺，肺朝百脉，输精于皮毛。毛脉合精，行气于府。府精神明⑦，留于四藏，气归于权衡，权衡以平，气口成寸，以决死生。饮入于胃，游溢精气⑧，上输于脾。脾气散精，上归于肺，通调水道⑨，下输膀胱。水精四布，五经并行，合于四时五藏，阴阳揆度以为常也。太阳藏独至⑩，厥喘虚气逆，是阴不足阳有余也，表里当俱泻，取之下俞。阳明藏独至，是阳气重并也，当泻阳补阴，取之下俞。少阳藏独至，是厥气也，跷前卒大，取之下俞，少阳独至者，一阳之过⑪也。

太阴藏搏者，用心省真⑫，五脉气少，胃气不平，三阴也，宜治其下俞，补阳泻阴。一阳独啸，少阳厥也，阳并于上，四脉争张，气归于肾，宜治其经络，泻阳补阴。一阴至，厥阴之治也，真虚㾷心⑬，厥气留薄，发为白汗⑭，调食和药，治在下俞。

帝曰：太阳藏何象？岐伯曰：象三阳而浮也。帝曰：少阳藏何象？岐伯曰：象一阳也，一阳藏者，滑而不实也。帝曰：阳明藏何象？岐伯曰：象大浮也。太阴藏搏，言伏鼓也。二阴搏至肾，沉不浮也。

【精注】

①勇怯：此指身体之强弱。

②恚劳：恚，怒也。劳，此指劳神。

③度：同"渡"。

④着而为病：邪气停留而引起疾病。

⑤淫气于筋：流溢精气于筋而养之。淫，流溢滋养之义。

⑥浊气：水谷精气。

⑦府精神明：府精，经脉中精气旺盛；神明，神的功能正常。

⑧游溢精气：意为消化水饮，吸收水精。游溢，满溢，分离。实指消化、吸收的过程。

⑨通调水道：即疏通调节水通。水道，指宣发肃降水液的通道。

⑩太阳藏独至：足太阳膀胱经气偏盛。

⑪一阳之过：一阳，为太阳；过，为太过、过盛的意思。即太阳经气太过。

⑫用心省真：用心审察确切。

⑬㾷心，㾷，忧郁。心，心中忧郁。

⑭白汗：即自汗。

【今译】

黄帝问道：人们的居住环境、活动与安静、勇敢与怯懦各不相同，他们的经脉血气是不是也会相应变化？岐伯回答说：人在惊恐、愤怒、劳累、活动或安静的情况下，经脉血气都要受到影响而发生变化。所以夜间远行劳累，就会扰动肾气，使肾气不能闭藏而外泄，则气喘出于肾脏，其偏胜之气，就会侵犯肺脏。若因坠堕而受到恐吓，就会扰动肝气，而喘出于肝，其偏胜之气就会侵犯脾脏。或有所惊恐，惊则神越气乱，扰动肺气，喘出于肺，其偏胜之气就会侵犯心脏。渡水而跌倒，跌倒伤骨，肾主骨，水湿之气通于肾，致肾气和骨气受到扰动，气喘出于肾和骨。在这种情况下，身体强盛的人，气血畅行，不会出现什么病变；怯弱的人，气血留滞，就会发生病变。所以说：诊察疾病，观察病人的勇怯及骨骼、肌肉、皮肤的变化，便能了解病情，并以此作为诊病的方法。在饮食过饱的时候，则食气蒸发而汗出于胃。惊则神气浮越，则心气受伤而汗出于心。负重而远行的时候，则骨劳气越，肾气受伤而汗出于肾。疾走而恐惧的时候，由于疾走伤筋，恐惧伤魂，则肝气受伤而汗出于肝。劳力过度的时候，由于脾主肌肉四肢，则脾气受伤而汗出于脾。春、夏、秋、冬四季阴阳的变化都有其常度，人在这些变化中所以发生疾病，就是因为身体劳累过度所致，一般来讲是这样的。

五谷入胃，其所化生的一部分精微之气输散到肝脏，再由肝将此精微之气滋养于筋。五谷入胃，其所化生的精微之气，注入于心，再由心将此精气滋养于血脉。血气流行在经脉之中，到达于肺，肺又将血气输送到全身百脉中去，最后把精气输送到皮毛。皮毛和经脉的精气汇合，又还流归入于脉，脉中精微之气，通过不断变化，周流于四脏。这些正常的生理活动都要取决于气血阴阳的平衡。气血阴阳平衡，则表现在气口的脉搏变化上，气口的脉搏，可以判断疾病的死生。水液入胃以后，游溢布散其精气，上行输送于脾，经脾对精微的布散转输，上归于肺，肺主清肃而司治节，肺气运行，通调水道，下输于膀胱。如此则水精四布，外而布散于皮毛，内而灌输于五脏之经脉，并能合于四时寒暑的变易和五脏阴阳的变化。作出适当的调节，这就是经脉的正常生理现象。

太阳经脉如果偏盛，就会发生厥逆、喘息、虚气上逆等症状，这是阴不足而阳有余，表里两经俱当用泻法，取足太阳经的束骨穴和足少阴经的太溪穴。阳明经脉偏盛，是太阳、少阳之气重并于阳明，当用泻阳补阴的治疗方法，当泻足阳明经的陷谷穴，补太阴经的太白穴。少阳经脉偏盛，是厥气上逆，所以阳跷脉前的少阳脉猝然盛大，当取足少阳经的临泣穴。少阳经脉偏盛而独至，就是少阳太过。太阴经脉鼓搏有力，应当细心地省察是否真脏脉至，若五脏之脉均气少，胃气又不平和，这是足太阴脾太过的缘故，应当用补阳泻阴的治疗方法，补足阳明之陷谷穴，泻足太阴之太白穴。二阴经脉独盛，是少阴厥气上逆，而阳气并越于上，心、肝、脾、肺四脏受其影响，四脏之脉争张于外，病的根源在于肾，应治其表里的经络，泻足太阳经的经穴昆仑、络穴飞扬，补足少阴的经穴复溜，络穴大钟。一阴经脉偏盛，是厥阴所主，出现真气虚弱，心中疼痛不适的症状，厥气留于经脉与正气相搏而发为白汗，应该注意饮食调养和药物的治疗，如用针刺，当取厥阴经下部的太冲穴，以泻其邪。

黄帝说：太阳经的脉象是怎样的呢？岐伯说：太阳经的脉象像三阳之气浮盛于外，所以脉浮。黄帝说：少阳经的脉象呢？岐伯说：少阳经脉象像一阳之气初生，滑而不实。黄帝说：阳明经的脉象呢？岐伯说：阳明经脉象大而浮。太阴经的脉象搏动，虽沉伏而指下仍搏击有力；少阴经的脉象搏动，是沉而不浮。

脏气法时论篇第二十二

【导读】

本篇主要讲五脏虚实的症候及具体治法并介绍了五脏适宜的食物。

【原典】

黄帝问曰：合人形以法四时五行而治，何如而从？何如而

上部《黄帝内经·素问》

中華藏書

逆？得失之意，愿闻其事。岐伯对曰：五行者，金木水火土也，更贵更贱①，以知死生，以决成败。而定五藏之气，间甚②之时，死生之期也。

帝曰：愿卒闻之。岐伯曰：肝主春，足厥阴少阳主治，其日甲乙，肝若急，急食甘以缓③之。心主夏，手少阴太阳主治，其日丙丁，心苦缓，急食酸以收之。脾主长夏，足太阴阳明主治，其日戊己，脾苦湿，急食苦以燥之。肺主秋，手太阴阳明主治，其日庚辛，肺若气上逆，急食苦以泄之。肾主冬，足少阴太阳主治，其日壬癸，肾苦燥，急食辛以润之，开腠理，致津液，通气也。病在肝，愈于夏，夏不愈，甚于秋，秋不死，持于冬，起于春，禁当风。肝病者，愈在丙丁，丙丁不愈，加于庚辛，庚辛不死，持于壬癸，起于甲乙。肝病者，平旦慧，下晡甚，夜半静。肝欲散，急食辛以散之，用辛补之，酸泻之。病在心，愈在长夏，长夏不愈，甚于冬，冬不死，持于春，起于夏，禁温食热衣。心病者，愈在戊己，戊己不愈，加于壬癸，壬癸不死，持于甲乙，起于丙丁。心病者，日中慧，夜半甚，平旦静。心欲软，急食咸以软之，用咸补之，甘泻之。

病在脾，愈在秋，秋不愈，甚于春，春不死，持于夏，起于长夏，禁温食饱食，温地濡衣。脾病者，愈在庚辛，庚辛不愈，加于甲乙，甲乙不死，持于丙丁，起于戊己。脾病者，日昳慧，日出甚，下晡④静。脾欲缓，急食甘以缓之，用苦泻之，甘补之。

病在肺，愈在冬，冬不愈，甚于夏，夏不死，持于长夏，起于秋，禁寒饮食寒衣。肺病者，愈在壬癸，壬癸不愈，加于丙丁，丙丁不死，持于戊己，起于庚辛。肺病者，下晡慧，日中甚，夜半静。肺欲收，急食酸以收之，用酸补之，辛泻之。病在肾，愈于春，春不愈，甚于长夏，长夏不死，持于秋，起于冬，禁犯焠焕热食，温灸衣。肾病者，愈在甲乙，甲乙不愈，甚于戊己，戊己不死，持于庚辛，起于壬癸。肾病者，夜半慧，四季甚，下晡静。肾欲坚，急食苦以坚之，用苦补之，咸泻之。

【精注】

①更贵更贱：更，更替。更贵更贱，张介宾注："五行之道，当其旺则为贵，当其衰则为贱。"句意为五行之道，有盛衰之更替。

②间甚：间，疾病减轻；甚，疾病加重。

③缓：弛缓，涣散。

④下晡：太阳西下之时，约相当于下午五、六点钟时。

【今译】

黄帝问道：结合人的形体，仿效四时五行的变化规律来主治疾病，如何是从？如何又是逆呢？我想了解治法中的从逆和得失的情况。岐伯回答说：五行就是金、木、水、火、土，配合时令气候，有衰旺胜克的变化，从这些变化中可以测知疾病的死生，分析医疗的成败，并能确定五脏之气的盛衰、疾病轻重的时间，以及死生的日期。

黄帝说：你给我详细说说。岐伯说：肝属本，旺于春，肝与胆为表里，春天是足厥阴肝和足少阳胆主治的时间，甲乙属木，足少阳胆主甲木，足厥阴肝主乙木，所心肝胆旺日为甲乙；肝在志为怒，怒则气急，甘味能缓急，故宜急食甘以缓之。心属火，旺于夏，心与小肠为表里，夏天是手少阴心和手太阳小肠主治的时间；丙丁属火，手少阴心主丁火，手太阳小肠主丙火，所以心与小肠的旺日为丙丁；心在志为喜，喜则气缓，心气过缓侧心气虚而散，酸味能收敛，故宜急食酸以收之。脾属土，旺于长夏（六月），脾与胃为表里，长夏是足太阴脾和足阳明胃主治的时间；戊己属土，足太阴脾主己土，足阳明胃主戊土，所以脾与胃的旺日为戊己；脾性恶湿，湿盛则伤脾，苦味能燥湿，故宜急食苦以燥之。肺属金，旺于秋；肺与大肠为表里，秋天是手太阴肺和手阳明大肠主治的时间；庚辛属金，手太阴肺主辛金，手阳明大肠主庚金，所以肺与大肠的旺日为庚辛；肺主气，其性清肃，若气上逆则肺病，苦味能泄，故宜急食苦以泄之。肾属水，旺于冬，肾与膀胱为表里，冬天是足少阴肾与足太阳膀胱主治的时间；壬癸属水，足少阴肾主癸水，足太阳膀胱主壬水，所以肾与膀胱的旺日为壬癸；

肾为水脏，喜润而恶燥，故宜急食辛以润之。这样可以开发腠理，运行津液，宜通五脏之气。

肝脏有病，夏季可愈；若至夏季不愈，到秋季病情就要加重；如秋季不死，至冬季病情就会维持稳定不变状态，到来年春季，病即好转，不可临风。肝病丙丁可痊愈，丙丁不愈，就会在庚辛加重，庚辛不死，就会在壬癸趋于稳定，待到甲乙逐渐好起来。肝病早之爽慧，下午加重，晚上趋于平静。肝水性喜条达而恶抑郁，故肝病急用辛味以散之，若需要补以辛味补之，若需要泻，以酸味泻之。

心脏有病，长夏可愈；若至长夏不愈，到了冬季病情就会加重；如果在冬季不死，到了明年的春季病情就会维持稳定不变状态，到了夏季病即好转。心有病的人应禁忌温热食物，衣服也不能穿的太暖。心病会在戊已痊愈，戊已不愈，就会在壬癸加重，壬癸不死，就会在甲乙趋于稳定，待到丙丁逐渐好起来。心病中午爽慧，夜半加重，早上趋于平静。心痛欲柔软，宜急食咸味以软之，需要补则以咸味补之，以甘味泻之。

脾脏有病，秋季可愈；若至秋季不愈，到春季病就加重；如果在春季不死，到夏季病情就会维持稳定不变状态，到长夏的时间病即好转。脾病应禁忌吃温热性食物及饮食过饱、居湿地、穿湿衣等。脾病庚辛可痊愈，庚辛不愈，就会在甲乙加重，甲乙不死，就会在丙丁趋于稳定，待到戊已逐渐好起来。脾病夕阳西沉之时爽慧，朝暾初之之时加重，傍晚之时趋于平静。脾脏病需要缓和，甘能缓中，故宜急食甘味以缓之，需要泻则用苦味药泻脾，以甘味补脾。

肺脏有病，冬季可愈；若至冬季不愈，到夏季病就加重；如果在夏季不死，至长夏时病情就会维持稳定不变状态，到了秋季病即好转。肺有病应禁忌寒冷饮食及穿得太单薄。肺病壬癸可痊愈，壬癸不愈，就会在丙丁加重，丙丁不死，就会在戊已趋于稳定，待到庚辛逐渐好起来。肺病傍晚时爽慧，中午加重，夜半趋于平静。肺气欲收敛，宜急食酸味以收敛，需要补的，用酸味补肺，需要泻的，用辛味泻肺。

肾脏有病，春季可愈；若至春季不愈，到长夏时病就加重；如果在长夏不死，到秋季病情就会维持稳定不变状态，到冬季病即好转。肾病禁食炙煿过热的食物和穿经火烘烤过的衣服。肾病甲乙可痊愈，甲乙不愈，就会在戊己加重，戊己不死，就会在庚辛趋于稳定，待到壬癸逐渐好起来。肾病夜半时爽慧，四季加重，傍晚时趋于平静。肾主闭藏，其气欲坚，需要补的，宜急食苦味以坚之，用苦味补之，需要泻的，用咸味泻之。

【原典】

夫邪气之客于身也，以胜相加⑤，至其所生而愈，至其所不胜而甚，至于所生而持，自得其位而起。必先定五藏之脉，乃可言间甚之时，死生之期也。肝病者，两胁下痛引少腹，令人善怒；虚则目𥉂𥉂⑥无所见，耳无所闻，善恐如人将捕之，取其经，厥阴与少阳，气逆，则头痛，耳聋不聪，颊肿，取血者。心病者，胸中痛，胁支满，胁下痛，膺背肩胛间痛，两臂内痛；虚则胸腹大，胁下与腰相引而痛，取其经，少阴太阳，舌下血者。其变病，刺郄中⑦血者。

脾病者，身重善肌肉痿，足不收，行善瘛，脚下痛；虚则腹满肠鸣，飧泄食不化，取其经，太阴阳明少阴血者。肺病者，喘咳逆气，肩背痛，汗出，尻阴股膝髀腨胻足皆痛；虚则少气，不能报息，耳聋嗌干，取其经，太阴足太阳之外、厥阴内血者。肾病者，腹大胫肿，喘咳身重，寝汗⑧出憎风；虚则胸中痛，大腹小腹痛，清厥⑨意不乐，取其经，少阴太阳血者。肝色青，宜食甘，粳米牛肉枣葵皆甘。心色赤，宜食酸，小豆犬肉李韭皆酸。肺色白，宜食苦，麦羊肉杏薤皆苦。脾色黄，宜食咸，大豆豕肉栗藿皆咸。肾色黑，宜食辛，黄黍鸡肉桃葱皆辛。辛散，酸收，甘缓，苦坚，咸软。毒药攻邪，五谷为养，五果为助，五畜为益，五菜为充，气味合而服之，以补精益气。此五者，有辛酸甘苦咸，各有所利⑩，或散或收，或缓或急，或坚或软，四时五藏，病随五味所宜也。

【精注】

⑤以胜相加：邪气侵袭人体，按照五行相胜的规律伤人。

⑥目𥉂𥉂：𥉂（huāng），目不明。目𥉂𥉂，双眼视物不清。

中華藏書

黄帝内经·最新整理珍藏版

中国书店

⑦郄中：郄（xì）同郤。

⑧寝汗：睡眠中出汗。

⑨清厥：四肢寒冷。

⑩各有所利：五味对五脏分别具有扶正祛邪的作用。

【今译】

凡是邪气侵袭人体，都是以胜相加，病至其所生之时而愈，至其所不胜之时而甚，至其所生之时而病情稳定不变，至其自旺之时就病情好转。但必须先明确五脏之平脉，然后始能推测疾病的轻重时间及死生的日期。

肝脏有病，会出现两助下疼痛牵引少腹，使人多怒，这是肝气实的症状；如果肝气虚则出现两目昏花而视物不明，两耳也听不见声音，多恐惧，好像有人要逮捕他一样。治疗时，取用厥阴肝经少阳胆经的经穴。如肝气上逆，则头痛，耳聋而听觉失灵，颊肿，应取厥阴、少阴经脉，刺出其血。

心脏有病，会出现胸中痛，胁部支撑胀满，肋不痛，胸膺部、背部及肩胛间疼痛，两臂内侧疼痛，这是心实的症状。心虚，则出现胸腹部胀大，肋下和腰部牵引作痛。治疗时，取少阴心经和太阳小肠经的经穴，并刺舌下之脉以出其血。如病情有变化，与初起不同，刺委中穴出血。

脾脏有病，会出现身体沉重，易饥，肌肉痿软无力，两足弛缓不收，行走时容易抽搐，脚下疼痛，这是脾实的症状；脾虚则腹部胀满，肠鸣，泄下而食物不化。治疗时，取太阴脾经、阳明胃经和少阴肾经的经穴，刺出其血。

肺脏有病，会出现喘咳气逆，肩背部疼痛，出汗，尻、阴、股、膝、髀骨、腨肠、胻、足等部皆疼痛，这是肺实的症状；如果肺虚，就出现少气，呼吸困难而难于接续，耳聋，咽干。治疗时，取太阴肺经的经穴，更取足太阳经的外侧及足厥阴内侧，即足少阴肾经的经穴，刺出其血。

肾脏有病，会出现腹部胀大，胫部浮肿，气喘，咳嗽，身体沉重，睡后出汗，恶风，这是肾实的症状；如果肾虚，就出现胸中疼痛，大腹和小腹疼痛，四肢厥冷，心中不乐。治疗时，取足少阴肾经和足太阳膀胱经的经穴，刺出其血。

肝合青色，宜食甘味，粳米，牛肉、枣、葵菜都是属于味甘的。心合赤色，宜食酸味，小豆、犬肉、李、韭都是属于酸味的。肺合白色，宜食苦味，小麦、羊肉、杏、薤都是属于苦味的。脾合黄色，宜食于咸味，大豆、猪肉、栗、藿都是属于咸味的。肾合黑色，宜食辛味，黄黍、鸡肉、桃、葱都是属于辛味的。

五味的功用：辛味主发散，酸味主收敛，甘味主缓急，苦味主坚燥，咸味主软坚。凡毒药都是可用来攻逐病邪，五谷用以充养五脏之气，五果帮助五谷以营养人体，五畜用以补益五脏，五菜用以充养脏腑，气味和合而服食，可以补益精气。这五类食物，各有辛、酸、甘、苦、咸的不同气味，各有利于某一脏气，或散、或收，或缓、或急、或坚、或软等，在运用的时候，要根据春、夏、秋、冬四时和五脏之气的偏盛偏衰及苦欲等具体情况来用。

宣明五气篇第二十三

【导读】

本篇以五脏为中心，运用五行学说，对人的日常生活、发病因素、脏腑功能、病情变化、脉搏形象、药物性味，饮食宜忌等进行了分析总结。

【原典】

五味所入：酸入肝，辛入肺，苦入心，咸入肾，甘入脾，是谓五入。五气所病①：心为噫，肺为咳，肝为语②，脾为吞③，肾为欠为嚏，胃为气逆为哕④为恐，大肠小肠为泄，下焦溢为水，膀胱不利为癃⑤、不约为遗溺，胆为怒，是谓五病。五精所并：精气并于心则喜，并于肺则悲，并于肝则忧，并于脾则畏，并于肾则恐，是谓五并，虚而相并⑥者也。

五藏所恶：心恶热，肺恶寒，肝恶风，脾恶湿，肾恶燥，是谓五恶。五藏化液：心为汗，肺为涕，肝为泪，脾为涎，肾为唾，是谓五液。五味所禁：辛走气，气病无多食辛；咸走血，血病无多食咸；苦走骨，骨病无多食苦；甘走肉，肉病无多食甘；酸走筋，筋病无多食酸。是谓五禁，无令多食。

五病所发：阴病发于骨，阳病发于血，阴病发于肉，阳病发于冬，阴病发于夏，是谓五发。

五邪所乱：邪入于阳则狂，邪入于阴则痹，搏阳则为巅疾，搏阴则为瘖，阳入之阴则静，阴出之阳则怒，是谓五乱。五邪所见：春得秋脉，夏得冬脉，长夏春脉，秋得夏脉，冬得长夏脉，名曰阴出之阳，病善怒不治，是谓五邪皆同，命死不治。

五藏所藏：心藏神，肺藏魄，肝藏魂，脾藏意，肾藏志，是谓五藏所藏。

五藏所主：心主脉，肺主皮，肝主筋，脾主肉，肾主骨，是谓五主。

五劳所伤：久视伤血，久卧伤气，久坐伤肉，久立伤骨，久行伤筋，是谓五劳所伤。

五脉应象：肝脉弦，心脉钩，脾脉代⑦，肺脉毛，肾脉石，是谓五藏之脉。

【精注】

①五气所病：五脏气机失调的病症。

②语：多言。

③吞：吞吐酸水。

④哕：哕，呃逆。

⑤癃：小便癃闭不通。

⑥虚而相并：脏气乘虚而相并。

⑦代：代脉，此指表现为柔和、柔软特点的代脉。

【今译】

饮食五味入五脏，酸味入肝脏，辛味入肺脏，苦味入心脏，咸味入肾脏，甘味入脾脏，这就是所说的五味所入。五脏之气失调后所发生的病变，心气失调则暖气；肺气失调则咳嗽；肝气失调则多言；脾气失调则吞酸，肾气失调则为呵欠、喷嚏；胃气失调则为气逆为哕，或有恐惧感；大肠、小肠病则不能泌别清浊，传送糟粕，而为泄泻；下焦不能通调水道，则水液泛溢于皮肤而为水肿；膀胱之气化不利，则为癃闭，不能约制，则为遗尿；胆气失调则易发怒。这是五脏之气失调而发生的病变。

五脏之精气相并所发生疾病的情况是这样的：精气并于心则喜，精气并于肺则悲，精气并于肝则忧，精气并于脾则畏，精气并于肾则恐。这就是所说的五并，都是由于五脏乘虚相并所致。

五脏所恶：心恶热，肺恶寒，肝恶风，脾恶湿，肾恶燥，这就是所谓的五恶。

五脏化生的液体：心之液化为汗，肺之液化为涕，肝之液化为泪，脾之液化为涎，肾之液化为唾，这是五脏化生的五液。

五味的禁忌：辛味走气，气病不可多食辛味；咸味走血，血病不可多食咸味；苦味走骨，骨病不可多食苦味；甜味走肉，肉病不可多食甜味；酸味走筋，筋病不可多食酸味。这就是五味的禁忌，不可使之多食。

五种病发生的情况是这样的：阴病发生于骨，阳病发生于血，阴病发生于肉，阳病发生于冬，阴病发生于夏。这是五病所发。

五邪所乱的情况是这样的：邪气入阳分，则阳偏胜，而发为狂病；邪入于阴分，则阴偏胜，而发为痹病；邪搏于阳则阳气受伤，而发为巅疾；邪搏于阴则阴气受伤，而发为瘖哑之疾；邪由阳而入于阴，则从阴而为静；邪由阴而出于阳，则从阳而为怒。这就是所谓五乱。

五脏克贼之邪所表现的脉象：春天见到秋天的毛脉，是金克木；夏天见到冬天的石脉，是水克火；长夏见到春天的弦脉，是木克土；秋天见到夏天的洪脉，是火克金；冬天见到长夏的濡缓脉，是土克水。名曰阴出之阳，即五脏之阴的邪病出于经脉之阳。春得秋脉，肝木受刑，故病易怒，当亟治之，若不加治疗，则邪干五脏。这就是所谓的五邪脉。其预后相同，都属于不治的死症。

五脏各有所藏：心、肺、肝、脾、肾分别藏神、魄、魂、

意、志，这就是所谓的五脏所藏。

五脏各有所主：心、肺、肝、脾、肾分别主脉、皮、筋、肉、骨，这就是所谓的五脏所主。

五种过度的疲劳可以伤耗五脏的精气：如久视则劳于精气而伤血，久卧则阳气不伸而伤气，久坐则血脉灌输不畅而伤肉，久立则劳于肾及腰、膝、胫等而伤骨，久行则劳于筋脉而伤筋。这就是五劳所伤。

五脏对应四时的脉象：肝脉应春，端直而长，其脉像弦；心脉应夏，来盛去衰，其脉像钩；脾旺于长夏，其脉软弱，随长夏而更代；肺脉应秋，轻虚而浮，其脉像毛；肾脉应冬，其脉沉坚像石。这就是所说的应于四时的五脏平脉。

血气形志篇第二十四

【导读】

本篇介绍了形志苦乐所造成的疾病及治法；五脏俞穴在背部的位置及取穴方法。

【原典】

夫人之常数①，太阳常多血少气，少阳常少血多气，阳明常多气多血，少阴常少血多气，厥阴常多血少气，太阴常多气少血，比天之常数。

足太阳与少阴为表里，少阳与心主为表里，阴明与太阴为表里，是为足阴阳也。手太阳与少阴为表里，少阳与厥阴为表里，阳阴与太阳为表里，是为足阴阳也。今知手足阴阳所苦②，凡治病必先去其血，乃去其所苦，伺之所欲③，然后泻有余，补不足。

欲知背俞④先度其两乳间，中折之，更以他草度去半已，即以两隅相拄⑤也，乃举以度其背，令其一隅居上，齐脊大椎，两隅在下，当其下隅者，肺之俞也。复下一度，心之俞也。复下一度，左角肝之俞也，右角脾之俞也。复下一度，肾之俞也。是谓五藏之俞，灸刺之度也。

形乐志苦，病生于脉，治之以灸刺。形乐志乐，病生于肉，治之以针石。形苦志乐，病生于筋，治之以熨引。形苦志苦，病生于咽嗌，治之以甘药。形数惊恐，经络不通，病生于不仁⑥，治之以按摩、醪药。是谓五形志⑦也。刺阳明出血气，刺太阳出血恶气⑧，刺少阳出气恶血，刺太阴出气恶血，刺少阴出气恶血，刺厥阴出血恶气也。

【精注】

①常数：此指气血在各经脉中分布的正常数量。

②手足阴阳所苦：手足阴阳，指手足三阴三阳经。苦，病也。

③伺之所欲：伺，诊察的意思。伺之所欲，诊察病人之所需，即根据疾病的虚实。

④背俞：指背部膀胱经上五脏的俞穴。

⑤两隅相拄：隅，边或角的意思。拄，支撑。

⑥不仁：麻木而没有知觉。

⑦五形志：指五种因形体、精神情志失调引起的疾病。

⑧恶气：此有不宜之意。下各"恶"字同。即针刺时不宜泻气手外。

【今译】

人身各经络气血的多少，都是一定的。太阳经常常多血少气，少阳经常常少血多气，阳明经常常多气多血，少阴经常常用少血多气，厥阴经常常多血少气，太阴经常常多气少血，这就先天禀赋之常数。

足太阳膀胱经与足少阴肾经为表里，足少阳胆经与足厥阴肝为经为表里，足阳明胃经与足太阴脾经为表里。这是足三阳经和足三阴经之间的表里配合关系。手太阳小肠经和手太阴心经为表里，手少阴三焦经与手厥阴心包经为表里，手阳明大肠经与手太阴肺经为表里，这是手三阳经和手三阴经之间的表里配合关系，现已知道，疾病发生在手足阴阳十二经脉的那一经，其治疗方法，血脉雍盛的，必须先刺出其血，以减轻其病苦；再诊察其所欲，根据病情的虚实，然后泻其有余之实邪，补其不足之虚。

若想知道背部五脏俞穴的位置，可先用草一根，度量两乳之间的距离，再从正中对折，另以一草与前草同样长度，折掉一半之后，拿来支撑第一根草的两头，就成了一个三角形，然后用它量病人的背部，使其一个角朝上，和脊背部大椎穴相平，另外两个角在下，其下边左右两个角所指的部位，就是肺俞穴所在。再把上角移下一度，放在两肺俞连线的中点，则其下左右两角的位置是心俞的部位。再移下一度，左角是肝俞，右角是脾俞。再移下一度，左右两角是肾俞。这就是五脏俞穴的部位，为刺灸取穴的法度。

身体安逸但精神苦闷的人，病多发生在经脉，治疗时宜用针灸。身体安逸而精神也愉快的人，病多发生在肌肉，治疗时宜用针刺或砭石。身体劳苦但精神很愉快的人。病多发生在筋，治疗时宜用热熨或导引法。身体劳苦，而精神又很苦恼的人，病多发生在咽喉部，治疗时宜用药品物。屡受惊恐的人，经络因气机紊乱而不通畅，病多为麻木不仁，治疗时宜用按摩和药酒。以上是形体和精神方面发生的五种类型的疾病。

刺阳明经，可以出血出气；刺太阳经，可以出血，但不应伤气；刺少阳经，只应出气，而不应出血，刺太阳经，只应出气，而不应出血；刺少阴经，只应出气，而不应出血；刺厥阴经，只应出血，而不应伤气。

宝命全形论篇第二十五

【导读】

本篇认为治病之道，养身之法在于内外环境的统一；介绍了针刺必须懂的五个关键问题及候气的意义；指出在临症时，应细心审察、全神贯注并谨慎用针。

【原典】

黄帝问曰：天覆地载，万物悉备，莫贵于人。人以天地之气生，四时之法成①，君王众庶，尽欲全形，形之疾病，莫知其情，留淫②日深，著于骨髓，心私虑之。余欲针除其疾病，为之奈何？岐伯对曰：夫盐之味咸者，其气令器津泄；弦绝者，其音嘶败；木敷者，其叶发③；病深者，其声哕。人有此三者，是谓坏府，毒药无治，短针无取，此皆绝皮伤肉，血气争黑。

帝曰：余念其痛，心为之乱惑，反甚其病，不可更代，百姓闻之，以为残贼，为之奈何？岐伯曰：夫人生于地，悬命于天，天地合气，命之曰人。人能应四时者，天地为之父母；知万物者，谓之天子。天有阴阳，人有十二节；天有寒暑，人有虚实。能经天地阴阳之化者，不失四时；知十二节之理者，圣智不能欺也；能存八动之变，五胜更立④；能达虚实之数者，独出独入，呿吟⑤至微，秋毫在目。

帝曰：人生有形，不离阴阳，天地合气，别为九野，分析四时，月有小大，日有短长，万物并至，不可胜量，虚实呿吟，敢问其方？岐伯曰：木得金而伐，火得水而灭，土得木而达，金得火而缺，水得土而绝，万物尽然，不可胜竭。故针有悬布天下者五，黔首共余食，莫知之也。一曰治神，二曰知养身，三曰知毒药为真⑥，四曰制砭石小大，五曰知府藏血气之诊。五法俱立，各有所先。今末世之刺也，虚者实之，满者泄之，此皆众工所共知也。若夫法天则地，随应而动，和之者若响，随之者若影，道无鬼神，独来独往。

帝曰：愿闻其道。岐伯曰：凡刺之真，必先治神，五藏已定，九候已备，后乃存针，众脉不见，众凶弗闻⑦，外内相得，无以形先，可玩往来⑧，乃施于人。人有虚实，五虚勿近，五实勿远，至其当发，闻不容瞚⑨。手动若务⑩，针耀而匀，静意视义，观适之变⑪，是谓冥冥⑫，莫知其形，见其乌乌，见其稷稷，从见其飞，不知其谁，伏如横弩，起如发机。

帝曰：何如而虚？何如而实？岐伯曰：刺实者须其虚，刺虚者须其实，经气已至，慎守勿失，深浅在志，远近若一，如临深渊，手如握虎，神无营⑬于众物。

【精注】

①四时之法成：指人随着四时温暑凉寒、生长收藏的变化规律而生存立命。

②留淫：留淫当为"留衍"，意为日积月累。

③木敷者，其叶发：敷，《太素》作"陈"，木陈者，即

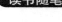

为木陈久，毁坏。其叶发，即树叶毁坏飘落。

④五胜更立：指五行相胜，有衰有旺，更替主时。

⑤咕吟：咕谓欠咕，吟谓吟叹。咕吟，比喻极小的变化。

⑥为真：为，作用，真，此指药物的性味。

⑦众脉不见，众凶弗闻：一说脉，应作"目"，众脉，即众目，比喻人多。凶，通"讻"，即聚讼，比喻声音多而杂乱。

⑧可玩往来：针刺技术熟练。

⑨瞚：瞚（shùn），同"瞬"，一眨眼，比喻时间短暂。

⑩动若务：王冰："手动用针，心如专务于一事也。"务，指精神必须专一。

⑪静意视义，观适之变："义"应做"息"，即冷静细致地观察针气所至，病人呼吸所发生的变化。

⑫冥冥：幽隐，无形的样子。

⑬营：通"萦"，惑，扰乱。

【今译】

黄帝说：天地之间，万物俱备，没有什么比人更宝贵。人依靠天地之大气和水谷之精气生存，并随着四时生长收藏的规律而生活着，上至君主，下至平民，所有人都愿意保全形体的健康，但是往往有了病，却因病轻而难于察知，让病邪稽留，逐渐发展，日益深沉，乃至深入骨髓，我对此甚感忧虑。我要想解除他们的痛苦，应该怎样办才好？岐伯回答说：比如盐味是咸的，当贮藏在器具中的时候，看到渗出水来，这就是盐气外泄；比如琴弦将要断的时候，就会发出嘶败的声音；内部已溃的树木，其枝叶好像很繁茂，实际上外盛中空，极容易萎谢；人在疾病深重的时候，就会产生呃逆。人有了这样症状，说明内脏已经严重破坏，药物和针灸都将不起作用，因为皮肤肌肉受伤败坏，血气枯槁，这时已病入膏肓很难挽回了。

黄帝道：我很同情病人的痛苦，但思想上有些慌乱疑惑，因治疗不当反使病势加重，又没有更好的方法来替代，人们看起来，将要认为我残忍粗暴，究竟怎么好呢？岐伯说：一个人的生活，和自然界是密切关联的。人能适应四时变迁，则自然界的一切，都成为他生命的泉源。能够知道万物生长收藏之道理的人，就有条件承受和运用万物。所以天有阴阳，人有十二经脉；天有寒暑，人有虚实盛衰。能够顺应天地阴阳的变化，不违背四时的规律，了解十二经脉的道理，就能明达事理，不会被疾病现象弄糊涂了。能存心于八方风动之变，五行相生相克之变，亦能知之。能明达于虚实之数者，则独自出入游行于天地之间，咙吟之下，秋毫至微，备在于目。

黄帝道：人生而有形体，离不开阴阳的变化，天地二气相合，从经纬上来讲，可以分为九野，从气候上来讲，可以为分四时，月行有小大，日行有短长，这都是阴阳消化变化的体现。天地间万物的生长变化更是不可胜数，根据患者微细呵欠及呻吟，就能判断出疾病的虚实变化。请问运用什么方法，能够提纲挈领，来加以认识和处理呢？岐伯说：可根据五行变化的道理来分析：木遇到金，就能折伐；火受到水，就能熄灭；土被木植，就能疏松；金遇到火，就能熔化，水遇到土，就能遏止。这种变化，万物都是一样，不胜枚举。所以用针刺来治疗疾病，能够嘉惠天下人民的，有五大关键，但人们都弃余不顾，不懂得这些道理。所谓五大关键：一是要精神专一，二是要了解养身之道，三是要熟悉药物真正的性能，四要注意制取砭石的大小，五是要懂得脏腑血气的诊断方法。能够懂得这五项要道，就可以掌握缓急先后。而今末世之制，只知治形，虚者就去充实，胀满者就去消泄，这是普通的医生所共知的。治神者则是以天地为法则，随着不同的回应而变化举动，应和它们就像声音的回响，追随它们就像影之随形，超越了鬼神，独自来去自由。

黄帝问：用针有什么道理与技巧吗？岐伯回答说：凡用针的关键，必先集中思想，了解五脏的虚实，三部九候脉象的变化，然后下针。还要注意有没有真脏脉出现，五脏有无败绝现象，外形与内脏是否协调，不能单独以外形为依据，更要熟悉经脉血气往来的情况，才可施针于病人。病人有虚实之分，见到五虚，不可草率下针治疗，见到五实，不可轻易放弃针刺治疗，应该要掌握针刺的时机，不然在瞬息之间就会错过机会。以手按穴，精神必须专一，行

中
華
藏
書

黄
帝
内
经
·
最
新
整
理
珍
藏
版

中
国
书
店

针之时，须光耀而圆活。清静其意，以视行针之义，可观其自得之变。这就是静之至，众莫睹其形。见其乌乌之至，见其程程之聚，只见针之飞耀圆活，而不知其谁也。针之未举，优如横弩；针之已施，起如生机。

黄帝道：如何治疗虚症？对实症又该如何治疗呢？岐伯说：刺虚症，须用补法，刺实症，须用泻法；当针下感到经气至，则应慎重掌握，不失时机地运用泻方法。

针刺的深浅，全在灵活掌握，不管取穴远近，候针取气的道理是一致的，针刺时都必须精神专一，好像面临万丈深渊，小心谨慎，又好像手中捉着猛虎那样坚定有力，全神贯注，不为其他事物所分心。

八正神明论篇第二十六

【导读】

本篇介绍了四时八正与人体气血盛衰、针刺补泻的关系。对针刺补泻的方法，指出"方"、"圆"是其关键。认为在针刺时，应根据病人形体的肥瘦和营卫气血的盛衰，给以适当治疗。

【原典】

黄帝问曰：用针之服①，必有法则焉，今何法何则？岐伯对曰：法天则地，合以天光②。帝曰：愿卒闻之。岐伯曰：凡刺之法，必候日月星辰，四时八正之气，气定乃刺之。是故天温日明，则人血淖液而卫气浮，故血易泻，气易行；天寒日阴，则人血凝泣而卫气沉。月始生，则血气始精③，卫气始行；月郭满，则血气实，肌肉坚；月郭空，则肌肉减，经络虚，卫气去，形独居。是以因天时而调血气也。是以天寒无刺，天温无凝。月生无泻，月满无补，月郭空无治，是谓得时而调之。因天之序，盛虚之时，移光定位④，正立而待之。故曰：月生而泻，是谓藏虚；月满而补，血气扬溢，络有留血，命曰重实；月郭空而治，是谓乱经。阴阳相错，真邪不别，沉以留止，外虚内乱，淫邪乃起。

帝曰：星辰八正何候？岐伯曰：星辰者，所以制日月之行也。八正者，所以候八风之虚邪以时至者也。四时者，所以分春秋冬夏之气所在，以时调之，八正之虚邪，而避之勿犯也。以身之虚，而逢天之虚，两虚相感，其气至骨，人则伤五藏，工候救之，弗能伤也，故曰：天忌不可不知也。

帝曰：善。其法星辰者，余闻之矣，愿闻法往古者。岐伯曰：法往古者，先知《针经》也。验于来今者，先知日之寒温，月之虚盛，以候气之浮沉，而调之于身，观其立有验也。观其冥冥者，言形气荣卫之不形于外，而工独知之，以日之寒温，月之虚盛，四时气之浮沉，参伍相合而调之，工常先见之，然而不形于外，故曰观于冥冥焉。通于无穷者，可以传于后世也，是故工之所以异也，然而不形见于外，故俱不能见也。视之无形，尝之无味，故谓冥冥，若神仿佛。虚邪者，八正之虚邪气也。正邪者，身形若用力，汗出，腠理开，逢虚风，其中人也微，故莫知其情，莫见其形。上工救其萌芽，必先见三部九候之气，尽调不败而救之，故曰上工。下工救其已成，救其已败。救其已成者，言不知三部九候之相失，因病而败之也。知其所在者，知诊三部九候之病脉处治之，故曰守其门户焉，莫知其情而见邪形也。

【精注】

①服：指用针的技术。

②合以天光：王冰："谓合日月星辰之行度。"天光，本指日月星辰之光辉，又称三光。此指日月运行的规律。

③血气始精：血气开始充盛。

④移光定位：根据日月光线的移动，以确定时序的位置。

【今译】

黄帝问道：用针的技术，有其方法和规律，那么这些方法和规律是什么呢？岐伯回答说：要在一切自然现象的演变中去体会。黄帝道：请你详细地讲一下。岐伯说：凡针刺之法，必须观察日月星辰盈亏消长及四时八正之气候变化，方可运用针刺方法。所以气候温和，日色晴朗时，则人的血液流行滑润，

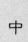

而卫气浮于表，血容易泻，气容易行；气候寒冷，天气阴霾，则人的血行也滞涩不畅，而卫气沉于里。月亮初生的时候，血气开始流利，卫气开始畅行；月正圆的时候，则人体血气充实，肌肉坚实；月黑无光的时候，肌肉减弱，经络空虚，卫气衰减，形体独居。所以要顺着天时而调血气。因此天气寒冷，不要针刺；天气温和，不要迟疑；月亮初生的时候，不可用泻法；月亮正圆的时候，不可用补法；月黑无光的时候，不要针刺。这就是所谓顺着天时而调治气血的法则。因天体运行有一定顺序，故月亮有盈亏盛虚，观察日影的长短，可以定四时八正之气。所以说：月牙初生时而泻，就会使内脏虚弱；月正圆时而补，使血气充溢于表，以致络脉中血液留滞，这叫做重实；月黑无光的时候用针刺，就会扰乱经气，叫做乱经。这样的治法必然会引起阴阳相错，真气与邪气不分，使病变反而深入，致卫外的阳气虚竭，内守的阴气紊乱，淫邪就要发生了。

　　黄帝道：星辰八正应该观察些什么？岐伯说：观察星辰的方位，可以定出日月循行的度数。观察八节常气的交替，可以测出异常八方之风，是什么时候来的，是怎样为害于人的。观察四时，可以分别春夏秋冬正常气候之所在，以便随时序来调养，可以避免八方不正之气候，不受其侵犯。假如虚弱的体质，再遭受自然界虚邪贼风的侵袭，两虚相感，邪气就可以侵犯筋骨，再深入一步，就可以伤害五脏。懂得气候变化治病的医生，就能及时挽救病人，不至于受到严重的伤害。所以说天时的宜忌，不可不知。黄帝道：讲得好！

　　关于取法于星辰的道理，我已经知道了，希望你讲讲怎样向古人学习。岐伯说：要学习古人的学术，先要懂得《针经》。要想把古人的经验验证于现在，必先要知道日之寒温，月之盈亏，四时气候的浮沉，而用以调治于病人，就可以看到这种方法是确实有效的。所谓观察其冥冥，就是说荣卫气血的变化虽不显露于外，而医生却能懂得，他从日之寒温，月之盈亏，四时气候之浮沉等，进行综合分析，做出判断，然后进行调治。因此医生对于疾病，每有先见之明，然而疾病并未显露于外，所以说这是观察于冥冥。能够运用这种方法，通达各种事理，他的经验就可以流传于后世，这是学识经验丰富的医生不同于一般人的地方。然而病情是不显露在表面，所以一般人都不容易发现，看不到形迹，尝不出味道，所心叫做冥冥，好像神灵一般的。

虚邪，指的是四时八节的虚邪贼风。正邪，指的是人在劳累时汗出腠理开，偶尔遭受的虚风。正邪伤人轻微，没有明显的感觉，也无明显病状表现，所以一般医生观察不出病情。技术高明的医生，在疾病初起，三部九候之脉气都调和而未败坏之时，就给以早期救治，所以称为"上工"。"下工"临症，是要等疾病已经形成，甚或至于恶化阶段，才进行治疗。所以说下工要等到病成阶段才能治疗，是因为不懂得三部九候的相得相失，致使疾病发展而恶化了。要明了疾病之所在，必须从三部九候的脉象中详细诊察，知道疾病的变化，才能进行早期治疗。所以说掌握三部九候，好像看守门户一样的重要，虽然外表尚未见到病情，而医者已经知道疾病的形迹了。

【原典】

帝曰：余闻补泻，未得其意。岐伯曰：泻必用方，方者，以气方盛也，以月方满也，以日方温也，以身定也，以息方吸而内针，乃复候其方吸而转针，乃复候其方呼而徐引针，故曰泻必用方，其气乃行焉。补必用员，员者行也，行者移也，刺必中其荣，复以吸排针也。故员与方，非针也。故养神者，必知形之肥瘦，荣卫血气之盛衰。血气者，人之神，不可不谨养。

帝曰：妙乎哉论也！合人形于阴阳四时，虚实之应，冥冥之期，其非夫子，孰能通之。然夫子数言形与神，何谓形？何谓神？愿卒闻之。岐伯曰：请言形，形乎形，目冥冥，问其所病，索之于经，慧然在前，按之不得，不知其情，故曰形。

帝曰：何谓神？岐伯曰：请言神，神乎神⑤，耳不闻，目明心开而志先⑥慧然独悟。口弗能言，俱视独见⑦，适若昏⑧，昭然独明，若风吹云，故曰神。三部九候为之原，九针之论不必存也。

【精注】

⑤神乎神：指神极其微妙。常言变化莫测为之神。

⑥目明心开而志先：指目光敏锐、心灵聪慧、思维敏捷。

⑦俱视独见：张志聪："众人之所共视，而我独知之也。"

⑧适若昏：指如置于昏昧之中。适，至也，此作置解。

【今译】

黄帝道：我听说针刺有补泻二法，不知道这里面治病的道理，希望听你讲讲。岐伯说：泻法必须掌握一个"方"字。所谓"方"，就是正气方盛，月亮方满，天气方温和，身心稳定的时候，并且要在病人吸气的时候进针；再等到他吸气的时候转针，还要等他呼气的时候慢慢地拔出针来。所以说泻必用方，才能发挥泻的作用，使邪气泄去而正气运行。补法必须掌握一个"圆"字。所谓"圆"，就是行气。行气就是导移其气以至病所，刺必要中其荥穴，还要在病人吸气时拔针。所谓"圆"与"方"，并不是指针的形状。一个技术高超有修养的医生，必须明了病人形体的肥瘦，营卫血气的盛衰。因为血气是人之神的物质基础，不可不谨慎地保养。

黄帝说：真是妙论哪！把人身变化和阴阳四时虚实联系起来，这是非常微妙的结合，要不是先生，谁能够弄得懂呢！然而先生屡次说到形与神，那什么叫形？什么叫神呢？请你详尽地讲一讲。岐伯说：请让我先讲形。所谓形，就是反映于外的体征，体表只能察之概况，但只要问明发病的原因，再仔细诊察经脉变化，则病情就清楚地摆在面前，要是按寻之仍不可得，那么便不容易知道他的病情了，因外部有形迹可察，所以叫做形。黄帝问：什么叫神？岐伯回答说：请让我再讲神。所谓神，就是望而知之，耳朵虽然没有听到病人的主诉，但通过望诊，眼中就明了它的变化，亦已心中有数，先得出这一疾病的概念，这种心领神会的迅速独悟，不能用言语来形容，有如观察一个东西，大家没有看到，但他能运用望诊，就能够独自看到，就像在黑暗之中，大家都很昏黑，但他能运用望诊，就能够昭然独明，好像风吹云散，所以叫做神。诊病时，如果以三部九候为之本原，就不必拘守九针的理论了。

离合真邪论篇第二十七

【导读】

本篇讲了针刺补泻的宜忌和操作方法，认为医生运用针刺，一定要懂三部九候的诊法，并结合天地四时阴阳来分析病情，强调了治病必先识病的道理。

【原典】

黄帝问曰：余闻九针九篇，夫子乃因而九之，九九八十一篇，余尽通其意矣。经言气之盛衰，左右倾移①，以上调下，以左调右，有余不足，补泻于荥输，余知之矣。此皆荣卫之倾移，虚实之所生，非邪气从外入于经也。余愿闻邪气之在经也，其病人何如？取之奈何？岐伯对曰：夫圣人之起度数，必应于天地，故天有宿度，地有经水，人有经脉。天地温和，则经水安静；天寒地冻，则经水凝泣，天暑地热，则经水沸溢；卒风暴起，则经水波涌而陇起。夫邪之入于脉也，寒则血凝泣，暑则气淖泽②，虚邪③因而入客，亦如经水之得风也，经之动脉，其至也亦时陇起，其行于脉中循循然④，其至寸口中手也，时大时小，大则邪至，小则平，其行无常处，在阴与阳，不可为度，从而察之，三部九候，卒然逢之，早遏其路⑤。吸则内针，无令气忤，静以久留，无令邪布，吸则转针，以得气为故⑥，候呼引针，呼尽乃去，大气皆出，故命曰泻。

帝曰：不足者补之奈何？岐伯曰：必先扪而循之，切而散之，推而按之，弹而怒之，抓而下之，通而取之，外引其门，以闭其神，呼尽内针，静以久留，以气至为故，如待所贵，不知日暮，其气以至，适而自护，候吸引针，气不得出，各在其处，推阖其门，令神气存，大气留止，故命曰补。

【精注】

①左右倾移：此指虚实盛衰。

②气淖泽：流溢滑润之义。此指气血流畅润泽。

中华藏书 上部《黄帝内经·素问》

③虚邪：此指风邪。

④循循然：沿着经脉流动的样子。

⑤早遏其路：尽早地阻止其发展道路。

⑥以得气为故：以得气为准则。

【今译】

黄帝问道：我听说九针总共九篇文章，而先生又从九篇上加以发挥，增补为九九八十一篇，我已经完全领会它的精神了。《针经》上说的气之盛衰，左右偏胜，取上以调下，取左以调右，有余不足，在荣输之间进行补泻，我亦懂得了。这些变化都是由于荣卫的偏胜、气血虚实而形成的，并不是邪气从侵入经脉而发生的病变。我现在希望知道邪气侵入经脉之时，病人的症状怎样？又怎样来治疗？

岐伯回答说：一个有修养的医生，在制定治疗法则时，必定体察于自然的变化。如天有宿度，地有江河，人有经脉，其间是互相影响，可以比类而论的。如天地之气温和，则江河之水安静平稳；天气寒冷，则水冰地冻，江河之水凝涩不流；天气酷热，则江河之水沸扬溢；要是暴风骤起，则使江河之水，波涛汹涌。因此病邪侵入经脉，寒则使血行滞涩；热则使血气滑润流利，要是虚邪贼风的侵入，也就像江河之水遇到暴风一样，经脉的搏动，则出现波涌隆起的现象。虽然血气同样依次在经脉中流动，但在寸口处按脉，指下就感到时大时小，大即表示病邪盛，小即表示病邪退，邪气运行，没有一定的位置，或在阴经或在阳经，不可测度，就应该更进一步，用三部九候的方法检查，一旦察之邪气所在，应及早治疗，以阻止它的发展。治疗时应在吸气时进针，进针时勿使气逆，进针后要留针静候其气，不让病邪扩散；当吸气时转捻其针，以得气为目的；然后等病人呼气的时候，慢慢地起针，呼气尽时，将针取出。这样，大邪之气尽随针外泄，所以叫做泻。

黄帝问：不足之虚症该如何用补法呢？岐伯回答说：首先用手抚摸穴位，然后以指按压穴位，再用手指揉按穴位周围肌肤，进而用手指弹其穴位，令脉络怒张，引而下之，以深其针，通而取之，以调其经，左手按闭孔穴，不让正气外泄。进针方法，是在病人呼气将尽时进针，静候其气，稍久留针，以得气为目的。进针候气，要像等待贵客一样，忘掉时间的早晚，当得气时，要好好守护，等病人吸气的时候，拔出其针，那么气就不致外出了；出针以后，应在其孔穴上揉按，使针孔关闭，真气存内，大经之气留于营卫而不泄，这便叫做补。

【原典】

帝曰：候气奈何？岐伯曰：夫邪去络入于经也，舍于血脉之中，其寒温未相得，如涌波之起也，时来时去，故不常在。故曰：方其来也，必按而止之，止而取之，无逢其冲而泻之⑦。真气者，经气也，经气太虚，故曰其来不可逢，此之谓也。故曰：候邪不审，大气已过⑧，泻之则真气脱，脱则不复，邪气复至，而病益蓄，故曰：其往不可追，此之谓也。不可挂以发者，待邪之至时而发针泻矣，若先若后⑨者，血气已尽，其病不可下，故曰：知其可取如发机，不知其取如扣椎，故曰：知机道者不可挂以发，不知机者扣之不发，此之谓也。

帝曰：补泻奈何？岐伯曰：此攻邪也，疾出以去盛血，而复其真气，此邪新客，溶溶未有定处也，推之则前，引之则止，逆而刺之，温血也。刺出其血，其病立已。

帝曰：善。然真邪以合，波陇不起，候之奈何？岐伯曰：审扪循三部九候之盛虚而调之，察其左右上下相失及相减者，审其病藏以期之。不知三部者，阴阳不别，天地不分。地以候地，天以候天，人以候人，调之中府，以定三部，故曰：刺不知三部九候病脉之外，虽有大过⑩且至，工不能禁也。诛罚无过，命曰大惑，反乱大经，真不可复，用实为虚，以邪为真，用针无义⑪，反为气贼，夺人正气，以从为逆，荣卫散乱，真气已失，邪独内著，绝人长命，予人夭殃，不知三部九候，故不能久长。因不知合之四时五行，因加相胜⑫，释邪攻正，绝人长命。邪之新客来也，未有定处，推之则前，引之则止，逢而泻之，其病立已。

【精注】

⑦无逢其冲而泻之：逢，迎也；冲，冲突，即指邪气旺盛时。无逢其冲而泻之，不要在邪气正旺盛时用泻法。

⑧大气已过：大气，此指邪气；过，过去也。下"大气"为正气。

⑨若先若后：或在邪气来之前，或在邪气来之后。

⑩大过：过盛的病邪。

⑪用针无义：义，理法，准则。用针无义，即针刺没有准则。

⑫因加相胜：指元气加临，五运相胜。

【今译】

黄帝问：对邪气应如何诊候呢？岐伯说：当邪气从络脉而进入经脉，留舍于血脉之中，这时邪正相争，或寒或温，真邪尚未相合，所以脉气波动，忽起忽伏，时来时去，无有定处。所以说诊得邪气方来，必须按而止之，阻止它的发展，用针泻之，但不要正当邪气冲突，逐用泻法。因为真气，就是经脉之气，邪气冲突，真气大虚，这时而用泻法，反使经气大虚，所以说气虚的时候不可用泻，就是指此而言。因此，诊候邪气而不参审慎，当大邪之气已经过去，而用泻法，则反使真气虚脱，真气虚脱，则不能恢复，而邪气益甚，那病更加重了。所以说，邪气已经随经而去，不可再用泻法，就是指此而言。阻止邪气，使用泻法，是间不容发的事，须待邪气初到的时候，随即下针去泻，在邪至之前，或在邪去之后用泻法，都是不适时的，非但不能去邪，反使血气受伤，病就不容易退了。所以说懂得用针的，像拨动弩机一样，机智灵活，不善于用针的，就像敲击木椎，顽钝不灵了。所以说，识得机宜的，一刹那毫不迟毫，不知机宜的，纵然时机已到，亦不会下针，就是指此而言。

黄帝问：补泻的方法是怎样的？岐伯回答说：应以攻邪为主，及时刺出盛血，以恢复正气，因为病邪刚刚侵入，流动未有定处，推之则前进，引之则留止，迎其气而泻之，以出其毒血，血出之后，病就立即会好。黄帝道：说得好！假如到了病邪和真气并合以后，脉气不现波动，那么怎样诊察呢？岐伯说：仔细审察三部九候的盛衰虚实而调治。检查的方法，在它左右上下各部分，观察有无不相称或特别减弱的地方，就可以知道病在哪一脏腑，待其气至而刺之。假如不懂得三部九候，则阴阳不能辨别，上下也不能分清，更不知道从下部脉以诊察下，从上部脉以诊察上，从中部脉以诊察中，结合胃气多少有无来决定疾病在哪一部。所以说，针刺而不知三部九候以了解病脉之处，则虽然有大邪为害，这个医生也没有办法来加以事先防止的。如果诛罚无过，不当泻而泻之，这就叫做"大惑"，反而扰乱脏腑经脉，使真气不能恢复，把实症当作虚症，邪气当作真气，用针毫无道理，反助邪气为害，剥夺病人正气，使顺症变成逆症，使病人荣卫散乱，真气散失，邪气独存于内，断送病人的性命，给人家带来莫大的祸殃。这种不知三部九候的医生，是不能够久长的，因为不知道配合四时五行因加相胜的道理，会放过了邪气，伤害了正气，以致断绝病人性命。病邪新侵入人体时，未固定在一处，推它就向前，引它就阻止，迎其气而泻之，其病可马上好。

通评虚实论篇第二十八

【导读】

本篇以脏腑为例，重点讲述虚实的病因与病机；对五脏、四时、血气等的虚实作出了推论；给出了痈肿、霍乱、惊风等病的针刺治疗方法。

【原典】

黄帝问曰：何谓虚实？岐伯对曰：邪气盛则实，精气夺①则虚。帝曰：虚实何如？岐伯曰：气虚者肺虚也，气逆者足寒也，非其时则生，当其时则死。余藏皆如此。帝曰　何谓重实②？岐伯曰：所谓重实者，言大热病，气热脉满　是谓重实　帝曰：经络俱实何如？何以治之？岐伯曰·经络皆实，是寸脉急而尺缓也，皆当治之，故曰滑则从，涩则逆也。关虚实者，皆从其物类始，故五藏骨肉滑利，可以长久也。

帝曰：络气不足，经气有余，何如？岐伯曰：络气不足，经气有余者，脉口热而尺寒也，秋冬为逆，春夏为从，治主病者。帝曰：经虚络满何如？岐伯曰：经虚络满者，尺热满，脉口寒涩也，此春夏死，秋冬生也。帝曰：治此者奈何？岐伯曰：络满经虚，灸阴刺阳；经满络虚，刺阴灸阳。帝曰：何谓重虚？岐伯曰：脉气上虚尺虚，是谓重虚。帝曰：何以治之？岐伯曰：所谓气虚者，言无常也。尺虚者，行步恇然。脉虚者，不象阴也。如此者，滑则生，涩则死也。

帝曰：寒气暴上，脉满而实何如？岐伯曰：实而滑则生，实而逆则死。帝曰：脉实满，手足寒，头热，何如？岐伯曰：春秋则生，冬夏则死。脉浮而涩，涩而身有热者死。

【精注】

①夺：通"脱"。丧失，损伤。

②重实：重，重复，此指脉症俱实。

【今译】

黄帝问道：什么叫虚实？岐伯回答说：虚实是从邪气和正气的比较上来说的。邪气盛是实症；精气不足，是虚症。黄帝道：虚实变化的情况怎样？岐伯说：以肺脏为例，肺主气，气虚的，是属于肺脏先虚；气逆的，上实下虚，两足必寒。肺虚若不在相克的时令，其人可生；若遇克贼之时，其人就要死亡，其他各脏的虚实情况亦可类推。

黄帝道：什么叫重实？岐伯说：重实说的是大热病人，邪气甚热，而脉象又盛满，内外俱实，这便叫重实。

黄帝道：经络俱实的情况是怎样的？用什么方法治疗？岐伯说：所谓经络俱实，是指寸口脉急而尺肤弛缓，经和络都应该治疗。所以说：凡是滑利的就有生机为顺，涩滞的则缺少生机为逆。因为一般所谓虚实，人与物类相似，如万物有生气则滑利，万物欲死则枯涩。若一个人的五脏骨肉滑利，是精气充足，生气旺盛，便可以长寿。

黄帝道：络气不足，经气有余的情况怎样？岐伯说：所谓络气不足，经气有余，是指寸口脉滑而尺肤却寒。秋冬之时见这种现象的为逆，在春夏之时就为顺了，治疗必须结合时令。黄帝道：经虚络满的情况怎样？岐伯说：所谓经虚络满，是指尺肤热而盛满，而寸口脉象迟而涩滞。这种现象，在春夏则死，在秋冬则生。黄帝道：这两种病情应怎样治疗呢？岐伯说：络满经虚，灸阴刺阳；经满络虚，刺阴灸阳。

　　黄帝道：重虚指的是什么？岐伯说：脉虚，气虚，尺虚，称为重虚。黄帝道：如何辨别呢？岐伯说：所谓气虚，是由于精气虚夺，而语言低微，不能接续；所谓尺虚，是尺肤脆弱，而行动怯弱无力；所谓脉虚，是阴血虚少，不似有阴的脉象。所有上面这些现象的病人，可以总得说一句，脉象滑利的，虽病可生，要是脉象涩滞，就要死亡了。

　　黄帝道：有一种病症，寒气骤然上逆，脉象盛满而实，后的预后如何呢？岐伯说：脉实而有滑利之象的生；脉实而涩滞，这是逆象，主死。黄帝道：有一种病症，脉象实满，手足寒冷，头部热的预后又怎样呢？岐伯说：这种病人，在春秋之时可生，若在冬夏便要死了。又一种脉象浮而涩，脉涩而身有发热的，亦死。

【原典】

　　帝曰：其形尽满③何如？岐伯曰：其形尽满者，脉急大坚，尺涩而不应也。如是者，故从则生，逆则死。帝曰：何谓从则生，逆则死？岐伯曰：所谓从者，手足温也，所谓逆者，手足寒也。帝曰：乳子④而病热，脉悬小者何如？岐伯曰：手足温则生，寒则死。帝曰：乳子中风热，喘鸣肩息者，脉何如？岐伯曰：喘鸣肩息者，脉实大也，缓则生，急则死。帝曰：肠澼⑤便血何如？岐伯曰：身热则死。寒则生。帝曰：肠澼下白沫何如？岐伯曰：脉沉则生，脉浮则死。帝曰：肠澼下脓血何如？岐伯曰：脉悬绝则死，滑大则生。帝曰：肠澼之属，身不热，脉不悬绝何如？岐伯曰：滑大者曰生，悬涩者曰死，以藏期之。帝曰：癫疾⑥何如？岐伯曰：脉搏大滑，久自已；脉小坚急，死不治。帝曰：癫疾⑥之脉，虚实何如？岐伯曰：虚则可治，实则死。帝曰：消瘅⑦虚实如何？岐伯曰：脉实大，病久可治；脉悬小坚，满久不可治。帝曰：形度骨度脉度筋度，何以知其度也？帝曰：春亟治经络，夏亟治经俞，秋亟治六府，冬则闭塞。闭塞者，用药而少针石也。所谓少针石者，非痈疽之谓也，痈疽不得顷时回⑧。痈不知所，按之不应手，乍来乍已，刺手太阴傍三痏，与缨脉⑨各二。掖痈太热，刺足少阳五，刺而热不止，刺手心主三，刺手太阳经络者，大骨之会各三。暴痈筋软⑩，随分而痛，魄汗不尽，胞气不足，治在经俞。腹暴满，按之不下，取手太阳经络者，胃之募也，少阴俞去脊椎三寸傍五，用员利针。霍乱，刺俞傍五，足阳明及上傍三。刺痫惊脉五，针手太阴各五，刺经太阳五，刺手少阴经傍者一，足阳明一，上踝五寸刺三针。

凡治消瘅、仆击⑪、偏枯、痿厥，气满发逆，甘肥贵人，则高梁之疾也。隔塞闭绝，上下不通，则暴忧之病也。暴厥而聋，偏塞闭不通，内气暴薄也，不从内外中风之病，故瘦留著也。蹠跛，寒风湿之病也。黄帝曰：黄疸暴痛，癫疾厥狂，久逆之所生也。五藏不平，六府闭塞之所生也。头痛耳鸣，九窍不利，肠胃之所生也。

【精注】

③其形尽满，病人形体表现为虚浮胀满。

④乳子：即产妇。

⑤肠澼：澼，肠间水。肠澼，即肠中水湿之病。

⑥癫疾：指癫痫病。

⑦消瘅：古病名，体内积热，多饮多食，即消渴病。

⑧痈疽不得顷时回：不得，不能；顷时，顷刻，时间短暂；回，徘徊，犹豫。痈疽不得顷时回，痈疽病不能有顷刻的犹豫徘徊。

⑨缨脉：缨，帽带。缨脉、帽带所经过部位之脉，亦即足阳明胃经。

⑩筋软：筋软即筋缩，筋脉拘急。

⑪仆击：指猝然昏倒的中风病。

【今译】

黄帝道：身形肿满的将会怎样呢？岐伯说：所谓身形肿满

的脉象急而大坚，而尺肤却涩滞，与脉不相适应，像这样的病情，从则生，逆则死。黄帝道：什么叫从则生，逆则死？岐伯说：所谓从，就是手足温暖，所谓逆，就是手足寒冷。

黄帝问：生孩子而患热病，脉象悬小，它的预后怎样？岐伯回答说：手足温暖的可生，若手足厥冷，就要死亡。黄帝问：生孩子而感受风热，出现喘息有声，张口抬肩症状，它的脉象怎样？岐伯回答说：感受风寒而喘息有声，张口抬肩的，脉象应该实大。如实大中具有缓和之气的，尚有胃气，可生；要是实大而弦急，是胃气已绝，就要死亡。

黄帝问：赤痢的变化怎样？岐伯回答说：痢兼发热的，则死；身寒不发热的，则生。黄帝问：痢疾而下白沫的怎样？岐伯回答说：脉沉则生，脉浮则死。黄帝问：痢疾而下脓血的怎样？岐伯回答说：脉悬绝者死；滑大者生。黄帝问：痢疾病，身不发热，脉搏也不悬绝，预后如何？岐伯回答说：脉搏滑大者生；脉搏悬涩者死。五脏病各以相克的时日而预测死期。

黄帝问：癫疾的预后怎样？岐伯回答说：脉来搏而大滑，其病慢慢地会自己痊愈；要是脉象小而坚急，是不治的死症。黄帝问：癫疾脉象虚实变化怎样？岐伯回答说：脉虚的可治，脉实的主死。

黄帝问：消渴病脉象的虚实怎样？岐伯回答说：脉见实大，病虽长久，可以治愈；假如脉象悬小而坚，病拖长了，那就不可治疗。

黄帝问：形度，骨度，脉度，筋度，怎样才测量得出来呢？

岐伯答道：春季治病多取各经的络穴；夏季治病多取各经的俞穴，秋季治病多取六腑的合穴；冬季主闭藏，人体的阳气也闭藏在内，治病应多用药品，少用针刺砭石。但所谓少用针石，不包括痈疽等病在内，若痈疽等病，是一刻也不可徘徊迟疑的。

痈毒初起，不知它发在何处，摸又摸不出，时有疼痛，此时可针刺手太阳经穴三次和颈部左右各二次。生腋痈的病人，高热，应该针足少阳经穴五次；针过以后，热仍然

不退，可针手厥阴心包经穴三次，针手太阴经的络穴和大骨之会各三次，急性的痈肿，筋肉挛缩，随着痈肿的发展而疼痛加剧，痛得厉害，汗出不止，这是由于膀胱经气不足，应该刺其经的俞穴。

腹部突然胀满，按之不减，应取手太阳经的络穴，即胃的募穴和脊椎两帝三寸的少阴肾俞穴各刺三次，用员利针。霍乱，应针肾俞帝志室穴五次和足阳明胃俞及胃仓穴各三次。治疗惊风，要针五条经上的穴位，取手太阴的经穴各五次，太阳的经穴各五次，手少阴通里穴旁的手太阳经支正穴一次，足阳明经之解溪穴一次，足踝上五寸的少阴经筑宾穴三次。

凡诊治消瘅、仆击、偏枯、痿厥、气粗急发喘逆等病，如肥胖权贵人患这种病，则是由于偏嗜肉食厚味所造成的。凡是郁结不舒，气粗上下不通，都是暴怒或忧郁所引起的。突然厥逆，不知人事，耳聋，大小便不通，都是因为情志聚然激荡，阳气上迫所致。有的病不从内发，而由于外中风邪，因风邪留恋不去，伏而为热，消烁肌肉，着于肌肉筋骨之间。有的两脚偏跛，是由于风寒湿侵袭而成的疾病。

黄帝道：黄疸、聚然的剧痛、癫疾、厥狂等症，是由于经脉之气，长久上逆而不下行所致。五脏不和，是六腑闭塞不通所造成的。头痛耳鸣，九窍不利，是肠胃的病变所引起的。

太阴阳明论篇第二十九

【导读】

本篇重点讲述相表里的两经太阴、阳明在阴阳异位、虚实逆从等方面的不同变化，进而推出三阴三阳六经及其所属脏腑的发病规律；指出六腑之病多因外感六淫之邪，五脏之病多由于饮食起居不节。

【原典】

黄帝问曰：太阴阳明为表里，脾胃脉也，生病而异者何也？岐伯对曰：阴阳异位，更虚更实，更逆更从，或从内，或从外，所从不同，故病异名也。帝曰：愿闻其异状也。岐伯曰：阳者，天气也，主外；阴者，地气也，主内。故阳道实，阴道虚。故犯贼风虚邪①者，阳受之；食饮不节，起居不时者，阴受之。阳受之则入六府，阴受之则入五藏。入六府则身热，不时卧，上为喘呼；入五藏则䐜满闭塞，下为飧泄，久为肠澼。故喉主天气，咽主地气，故阳受风气，阴受湿气。故阴气②从足上行至头，而下行循臂至指端；阳气③从手上行至头，而下行至足。故曰阳病者上行极而下，阴病者下行极而上。故伤于风者，上先受之；伤于湿者，下先受之。

帝曰：脾病而四支不用④何也？岐伯曰：四支皆禀气⑤于胃，而不得至经⑥，必因于脾，乃得禀也。今脾病不能为胃行其津液，四支不得禀水谷气，气日以衰，脉道不利，筋骨肌肉，皆无气以生，故不用焉。帝曰：脾不主时何也？岐伯曰：脾者土也，治中央，常以四时长四藏，各十八日寄治，不得独主于时也。脾藏者，常著胃土之精⑦也，土者生万物而法天地，故上下至头足，不得主时也。帝曰：脾与胃以膜相连耳，而能为之行其津液何也？岐伯曰：足太阴者三阴也，其脉贯胃属脾络嗌，故太阴为之行气于三阴。阳明者表也，五藏六府之海也，亦为之行气于三阳。藏府各因其经而受气于阳明⑧，故为胃行其津液。四支不得禀水谷气，日以益衰，阴道不利，筋骨肌肉，无气以生，故不用焉。

【精注】

①贼风虚邪：即虚邪贼风，泛指四时不正之气。

②阴气：手足三阴经之气。

③阳气：手足三阳经之气。

④四支不用：四肢失去了正常功能活动。

⑤禀气：受气。

⑥至经：即直接到达。

⑦脾藏者，常著胃土之精：著，昭著也。胃土水之精昭著于外，由脾脏之气运行，故脾脏者，常著胃土之精也。

⑧藏府各因其经而受气于阳明：指各个脏腑接受阳明胃气的滋养，是通过脾经而完成的。

【今译】

黄帝问道：太阳、阳明两经，互为表里，是脾胃所属的经脉，而所生的疾病不同，这是怎么回事？岐伯回答说：太阴属阴经，阳明属阳经，两经循行的部位不同，四时的虚实顺逆不同，病有时是内部原因，有时是外邪入侵，且发病原因也有差异，所以病名也就不同。黄帝道：我想知道它们不同的情况。岐伯说：人身的阳气，犹如天气，主卫护于外；阴气，犹如地气，主营养于内。所以阳气性刚多实，阴气性柔易虚。凡是贼风虚邪伤人，外表阳气先受侵害；饮食起居失调，内在阴气先受损伤。阳分受邪，往往传入六腑；阴气受病，每多累及五脏。邪入六腑，可见发热不得安卧，气上逆而喘促；邪入五脏，则见脘腹胀满，闭塞不通，在下为大便泄泻，病久而产生痢疾。所以喉司呼吸而通天气，咽吞饮食而连地气。因此阳经易受风邪，阴经易感湿邪。手足三阴经脉之气，从足上行至头，再向下沿臂膊到达指端；手足三阳经脉之气，从手上行至头，再向下行到足。所以说，阳经的病邪，先上行至极点，再向下行；阴经的病邪，先下行至极点，再向上行。故风邪为病，上部首先感受；湿邪成疾，下部首先侵害。

黄帝道：脾病会引起四肢功能丧失的原因是什么？岐伯说：四肢都要承受胃中水谷精气以濡养，但胃中精气不能直接到达四肢经脉，必须依赖脾气的转输，才能营养四肢。如今脾有病不能为胃输送水谷精气，四肢失去营养，则经气日渐衰减，经脉不能畅通，筋骨肌肉都得不到濡养，因此四肢便丧失正常的功能了。

黄帝道：脾脏不能主旺一个时季，是怎么回事？岐伯说：脾在五行中属土，主管中央之位，分旺于四时以长养四脏，在四季之末各寄旺十八日，故脾不单独主旺于一个时季。由于脾脏经常为胃土转输水谷精气，譬如天地养育万物一样，无时或缺的。所以它能从上到下，从头到足，输送水谷之精于全身各部分，而不专主旺于一个时季。

黄帝道：脾与胃仅以一膜相连，而脾能为胃转输津液，请讲讲这里面的道理。岐伯说：足太阴脾经，属三阴，它的经脉贯通到胃，连属于脾，环绕咽喉，故脾能把胃中水谷之精气输送到手足三阴经；足阳明胃经，为脾经之表，是供给五脏六腑营养之处，故胃也能将太阴之气输送到手足三阳经。五脏六腑各通过脾经以接受胃中的精气，所以说脾能为胃运行津液。四肢若无水谷精气的滋养，经气将日趋衰减，从而导致脉道不通，筋骨肌肉失去营养，因而也就丧失正常功能了。

阳明脉解篇第三十

【导读】

本篇对阳明经脉的实热症状和病理变化作出解释，可与《灵枢·经脉篇》相互参看。

【原典】

黄帝问曰：足阳明之脉病，恶①人与火，闻木音则惕然而惊，钟鼓不为动，闻木音而惊何也？愿闻其故。岐伯对曰：阴明者胃脉也，胃者土也，故闻木音而惊者，土恶木也。帝曰：善。其恶火何也？岐伯曰：阳阴主肉，其脉血气盛，邪客之则热，热甚则恶火。帝曰：其恶人何也？岐伯曰：阴明厥②则喘而悗③，悗则恶人。帝曰：或喘而死者，或喘而生者，何也？岐伯曰：厥逆连④藏则死，连经则生。

帝曰：善。病甚则弃衣而走，登高而歌，或至不食数日，逾垣⑤上屋，所上之外，皆非其素所能也，病反能者何也？岐伯曰：四支者诸阳之本也，阳盛则四支实，实则能登高也。帝曰：其弃衣而走者何也？岐伯曰：热盛于身，故弃衣欲走也。帝曰：其妄言骂詈，不避亲疏而歌者，何也？岐伯曰：阳盛则使人妄言骂詈，不避亲疏而不欲食，不欲食故妄走也。

【精注】

①恶：厌恶，怕。

②厥：气逆也。

③悗：同郁。《甲乙经》作闷。此指心中郁闷不舒服。

④连：牵连、波及之义。

中華藏書

上部《黄帝内经·素问》

中国书房

⑤逾垣：逾，越。垣，墙也。

【今译】

黄帝问道：足阳明的经脉发生病变，不愿见到人与火，听到木器响动的声音就受惊害怕，但听到敲打钟鼓的声音却不被惊动。他听到木音为什么会害怕呢？希望你给我讲讲这里面的道理。岐伯回答说：足阳明是胃的经脉，属土。所以听到木音而惊惕，是因为土恶木克的缘故。黄帝道：好！那么恶火是为什么呢？岐伯说：足阳明经主肌肉，其经脉多血多气，外邪侵袭则发热，热甚则所以恶火。黄帝道：其恶人是何道理？岐伯说：足阳明经气上逆，则呼吸喘促，心中郁闷，所以不喜欢见人。黄帝道：有的阳明厥逆喘促而死，有的虽喘促而不死，这是为什么呢？岐伯说：经气厥逆若累及于内脏，则病深重而死；若仅连及外在的经脉，则病轻浅可生。黄帝道：好！有的阳明病重之时，病人把衣服脱掉乱跑乱跳，登上高处狂叫唱歌，或者数日不进饮食，并能够越墙上屋，而所登上之处，都是其平素所不能的，有了病反能够上去，这是什么原因？岐伯说：四肢是阳气的根本。阳气盛则四肢充实，所以能够登高。黄帝道：病人为什么会不穿衣服而乱跑？岐伯说：身热过于亢盛，所以不要穿衣服而到处乱跑。黄帝道：有些病人胡言乱语骂人，不避亲疏而随便唱歌，这又是怎么回事呢？岐伯说：阳热亢盛而扰动心神，故使其神志失常，胡言乱语，斥骂别人，不避亲疏，并且不知道吃饭；不知道吃饭，所以就到处乱跑。

热论篇第三十一

【导读】

本篇系统而全面地论述热病，对热病的原因、症状、变化、预后、禁忌、治疗等问题，作出了创造性的阐发，对后代医学有相当重要的指导作用。

【原典】

黄帝问曰：今夫热病者，皆伤寒之类也，或愈或死，其死皆以六七日之间，其愈皆以十日以上者何也？不知其解，愿闻其故。岐伯对曰：巨阳者，诸阳之属也，其脉连于风府，故为诸阳主气也。人之伤于寒也，则为病热，热虽甚不死；其两感①于寒而病者，必不免于死。

帝曰：愿闻其状。岐伯曰：伤寒一日，巨阳②受之，故头项痛，腰脊强。二日阴明受之，阳明主肉，其脉侠鼻络于目，故身热目疼而鼻干，不得卧也。三日少阳受之，少阳主胆，其脉循胁络于耳，故胸胁痛而耳聋。三阳经络，皆受其病，而未入于藏者，故可汗而已。四日太阴受之，太阴脉布胃中络于嗌，故腹满而嗌干。五日少阴受之，少阴脉贯肾络于肺，系舌本，故口燥舌干而渴。六日厥阴受之，厥阴脉循阴器而络于肝，故烦满③而囊缩。三阴三阳，五藏六府皆受病，荣卫不行，五藏不通，则死矣。其不两感于寒者，七日巨阳病衰，头痛少愈，八日阳明病衰，身热少愈；九日少阳病衰；耳聋微闻；十日太阴病衰，腹减如故，则思饮食；十一日少阴病衰，渴止不满，舌干已而嚏，十二日厥阴病衰，囊纵，少腹微下，大气皆去。病日已矣。帝曰：治之奈何？岐伯曰：治之各通其藏脉④，病日衰已矣。其未满三日者，可汗而已；其满三日者，可泄而已。帝曰：热病已愈，时有所遗者何也？岐伯曰：诸遗者，热甚而强食之，故有所遗也。若此者，皆病已衰而热有所藏，因其谷气相薄，两热相合，故有所遗⑤也。帝曰：善。治遗奈何？岐伯曰：视其虚实，调其逆从，可使必已矣。帝曰：病热当何禁之？岐伯曰：病热少愈，食肉则复，多食则遗，此其禁也。

帝曰：其病两感于寒者，其脉应与其病形何如？岐伯曰：两感于寒者。病一日则巨阳与少阴俱病，则头痛口干而烦满；二日则阳明与太阴俱病，则腹满身热，不欲食，谵言；三日则少阳与厥阴俱病，则耳聋囊缩而厥，水浆不入，不知人，六日死。

帝曰：五藏已伤，六府不通，荣卫不行，如是之后，三日乃死，何也？岐伯曰：阳明者，十二经脉之长也，其血气盛，故不知人，三日其气乃尽，故死矣。凡病伤寒而成温者，先夏至日者为病温⑥，后夏至日者为病暑，暑当与汗皆出，勿止。

【精注】

①两感：为表里的两经同时感邪发病。

②巨阳：巨阳，太阳也。

③烦满：满，通"懑"，烦满，即是烦闷的意思。

④治之各通其藏脉：治疗时分别疏通受病脏腑的经脉。

⑤遗：遗，余也。大气虽去，犹有残热在脏腑之内外，因多食，以谷气与故热相薄，重发热病，名叫余热病。

⑥病温：指患温病。

【今译】

黄帝问道：现在所说的外感发热的疾病，都属于伤寒一类，其中有的痊愈，有的死亡，死亡的往往在六七日之间，痊愈的都在十日以上，这是怎么回事呢？我不知道这里面的道理，希望听你讲讲。

岐伯回答说：太阳经为六经之长，统摄阳分，故诸阳皆隶属于太阳。太阳的经脉连于风府，与督脉、阳维相会，循行于巅背之表，所以太阳为诸阳主气，主一身之表。人感受寒邪以后，就要发热，发热虽重，一般不会死亡；如果阴阳二经表里同时感受寒邪而发病，就难免于死亡了。

黄帝说：希望知道伤寒的症状。岐伯说：伤寒病一日，为太阳经感受寒邪，足太阳经脉从头下项，夹脊抵腰中，所以头项痛，腰脊强直不舒。二日阳明经受病，阳明主肌肉，足阳明经脉夹鼻络于目，下行入腹，所以身热目痛而鼻干，不能安卧。三日少阳经受病，少阳主骨，足少阳经脉，循胁肋而上络于耳，所以胸胁痛而耳聋。若三阳经络皆受病，尚未入里入阴的，都可以发汗而愈。四日太阴经受病，足太阴经脉散布于胃中，上络于咽，所以腹中胀满而咽干。五日少阴经受病，足少阴经脉贯肾，络肺，上系舌本，所以口燥舌干而渴。六日厥阴经受病，足厥阴经脉环阴器而络于肝，所以烦闷而阴囊收缩。如果三阴三阳经脉和五脏六腑均受病，以致营卫不能运行，五脏之气不通，人就要死亡了。

假如痛不是阴阳表里两感于寒邪的，则第七日太阳病衰，头痛稍愈；八日阳明病衰，身热稍退；九日少阳病衰，耳聋将逐渐能听到声音；十日太阴病衰，腹满已消，恢复正常，而欲饮食；十一日少阴病衰，口不渴，不胀满，舌不干，能打喷嚏；十二日厥阴病衰，阴囊松弛，渐从少腹下垂。至此，大邪之气已去，病也逐渐痊愈。黄帝说：怎么治疗呢？岐伯说：治疗时，应根据病在何脏何经，分别予以施治，病将日渐衰退而愈。对这类痛的治疗原则，一般病未满三日，而邪犹在表的，可发汗而愈；病已满三日，邪已入里的，可以泻下而愈。

黄帝说：希望听你讲讲热病痊愈后余邪不尽的原因。岐伯说：凡是余邪不尽的，都是因为在发热较重的时候强进饮食，所以有余热遗留。像这样的病，都是病势虽然已经衰退，但尚有余热蕴藏于内，如勉强病人进食，则必因饮食不化而生热，与残存的余热相搏，则两热相合，又重新发热，所以有余热不尽的情况出现。黄帝说：好。怎样治疗余热不尽呢？岐伯说：应诊察病的虚实，或补或泻，予以适当的治疗，可使其病痊愈。黄帝说：发热的病人在护理上有什么禁忌呢？岐伯说：当病人热势稍衰的时候，吃了肉食，病即复发；如果饮食过多，则出现余热不尽，这都是热病所应当禁忌的。

黄帝说：表里同伤于寒邪的两感证，其脉和症状是怎样的呢？岐伯说：阴阳两经表里同时感受寒邪的两感证，第一日为太阳与少阴两经同时受病，其症状既有太阳的头痛，又有少阴的口干和烦闷；二日为阳明与太阴两经同时受病，其症状既有阳明的身热谵言妄语，又有太阴的腹满不欲食；三日为少阳与厥阴两经同时受病，其症状既有少阳之耳聋，又有厥阴的阴囊收缩和四肢发冷。如果病势发展至水浆不入，神昏不知人的程度，到第六天便死亡了。

黄帝说：病已发展至五脏已伤，六腑不通，营卫不行，像这样的病，要三天以后死亡，是什么原因呢？

岐伯说：阳明为十二经之长，此经脉的气血最盛，所以病人容易神志昏迷。三天以后，阳明的气血已经竭尽，所以就要死亡。

大凡伤于寒邪而成为温热病的，在夏至日之前的叫温病，在夏至日之后的叫暑病。暑病汗出，可使暑热从汗散泄，所以暑病若有汗出，不要制止。

刺热篇第三十二

【导读】

本篇主要讲五脏热病的症状、预后及如何针刺治疗的方法。

【原典】

肝热病者，小便先黄，腹痛多卧，身热，热争①则狂言及惊，胁满痛，手足躁，不得安卧，庚辛甚，甲乙大汗，气逆则庚辛死，刺足厥阴少阳，其逆则头痛员员，脉引冲头也。心热病者，先不乐，数日乃热，热争则卒心痛，烦闷善呕，头痛，面赤无汗，壬癸甚，丙丁大汗，气逆财壬癸死，刺手少阴太阳。脾热病者，先头重颊痛，烦心颜②青，欲呕身热，热争则腰痛不可用俯仰，腹满泄，两颔痛，甲乙甚，戊己大汗，气逆则甲乙死，刺足太阴阳明。肺热病者，先淅然③，厥起毫毛，恶风寒，舌上黄，身热。热争则喘咳，痛走胸膺背，不得太息，头痛不堪，汗出而寒，丙丁甚，庚辛大汗，气逆则丙丁死，刺手太阴阳明，出血如大豆，立已。

肾热病者，先腰痛胻④酸，苦渴数饮，身热，热争则项痛而强，胻寒且酸，足下热，不欲言，其逆则项痛员员澹澹然，戊己甚，壬癸大汗，气逆则戊己死，刺足少阴太阳，诸汗者，至其所胜日汗出也。肝热病者，左颊先赤，心热病者颜先赤，脾热病者鼻先赤，肺热病者右颊先赤，肾热病者颐⑤先赤，病虽未发，见赤色者刺之，名曰治未病⑥。热病从部所起者，至期而已；其刺之反者，三周而已；重逆⑦则死。诸当汗者，至其所胜日，汗大出也。

诸治热病，以饮之寒水乃刺之，必寒衣之，居止寒处，身寒而止也。热病先胸胁痛，手足躁，刺足少阳，补足太阴，病甚者为五十九刺。热病始手臂痛者，刺手阳明太阴而汗出止。热病始于头首者，刺项太阳而汗出止。热病始于足胫者，刺足阳明而汗出止。热病身先重，骨痛，耳聋好瞑⑧，刺足少阴，病甚为五十九刺。热病先眩冒而热，胸胁满，刺足少阴少阳。太阳之脉，色荣颧骨，热病也，荣未交，曰今且得汗，待时而已。与厥阴脉争见者，死期不过三日，其热内连肾，少阳之脉色也。少阳之脉，色荣颊前，热病也，荣未交，曰今且得汗，待时而已，与少阴脉争见者，死期不过三日。热病气穴⑨：三椎下间主胸中热，四椎下间主鬲中热，五椎下间主肝热，六椎下间主脾热，七椎下间主肾热，荣在骶也，项上三椎，陷者中也。颊下逆颧为大瘕⑩，下牙车⑪为腹满，颧后为胁痛，颊上者鬲上也。

【精注】

①热争：指热邪与正气相争。

②颜：王冰注："颜，额也。"

③淅然：淅然，怕冷的样子。

④骱：骱，同"胻"，胫骨上部，此指脚胫。

⑤颐：颐，腮部。

⑥治未病：有两个含义，即未病先防和既病防变，此属后者。

⑦重逆：指治疗一误再误。

⑧好瞑：因而欲寐也，即困倦嗜睡的样子。

⑨气穴：即穴位。

⑩大瘕：瘕，大瘕，即大瘕泄，属今之痢疾之类。

⑪牙车：即颊软，位于颊部。

【今译】

肝脏发生热病的患者，先出现小便黄，腹痛，喜卧，身发热等症状，当热邪入脏，与正气相争时，会狂言惊骇，胁部满痛，手足躁扰不得安卧；逢到庚辛日，则因木受金克而病重，若逢甲乙日木旺时，便大汗出而热退，若将在庚辛日死亡。治疗时，应刺足厥阴肝和足少阴胆经。若肝气上逆，则见头痛眩晕，这是因热邪循肝脉上冲于头所致。

心脏若发生热病，会先觉得心中不愉快，数天以后始发热，当热邪入脏与正气相争时，则突然心痛，烦闷，时呕，头痛，面赤，无汗；逢到壬癸日，则因火受水克而病重，若逢丙丁日火旺时，便大汗出而热退，若邪气胜脏，病更严重将在壬癸日死亡。治疗时，应刺手少阴心经和手太阳小肠经。

脾脏若发生热病，会先感觉头重，面颊痛，心烦，额部发青，欲呕，身热。当热邪入脏，与正气相发时，则腰痛不可以腑仰，腹部胀满而泄泻，两颔部疼痛，逢到甲乙日木旺时，则因土受木克而病重，若逢戊己日土旺时，便大汗出而热退，若邪气胜脏，病更严重，就会在甲乙日死亡。治疗时，刺足太阴脾经和足阳胃经。

肺脏若发生热病，会先感到体表淅淅然寒冷，毫毛竖立，畏恶风寒，舌上发黄，全身发热。当热邪入脏，与正气相争时，则气喘咳嗽，疼痛走窜于胸膺背部，不能太息，头痛得很厉害，汗出而恶寒，逢丙丁日火旺时，则因金受火克而病重，若逢庚辛日金旺时，便大汗出而热退，若邪气胜脏，病更严重，就会在丙丁日死亡。治疗时，刺手太阴肺经和手阳明大肠经，刺出其血如大豆样大，则热邪去而经脉和，病可立愈。

肾脏若发生热病，会先觉得腰痛和小腿发酸，口渴得很厉害，频频饮水，全身发热。当邪热入脏，与正气相争时，则项痛而强直，小腿寒冷酸痛，足心发热，不欲言语。如果肾气上逆，则项痛，头眩晕而摇动不定，逢戊己日土旺时，则因水受土克而病重，若逢壬癸日水旺时，便大汗出而热退，若邪气胜脏，病更严重，就会在戊己日死亡。治疗时，刺足少阴肾经和足太阳膀胱经。以上所说的诸脏之大汗出，都是到了各脏气旺之日，正胜邪却，即大汗出而热退病愈。

肝病若发生热病，左颊部先见赤色；心脏发生热病，额部先见赤色，脾脏发生热病，鼻部先见赤色；肺脏发生热病，右颊部先见赤色；肾脏发生热病，颐部先见赤以。病虽然还没有发作，但面部已有赤色出现，就应予以刺治，这叫做"治未病"。热病只在五脏色部所在出现赤色，并未见到其他症状的，为病尚轻浅，若予以及时治疗，则至其当旺之日，病即可愈；若治疗不当，应泻反补，应补反泻，就会延长病程，需通过三次当旺之日，始能病愈；若一再误治，势必使病情恶此而造成死亡。诸脏热病应当汗出的，都是至其当旺之日，大汗出而病愈。

治疗热病，应先喝些清凉的饮料，解里热之后，再进行针刺，并且要病人衣服穿得单薄些，居住于凉爽的地方，以解除表热，如此使表里热退身凉而病愈。

热病先出现胸胁痛，手足躁扰不安的，是邪在足少阳经，应刺足少阳经以泻阳分之邪，补足太阴经以培补脾土，病重的就用"五十九刺"的方法。热病先手臂痛的，是病在上而发于阳，刺手阳明、太阴二经之穴，汗出则热止。热病开始发于头部的，是太阳为病，刺足太阳经项部的穴位，汗出则热止。热病开始发于足胫部的，是病发于阳而始于下，刺足阳明经穴，汗出则热止。热病先出现身体重，骨节痛，耳聋，昏倦嗜睡的，是发于少阴的热病，刺足少阴经之穴，病重的用"五十九刺"的方法。热病先出现头眩晕昏冒而后发热，胸胁满的，是病发于少阳，并将传入少阴，使阴阳枢机失常，刺足少阴和足少阳二经，使邪从枢转而外出。

太阳经脉之病，赤色出现于颧骨部的，这是热病，若色泽尚未暗晦，病尚轻浅，至其当旺之时，可以得汗出而病愈。若同时又见少阴经的脉症，此为木盛水衰的死症，死期不过三日，这是因为热病已连于肾。少阳经脉之病，赤色出现于面颊的前方，这是少阳经脉热病，若色泽尚未暗晦，是病邪尚浅，至其当旺之时，可以得汗出而病愈。若同时又见少阴脉色现于颊部，是母胜其子的死症，其死期不过三日。

治疗热病的气穴：第三脊椎下方主治胸中的热病，第四脊椎下方主治膈中的热病，第五脊椎下方主治肝热病，第六脊椎下方主治脾热病，第七脊椎下方主治肾热病。治疗热病，既取穴于上，以泻阳邪，当再取穴于下，以补阴气，在下取穴在尾骶骨处。项部第三椎以下凹陷处的中央部位是大椎穴，由此向下便是脊椎的开始。诊察面部之色，可以推知腹部疾病，如颊

中華藏書

黄帝内经·

最新整理珍藏版

中国书店

部赤色由下向上到颧骨部，是有"大瘕泄"病；若见赤色自颊下行至颊车部，是腹部胀满；赤色出现在颧骨后侧，会胁痛，赤色出现在颊上，是病在膈上。

评热病论篇第三十三

【导读】

本篇详细介绍了阴阳交、风厥、劳风、肾风等四种热病的原因、病理、症状、治法及预后，认为若邪气侵犯人体，一定先有正气的不足。

【原典】

黄帝问曰：有病温者，汗出辄①复热，而脉躁疾不为汗衰，狂言不能食，病名为何？岐伯对曰：病名阴阳交②，交者死也。帝曰：愿闻其说。岐伯曰：人所以汗出者，皆生于谷，谷生于精，今邪气交争于骨肉而得汗者，是邪却而精胜也，精胜则当能食而不复热。复热者邪气也，汗者精气也，今汗出而辄复热者，是邪胜也，不能食者，精无俾③也，病而留者，其寿可立而倾也。且夫《热论》曰：汗出而脉尚躁盛者死。今脉不与汗相应，此不胜其病也，其死明矣。狂言者是失志，失志者死。今见三死④，不见一生，虽愈必死也。

帝曰：有病身热，汗出烦满，烦满不为汗解，此为何病？岐伯曰：汗出而身热者，风也，汗出而烦满不解者，厥也，病名曰风厥⑤。帝曰：愿卒闻之。岐伯曰：巨阳主气，故先受邪，少阴与其为表里也，得热则上从之，从之则厥也。帝曰：治之奈何？岐伯曰：表里刺之，饮之服汤。

【精注】

①辄：常常、总是的意思。

②阴阳交：指热病过程中，阳热之邪交于阴分，阴精被劫，是一种邪盛正衰的危重病候。

③俾：补益之义。《说文》："裨，益也。"

④三死：杨上善注："汗出而热不衰，死有三候，一不能

食，二犹脉躁，三者失志。"

⑤风厥：病名。马莳注："以其太阳感风，少阴气厥，故名为风厥之症。"

【今译】

黄帝问道：有的温热病患者，出汗后又发热，脉象急疾躁动，病不因汗出而衰减，反而出现言语狂乱，不进饮食等症状，这种病的名字叫什么？岐伯回答说：这种病叫阴阳交，阴阳交是死症。黄帝说：我想听听其中的道理。岐伯说：人所以能够出汗，是依赖于水谷所化生的精气，水谷之精气旺盛，便能胜过邪气而汗出，现在邪气与正气交争于骨肉之间，能够得到汗出的是邪气退而精气胜，精气胜的应当能进饮食而不再发热。复发热是邪气尚留，汗出是精气胜邪，现在汗出后又复发热，是邪气胜过精气。不进饮食，则精气得不到继续补益，邪热又逗留不去，这样发展下去，病人的生命就会立即发生危险。《热论》中也曾说：汗出而脉仍躁盛，是死症。现在其脉象不与汗出相应，是精气已经不能胜过邪气，死亡的症象已是很明显的了。况且狂言乱语是神志失常，神志失常是死症。现在已出现了三种死症，却没有一点生机，病虽可能因汗出而暂时减轻，但终究是要死亡的。

黄帝说：有的患者全身发热，汗出，烦闷，其烦闷并不因汗出而缓解，这是什么病呢？岐伯说：汗出而全身发热，是因感受了风邪；烦闷不解，是由于下气上逆所致，病名叫风厥。黄帝说：希望你能详尽地讲给我听。岐伯说：太阳为诸阳主气，主人一身之表，所以太阳首先感受风邪的侵袭。少阴与太阳相为表里，表病则里必应之，少阴受太阳发热的影响，其气亦从之而上逆，上逆便成为厥。黄帝说：该如何治疗呢？岐伯说：治疗时应并刺太阳、少阴表里两经，即刺太阳以泻风热之邪，刺少阴以降上逆之气，并内服汤药。

【原典】

帝曰：劳风为病何如？岐伯曰：劳风法在肺下，其为病也，使人强上冥视⑥，唾出若涕，恶风而振寒，此为劳风之病。帝曰：治之奈何？岐伯曰：以救俯仰⑦。巨阳引精者三日，中年者五日，不精者七日，咳出青黄涕，其状如脓，大如弹丸，从口中若鼻中出，不出则伤肺，伤肺则死也。

帝曰：有病肾风者，面胕痝然，壅害于言，可刺不？岐伯曰：虚不当刺，不当刺而刺，后五日其气必至⑧。帝曰：其至何如？岐伯曰：至必少气时热，时热从胸背上至头，汗出手热，口干苦渴，小便黄，目下肿，腹中鸣，身重难以行，月事不来，烦而不能食，不能正偃⑨，正偃则咳甚，病名曰风水⑩，论在《刺法》中。

帝曰：愿闻其说。岐伯曰：邪之所凑，其气必虚，阴虚者阳必凑之，故少气时热而汗出也。小便黄者，少腹中有热也。不能正偃者，胃中不和也。正偃则咳甚，上迫肺也。诸有水气者，微肿先见于目下也。帝曰：何以言？岐伯曰：水者阴也，目下亦阴也，腹者至阴之所居，故水在腹者，必使目下肿也。真气上逆，故口苦舌干，卧不得正偃，正偃则咳出清水也。诸水病者，故不得卧，卧则惊，惊则咳甚也。腹中鸣者，病本于胃也。薄⑪脾则烦不能食，食不下者，胃脘隔也。身重难以行者，胃脉在足也。月事不来者，胞脉⑫闭也，胞脉者属心而络于胞中，今气止迫肺，心气不得下通，故月事不来也。帝曰：善。

【精注】

⑥强上冥视：强上，指头项强直，难以俯仰。冥视，指目眩视物不清。

⑦救俯仰：救，犹停止；俯仰，即前俯后仰的动作。救俯仰，停止大的活动。

⑧其气必至：指病气来到。

⑨正偃：偃，卧。正偃，仰卧。

⑩风水：病名，即肾风。

⑪薄：迫也。

⑫胞脉：即子宫的脉络。

【今译】

黄帝说：我希望听听劳病风的情况。岐伯说：劳风的受邪部位常在肺下，其发病的症状，使人头项强直，头目昏眩而视物不清，唾出粘痰似涕，恶风而寒栗，这就是劳风病的发病情况。黄帝说：怎样治疗呢？岐伯说：首先应使其胸中通畅，俯仰自如。肾精充盛的青年人，太阳之气能引肾精外布，则水能济火，经适当治疗，可三日而愈；中年人精气稍衰，须五日可愈；老年人精气已衰，水不济火，须七日始愈。这种病人，咳出青黄色粘痰，其状似脓，凝结成块，大小如弹丸，应使痰从口中或鼻中排出，如果不能咳出，就要伤其肺，肺伤则死。

黄帝说：有患肾风的人，面部浮肿，目下壅起，妨害言语，这种病可以用针刺治疗吗？岐伯说：虚症不能用刺。如果不应当刺而误刺，必伤其真气，使其脏气虚，五天以后，则病气复至而病势加重。黄帝说：病气至时情况怎样呢？岐伯说：病气至时，病人必感到少气，时发热，时常觉得热从胸背上至头，汗出手热，口中干渴，小便色黄，目下浮肿，腹中鸣响，身体沉重，行动困难。如患者是妇女则月经闭止，心烦而不能饮食，不能仰卧，仰卧就咳嗽得很厉害，此病叫风水，在《刺法》中有所论述。

黄帝说：希望听听这里面的道理。岐伯说：邪气能够侵犯人体的原因，是由于其正气先虚。肾脏属阴，风邪属阳。肾阴不足，风阳便乘虚侵入，所以呼吸少气，时时发热而汗出。小便色黄，是因为腹中有热。不能仰卧，是因为水气上乘于胃，而胃中不和。仰卧则咳嗽加剧，是因为水气上迫于肺。凡是有水气病的，目下部先出现微肿。黄帝说：为什么？岐伯说：水是属阴的，目下也是属阴的部位，腹部也是至阴所在之处，所以腹中有水的，必使目下部位微肿。水邪之气上泛凌心，迫使脏真心火之气上逆，所以口苦咽干，不能仰卧，仰卧则水气上逆而咳出清水。凡是有水气病的人，都因水气上乘于胃而不能卧，卧则水气上凌于心而惊，逆于肺则咳嗽加剧。腹中鸣响，是胃肠中有水气窜动，其病本在于胃。若水迫于脾，则心烦不能食。饮食不进，是水气阻隔于胃脘。身体沉重而行动困难，是因为胃的经脉下行于足部，水气随经下流所致。妇女月经不来，是因为水气阻滞，胞脉闭塞不通的原因。胞脉属于心而下络于胞中，现水气上迫于肺，使心气不得下通，所民胞脉闭而月经不来。黄帝说：讲得好。

逆调论篇第三十四

【导读】

本篇认为人体的阴阳必须保持平衡，否则就会引起寒热等各种病变，指出阴阳平衡与内脏虚实有一定关系。

【原典】

黄帝问曰：人身非常①温也，非常热也，为之热而烦满者何也？岐伯对曰：阴气少而阳气胜，故热而烦满也。帝曰：人身非衣寒也，中非有寒气也，寒从中生者何？岐伯曰：是人多痹气②也，阳气少，阴气多，故身寒如从水中出。帝曰：人有四支热，逢风寒如炙如火者，何也？岐伯曰：是人者，阴气虚，阳气盛，四支者阳也，两阳相得而阴气虚少，少水不能灭盛火，而阳独治③，独治者不能生长也，独胜而止耳，逢风而如炙如火者，是人当肉烁④也。

帝曰：人有身寒，汤火不能热，厚衣不能温，然不冻栗⑤是为何病？岐伯曰：是人者，素肾气胜，以水为事，太阳气衰，肾脂⑥枯不长，一水不能胜两火，肾者水也，而生于骨，肾不生则髓不能满，故寒甚至骨也。所心不能冻栗者，肝一阳也，心二阳也，肾孤藏也，一水不能胜二火，故不能冻栗，病名曰骨痹，是人当挛节也。帝曰：人之肉苛⑦者，虽近衣絮，犹尚苛也，是谓何疾？岐伯曰：荣气虚，卫气实也，荣气虚则不仁，卫气虚则不用，荣卫俱虚，则不仁且不用，肉如故也，人身与志不相有，曰死。

帝曰：人有逆气不得卧而息有音者，有不得卧而息无音者，有起居如故而息有音者，有得卧行而喘者，有不得卧不能行而喘者，有不得卧，卧而喘者，皆何藏使然？愿闻其故。岐伯曰：不得卧而息有音者，是阳明之逆也，足三阳者下行，今逆而上行，故息有音也。阳明者胃脉也，胃者六府之海，其气亦下行，阳明逆不得从其道，故不得卧也。《下经》曰：胃不和则卧不安。此之谓也。夫起居如故而息有音者，此肺之络脉逆也，络脉不得随经上下，故留经而不行，络脉之病人也微，故起居如故而息有音也。夫不得卧，卧则喘者，是水气之客也，夫水者循津液而流也，肾者水藏，主津液，主卧与喘⑧也。帝曰：善。

【精注】

①常：指平常，一般。

②痹气：气行不畅，郁闷之气。指气机闭阻。

③阳独治：阳气旺盛而单独发挥作用。

④肉烁：指肌肉消瘦。

⑤冻栗：寒冷战栗。

⑥肾脂：肾精。

⑦肉苛：肌肉顽麻不仁。

⑧主卧与喘：谓不能平卧及其喘促的病机皆与肾有关。

【今译】

黄帝问道：有的病人，四肢异常热，遇到风寒时，会热得更加厉害，就像在火上烤一样，这是怎么回事？岐伯回答说：这是由于阴气少而阳气胜，所以发热而烦闷。黄帝说：有的人穿的衣服并不单薄，也没有为寒邪所中，却总觉得寒气从内而生，这是什么原因呢？岐伯说：是由于这种人多痹气，阳气少而阴气多，所以经常感觉身体发冷，像从冷水中出来一样。

黄帝说：有的人四肢发热，一遇到风寒，便觉得身如热火熏炙一样，这是什么原因？岐伯说：这种人多因身体阴虚而阳气盛。四肢属阳，风邪也属阳，属阳的四肢感受属阳的风邪，是两阳相并，则阳气更加亢盛，阳气益盛则阴气日益虚少，致衰少的阴气不能熄灭旺盛的阳火，形成了阳气独旺的局面。现阳气独旺，便不能生长，因阳气独胜而生机停止。所以这种四肢热逢风而热得如炙如火的，其人必然肌肉逐渐消瘦。

黄帝说：有的人身体寒凉，虽近汤火不够使之热，多穿衣服也不能使之温，但却不恶寒战栗，这是什么病呢？岐伯说：这种人平时肾水气盛，又经常接近水湿，致水寒之气偏盛，而太阳之阳气偏衰，太阳之阳气衰，则肾脂枯竭不长。肾是水脏，主生长骨髓，肾脂不生则骨髓不能充满，故寒冷至骨。其所以不能战栗，是因为肝是一阳，心是二阳，一个独阴的肾水，胜不过心肝二阳之火，所以虽寒冷，但不战栗，这种病叫"骨痹"，病人必骨节拘挛。

黄帝说：有的人皮肉麻木沉重，虽穿上棉衣，仍然如故，这又是什么原因导致的呢？岐伯说：这是由于营气虚而卫气实所致。营气虚弱则皮肉麻木不仁，卫气虚弱，则肢体不能举动，营气与卫气俱虚，则既麻木不仁，又不能举动，所以皮肉更加麻木沉重。若人的形体与内脏的神志不能相互为用，就要死亡。

黄帝说：气逆病人中，有的不能安卧而呼吸有声；有的不能安卧而呼吸无声；有的起居如常而呼吸有声；有的能够安卧，行动则气喘；有的不能安卧，也不能行动而气喘；有的不能安卧，卧则气喘。我想知道其中的原因。岐伯说：不能安卧而呼吸有声的，是阳明经脉之气上逆。足三阳的经脉，从头到足，都是下行的，现在足阳明经脉之气上逆而行，所以呼吸不利而有声。阳明是胃脉，胃气亦以下行为顺，若阳明经脉之气逆，胃气便不得循常道而下行，所以不能平卧。《下经》中讲：胃气不和则不能安卧。就是这个道理。若起居如常而呼吸有声的，这是由于肺之络脉不顺，络脉不能随着经脉之气上下，故其气留滞于经脉而不行于络脉。但络脉生病是比较轻微的，所以虽呼吸不利有声，但起居如常。若不能安卧，卧则气喘的，是由于水气侵犯所致。肾是水脏，主持津液。如肾病不能主水，水气上逆而犯肺，则人即不能平卧而气喘。黄帝说：讲得好。

疟论篇第三十五

【导读】

本篇详细讨论了疟病的形成原因、症状及针刺方法，并对针刺的原则作出了说明。

【原典】

黄帝问曰：夫痎疟①皆生于风，其蓄作②有时者何也？岐伯对曰：疟之始发也，先起于毫毛，伸欠乃作，寒栗鼓颔，腰脊俱痛，寒去则内外皆热，头痛如破，渴欲冷饮。帝曰：何气使然？愿闻其道。岐伯曰：阴阳上下交争，虚实更作③，阴阳相移也。阳并于阴，则阴实而阳虚，阳明虚则寒栗鼓颔也；巨阳虚则腰背头项痛；三阳俱虚则阴气胜，阴气胜则骨寒而痛；寒生于内，故中外皆寒；阳盛则外热，阴虚则内热，外内皆热则喘而渴，故欲冷饮也。此皆得之夏伤于暑，热气盛，藏于皮肤之内，肠胃之外，此荣气之所舍也。此令人汗空疏，腠理开，因得秋气，汗出遇风，及得之以浴，水气舍于皮肤之内，与卫气并居。卫气者，昼日行于阳，夜行于阴，此气得阳而外出，得阴而内薄，内外相薄，是以日作。帝曰：其间日而作④者何也？岐伯曰：其气之舍深，内薄于阴，阳气独发，阴邪内著，阴与阳争不得出，是以间日而作也。帝曰：善。其作日晏与其日早者，何气使然？岐伯曰：邪气客于风府，循膂而下⑤，卫气一日一夜大会于风府，其明日日下一节，故其作也晏，此先客于脊背也，每至于风府则腠理开，腠理开则邪气入，邪气入则病作，以此日作稍益晏也。其出于风府，日下一节，二十五日下至骶骨，二十六入于脊内，注于伏膂之脉⑥，其气上行，九日出于缺盆之中，其气日高，故作日益早也。其间日发者，由邪气内薄于五藏，横连募原也，其道远，其气探，其行迟，不能与卫气俱行，不得皆出，故间日乃作也。帝曰：夫子言卫气每至于风府，腠理乃发，发则邪气入，入则病作。今卫气日下一节，其气之发也不当风府，其日作者奈何？岐伯曰：此邪

中華藏書

黄帝内经·最新整理珍藏版

中国书房

气客于头项循膂而下者也，故虚实不同，邪中异所，则不得当其风府也。故邪中于头项者，气至头项而病；中于背者，气至背而病，中于腰脊者，气至腰脊而病；中于手足者，气至手足而病。卫气之所在，与邪气相合，则病作。故风无常府，卫气之所发，必开其腠理，邪气之所合，则其府也。帝曰：善。夫风之与疟也，相似同类，而风独常在，疟得有时而休者何也？岐伯曰：风气留其处，故常在；疟气随经络沈以内薄⑦，故卫气应乃作。帝曰：疟先寒而后热者何也？岐伯曰：夏伤于大暑，其汗大出，腠理开发，因遇夏气凄沧之水寒⑧，藏于腠理皮肤之中，秋伤于风，则病成矣。夫寒者阴气也，风者阳气也，先伤于寒而后伤于风，故先寒而后热也，病以时作，名曰寒疟。帝曰：先热而后寒者何也？岐伯曰：此先伤于风而后伤于寒，故先热而后寒也，亦以时作，名曰温疟。其但热而不寒者，阴气先绝，阳气独发，则少气烦冤，手足热而欲呕，名曰瘅疟。

【精注】

①痎疟：一切疾证的通称。

②蓄作：疟止为蓄，疟发为作。

③阴阳上下交争，虚实更作：阴出于阳，则阳实阴虚而热；阳入于阴，则阴实阳虚而寒。

④间日而作：疟疾隔日发作一次。

⑤循膂而下：膂：脊梁骨。循膂而下，沿着脊梁骨向下行走。

⑥伏膂之脉：王冰注："伏膂之脉者，谓伏膂筋之间肾脉之伏行者也。"

⑦沈以内薄：即依次向里传变。

⑧凄沧之水寒：凄沧，寒凉的意思。水寒，《甲乙经》、《太素》作"小寒迫之"。

【今译】

黄帝问道：疟疾都是由风邪引起的，它的休作有一定时间，这是什么原因？岐伯回答说：疟疾开始发作的时候，先起于毫毛竖立，继而四体不舒，欲得引伸，呵欠连连，乃至寒冷发抖，下颌鼓动，腰脊疼痛；及至寒冷过去，便是全身内外发热，头痛有如破裂，口渴喜欢冷饮。

　　黄帝问：这是什么原因引起的？给我讲讲这里面的道理。岐伯说：这是由于阴阳上下相争，虚实交替而作，阴阳虚实相互移易转化的关系。阳气并入于阴分，使阴气实而阳气虚，阳明经气虚，就寒冷发抖乃至两颔鼓动；太阳经气虚，便腰背头项疼痛；三阳经气都虚，则阴气更胜，阴气胜则骨节寒冷而疼痛，寒从内生，所以内外都觉得寒冷。如阴气并入阳分，则阳气实而阴气虚。阳主外，阳盛就发生外热；阴主内，阴虚就发生内热，·因此外内都发热，热甚的时候就气喘口渴，所以喜欢冷饮。这都是由于夏天伤于暑气，热气过盛，并留藏于肤之内，肠胃之外，亦即荣气居留的所在。由于暑热内伏，使人汗孔疏松，腠理开泄，一遇秋凉，汗出而感受风邪，或者由于洗澡时感受水气，风邪水气停留于皮肤之内，与卫气相合并居于卫气流行的所在；而卫气白天行于阳分，夜里行于阴分，邪气也随之循行于阳分时则外出，循行于阴分时则内搏，阴阳内外相搏，所以每日发作。

　　黄帝问：疟疾有隔日发作的，这是什么原因？岐伯说：咽为邪气舍留之处较深，向内迫近于阴分，致使阳气独行于外，而阴分之邪留着于里，阴与阳相争而不能即出，所以隔一天才发作一次。黄帝道：讲得好！疟疾发作的时间，有逐日推迟，或逐日提前的，这里面的原因是什么呢？岐伯说：邪气从风府穴侵入之后，循脊骨逐日逐节下移，卫气是一昼夜会于风府，而邪气却每日向下移行一节，所以其发作时间也就一天迟一天，这是由于邪气先侵袭于脊骨的关系。每当卫气会于风府时，则腠理开发，腠理开发则邪气侵入，邪气侵入与卫气交争，病就发作，因邪气日下一节，所以发病时间就日益推迟了。这种邪气侵袭风府，逐日下移一节而发病的，约经二十五日，邪气下行至骶骨；二十六日，又入于脊内，而流注于伏肿脉；再沿冲脉上行，至九日上至于缺盆之中。因为邪气日见上升，所以发病的时间也就一天早一天。至于隔一次发病一次的，是因为邪气内迫于五脏，横连于膜原，它所行走的道路较远，邪气深藏，循行迟缓。不能和卫气并行，邪气与卫气不得同时皆出，所以隔一天才能发作一次。

黄帝问：您说卫气每至于风府时，腠理开发，邪气乘机袭入，邪气入则病发作，现在又说卫气与邪气相遇的部位每日下行一节，那么发病时，邪气就并不恰在于风府，而能每日发作一次，这里面的原因是什么？岐伯说：以上是指邪气侵入头项，循着脊骨而下者说的，但人体各部分的虚实不同，而邪气侵犯的部位也不一样，所以邪气所侵，不一定都在风府穴处。例如：邪中于头项的，卫气行至头项而病发；邪中于背部的，卫气行至背部而病发；邪中于腰脊的，卫气行至腰脊而病发；邪中于手足的，卫气行至手足而病发；凡卫气所行之处，和邪气相合，那病就发作。所以说风邪侵袭人体没有一定的部位，只要卫气与之相应，腠理开发，邪气得以凑合，这就是邪气袭入的地方，也就是发病的所在。黄帝道：讲得好！

风病和疟疾相似而同属一类，为什么风病的症状持续常在，而疟疾却发作有休止呢？岐伯说：风邪为病是稽留于所中之处，所以症状持续常在；疟邪则是随着经络循行，深入体内，必须与卫气相遇，病才发作。

黄帝问：疟疾发作有先寒而后热的，这是为什么？岐伯说：夏天感受了严重的暑气，因而汗大出，腠理开泄，再遇着寒凉水湿之气，便留藏在腠理皮肤之中，到秋天又伤了风邪，就成为疟疾了。所以水寒，是一种阴气，风邪是一种阳气。先伤于水寒之气，后伤于风邪，所以先寒而后热。病的发作有一定的时间，这名叫寒疟。黄帝问：疟疾发作有先后寒的，这是为什么？岐伯说：这是先伤了风邪，又伤于寒凉，因此先热后寒，偶尔发作，名曰温疟。只热不寒的，阴气先断绝，独阳气发散，于是少气烦乱，手脚发热，想呕吐，名曰瘅疟。

【原典】

帝曰：夫经言有余者泻之，不足者补之。今热为有余，寒为不足。夫疟者之寒，汤火不能温也，及其热，冰水不能寒也，此皆有余不足之类。当此之时，良工不能止，必须其自衰乃刺之，其故何也？愿闻其说。岐伯曰：经言无刺熇熇⑨之热，无刺浑浑之脉，无刺漉漉⑩之汗，故为其病逆，未可治也。夫疟之始发也，阳气并于阴，当是之时，阳虚而阴盛，外无气，故先寒栗也。阴气逆极，则复出之阳，阳与阴复并于外，则阴虚而阳实，故先热而渴。夫疟气者，并于阳则阳胜，并于阴则阴胜，阴胜则寒。阳胜则热。疟者，风寒之气不常也，病极则复至。病之发也，如火之热，如风雨不可当也。故经言曰：方其盛时必毁，因其衰也，事必大昌。此之谓也。夫疟之未发也，阴未并阳，阳未并阴，因而调之，真气得安，邪气乃亡，故工不能治其已发，为其气逆也。帝曰：善。攻之奈何？早晏何如？岐伯曰：疟之且发也，阴阳之且移也，必从四末始也，阳已伤，阴从之，故先其时坚束其处⑪，令邪气不得入，阴气不得出，审候见之在孙络盛坚而血者皆取之，此真往而未得并者也。帝曰：疟不发，其应何如？岐伯曰：疟气者，必更盛更虚，当气之所在也，病在阳，则热而脉躁；在阴，则寒而脉静；极则阴阳俱衰，卫气相离，故病得休；卫气集，则复病也。帝曰：时有间二日或至数日发，或渴或不渴，其故何也？岐伯曰：其间日者，邪气与卫气客于六府，而有时相失，不能相得，故休数日乃作也。疟者，阴阳更胜也，或甚或不甚，故或渴或不渴。帝曰：论方夏伤于暑，秋必病疟，今疟不必应者何也？岐伯曰：此应四时者也。其病异形者，反四时也。其以秋病者寒甚，以冬病者寒不甚，以春病者恶风，以夏病者多汗。帝曰：夫病温疟与寒疟而皆安舍？舍于何藏？岐伯曰：温疟者，得之冬中于风，寒气藏于骨髓之中，至春则阳气大发，邪气不能自出，因遇大暑，脑髓烁，肌肉消，腠理发泄，或有所用力，邪气与汗皆出，此病藏于肾，其气先从内出之于外也。如是者，阴虚而阳盛，阳盛则热矣，衰则气复反入，入则阳虚，阳虚则寒矣，故先热而后寒，名曰温疟。帝曰：瘅疟何如？岐伯曰：瘅疟者，肺素有热气盛于身，厥逆上冲，中气实⑫而不外泄，因有所用力，腠理开，风寒舍于皮肤之内、分肉之间而发，发则阳气盛，阳气盛而衰则病矣。其气不及于阴，故但热而不寒，气内藏于心，而外舍于分肉之间，令人消烁脱肉，故命曰瘅疟。帝曰：善。

中華藏書

上部《黄帝内经·素问》

一五五

中国书房

【精注】

⑨熇：热也。熇熇：热高的样子。

⑩漉漉：汗出不止的样子。

⑪坚束其处：紧紧束缚四肢末端。（注意每次束缚的时间不宜过久。）

⑫中气实：指因肺热而胸中气机壅塞。

【今译】

黄帝问：医经上说有余的应当泻，不足的应当补。今发热是有余，发冷是不足。而疟疾的寒冷，虽然用热水或向火，亦不能使之温暖，及至发热，即使用冰水，也不能使之凉爽。这些寒热都是有余不足之类。但当其发冷、发热的时候，良医也无法制止，必须待其病势自行衰退之后，才可以施用刺法治疗，这是什么原因？请你告诉我。岐伯说：医经上说过，有高热时不能刺，脉搏纷乱时不能刺，汗出不止时不能刺，因为这正当邪盛气逆的时候，所以不可立即治疗。疟疾刚开始发作，阳气并无阴分，此时阳虚而阴盛。外表阳气虚，所以先寒冷发抖；至阴气逆乱已极，势必复出于阳分，于是阳气与阴气相并于外，此时阴分虚而阳分实，所以先热而口渴。因为疟疾并于阳分，则阳气胜，并于阴分，则阴气胜；阴气生则发寒，阳气胜则发热。由于疟疾感受的风寒之气变化无常，所以其发作至阴阳之气俱逆极时，则寒热休止，停一段时间，又重复发作。当其病发作的时候，像火一样的猛烈，如狂风暴雨一样迅不可挡。所以医经上说：当邪气盛极的时候，不可攻邪，攻之则正气也必然受伤，应该乘邪气衰退的时候而攻之，必然获得成功，便是这个意思。因此，治疗疟疾，应在未发的时候，阴气尚未并于阳分，阳气尚未并于阴分，便进行适当的治疗，则正气不致于受伤，而邪气可以消灭。所以医生不能在疟疾发作的时候进行治疗，就是因为此时正当正气和邪气交争逆乱的缘故。黄帝道：讲得好！

疟疾究竟该如何治疗？时间的早晚应如何掌握？岐伯说：疟疾将发，正是阴阳将要相移之时，它必从四肢开始。若阳气已被邪伤，则阴分也必将受到邪气的影响，所以只有在未发病之先，以索牢缚其四肢末端，使邪气不得入，阴气不得出，两者不能相移；牢缚以后，审察络脉的情况，见其孙络充实而淤血的部分，都要刺出其血，这是当真气尚未与邪气相并之前的一种"迎而夺之"的治法。

黄帝问：疟疾在不发作的时候，它的情况是怎么样的？岐伯说：疟气留舍于人体，必然使阴阳虚实更替而作。当邪气所在的地方是阳分，则发热而脉搏躁急；病在阴分，则发冷而脉搏较静；病到极期，则阴阳二气都已衰惫，卫气和邪气互相分离，病就暂住休止；若卫气和邪气再相遇合，则病又发作了。

黄帝问：有些疟疾隔二日，或甚至隔数日发作一次，发作时有的口渴，有的不渴，是什么缘故？岐伯说：其所以隔几天再发作，是因为邪气与卫气相会于风府的时间不一致，有时不能相遇，不得皆出，所以停几天才发作。疟疾发病，是由于阴阳更替相胜，但其中程度上也有轻重的不同，所以有的口渴，有的不渴。

黄帝问：医经上说夏伤于暑，秋必病疟，而有些疟疾，并不是这样，是什么道理？岐伯说：夏伤于暑，秋必病疟，这是指和四时发病规律相应的而言。亦有些疟疾形症不同，与四时发病规律相反。如发于秋天的，寒冷较重；发于冬天的，寒冷较轻；发于春天的，多恶风；发于夏天的，汗出得很多。

黄帝问：有像温疟和寒疟这两种病，邪气何侵入，一般逗留在哪一脏？岐伯说：温疟是由于冬天感受风寒，邪气留藏在骨髓之中，虽到春天阳气生发活泼的时候，邪气仍不能自行外出，乃至夏天，因夏热炽盛，使人精神倦怠，脑髓消烁，肌肉消瘦，腠理发泄，皮肤空疏，或由于劳力过甚，邪气才乘虚与汗一齐外出。这种病邪原是伏藏于肾，故其发作时，是邪气从内而出于外。这样的病，阴气先虚，而阳气偏盛，阳盛就发热，热极之时，则邪气又回入于阴，邪入于阴则阳气又虚，阳气虚便出现寒冷，所以这种病是先热而后寒，名叫温疟。黄帝道：瘅疟的情况怎样？岐伯说：瘅疟是由于肺脏素来有热，肺气壅盛，气逆而上冲，以致胸中气实，不能发泄，适因劳力之后，腠理开泄，风寒之邪便乘机侵袭于皮肤之内、肌肉之间而发病，发病则阳气偏盛，阳气盛而不见衰减，于是病就但热不寒了。为什么不寒？因邪气不入于阴分，所以但热而不恶寒，这种病邪内伏于心脏，外出则留连于肌肉之间，使人肌肉瘦削，故名叫瘅疟。黄帝说：讲得好！

刺疟篇第三十六

【导读】

本篇对六经、五脏、胃等部位出现的十二种疟病的症状作出了具体描述，并详细讨论了对这些疟病的针刺方法。

【原典】

足太阳之疟，令人腰痛头重，寒从背起，先寒后热，熇熇暍暍然①，热止汗出，难已，刺郄中出血。足太阳之疟，令人身体解㑊，寒不甚，热不甚，恶见人，见人心惕惕然，热多汗出甚，刺足少阳。足阳明之疟，令人先寒，洒淅洒淅，寒甚久乃热，热去汗出，喜见日月光火气乃快然，刺足阳明跗上。足太阴之疟，令人不乐，好太息，不嗜食，多寒热，汗出，病至则善呕，呕已乃衰，即取之。足少阴之疟，令人呕吐甚，多寒热，热多寒少，欲闭户牖而处，其病难已。足厥阴之疟，令人腰痛少腹满，小便不利如癃状，非癃也，数便意②，恐惧，气不足，腹中悒悒③，刺足厥阴。肺疟者，令人心寒，寒甚热，热间善惊，如有所见者，刺手太阴阳明。心疟者，令人烦心甚，欲得清水，反寒多，不甚热，刺手少阴。

肝疟者，令人色苍苍然，太息，其状若死者，刺足厥阴见血。脾疟者，令人寒，腹中痛，热则肠中鸣，鸣已汗出，刺足太阴。肾疟者，令人洒洒然，腰脊痛宛转④，大便难，目眴眴然⑤，手足寒，刺足太阳少阴。胃疟者，令人且病也，善饥而不能食，食而支满腹大，刺足阳明太阴横脉出血。疟发身方热，刺跗上动脉，开其空，出其血，立寒。疟方欲寒，刺手阳明太阴、足阳明太阴。疟脉满大，急刺背俞，用中针傍伍胠俞各一，适肥瘦出其血也。疟脉小实，急灸胫少阴，刺指井。疟脉满大，急刺背俞五胠俞背俞各一，适行至于血也。疟脉缓大虚，便宜用药，不宜用针。

凡治疟先发，如食顷乃可以治，过之则失时也。诸疟而脉不见，刺十指间出血，血去必已，先视身之赤如小豆者尽取之。十二疟者，其发各不同时，察其病形，以知其何脉之病也。先其发时如食顷而刺之，一刺则衰，二刺则知，三刺则已，不已刺舌下两脉出血，不已刺郄中盛经出血，又刺项已下挟脊者必已。舌下两脉者，廉泉也。刺疟者，必先问其病之所先发者，先刺之。先头痛及重者，先刺头上及两额两眉间出血。先项背痛者，先刺之。先腰脊痛者，先刺郄中出血。先手臂痛者，先刺手少阴阳明十指间。先足胫酸痛者，先刺足阳明十指间出血。风疟，疟发则汗出恶风，刺三阳经背俞之血者。胻酸痛甚，按之不可，名曰胕髓病，以镵针针绝骨⑥出血，立已。身体小痛，刺至阴。诸阴之井无出血，间日一刺。疟不渴，间日而作，刺足太阳。渴而间日作，刺足少阳。温疟汗不出，为五十九刺。

【精注】

①晔晔：热势很高。

②数便意：新校正云："按《甲乙经》'数便意'三字作'数噫'二字。"

③悁悁：不畅快的样子。

④宛转：腰体难于转动。

⑤目眴眴然：眼目昏花的样子。

⑥绝骨：穴名，又名悬钟。

【今译】

足太阳经的疟疾，使人头重腰痛，寒冷发自脊背，先寒后热，热势灼人，热止汗出，这种疟疾不易痊愈，治疗方法是刺委中穴出血。足少阳经的疟疾，使人身倦无力，恶寒发热都不甚厉害，怕见人，看见人就感到恐惧，发热的时间比较长，汗出亦很多，治疗方法，刺足少阳经。足阳明经的疟疾，使人先觉怕冷，逐渐恶寒加剧，很久才发热，退热时便汗出，这种病人，喜欢亮光，喜欢向火取暖，见到亮光以及火气，就感到爽快，治疗方法，刺足阳明经足背上的冲阳穴。足太阴经的疟疾，使人闷闷不乐，时常要叹息，不想吃东西，多发寒热，汗出亦多，病发作时容易呕吐，吐后病势减轻，治疗方法，取足太阴经的孔穴。足少阴经的疟疾，使人发生剧烈呕吐，多发寒热，热多寒少，常常喜欢紧闭门窗而居，这种病不易痊愈。足厥阴经的疟疾，使人腰痛，少腹胀满，小便不利，似乎癃病，而实非癃病，只是小便频数不爽，病人必中恐惧，气分不足，腹中郁滞不畅，治疗方法，刺足厥阴经。

肺疟，使人发冷，冷极则发热，热时容易发惊，好像见到了可怕的事物，治疗方法是刺手太阴、手阳明两经。心疟，使人心中烦热得很厉害，想喝冷水，但身上反觉寒多而不太热，治疗方法，刺手少阴经。肝疟，使人面色苍青，时欲太息，厉害的时候，形状如死，治疗方法，刺足厥阴经出血。脾疟，使人发冷，腹中痛，待到发热时，则脾气行而肠中鸣响，肠鸣后阳气外达而汗出，治疗方法，刺足太阴经。肾疟，使人洒淅寒冷，腰脊疼痛，难以转侧，大便困难，目视眩动不明，手足冷；治疗方法，刺足太阳、足少阴两经。胃疟，发病时使人易觉饥饿，但又不能进食，进食就感到脘腹胀满膨大，治疗方法，取足阳明、足太阴两经横行的络脉，刺出其血。

治疗疟疾，在刚发热时，刺足背上的动脉，开其孔穴，刺出其血，可立即热退身凉；如疟疾刚要发冷的时候，可刺手阳明、太阴和足阳明、太阴的俞穴。如疟疾病人的脉搏满大而急，刺背部的俞穴，用中等针按五胠俞各取一穴，并根据病人形体的胖瘦，确定针刺出血的多少。如疟疾病人的脉搏小实而急的，灸足胫部的少阴经穴，并刺足趾端的井穴。如疟疾病人的脉搏满大而急，刺背部俞穴，取五胠俞、背俞各一穴，并根据病人体质，刺之出血。如疟疾病人的脉搏缓大而虚的，就应该用药治疗，不宜用针刺。大凡治疗疟疾，应在病没有发作之前约一顿饭的时候，予以治疗，过了这个时间，就会失去时机。凡疟疾病人脉沉伏不见的，急刺十指间出血，血出病必愈；若先见皮肤上发出像赤小豆色的红点，应都用针刺去。三阳三阴五脏胃胕，十二经脉，若患疟疾，其发作之时各不相同。要观察病的外在表现特征，从而得知是哪一脉出了毛病。在它发作之前大约一顿饭的功夫针刺之，刺一下就会减轻些，刺两下就小便利、腹中和，刺三下就好了。如果刺三次还不行，就刺舌下两脉，直至出血，还不行，就刺郄中盛经直至出血，再刺项下挟脊，病必好无疑。舌下两脉，名为廉泉。

凡刺疟疾，先刺病人发作时最先感觉症状的部位。如先发头痛头重的，就先刺头上及两额、两眉间出血。先发颈项脊背痛的，就先刺颈项和背部。先发腰脊痛的，就先刺委中出血。先发手臂痛的，就先刺手少阴、手阳明的十指间的孔穴。先发足胫酸痛的，就先刺足阳明十指间出血。因风病疟者，疟发则汗中就会带出恶风，刺三阳经背俞出血。因风而骱酸痛甚，按它是没有用的，因为痛在骨。而髓又藏于骨，所以名曰肘髓病。用镵针刺绝骨出血马上就好。身体小痛，刺至阴。诸阴之井不出血，就隔一天一刺。疟不渴，隔日发作，刺足太阳。渴而且隔日发作，刺足少阳。温疟而汗不出的，用"五十九刺"的方法。

气厥论篇第三十七

【导读】

本篇主要讨论寒热之气在脏腑之间相移传化而发生各种病变的情况，指出寒热之气若厥逆，会是许多疾病的产生原因；认为肺腑之间存在密切的联系，如果有病，会相互影响，相互传变。

【原典】

黄帝问曰：五藏六腑，寒热相移者何？岐伯曰：肾移寒于脾，痈肿①少气，脾移寒于肝，痈肿筋挛。肝移寒于心，狂隔中②。心移寒于肺，肺消，肺消者饮一溲二，死不治。肺移寒于肾，为涌水，涌水者，按腹不坚，水气客于大肠，疾行则鸣濯濯③如囊裹浆，水之病也。

脾移热于肝，则为惊衄。肝移热于心，则死。心移热于肺，传为鬲消④。肺移热于肾，传为柔痓。肾移热于脾，传为虚，肠澼，死不可治。胞⑤移热于膀胱，则癃溺血。膀胱移热于小肠，鬲肠不便，上为口糜。小肠移热于大肠，为伏瘕，为沉。大肠移热于胃，善食而瘦，又谓之食亦。胃移热于胆，亦曰食亦。胆移热于脑，则辛頞⑥鼻渊，鼻渊者，浊涕下不止也，传为衄衊⑦瞑目，故得之气厥⑧也。

【精注】

①痈肿：此作痈病肿痛解。

②隔中：隔塞不通的病症。

③濯濯：水气流动的声音。此处指肠鸣水声。

④鬲消：鬲，同隔。热邪熏蒸胸隔，津气消灼，而见气短、消渴的病症。

⑤胞：指男性之精室，女性之女子胞。

⑥辛頞：頞，鼻梁。辛頞，即病人感觉鼻梁中辛辣不适。

⑦衄衊：衄，鼻出血；衊，污血。衄衊，即鼻中出血。

⑧气厥：气逆，气机逆乱。

【今译】

黄帝问道：五脏六腑之间的寒热是如何相互转移的？岐伯回答说：肾移寒于脾，则病痈肿和少气，脾移寒于肝，则痈肿和筋挛。肝移寒于心，则病发狂和胸中隔塞。心移寒于肺，则为肺消；肺消病的症状是饮水一分，小便要排二分，属无法治疗的死症。肺移寒于肾，则为涌水；涌水病的症状是腹部按之不甚坚硬，但因水气留居于大肠，故快走时肠中濯濯鸣响，如皮囊装水样，这是水气之病。脾移热于肝，则病惊骇和鼻衄。肝移热于心，则引起死亡。心移热于肺，日久则为鬲消。肺移热于肾，日久则为柔痓。肾移热于脾，日久渐成虚损；若再患肠澼，便易成为无法治疗的死症。胞移热于膀胱，则病小便不利和尿血。膀胱移热于小肠，使肠道隔塞，大便不通，热气上行，以至口舌糜烂。小肠移热于大肠，则热结不散，成为伏瘕，或为痔疮。大肠移热于胃，则使人饮食增加而体瘦无力，病称为食亦。胃移热于胆，也叫做食亦。胆移热于脑，则鼻梁内感觉辛辣而成为鼻渊，鼻渊会有鼻流浊涕不止的症状，时间长了会导致鼻中流血，两目不明。以上各种病症，都是因为寒热之气厥逆，在脏腑中互相移传而引起的。

咳论篇第三十八

【导读】

本篇主要谈论咳嗽这种病，讲了咳嗽的病变部位、病因、症状以及其与四时的关系，最后以问答方式给出了咳嗽的总的治疗原则。

【原典】

黄帝问曰：肺之令人咳何也？岐伯对曰：五藏六腑皆令人咳，非独肺也。帝曰：愿闻其状。岐伯曰：皮毛者肺之合也，皮毛先受邪气，邪气以从其合也。其寒饮食入胃，从肺脉上至于肺则肺寒，肺寒则外内合邪，因而客之，则为肺咳。五藏各以其时受病，非其时各传以与之。

人与天地相参①，故五藏各以治时②，感于寒则受病，微则为咳，甚者为泄为痛。乘③秋则肺先受邪，乘春则肝先受之，乘夏则心先受之，乘至阴则脾先受之，乘冬则肾先受之。帝曰：何以异之？岐伯曰：肺咳之状，咳而喘息有音，甚则唾血。心咳之状，咳则心痛，喉中介介④如梗状，甚则咽肿喉痹。肝咳之状，咳则两胁下痛，甚则不可以转，转则两胠下满。脾咳之状，咳则右胁下痛，阴阴⑤引肩背，甚则不可以动，动则咳剧。肾咳之状，咳则腰背相引而痛，甚则咳涎。

帝曰：六腑之咳奈何？安所受病？岐伯曰：五藏之久咳，乃移于六腑。脾咳不已，则胃受之，胃咳之状，咳而呕，呕甚则长虫出。肝咳不已，则胆受之，胆咳之状，咳呕胆汁。肺咳不已，则大肠受之，大肠咳状，咳而遗失⑥。心咳不已，则小肠受之，小肠咳状，咳而失气，气与咳俱失。肾咳不已，则膀胱受之，膀胱咳状，咳而遗溺。久咳不已，则三焦受之，三焦咳状，咳而腹满，不欲食饮，此皆聚于胃，关于肺，使人多涕唾而面浮肿，气逆也。

帝曰：治之奈何？岐伯曰：治藏者治其俞，治府者治其合，浮肿者治其经⑦。帝曰：善。

【精注】

①相参：相和、相应。

②治时：指五脏所主管的时令。

③乘：即"趁"，顺应的意思。

④介介：喉中梗阻不利的样子。

⑤阴阴：即"隐隐"。

⑥遗失：失，通屎。遗失，大便失禁。

⑦经：指经脉之穴，经穴。

【今译】

黄帝问道：肺脏有病常使人咳嗽的原因是什么？岐伯回答说：五脏六腑有病，都能使人咳嗽，不单是肺病如此。黄帝说：希望听你讲讲各种咳嗽的症状。岐伯说：皮毛与肺是相配合的，皮毛先感受了外邪，邪气就会影响到肺脏。再由于吃了寒冷饮食，寒气在胃循着肺脉上行于肺，引起肺寒，这样就使内外寒邪相合，停留于肺脏，从而成为肺咳。这是肺咳的情况。至于五脏各腑之咳，是五脏各在其所主的时令受病，并非在肺的主时受病，而是各脏之病传给肺的。

天地人为三才，人与天地相应和，故五脏各以主时，感于寒气就会生病，稍稍轻微的治，手太阴受寒而为咳，厉害的话，足太阴受寒，就会得泄病而且疼痛。秋时肺先受风邪，春时肝先受风邪，夏时心先受风邪，至阴之时脾先受风邪，冬时肾先受风邪。黄帝问：如何鉴别这些咳嗽？岐伯回答说：肺咳的症状，咳而气喘，呼吸有声，甚至唾血。心咳的症状，咳则心痛，喉中好像有东西梗塞一样，甚至咽喉肿痛闭塞。肝咳的症状，咳则两侧胁肋下疼痛，甚至痛得不能转侧，转侧则两胁下胀满。脾咳的症状，咳则右胁下疼痛，并隐隐然疼痛牵引肩背，甚至不可以的动，一动就会使咳嗽加剧。肾咳的症状，咳则腰背互相牵引作痛，甚至咳吐痰涎。

黄帝问：六腑咳嗽的症状如何？是怎样受病的？岐伯回答说：五脏咳嗽日久不愈，就要传移于六腑。例如脾咳不愈，则胃就受病；胃咳的症状，咳而呕吐，甚至呕出蛔虫。肝咳不愈，则胆就受病，胆咳的症状是咳而呕吐胆汁。肺咳不愈，则大肠受病，大肠咳的症状，咳而大便失禁。心咳不愈，则小肠受病，小肠咳的症状是咳而放屁，而且往往是咳嗽与失气同时出现。肾咳不愈，则膀胱受病；膀胱咳的症状，咳而遗尿。以上各种咳嗽，如经久不愈，则使三焦受病，三焦咳的症状，咳而腹满，不想饮食。凡此咳嗽，不论由于那一脏腑的病变，其邪必聚于胃，并循着肺的经脉而影响及肺，才能使人多痰涕，面部浮肿，咳嗽气逆。

黄帝问：如何治疗呢？岐伯回答说：治五脏的咳，取其俞穴；治六腑的咳，取其合穴；凡咳而浮肿的，可取有关脏腑的经穴而分治之。黄帝说：讲得好！

举痛论篇第三十九

【导读】

本篇列举了多种疼痛的症状，认为寒邪入侵是引起痛症的主要原因；论述了九气致病的症状和机制，认为百病皆生于气。

【原典】

黄帝问曰：余闻善言天者，必有验于人；善言古者，必有合于今；善言人者，必有厌①于己。如此，则道不惑而要数极②，所谓明也。今余问于夫子，令言而可知，视而可见，扪而可得，令验于己，而发蒙解惑，可得而闻乎？岐伯再拜稽首对曰：何道之问也？帝曰：愿闻人之五藏卒痛，何气使然？岐伯对曰：经脉流行不止，环周不休，寒气入经而稽迟，泣而不行，客于脉外则血少，客于脉中则气不通，故卒然而痛。

帝曰：其痛或卒然而止者，或痛甚不休者，或痛甚不可按者，或按之而痛止者，或按之无益者，或喘动应手者，或心与背相引而痛者，或胁肋与少腹相引而痛者，或腹痛引阴股③者，或痛宿昔而成积者，或卒然痛死不知人，有少间复生者，或痛而呕者，或腹痛而后泄者，或痛而闭不通者，凡此诸痛，各不同形，别之奈何？岐伯曰：寒气客于脉外则脉寒，脉寒则缩蜷，缩蜷则脉绌急，绌急则外引小络，故卒然而痛，得炅④则痛立止。因重中于寒，则痛久矣。寒气客于经脉之中，与炅气相薄则脉满，满则痛而不可按也，寒气稽留，炅气从上，则脉充大而血气乱，故痛甚不可按也。寒气客于肠胃之间，膜原之下，血不得散，小络急引故痛，按之则血气散，故按之痛止。寒气客于挟脊之脉则深，按之不能及，故按之无益也。寒气客于冲脉，冲脉起于关元，随腹直上，寒气客则脉不通，脉不通则气因之，故喘动应手矣。寒气客于背俞之脉⑤则脉泣；脉泣则血虚，血虚则痛，其俞注于心，故相引而痛，按之则热气至，热气至则痛止矣。寒气客于厥阴之脉，厥阴之脉者，络阴器，系于肝，寒气客于脉中，则血泣脉急，故胁肋与少腹相引痛矣。厥气客于阴股，寒气上及少腹，血泣在下相引，故腹痛引阴股。寒气客于小肠膜原之间，络血之中，血泣不得注于大经，血气稽留不得行，故宿昔⑥而成积矣。寒气客于五藏，厥逆上泄，阴气竭，阳气未入，故卒然痛死不知人，气复反则生矣。寒气客于肠胃，厥逆上出，故痛而呕也。寒气客于小肠，小肠不得成聚，故后泄腹痛矣。热气留于小肠，肠中痛，瘅热焦渴，则坚干不得出，故痛而闭不通矣。帝曰：所谓言而可知者也，视而可见奈何？岐伯曰：五藏六府固尽有部，视其五色，黄赤为热，白为寒，青黑为痛，此所谓视而可见者也。帝曰：扪而可得，奈何？岐伯曰：视其主病大脉，坚而血及陷下者；皆可扪而得也。帝曰：善。余知百病生于气也，怒则气上，喜则气缓，悲则气消，恐则气下，寒则气收，炅则气泄，惊则气乱，劳则气耗，思则气结，九气不同，何病之生？

岐伯曰：怒则气逆，甚则呕血及飧泄，故气上矣。喜则气和志达，荣卫通利，故气缓矣。悲则心系急，肺布叶举，而上焦不通，荣卫不散，热气在中，故气消矣。恐则精却⑦，却则上焦闭，闭则气还，还则下焦胀，故气不行矣。寒则腠理闭，气不行，故气收矣。炅则腠理开，荣卫通，汗大泄，故气泄。惊则心无所倚，神无所归，虑无所定，故气乱矣。劳则喘息汗出，外内皆越，故气耗矣。思则心有所存，神有所归⑧，正气留而不行，故气结⑨矣。

【精注】

①厌：《说文》："厌，合也。"

②要数极：数，理也；要数，指重要的道理；极，顶点，引作透彻、明达解。

③阴股：指大腿内侧。

④炅：热的意思。

⑤背俞之脉：背俞，背部五脏俞穴，为足太阳经的穴位。背俞之脉，即足太阳膀胱经脉。

⑥宿昔：时间过久。这里指病久不愈。

⑦精却：却，却迟之义。精却是指肾精不能上承反而下陷。

⑧心有所存，神有所归：指精力集中，神归一处。

⑨气结：气机郁结。

【今译】

黄帝问道：我听说善谈论天道的，必能在人事上得到验证；善谈论历史的，必能在今事上得到应合；善谈论人事的，必能结合自己的情况。这样，才能掌握事物的规律而不迷惑，了解事物的要领极其透彻，这就是所谓明达事理的人。现在我想请教先生，将问诊所知，望诊所见，切诊所得的情况告诉我，使我有所体验，启发蒙昧，解除疑惑，你能否告诉我呢？岐伯再次跪拜回答说：你要问的是哪些道理呢？黄帝说：我想听听人体的五脏突然作痛，是什么邪气造成的呢？岐伯回答说：人体经脉中的气血流行不止，如环无端，如果寒邪侵入了经脉，则经脉气血的循行迟滞，凝涩而不畅行，故寒邪侵袭于经脉内外，则使经脉凝涩而血少，脉气留止而不通，所以突然作痛。

黄帝说：疼痛病有突然停止的，有痛得很剧烈而不停止的，有痛得很剧烈而不能按压的，有按压而疼痛停止的，有按压也不见缓解的，有疼痛跳动应手的，有心和背部相互牵引而痛的，有胁肋和少腹相互牵引而痛的，有腹痛牵引阴股的，有疼痛日久而成积聚的，有突然疼痛昏厥如死不知人事稍停片刻而又清醒的，有痛而呕吐的，有腹痛而后泄泻的，有痛而大便闭结不通的，上述这些疼痛的情况，其病形各不相同，应该怎样区别呢？岐伯说：寒邪侵袭于脉外，则经脉受寒，经脉受寒则经脉收缩不伸，收缩不伸则屈曲拘急，因而牵引在外的细小脉络，内外引急，故突然发生疼痛，如果得到热气，则疼痛立刻停止。假如再次感受寒邪，卫阳受损就会久痛不止。寒邪侵袭经脉之中，和人体本身的热气相互搏争，则经脉充满，脉满为实，不任压迫，故痛而不可按。寒邪停留于脉中，人体本身的热气则随之而上，与寒邪相搏，使经脉充满，气血运行紊乱，故疼痛剧烈而不可触按。寒邪侵袭于肠胃之间，膜原之下，以致血气凝涩而不散，细小的络脉拘急牵引，所以疼痛；如果以手按揉，则血气散行，故按之疼痛停止。寒邪侵袭于夹脊之脉，由于邪侵的部位较深，按揉难以达到病所，故按揉也无济于事。寒邪侵袭于冲脉之中，冲脉是从小腹关元穴开始，循腹上行，如因寒气侵入则冲脉不通，脉不通则气因之鼓脉欲通，故腹痛而跳动应手。寒邪袭于背俞足太阳之脉，则血脉流行滞涩，脉涩则血虚，血虚则疼痛，因足太阳脉背俞与心相连，故心与背相引而痛，按揉能使热气来复，热气来复则寒邪消散，故疼痛即可停止。寒邪侵袭于足厥阴之脉，足厥阴之脉循股阴入毛中，环阴器抵少腹，布胁肋而属于肝，寒邪侵入于脉中，则血凝涩而脉紧急，故胁肋与少腹牵引作痛。寒厥之气客于阴股，寒气上行少腹，气血凝涩，上下牵引，故腹痛引阴股。寒邪侵袭于小肠膜原之间、络血之中，使络血凝涩不能流注于大的经脉，血气留止不能畅行，故日久便可结成积聚。寒邪侵袭于五脏，迫使五脏之气逆而上行，以致脏气上越外泄，阴气遏于内，阳气不得入，阴阳暂时相离，故突然疼痛昏死，不知人事；如果阳气复返，阴阳相接，则可以苏醒。寒邪侵袭于肠胃，迫使肠胃之气逆而上行，故出现疼痛而呕吐。寒邪复袭于小肠，小肠为受盛之腑，因寒而阳气不化，水谷不得停留，故泄泻而腹痛。如果是热邪留蓄于小肠，也可发生肠中疼痛，由于内热伤津而唇焦口渴，粪便坚硬难以排出，故腹痛而大便闭结不通。

黄帝说：刚才说的可以从问诊中知道。至于望诊可见又是怎样的呢？岐伯说：五脏六腑在面部各有所属的部位，望面部五色的变化就可以诊断疾病，如黄色赤色主热，白色主寒，青色黑色主痛，这就是通过望诊可以了解的。

黄帝说：用手切诊而知病情是怎样的呢？岐伯说：看他主病的经脉，然后以手循按，如果脉坚实的，是有邪气结聚；属气血留滞的，络脉必充盛而高起；如果脉陷下的，是气血不足，多属阴症。这些都是可以用手扪切按循而得知的。

黄帝说：讲得好。我知道许多疾病的发生，都是因为气机失调引起的，像暴怒则气上逆，喜则气舒缓，悲哀则气消沉，恐惧则气下却，遇寒则气收敛，受热而气外泄，受惊则气紊乱，过劳则气耗散，思虑则气郁结。这九种气的变化各不相同，会发生怎样的疾病呢？岐伯说：大怒则使肝气上逆，血随气逆，甚则呕血，或肝气乘脾发生飧泄，所以说是气上。喜则气和顺而志意畅达，荣卫之气通利，所以说是气缓。悲哀太过则心系急迫。但悲为肺志，悲伤过度则肺叶张举，上焦随之闭塞不通，营卫之气得不到布散，热气郁闭于中而耗损肺气，所以说是气消。恐惧则使精气下却，精气下却则升降不交，故上焦闭塞，上焦闭塞则气还归于下，气郁于下则下焦胀满，所以说"恐则气下"。寒冷之气侵袭人体，则使腠理闭密，荣卫之气不得畅行而收敛于内，所以说是气收。火热之气能使人腠理开放，荣卫通畅，汗液大量外出，致使气随津泄，所以说是气泄。受惊则心悸动无所依附，神志无所归宿，心中疑虑不定，所以说是气乱。劳役过度则气动喘息，汗出过多，喘则内气越，汗出过多则外气越，内外之气皆泄越，所以说是气耗。思考会使人精力集中，心有所存，神归一处，以致正气留结而不运行，所以说会气结。

腹中论篇第四十

【导读】

本篇主要讨论臌胀、血枯、伏梁、热中、清中、厥逆等腹中疾病的病因、症状、治法以及禁忌等，提出了妊娠与腹中疾患的鉴别要点。

【原典】

黄帝问曰：有病心腹满，旦食则不能暮食，此为何病？岐伯对曰：名为鼓胀。帝曰：治之奈何？岐伯曰：治之以鸡矢醴，一剂知，二剂已。帝曰：其时有复发者何也？岐伯曰：此饮食不节，故时有病也。虽然其病且已，时故当病气聚于腹也。帝曰：有病胸胁支满者，妨于食，病至则先闻腥臊臭，出清液，先唾血，四支清，目眩，时时前后血^①，病名为何？何以得之？岐伯曰：病名曰血枯，此得之年少时，有所大脱血，若醉入房中，气竭肝伤，故月事衰少不来也。帝曰：治之奈何？复以何术？岐伯曰：以四乌鲗骨一芦茹二物并合之，丸以雀卵，大如小豆，以五丸为后饭^②，饮以鲍鱼汁，利肠中及伤肝也。

帝曰：病有少腹盛，上下左右皆有根，此为何病？可治不^③？岐伯曰：病名曰伏梁。帝曰：伏梁因何而得之？岐伯曰：裹大脓血，居肠胃外，不可治，治之每切按之致死。帝曰：何以然？岐伯曰：此下则因^④阴，必下脓血，上则迫胃脘，生^⑤鬲，侠胃脘内痈，此久病也，难治。居齐上为逆，居齐下为从，勿动亟夺^⑥。论在《刺法》中。

帝曰：人有身体髀股䯒皆肿，环齐而痛，是为何病？岐伯曰：病名伏梁，此风根也。其气溢于大肠而著于肓，肓之原生齐下，故环齐而痛也。不可动之，动之为水，溺涩之病。帝曰：夫子数言热中、消中，不可服高粱芳草石药，石药发癫^⑦，芳草发狂。夫热中、消中者，皆富贵人也，今禁高粱，是不合其心，禁芳草石药，是病不愈，愿闻其说。岐伯曰：夫芳草之气美⑧，石药之气悍，二者其气急疾坚劲，故非缓心和人⑨，不可以服此二者。帝曰：不可以服此才者，何以然？岐伯曰：夫热气慓悍，药气亦然，二者相遇，恐内伤脾，脾者土也而恶木，服此药者，至甲乙日更论。帝曰：善。有病膺肿颈痛胸满腹胀，此为何病？何以得之？岐伯曰：名厥逆。帝曰：治之奈何？岐伯曰：灸之则瘖，石之则狂，须其气并，乃可治也。帝曰：何以然？岐伯曰：阳气重上，有余于上，灸之则阳气入阴，入则瘖；石之则阳气虚，虚则狂；须其气并而治之，可使全也。帝曰：善。何以知怀子之且生也？岐伯曰：身有病而无邪脉也。帝曰：病热而有所痛者何也？岐伯曰：病热者，阳脉也，以三阳之动也，人迎一盛少阳，二盛太阳，三盛阳阴，入阴也。夫阳入于阴，故病在头与腹，乃䐜胀⑩而头痛也。帝曰：善。

【精注】

①前后血：即大小便出血。

②后饭：王冰注："饭后药先，谓之后饭。"即先吃饭后吃药。

③不：同"否"。

④因：因乃"困"字，形近而误。困，困迫也。

⑤生：生乃"至"字之误。

⑥亟夺：不要过多地用泻下方法治疗。

⑦癫：癫，一说当作"疸"。

⑧气美：指气味辛香燥烈。

⑨缓心和人：指性情和缓之人。

⑩䐜胀：胀满，指胸隔胀满。

【今译】

黄帝问道：有人患心腹胀满的病，吃了早饭不能再吃晚饭，这种病叫什么？岐伯回答说：这叫鼓胀病。黄帝说：怎样治疗呢？岐伯说：可用鸡矢醴来治疗，一剂就能见效，两剂病就好了。黄帝说：这种病有时还会复发是什么原因呢？岐伯说：这是因为饮食不注意，所以病有时复发。这种情况多是正当疾病将要痊愈时，而又复伤于饮食，使邪气复聚于腹中，因此鼓胀就会再发。

黄帝说：有一种胸胁胀满的病，妨碍饮食，发病时先闻到腥臊的气味，鼻流清涕，先唾血，四肢清冷，头目眩晕，时常大小便出血，这种病的名字是什么？是什么原因引起的？岐伯说：这种病的名字叫血枯，得病的原因是在少年的时候患过大的失血病，使内脏有所损伤，或者是醉后肆行房事，使肾气竭，肝血伤，所以月经闭止而不来。黄帝说：怎样治疗呢？要用什么方法使其恢复？岐伯说：用四份乌贼骨，一份茹茹，二药混合，以雀卵为丸，制成如小豆大的丸药，每次服五丸，饭前服药，饮以鲍鱼汁。这个方法可以通利肠道，补益损伤的肝脏。

黄帝说：少腹坚硬盛满，上下左右都有根蒂，这是什么病？能治疗吗？岐伯说：病名叫伏梁。黄帝说：引起伏梁病的原因是什么？岐伯说：小腹部裹藏着大量脓血，居于肠胃之外，不可能治愈的。在诊治时，不宜重按，每因重按而致死。黄帝说：为什么会这样呢？岐伯说：此下为小腹及二阴，按摩则使脓血下出；此上是胃脘部，按摩则上迫胃脘，能使横膈与胃脘之间发生内痈，此为根深蒂固的久病，故难治疗。一般来说，这种病生在脐上的为逆症，生在脐下的为顺症，切不可急切按摩，以使其下夺。关于本病的治法，在《刺法》中有所论述。黄帝说：有人身体髀、股、胻等部位都发肿，且环绕脐部疼痛，这种病的名字叫什么？岐伯说：病的名字叫伏梁，这是由于宿受风寒所致。风寒之气充溢于大肠而留着于肓，肓的根源在脐下气海，所以绕脐而痛。这种病不可用攻下的方法治疗，如果误用攻下，就会发生小便涩滞不利的病。

黄帝说：你多次提到患热中、消中病的，不能吃肥甘厚味，也不能吃芳香药草和金石药，因为金石药物能使人发癫，芳草药物能使人发狂。但患热中、消中病的，多是富贵之人，现在如禁止他们吃肥甘厚味，则不适合他们的心理，不使用芳单石药，又治不好他们的病，这种情况应该怎么办呢？我愿意听听你的意见。岐伯说：芳草之气多香窜，石药之气多猛悍，这两类药物的性能都是急疾坚劲的，若非性情和缓的人，不可能服用这两类药物。黄帝说：不可以服用这两类药物的原因是什么？岐伯说：因为这种人平素嗜食肥甘而生内热，热气本身是慓悍的，药物的性能也是这样，两者遇在一起，恐怕会损伤人的脾气，脾属土而恶木，所以服用这类药物，在甲日和乙日肝木主令时，病情就会更加严重。

黄帝说：说得好。有人患膺肿颈痛，胸满腹胀，这是什么病呢？引起这种病的原因是什么？岐伯说：病名叫厥逆。黄帝说：如何治疗？岐伯说：这种病如果用灸法便会失音，用针刺就会发狂，必须等到阴阳之气上下相合，才能进行治疗。黄帝说：为什么呢？岐伯说：上本为阳，阳气又逆于上，重阳在上，则有余于上，若再用灸法，是以火济火，阳极乘阴，阴不能上承，故发生失音；若用砭石针刺，阳气随刺外泄则虚，神失其守，故发生神志失常的狂证；必须在阳气从上下降，阴气从下上升，阴阳二气交并以后再进行治疗，才可以获得痊愈。

黄帝说：好。妇女怀孕且要生产是如何知道的呢？岐伯说：其身体似有某些病的征侯，但不见有病脉，就可以诊为妊娠。

黄帝问：有病发热而兼有疼痛是怎么回事？岐伯回答说：阳脉是主热证的，外感发热是三阳受邪，故三阳脉动甚。若人迎大一倍于寸口是病在少阳；大两倍于寸口，是病在太阳；大三倍于寸口，是病在阳明。三阳既毕，则传入于三阴。病在三阳，则发热头痛，今传入于三阴，故又出现腹部胀满，所以病人有腹胀和头痛的症状。黄帝说：讲得好。

刺腰痛篇第四十一

【导读】

本篇主要论述正经、奇经、别络等经络发生病变导致腰痛病的症状以及治疗方法，对腰痛病兼有上寒、上热、中热而喘等复杂病症的取穴方法也有所涉及。

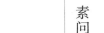

中華藏書

上部《黄帝内经·素问》

中国书房

一七三

中華藏書

黄帝内经·最新整理珍藏版

中国书房

一七四

【原典】

　　足太阳脉令人腰痛，引项脊尻背如重状，刺其郄中。太阳正经出血，春无见血。少阳令人腰痛，如以针刺其皮中，循循然不可以俯仰，不可以顾，刺少阳成骨之端出血，成骨在膝外廉之骨独起者，夏无见血。阳明令人腰痛，不可以顾，顾如有见者，善悲，刺阳明于胻前三痏①，上下和之出血，秋无见血。足少阴令人腰痛，痛引脊内廉，刺少阴于内踝上二痏，春无见血，出血太多，不可复也。厥阴之脉令人腰痛，腰中如张弓弩弦，刺厥阴之脉，在腨踵鱼腹之外，循之累累然②，乃刺之，其病令人善言默默然不慧，刺之三痏。解脉令人腰痛，痛此肩，目䀮䀮然③，时遗溲，刺解脉，在膝筋肉分间郄外廉之横脉出血，血变而止。解脉令人腰痛如引带，常如折腰状，善恐，刺解脉，在郄中结络如黍米，刺之血射以黑，见赤血而已。同阴之脉④，令人腰痛，痛如小锤居其中，怫然肿，刺同阴之脉，在外踝上绝骨之端，为三痏。阳维之脉令人腰痛，痛上怫然肿，刺阳维之脉，脉与太阳合腨下间，去地一尺所。

　　衡络之脉⑤令人腰痛，不可以俯仰，仰则恐仆，得之举重伤腰，衡络绝，恶血归之，刺之在郄阳筋之间，上郄数寸，横居为二痏出血。会阴之脉⑥令人腰痛，痛上漯漯然汗出⑦，汗干令人欲饮，饮已欲走，刺直阳之脉上三痏，在跻上郄下五寸横居，视其盛者出血。

　　飞阳之脉令人腰痛，痛上怫怫然，甚则悲以恐，刺飞阳之脉，在内踝上五寸，少阴之前，与阴维之会。

　　昌阳之脉令人腰痛，痛引膺，目䀮䀮然，甚则反折，舌卷不能言，刺内筋为二痏，在内踝上大筋前太阴后，上踝二寸所。散脉令人腰痛而热，热甚生烦，腰下如有横木居其中，甚则遗溲，刺散脉，在膝前骨肉分间，络外廉束脉为三痏。肉里之脉⑧令人腰痛，不可以咳，咳则筋缩急，刺肉里之脉为二痏，在太阳之外，少阳绝骨之后。腰痛挟脊而痛至头几几然⑨，目䀮䀮欲僵仆，刺足太阳郄中出血。腰痛上寒，刺足太阳阳明；上热，刺足厥阴；不可以俯仰，刺足少阳；中热而喘，刺足少阴，刺郄中出血。腰痛，上寒不可顾，刺足阳明；上热，刺足太阴；中热而喘，刺足少阴。大便难，刺足少阴。少腹满，刺足厥阴。如折不可以俯仰，不可以举，刺足太阳。引脊廉，刺足少阴。腰痛引少腹控䏚，不可以仰，刺腰尻交者，两踝胂上，以月生死为痏数，发针立已，左取右，右取左⑩。

【精注】

①痏：(wěi)，针刺的次数。

②累累然：如串珠的样子。

③目䀮䀮然：䀮（huāng），视物不清的样子。

④同阴之脉：指足少阳之别络。

⑤衡络之脉：衡，横也。衡络之脉，即带脉。

⑥会阴之脉：指的是督脉。因都脉出于会阴，上行背脊。

⑦漯漯然汗出：漯，同"累"。漯漯然汗出，形容汗出不断的样子。

⑧肉里之脉：王冰注："肉里之脉，少阳所生，则阳维之脉气所发也。"

⑨几几然：强硬不舒的样子。

⑩左取右，右取左：谓肢体左侧疼痛，就取右侧的穴位针刺；肢体右侧疼痛，就刺左侧的穴位。这里指缪刺法。

【今译】

足太阳经脉发病会使人腰病，这种疼痛牵引项脊尻背，感觉像担负着重物的一样，治疗时应刺其合穴委中，即在委中穴处刺出其恶血。若在春季不要刺出其血。

足少阳经脉发病令人腰痛，其痛就像用针刺于皮肤中，逐渐加重不能前后俯仰，并且不能左右回顾。治疗时应刺足少阳经在成骨的起点出血，成骨即膝外侧高骨突起处，若在夏季则不要刺出其血。

阳明经脉发病而令人腰痛，颈项不能转动回顾，如果回顾则神乱目花犹如妄见怪异，并且容易悲伤，治疗时应刺足阳明经在胫骨前的足三里穴三次，并配合上、下巨虚穴刺出其血，秋季则不要刺出其血。

足少阴脉发病令人腰痛，痛时牵引到脊骨的内侧，治疗时应刺足少阴经在内踝上的复溜穴两次，若在春季则不要刺出其

中華藏書

黄帝内经·最新整理珍藏版

中国书店

一七六

血。如果出血太多，就会导致肾气损伤而不易恢复。

厥阴经脉发病令人腰痛，腰部强急如新张的弓弦一样，治疗时应刺足厥阴的经脉，其部位在腿肚和足跟之间鱼腹之外的蠡沟穴处，摸之有结络累累然不平者，就用针刺之，如果病人多言语或沉默抑郁不爽，可以针刺三次。

解脉发病令人腰痛，病时会牵引到肩部，眼睛视物不清，时常遗尿，治疗时应取解脉在膝后大筋分肉间（委中穴）外侧的委阳穴处，有血络横见，紫黑盛满，要刺出其血直到血色由紫变红才停止。

解脉发病令人腰痛，好像有带子牵引一样，常好像腰部被折断一样，并且时常有恐惧的感觉，治疗时应刺解脉，在郄中有络脉结滞如黍米者，刺之则有黑色血液射出，等到血色变红时即停止。

同阴之脉发病令人腰病，痛时胀闷沉重。好像有小锤在里面敲击，病处突然肿胀，治疗时应刺同阴之脉，在外踝上绝骨之端的阳辅穴处，针三次。阳维之脉生病令人腰痛，病处突然肿胀，治疗时应刺阳维之脉，其脉与太阳相合，在腨下间，离地大约一尺左右。

衡络之脉发病令人腰痛，不可以前俯和后仰，后仰则恐怕跌倒，这种病大多因为用力举重伤及腰部，使横络阴绝不通，瘀血滞留在里。治疗时应刺委阳大筋间上行数寸处的殷门穴，视其血络横居盛满者针刺二次，令其出血。

会阴之脉发病令人腰痛，痛则汗出，汗止则欲饮水，并表现着行动不安的状态，治疗时应刺直阳之脉上三次，其部位在阳脐中脉穴上、足太阳郄中穴下五寸的承筋穴处，视其左右有络脉横居、血络盛满的。刺出其血。飞阳之脉发病令人腰痛，病处突然肿胀，厉害的话人会悲哀恐惧，治疗时刺飞阳之脉，其脉在内踝之五寸，少阴前，与阳维会。

昌阳之脉发病令人腰痛，疼痛牵引胸膺部，眼睛视物昏花，严重时腰背向后反折，舌卷短不能言语，治疗时应取筋内侧的复溜穴刺二次，其穴在内踝上大筋的前面，足太阴经的后面，内踝上二寸处。

散脉发病令人腰痛而发热，热甚则生心烦，腰下好像有一块横木梗阻其中，甚至会发生遗尿，治疗时应刺散脉下俞之巨虚上廉和巨虚下廉，其穴在膝前外侧骨肉分间，看到有青筋缠束的脉络，即用针刺三次。

肉里之脉发病令人腰病，痛得不能咳嗽，咳嗽则筋脉拘急挛缩，治疗时应刺肉里之脉二次，其穴在足太阳的外前方，足少阳绝骨之端的后面。

若腰痛挟脊背而痛，上连头部拘强不舒，眼睛昏花，好像要跌倒一样，治疗时应刺足太阳经的委中穴出血。

若腰痛时有寒冷感觉的，应刺足太阳经和足阳明经，以散阳分之阴邪；有热感觉的，应刺足厥阴经，以去阴中之风热；腰痛不能俯仰的，应刺足少阳经，以转枢机关；若内热而喘促的，应刺足少阴经，以壮水制火，并刺委中的血络出血。

若腰痛时，感觉上部寒冷，头项强急不能回顾的，应刺足阳明经；感觉上部火热的，应刺足太阴经；感觉内里发热兼有气喘的，应刺足少阴经。大便困难的，应刺足少阴经。少腹胀满的，应刺足厥阴经。腰痛有如折断一样不可前后俯仰，不能举动的，应刺足太阳经。腰痛牵引脊骨内侧的，应刺足少阴经。

腰痛时牵连少腹，引动季胁之下，不能后仰，治疗时应刺腰尻交处的下髎穴，它的部位在两踝骨下挟脊两旁的坚肉处，针刺时以月亮的盈缺计算针刺的次数，针刺后即见效，并可采用左痛刺右侧、右痛刺左侧的方法。

风论篇第四十二

【导读】

本篇论述了多种风病的病因、症状及诊断要点，通过五脏风、胃风、首风、漏风、泄风等风病，讲述了风邪的性质和致病特点。

中华藏书

黄帝内经·最新整理珍藏版

中国书房

【原典】

黄帝问曰：风之伤人也，或为寒热、或为热中，或为寒中，或为疠风，或为偏枯①，或为风也，其病各异，其名不同，或内至五藏六府，不知其解，愿闻其说。岐伯对曰：风气藏于皮肤之间，内不得通，外不得泄。风者善行而数变，腠理开则洒然寒，闭则热而闷，其寒也则衰食饮，其热也则消肌肉，故使人怢栗②而不能食，名曰寒热。风气与阳明入胃，循脉而上至目内眦，其人肥则风气不得外泄，则为热中而目黄；人瘦则外泄而寒，则为寒中而泣出。风气与太阳俱入，行诸脉俞，散于分肉③之间，与卫气相干④，其道不利，故使肌肉愤膜⑤而有疡，卫气有所凝而不行，故其肉有不仁也。疠者，有荣气热胕，其气不清，故使其鼻柱坏，面色败，皮肤疡溃，风寒客于脉而不去，名曰疠风，或名曰寒热。以春甲乙伤于风者为肝风，以夏丙丁伤于风者为心风，以季夏戊己伤于邪者为脾风，以秋庚辛中于邪者为肺风，以冬壬癸中于邪者为肾风。风中五藏六府之俞，亦为藏府之风，各入其门户所中，则为偏风。风气循风府而上，则为脑风。风入系头，则为目风、眼寒。饮酒中风，则为漏风。入房汗出中风，则为内风。新沐中风，则为首风。久风入中，则为肠风飧泄。外在腠理，则为泄风。故风者百病之长也，至其变化乃为他病也，无常方，然致有风气也。

【精注】

①偏枯：即偏瘫证，半身不遂。

②怢栗：指寒貌。

③分肉：即肌肉。

④相干：相互搏结。

⑤肌肉愤膜：肌肉愤然肿胀。

【今译】

黄帝问道：风邪侵犯人体会引发多种疾病，有的是寒热病，有的是热中病，有的是寒中病，有的是疠风病，有的是偏枯病，还可能是其他风病。由于病态表现不同，所以病名也不一样，甚至侵入到五脏六腑，我不知道如何解释，愿听你谈谈其中的道理。岐伯说：风邪侵犯人体常常留滞于皮肤之中，使腠理开合失常，经脉不能通调于内，卫气不能发泄于外；然而风邪来去迅速，变化多端，若使腠理开张则阳气外泄而洒淅恶寒，若使腠理闭塞则阳气内郁而身热烦闷，恶寒则引起饮食减少，发热则会使肌肉消瘦，所以使人振寒而不能饮食，这种病叫做寒热病。

风邪由阳明经入胃，循经脉上行到目内眦，如果病人身体肥胖，腠理细密，则风邪不能向外发泄，稽留体内郁而化热，形成热中病，症见目珠发黄；如果病人身体瘦弱，腠理疏松，则阳气外泄而感到畏寒，形成寒中病，症见眼泪自出。风邪由太阳经侵入，遍行太阳经脉及其俞穴，散布在分肉之间，与卫气相搏结，使卫气运行的道路不通利，所以肌肉肿胀高起而产生疮疡；若卫气凝涩而不能运行，则肌肤麻木不知痛痒。疠风病是营气因热而腐坏，血气污浊不清所致，所以使鼻柱蚀坏而皮色衰败，皮肤生疡溃烂。这种病的致病原因是风寒侵入经脉稽留不去，病名叫疠风，也称作寒热。

如果在春季或甲日、乙日感受风邪的，形成的是肝风；如果在夏季或丙日、丁日感觉风邪的，形成的是心风，如果在长夏或戊日、己日感受风邪的，形成的是脾风；如果在秋季或庚日、辛日感受风邪的，形成的是肺风；如果在冬季或壬日、癸日感觉风邪的，形成的是肾风。

风邪侵入五脏六腑的俞穴，沿经内传，也可成为五脏六腑的风病。俞穴是机体与外界相通的门户，若风邪从其血气衰弱场所入侵，或左或右；偏着于一处，则成为偏风病。

风邪由风府穴上行入脑，就成为脑风病；风邪侵入头部累及目系，就成为目风痛，两眼畏惧风寒；饮酒之后感觉风邪，成为漏风病；行房汗出时感受风邪，成为内风病；刚洗过头时感受风邪，成为首风病；风邪久留不去，内犯肠胃，则形成肠风或飧泄病；风邪停留于腠理，则成为泄风病。所以，风邪是引起多种疾病的首要因素。至于它侵入人体后产生变化，能引起其他各种疾病，就没有一定常规了，但其病因都是风邪入侵。

中華藏書

上部《黄帝内经·素问》

中国书店

中国书店

【原典】

帝曰：五藏风之形状不同者何？愿闻其诊及其病能⑥。岐伯曰：肺风之状，多汗恶风，色皏然白⑦，时咳短气，昼日则差⑧，暮则甚，诊在眉上，其色白。心风之状，多汗恶风，焦绝善怒吓，赤色，病甚则言不可快，诊在口，其色赤。肝风之状，多汗恶风，善悲，色微苍，嗌干善怒，时憎女子，诊在目下，其色青。脾风之状，多汗恶风，身体怠惰，四支不欲动，色薄微黄，不嗜食，诊在鼻上，其色黄。肾风之状，多汗恶风，面痝然浮肿，脊背不能正立，其色炲⑨，隐曲不利，诊在肌上，其色黑。

胃风之状，颈多汗恶风，食饮不下，鬲塞不通，腹善满，失衣则䐜胀，食寒则泄，诊形瘦而腹大。首风之状，头面多汗恶风，当先风一日则病甚，头痛不可以出内，至其风日则病少愈。漏风之状，或多汗，常不可单衣，食则汗出，甚则身汗，喘息恶风，衣常濡，口干善渴，不能劳事。泄⑩风之状，多汗，汗出泄衣上，口中干，上渍其风，不能劳事，身体尽痛则寒⑪。帝曰：善。

【精注】

⑥能：音义同"态"。

⑦色皏然白：皏，浅白颜色。指面色惨淡而白。

⑧差：同瘥，病情减轻之义。

⑨其色炲：炲，煤烟灰，形容色灰而暗。其色炲，指面部出现如煤灰一样的黑色。

⑩泄：当作"粘"字。

⑪身体尽痛则寒：指患者周身疼痛，畏寒怯冷。

【今译】

黄帝问道：五脏风症的临床表现有什么不一样的地方？希望听你讲讲诊断要点和病态表现。岐伯回答道：肺风的症状，是多汗恶风，面色淡白，不时咳嗽气短，白天减轻，傍晚加重，诊查时要注意眉上部位，往往眉间可出现白色。心风的症状，是多汗恶风，唇舌焦燥，容易发怒，面色发红，病重则言语謇涩，诊察时要注意舌部，往往舌质可呈现红色。肝风的症状，是多汗恶风，常悲伤，面色微青，咽喉干燥，易发怒，有时厌恶女性，诊察时要注意目下，往往眼圈可发青色。脾风的症状，是多汗恶风，身体疲倦，四肢懒于活动，面色微微发黄，食欲不振，诊察时要注意鼻头部，往往鼻尖可出现黄色。肾风的症状，是多汗恶风，颜面疣然而肿，腰脊痛不能直立，面色黑如煤烟灰，小便不利，诊察时要注意颐部，往往颐部可出现黑色。胃风的症状，是颈部多汗，恶风，吞咽饮食困难，隔塞不通，腹部易作胀满，如少穿衣，腹即膜胀，如吃了寒凉的食物，就发生泄泻，诊察时可见形体瘦削而腹部胀大。首风的症状，是头痛，面部多汗，恶风，风入于头，伤其骨空，一日之中，经脉之气未行于头，正气未至，风邪猖獗，因此病情会加重。头痛得不能出户内，此一日之中，经脉之气上行于头，正气己至，病痛就会稍稍好转。漏风的症状，是汗多，不能少穿衣服，进食即汗出，甚至衣服常被汗浸湿，口干易渴，不耐劳动。泄风的症状是多汗，口中干燥，上半身汗出如水渍一样，懒动，周身疼痛发冷。黄帝道：讲得好！

痹论篇第四十三

【导读】

本篇主要讲痹病的成因、四时容易受邪的部位、症状以及治疗方法。

【原典】

黄帝问曰：痹①之安生？岐伯对曰：风寒湿三气杂至，合而为痹也。其风气胜者为行痹②，寒气胜者为痛痹③，湿气胜者多著痹④也。

帝曰：其有五者何也？岐伯曰：以冬遇此者为骨痹，以春遇此者为筋痹，以夏遇此者为脉痹，以至阴遇此者为肌痹，以秋遇此者为皮痹。帝曰：内舍五藏六府，何气使然？岐伯曰：五藏皆有合，病久而不去者，内舍于其合也。故骨痹不已，复感于邪，内舍于肾。筋痹不已，复感于邪，内舍于肝，脉痹不

中华藏书

上部《黄帝内经·素问》

中国书房

已，复感于邪，内舍于心。肌痹不已，复感于邪，内舍于脾。皮痹不已，复感于邪，内舍于肺。所谓痹者，各以其时重感于风寒湿之气也。凡痹之客五藏者：肺痹者，烦满喘而呕。心痹者，脉不通，烦则心下鼓⑤，暴上气而喘，嗌干善噫，厥气上则恐。肝痹者，夜卧则惊，多饮数小便，上为引如怀。肾痹者，善胀，尻以代踵，脊以代头。脾痹者，四支解惰，发咳呕汁，上为大塞。肠痹者，数饮而出不得，中气喘争，时发飧泄。胞痹者，少腹膀胱按之内痛，若沃以汤，涩于小便，上为清涕。阴气者，静则神藏，躁则消亡，饮食自倍，肠胃乃伤。淫气⑥喘息，痹聚在肺；淫气忧思，痹聚在心；淫气遗溺，痹聚在肾；淫气乏竭，痹聚在肝；淫气肌⑦绝，痹聚在脾。诸痹不已，亦益内也。其风气胜者，其人易已也。

【精注】

①痹：痹，闭也。此指病名。即因气血闭阻不通所致的疾病，称为痹症。

②行痹：又名风痹。特点是肢节疼痛，游走不定。

③痛痹：又名寒痹。特点是肢节剧痛。遇热则轻，遇寒则加重。

④著痹：以痛位固定不移、肢体沉重或麻木不仁为特点的痹症。

⑤心下鼓：鼓，动也。这里指心动悸不安。

⑥淫气：此指风寒湿邪的痹气。淫，在此亦有动词的含义，即浸淫。

⑦肌：当为"饥"字。

【今译】

黄帝问道：痹病是如何产生的？岐伯回答说：痹病是由风、寒、湿三种邪气杂合伤人而形成的。其中风邪偏胜的叫行痹，寒邪偏胜的叫痛痹，湿邪偏胜的叫著痹。

黄帝问道：痹病又可分为五种，为什么？岐伯说：在冬天得病的称为骨痹；在春天得病的称为筋痹；在夏天得病的称为脉痹；在长夏得病的称为肌痹；在秋天得病的称为皮痹。

黄帝问道：痹病的病邪又有内侵而累及五脏六腑的，是什么原因造成的？岐伯说：五脏都有与其相合的组织器官，若病邪久留不除，就会内犯于相舍的内脏。所以，胃痹不愈，再感受邪气，就会内舍于肾；筋痹不愈，再感受邪，就会内舍于肝；脉痹不愈，再感受邪气，就会内舍于心；肌痹不愈，再感受邪气，就会内舍于脾；皮痹不愈，再感受邪气，就会内舍于肺。总之，这些痹症是各脏在所主季节里重复感受了风、寒、湿气所造成的。

一般痹病侵入到五脏，症状都不一样：肺痹的症状是烦闷胀满，喘逆呕吐；心痹的症状是血脉不通畅，烦躁而心悸，突然气逆上壅而喘息，咽干，易嗳气，厥逆气上则引起恐惧；肝痹的症状是夜眠多惊，饮水多而小便频数，疼痛循肝经由上而下牵引少腹如怀孕之状；肾痹的症状是腹部易作胀，骨萎而足不能行，行步时臀部着地，脊柱屈曲畸形，高耸过头；脾痹的症状是四肢倦怠无力，咳嗽，呕吐清水，上腹部痞塞不通；肠痹的症状是频频饮水而小便困难，腹中肠鸣，时而发生完全谷不化的泄泻；膀胱痹的症状是少腹膀胱部位按之疼痛，如同灌了热水似的，小便涩滞不爽，上部鼻流清涕。

五脏精气，安静则精神内守，躁动则易于耗散。若饮食过量，肠胃就要受损。致痹之邪引起呼吸喘促，是痹发生在肺；致痹之邪引起忧伤思虑，是痹发生在心；致痹之邪引起遗尿，是痹发生在肾；致痹之邪引起疲乏衰竭，是痹发生在肝；致痹之邪引起肌肉瘦削，是痹发生在脾。总之，各种痹病日久不愈，病变就会进一步向内深入。其中风邪偏盛的容易痊愈。

【原典】

帝曰：痹，其时有死者，或疼久者，或易已者，其故何也？岐伯曰：其入藏者死，其留连筋骨间者疼久，其留皮肤间者易已。帝曰：其客于六府者何也？岐伯曰：此亦其食饮居处，为其病本也。六府亦各有俞，风寒湿气中其俞，而食饮应之，循俞而入，各舍其府也。帝曰：以针治之奈何？岐伯曰：五藏有俞，六府有合，循脉之分，各有所发，各随其过，则病瘳也。

帝曰：荣卫之气亦令人痹乎？岐伯曰：荣者，水谷之精气也，和调于五藏，洒陈⑧于六府，乃能入于脉也，故循脉上下，贯五藏，络六府也。卫者，水谷之悍气也，其气慓疾滑利，不能入于脉也。故循皮肤之中，分肉之间，熏于肓膜，散于胸腹，逆其气则病，从其气则愈，不与风寒湿气合，故不为痹。

帝曰：善。痹或痛，或不痛，或不仁，或寒，或热，或燥，或湿，其故何也？岐伯曰：痛者，寒气多也，有寒故痛也。其不痛不仁者，病久入深，荣卫之行涩，经络时疏，故不通，皮肤不营，故为不仁。其寒者，阳气少，阴气多，与病相益，故寒也。其热者，阳气多，阴气少，病气胜，阳遭阴，故为痹热。其多汗而濡者，此其逢湿甚也，阳气少，阴气盛，两气⑨相感，故汗出而濡也。帝曰：夫痹之为病，不痛何也？岐伯曰：痹在于骨则重，在于脉则血凝而不流，在于筋则屈不伸，在于肉则不仁，在于皮则寒，故具此五者，则不痛也。凡痹之类，逢寒则虫⑩，逢热则纵⑪。帝曰：善。

【精注】

⑧洒陈：布散、布陈的意思。

⑨两气：指阴气与湿气。

⑩虫：《甲乙经》、《太素》均作"急"，指病情加重。

⑪纵：弛缓。

【今译】

黄帝问道：虽然都是患痹病，但有的死亡，有的疼痛经久不愈，有的容易痊愈，这是什么原因？岐伯说：痹邪内到五脏则死，痹邪稽留在筋骨间的则疼久难愈，痹邪停留在皮肤间的容易痊愈。

黄帝问道：痹邪侵犯六腑的原因是什么？岐伯说：这也是以饮食不节、起居失度为导致腑痹的根本原因。六腑也各有俞穴，风寒湿邪在外侵及它的俞穴，而内有饮食所伤的病理基础与之相应，于是病邪就循着俞穴入里，留滞在相应的腑。

黄帝问道：如何用针刺治疗呢？岐伯说：五脏各有俞穴可取，六腑各有合穴可取，循着经脉所行的部位，各有发病的征兆可察，根据病邪所在的部位，取相应的输穴或合穴进行针刺，病就可以痊愈了。

黄帝问道：营卫之气也能使人发生痹病吗？岐伯说：营是水谷所化生的精气，它平和协调地运行于五脏，散布于六腑，然后汇入脉中，所以营气循着经脉上下运行，起到连贯五脏，联络六腑的作用。卫是水谷所化生的悍气，它流动迅疾而滑利，不能进入脉中，所以循行于皮肤肌肉之间，熏蒸于肓膜之间，敷布于胸腹之内。若营卫之气的循行逆乱，就会生病，只要营卫之气顺从和调了，病就会痊愈。总的来说，营卫之气若不与风寒湿邪相合，则不会引起痹病。黄帝说：讲得好！

痹病，有的疼痛，有的不痛，有的麻木不仁，有的表现为寒，有的表现为热，有的皮肤干燥，有的皮肤湿润，这是怎么回事？岐伯说：痛是寒气偏多，有寒所以才痛。不痛而麻木不仁的，系患病日久，病邪深入，营卫之气运行涩滞，致使经络中气血空虚，所以不痛；皮肤得不到营养，所以麻木不仁。表现为寒象的，是由于机体阳气不足，阴气偏盛，阴气助长寒邪之势，所以表现为寒象。表现为热象的，是由于机体阳气偏盛，阴气不足，偏胜的阳气与偏胜的风邪相合而乘阴分，所以出现热象。多汗而皮肤湿润的，是由于感受湿邪太甚，加之机体阳气不足，阴气偏盛，湿邪与偏盛的阴气相合，所以汗出而皮肤湿润。

黄帝问道：有的痹病不疼痛的原因是什么？岐伯说：痹发生在骨则身重；发生在脉则血凝涩而不畅；发生在筋则屈曲不能伸；发生在肌肉则麻木不仁；发生在皮肤则寒冷。如果有这五种情况，就不甚疼痛。痹病这样的疾患，遇寒则筋脉拘急，遇热则筋脉弛缓。黄帝道：讲得好！

痿论篇第四十四

【导读】

本篇以五脏与五体理论为基础，细论了痿躄、脉痿、筋痿、肉痿、骨痿的病因、病机，证明了"五脏使人痿"的基本观点，并给出了五种痿症的鉴别方法。

中華藏書

上部《黄帝内经·素问》

中国书店

一八五

【原典】

黄帝曰：五藏使人痿①何也？岐伯对曰：肺主身之皮毛，心主身之血脉，肝主身之筋膜，脾主身之肌肉，肾主身之骨髓，故肺热叶焦，则皮毛虚弱急薄者②，则生痿躄③也。心气热，则下脉厥而上，上则下脉虚，虚则生脉痿，枢折挈④，胫纵而不任地也。肝气热，则胆泄口苦筋膜干，筋膜干则筋急而挛，发为筋痿。脾气热，则胃干而渴，肌肉不仁，发为肉痿。肾气热，则腰脊不举，骨枯而髓减，发为骨痿。

帝曰：何以得之？岐伯曰：肺者，藏之长也，为心之盖也，有所失亡⑤，所求不得，则发肺鸣，鸣则肺热叶焦。故曰：五藏因肺热叶焦，发为痿躄。此之谓也。悲哀太甚，则胞络绝，胞络绝则阳气内动，发则心下崩，数溲血也。故《本病》曰：大经空虚，发为肌痹，传为脉痿。思想无穷，所愿不得，意淫于外，入房太甚，宗筋也纵，发为筋痿，及为白淫⑥。故《下经》曰：筋痿者，生于肝，使内也。有渐⑦于湿，以水为事，若有所留，居处相湿，肌肉濡渍，痹而不仁，发为肉痿。故《下经》曰：肉痿者，得之湿地也。有所远行劳倦，逢大热而渴，渴则阳气内伐，内伐则热舍于肾，肾者水藏也，今水不胜火，则骨枯而髓虚，故足不任身，发为骨痿。故《下经》曰：骨痿者，生于大热也。帝曰：何以别之？岐伯曰：肺热者色白而毛败，心热者色赤而络脉溢，肝热者色苍而爪枯，脾热者色黄而肉蠕动，肾热者色黑而齿槁。

帝曰：如夫子言可矣，论言治痿者独取阳明何也？岐伯曰：阳明者，五藏六府之海，主润宗筋，宗筋主束骨而利机关也。冲脉者，经脉之海也，主渗灌溪谷，与阳明合于宗筋，阴阳总宗筋之会，会于气街，而阳明为之长，皆属于带脉，而络于督脉。故阳明虚则宗筋纵，带脉不引⑧，故足痿不用也。帝曰：治之奈何？岐伯曰：各补其荥而通其俞，调其虚实，和其逆顺，筋脉骨肉，各以其时受月，则病已矣。帝曰：善。

【精注】

①痿：病名，即痿症，指肌肤干枯，肢体弛缓、柔弱不用的一类病症。

②急薄者：形容皮肤干枯不润泽，肌肉消瘦的症状。

③痿躄：痿，四肢痿弱不用；躄，多指下肢不能行走。痿躄，统指四肢痿废不用。

④枢折挈：王冰注："膝腕枢纽如折去而不相提挈，"挈下脱一"不"字，即枢折不挈。枢，枢纽、关节；折，折断；不挈，不能提举。枢折不挈，指关节如折断而不能提举。

⑤失亡：指心情不畅、不如意，犹如心爱之物亡失。

⑥白淫：男子则指遗精或尿浊；女子则指白带。

⑦渐：浸渍之义。

⑧带脉不引：谓带脉不能延引、约束。

【今译】

黄帝问道：五脏都能使人发生痿病，原因是什么？岐伯回答说：肺主全身皮毛，心主全身血脉，肝主全身筋膜，脾主全身肌肉，肾主全身骨髓。所以肺脏有热，灼伤津液，则枯焦，皮毛也呈虚弱、干枯不润的状态，热邪不去，则变生痿躄；心脏有热，可使气血上逆，气血上逆就会引起在下的血脉空虚，血脉空虚就会变生脉痿，使关节如折而不能提举，足胫弛缓而不能着地行路；肝脏有热，可使胆汁外溢而口苦，筋膜失养而干枯，以至筋脉挛缩拘急，变生筋痿；脾有邪热，则灼耗胃津而口渴，肌肉失养而麻木不仁，变生不知痛痒的肉痿；肾有邪热，热灼精枯，致使髓减骨枯，腰脊不能举动，就会变生骨痿。

黄帝问道：痿症是如何引起的？岐伯说：肺是诸脏之长，又是心脏的华盖。碰到失意的事情，会使肺气郁而不畅，于是出现喘息有声，进而则气郁化热，使肺叶枯焦，精气因此而不能敷布于周身，五脏都是因肺热叶焦得不到营养而发生痿躄的，说的就是这个道理。如果悲哀过度，就会因气机郁结而使心包络隔绝不通，心包络隔绝不通则导致阳气在内妄动，逼迫心血下崩，于是屡次小便出血。所以《本病》讲：大经空虚，包络绝，血下溲，则不能外，充肌肉，故发为肌痹，亦不能内荣经脉，故传为脉痿。如果无穷尽地胡思乱想而欲望又不能达到，或意念受外界影响而惑乱，房事不加节制，这些都可致使

中華藏書

上部《黄帝内经·素问》

宗筋弛缓，形成筋痿或白浊、白带之类疾患。有的人日渐感受湿邪，如从事于水湿环境中的工作，水湿滞留体内，或居处潮湿，肌肉受湿邪浸渍，导致了湿邪痹阻而肌肉麻木不仁，最终则发展为肉痿。如果长途跋涉，劳累太甚，又逢炎热天气而口渴，于是阳气化热内扰，内扰的邪热侵入肾脏，肾为水脏，如水不胜火，灼耗阴精，就会骨枯髓空，致使两足不能支持身体，形成骨痿。所以《下经》中说："骨痿是由于大热所致。"

黄帝问道：鉴别五种痿症的方法有哪些呢？岐伯说：肺有热的痿，面色白而毛发衰败；心有热的痿，面色红而浅表血络充盈显现；肝有热的痿，面色青而爪甲枯槁；脾有热的痿，面色黄而肌肉蠕动；肾有热的痿，面色黑而牙齿枯槁。

黄帝道：先生以上所说的合宜的。医书中说：治痿应独取阳明，这样讲的道理何在？岐伯说：阳明是五脏六腑营养的源泉，能濡养宗筋，宗筋主管约束骨节，使关节运动灵活。冲脉为十二经气血汇聚之处，输送气血以渗透灌溉分肉肌腠，与足阳明经会合于宗筋，阴经阳经都总会于宗筋；再会合于足阳明经的气街穴。所以阳明经气血不足则宗筋失养而弛缓，带脉也不能收引诸脉，就使两足痿弱不用了。

黄帝问道：如何治疗呢？岐伯回答说：调补各经的荥穴，疏通各经的输穴，以调机体之虚实和气血之逆顺；无论筋脉骨肉的病变，只要在其所合之脏当旺的月份进行治疗，病就会痊愈。黄帝道：说得好！

厥论篇第四十五

【导读】

本篇讲了寒厥、热厥的成因、病机和病症特点，论述了昏厥的表现和病机，给出了"盛则泻之，虚则补之，不盛不虚，以经取之"的治疗厥症的原则。

【原典】

黄帝问曰：厥之寒热者何也？岐伯对曰：阳气衰于下[1]，

则为寒厥；阴气②衰于下，则为热厥。帝曰：热厥之为热也，必起于足下者何也？岐伯曰：阳气起于足五指之表，阴脉者集于足下而聚于足心，故阳气胜则足下热也。帝曰：寒厥之为寒也，必从五指而上于膝者何也？岐伯曰：阴气起于五指之里，集于膝下而聚于膝上，故阴气胜则从五指至膝上寒，其寒也，不从外，皆从内也。

帝曰：寒厥何失而然也？岐伯曰：前阴者，宗筋之所聚，太阴阳明之所合。春夏则阳气多而阴气少，秋冬则阴气盛而阳气衰。此人者质壮，以秋冬夺于所用，下气上争，不能复③，精气溢下，邪气因从之而上也，气因于中，阳气衰，不能渗营其经络，阳气日损，阴气独在，故手足为之寒也。帝曰：热厥何如而然也？岐伯曰：酒入于胃，则络脉满而经脉虚，脾主为胃行其津液者也，阴气虚则阳气入，阳气入则胃不和，胃不和则精气竭，精气竭则不营其四支也。此人必数醉，若饱以入房，气聚于脾中不得散，酒气与谷气相薄，热盛于中，故热遍于身，内热而溺赤也。夫酒气盛而慓悍，肾气日衰，阳气独胜，故手足为之热也。

【精注】

①阳气衰于下：谓下焦肾阳虚衰。

②阴气：指足三阴脉。

③下气上争，不能复：在下的阴气上争于阳，而阳气不能复。

【今译】

黄帝问道：厥症有寒有热，是如何形成的？岐伯答道：阳气衰竭于下，发为寒厥；阴气衰竭于下，发为热厥。黄帝问道：热厥症的发热，一般从足底开始，这是怎么回事？岐伯答道：阳经之气循行于足五趾的外侧端，汇集于足底而聚汇到足心，所以若阴经之气衰竭于下而阳经之气偏胜，就会导致足底发热。黄帝问道：寒厥症的厥冷，一般从足五趾渐至膝部，这是怎么回事？岐伯答道：阴经之气起于足五趾的内侧端，汇集于膝下后，上聚于膝部。所以若阳经之气衰竭于下而阴经之气偏胜，就会导致从足五趾至膝部的厥冷，这种厥冷，不是由于

中華藏書

上部 《黄帝内经·素问》

中華藏書

黄帝内经·最新整理珍藏版

中国书店

外寒的侵入，而是由于内里的阳虚所致。

黄帝问道：损耗了什么精气会导致寒厥呢？岐伯说：前阴是许多经脉聚汇之处，也是足太阴和足阳明经脉会合之处。一般来说，人体在春夏季节是阳气偏多而阴气偏少，秋冬季节是阴气偏盛而阳气偏衰。有些人自恃体质强壮，在秋冬阳气偏衰的季节纵欲、过劳，使肾中精气耗损，精气亏虚于下而与上焦之气相争，虽争亦不能迅速恢复，精气不断溢泄于下，元阳亦随之而虚，阳虚生内寒，阴寒之邪随从上争之气而上逆，便为寒厥。邪气停聚于中焦，使胃气虚衰，不能化生水谷精微以渗灌营养经络，以致阳气日益亏损，阴寒之气独胜于内，所以手足厥冷。

黄帝问道：热厥是如何形成的？岐伯答道：酒入于胃，由于酒性慓悍径行皮肤络脉，所以使络脉中血液充满，而经脉反显得空虚。脾的功能是主管输送胃中的津液营养，若饮酒过度，脾无所输送则阴津亏虚；阴津亏虚则慓悍的酒热之气乘虚入扰于内，导致胃气不和；胃气不和则阴精化生无源而枯竭；阴精枯竭就不能营养四肢。这种人必然是经常的酒醉或饱食太过之后行房纵欲，致使酒食之气郁聚于脾中不得宣散，酒气与谷气相搏结，酝酿成热，热盛于中焦，进而波及周身，因有内热而小便色赤。酒性是慓悍浓烈的，肾的精气必受其损伤而日益虚衰，阴虚阳胜，形成阳气独盛于内的局面，所以手足发热。

【原典】

帝曰：厥或令人腹满，或令人暴不知人，或至半日远至一日乃知人者，何也？岐伯曰：阴气盛于上则为下虚，下虚则腹胀满，阳气盛于上则下气重上而邪气逆，逆则阳气乱，阳气乱则不知人也。帝曰：善。愿闻六经脉之厥状病能也。岐伯曰：巨阳之厥，则肿首头重，足不能行，发为眴仆④。阳明之厥，则癫疾⑤欲走呼，腹满不得卧，面赤而热，妄见而妄言。少阳之厥，则暴聋，颊肿而热，胁痛，胻不可以运。太阴之厥，则腹满腹胀，后不利，不欲食，食则呕，不得卧。少阴之厥，则口干溺赤，腹满心痛。厥阴之厥，则少腹肿痛，腹胀，泾溲不利，好卧屈膝，阴缩肿，胻内热。盛则泻之，虚则补之，不盛不虚，以经取之。太阴厥逆，骱急挛，心痛引腹，治主病者。少阴厥逆，虚满呕变，下泄清，治主病者。厥阴厥逆，挛，腰痛，虚满，前闭，谵言，治主病者。三阴俱逆，不得前后⑥，使人手足寒，三日死。太阳厥逆，僵仆，呕血善衄，治主病者。少阳厥逆，机关不利，机关不利者，腰不可以行⑦，项不可以顾。发肠痈不可治，惊者死。阳明厥逆，喘咳身热，善惊衄呕血。手太阴厥逆，虚满而咳，善呕沫，治主病者。手心主少阴厥逆，心痛引喉，身热，死不可治。手太阳厥逆，耳聋泣出，项不可以顾，腰不可以俯仰，治主病者。手阳明少阳厥逆，发喉痹⑧，嗌肿，痉，治主病者。

【精注】

④昫仆：昫，同眩。眩晕仆倒。

⑤癫疾：精神病。癫，狂也。

⑥不得前后：大小便不通。

⑦行：此作转动、活动解。

⑧喉痹：病名。指咽喉肿痛，吞咽困难之病。

【今译】

黄帝问道：厥症有的使人腹部胀满，有的使人猝然不知人事，或者半天，甚至长达一天时间才能苏醒，这是什么原因造成的？岐伯答道：下部之气充盛于上，下部就空虚，下部气虚则水谷不化而引起腹部胀满，阳气偏盛于上，若下部之气又并聚于上，则气机失常而逆乱，气机逆乱则扰乱阳气，阳气逆乱就不省人事了。黄帝道：对！希望听听六经厥症的病态表现。岐伯说：太阳经厥症，上为头肿发重，下为足不能行走，发作时眼花跌倒。阳明经厥症，可出现疯癫样表现，奔跑呼叫，腹部胀满不得安卧，面部赤热，神志模糊，出现幻觉，胡言乱语。少阳经厥症，可见到突发性耳聋，面颊肿而发热，两胁疼痛，小腿不能运动。太阴经厥症，可见到腹部胀满，大便不爽，不思饮食，食则呕吐，不能安卧。少阴经厥症，可出现口干，小便色赤，腹胀满，心痛。厥阴经厥症，可见到少腹肿痛，腹胀满，大小便不利，喜欢采取屈膝的体位睡卧，前阴萎缩而肿，小腿内侧发热。厥症的治则是：实症用泻法，虚症用补法，本经自生病，不是受他经虚实症影响的，从本经取穴治疗。

足太阴经的经气厥逆，小腿拘急痉挛，心痛牵引腹部，当取主病的本经腧穴治疗。足少阴经的经气厥逆，腹部虚满，呕逆，大便泄泻清稀，当取主病的本经腧穴治疗。足厥阴经的经气厥逆，腰部拘挛疼痛，腹部虚满，小便不通，胡言乱语，当取主病的本经腧穴治疗。若足三阴经都发生厥逆，则大小便不通，使人手足寒凉，三日死。太阳经厥气逆，身体僵直跌倒，呕血，容易鼻出血，当取主病的本经腧穴治疗。足少阳经的经气厥逆，关节活动不灵，关节不利则腰部不能活动，颈项不能回顾，如果伴发肠痈，就为不可治的危证。如若发惊，就会死亡。足阳明经的经气厥逆，喘促咳嗽，身发热，容易惊骇，鼻出血，呕血。

手太阴经的经气厥逆，会出现胸中虚满而咳嗽、呕吐涎沫等症状，当取本经主病的腧穴治疗。手厥阴和手少阴经的经气厥逆，心痛连及咽喉，身体发热，是不可治的死证。手太阳经的经气厥逆，耳聋流泪，颈项不能回顾，腰不能前后俯仰，当取主病的本经腧穴治疗。手阳明经和手少阳经的经气厥逆，会引发喉部痹塞，咽部肿痛，颈项强直，当取主病的本经腧穴治疗。

病能论篇第四十六

【导读】

本篇讲了胃脘痈、卧不安、不得卧、腰痛、颈痈、阳厥、酒风等痛症的病因、病机、诊断及治疗的方法，并以不同类型的颈痈病为例，指出治疗方法也应有异。

【原典】

黄帝问曰：人病胃脘痈者，诊当何如？岐伯对曰：诊此者当候胃脉①，其脉当沉细，沉细者气逆，逆者人迎甚盛，甚盛则热。人迎者胃脉也，逆而盛，则热聚于胃口而不行，故胃脘为痈也。帝曰：善。人有卧而有所不安者何也？岐伯曰：藏有所伤，及精有所之寄则安②，故人不能悬③其病也。帝曰：人之不得偃卧者何也？岐伯曰：肺者藏之盖也，肺气盛则脉大，脉大则不得偃卧，论在《奇恒阴阳》中。帝曰：有病厥者，诊右脉沉而紧，左脉浮而迟，不然，病主安在？岐伯曰：冬诊之，右脉固当沉紧，此应四时，左脉浮而迟，此逆四时，在左当主病在肾，颇关在肺，当腰痛也。帝曰：何以言之？岐伯曰：少阴脉贯肾络肺，今得肺脉，肾为之病，故肾为腰痛之病也。帝曰：善。有病颈痈者，或石治之，或针灸治之，而皆已，其真安在？岐伯曰：此同名异等者也。夫痈气之息者，宜以针开除去之。夫气盛血聚者，宜石而泻之。此所谓同病异治也。

帝曰：有病怒狂者，此病安生？岐伯曰：生于阳也。帝曰：阳何以使人狂？岐伯曰：阳气者，因暴折而难决④，故善怒也，病名曰阳厥。帝曰：何以知之？岐伯曰：阳明者常动，巨阳少阳不动，不动而动大疾，此其候也。帝曰：治之奈何？岐伯曰：夺其食即已。夫食入于阴，长气于阳⑤，故夺其食则已。使之服以生铁洛为饮，夫生铁洛者，下气疾也。

帝曰：善。有病身热解堕，汗出如浴，恶风少气，此为何病？岐伯曰：病名曰酒风。帝曰：治之奈何？岐伯曰：以泽泻、术各十分，麋衔五分，合以三指撮为后饭。所谓深之细者，其中手如针也，摩之切之，聚者坚也⑥，搏者大也。《上经》者，言气之通天也。《下经》者，言病之变化也。《金匮》者，决死生也。《揆度》者，切度之也。《奇恒》者，言奇病也。所谓奇者，使奇病不得以四时死也。恒者，得以四时死也。所谓揆者，方切求之也，言切求其脉理也。度者，得其病处，以四时度之也。

【精注】

①胃脉：指手太阴之右关脉也。

②及精有所之寄则安：此八字《太素》作"及精有所倚，则卧不安"，据理可从。寄，作偏虚解。

③悬：避免、杜绝的意思。

④暴折而难决：精神突然受到挫折。难决，难以疏通。

⑤食入于阴，长气于阳：脾属阴，饮食由脾之运化而化成水谷之精，故有食入于阴。水谷之精可助长阳气，故有长气于阳。

⑥聚者坚也：喻脉应指有力。

【译文】

黄帝问道：有的人患胃脘痛病，应怎样诊断？岐伯回答说：诊断这种病，应当先诊其胃脉，它的脉搏必然沉细，沉细主胃气上逆，上逆则人迎脉过盛，过盛则有热。人迎属于胃脉，胃气逆则跳动过盛，说明热气聚集于胃口而不得散发，所以胃脘发生痈肿。

黄帝说：好。有人睡卧不能安宁的，是怎么回事呢？岐伯说：五脏有所伤及，要等到损伤恢复，精神有所寄托，睡卧才能安宁，所以一般人不能测知他是什么病。

黄帝说：导致人不能仰卧的原因是什么？岐伯说：肺居胸上，为五脏六腑的华盖。如果肺脏为邪气所犯，邪气盛于内则肺的脉络胀大，肺气不利，呼吸急促，故不能仰卧。《奇恒阴阳》中有所论及。

黄帝说：有患厥病的，诊得右脉沉而紧，左脉浮而迟，不知主病在何处？岐伯说：因为是冬天诊察其脉象，右脉本来应当沉紧，这是和四时相应的正常脉象；左脉浮迟，则是逆四时的反常脉象。今病脉现于左手，又是冬季，所以当主病在肾，浮迟为肺脉，所以与肺脏关联。腰为肾之府，故当有腰痛的症状。黄帝说：这样讲的道理何在呢？岐伯说：少阴的经脉贯肾络于肺，现于冬季肾脉部位诊得了浮迟的肺脉，是肾气不足的表现，虽与肺有关，但主要是肾病，故肾病当主为腰痛。

黄帝说：说得好。有患颈痈病的，或用砭石治疗，或用针灸治疗，都能治好，其治愈的道理是什么？岐伯说：这是因为病名虽同而程度有所不同的缘故。颈痈属于气滞不行的，宜用针刺开导以除去其病，若是气盛壅滞而血液结聚的，宜用砭石以泻其瘀血，这就是所谓同病异治。

黄帝说：有患怒狂病的，这种病是如何发生的呢？岐伯说：生于阳。黄帝说：阳为什么能使人发狂呢？岐伯说：阳气因为受到突然强烈的刺激，郁而不畅，气厥而上逆，因而使人善怒发狂，由于此病为阳气厥逆所生，故名"阳厥"。黄帝说：为什么这样说？岐伯说：在正常的情况下，足阳明经脉是常动不休的，太阳、少阳经脉是不甚搏动的，现在不甚搏动的太阳、少阳经脉也搏动得大而急疾，这就是病生于阳气的症象。黄帝说：怎样治疗呢？岐伯说：病人禁止饮食就可以好了。因为饮食经过脾的运化，能够助长阳气，所以禁止病人的饮食，使过盛的阳气得以衰少，病就可以痊愈。同时，再给以生铁落煎水服之，因为生铁落有降气开结的作用。

黄帝说：好。有患全身发热，腰体懈怠无力，汗出多得像洗澡一样，怕风，呼吸短而不畅，这种病的名字叫什么？岐伯说：病名叫酒风。黄帝说：怎样治疗呢？岐伯说：用泽泻和白术各十分，糜衔五分，合研为末，每次服三指撮，在饭前服下。

深按而得细脉的，其脉在指下细小如针，必须仔细地按摩切循，凡脉气聚而不散的是坚脉；搏击手指下的是大脉。《上经》是论述人体功能与自然界相互关系的；《下经》是论述疾病变化的；《金匮》是论述疾病诊断决定死生的；《揆度》是论述脉搏以诊断疾病的；《奇恒》是论述特殊疾病的。奇病是指那些不受四时季节的影响而死亡的疾病。恒病是随着四时气候的变化死亡的疾病。揆说的是切按脉搏，以推求疾病的所在及其病理；度是从切脉得其病处，并结合四时气候的变化进行判断，从而知道疾病的轻重宜忌。

奇病论篇第四十七

【导读】

本篇细述了妊娠九月而喑、息积、伏梁、疹筋、厥逆、头痛、脾瘅、胆瘅、癃病、胎病、肾风等症的病因、病机、治法以及预后等，提出了"无损不足、益有余"的治疗原则，对小儿先天性癫痫发病的原因，也给出了解释。

【原典】

黄帝问曰：人有重身①，九月而喑，此为何也？岐伯对曰：胞之络脉绝②也。帝曰：何以言之？岐伯曰：胞络者系于肾，少阴之脉，贯肾系舌本，故不能言。帝曰：治之奈何？岐伯曰：无治也，当十月复。《刺法》曰：无损不足，益有余，以成其疹，然后调之。所谓无损不足者，身羸瘦，无用镵石也。无益其有余者，腹中有形③而泄之，泄之则精出，而病独擅中，故曰疹成也。帝曰：病胁下满气逆，二三岁不已，是为何病？岐伯曰：病名曰息积，此不妨于食，不可灸刺，积④为导引服药，药不能独治也。帝曰：人有身体髀股胻皆肿，环齐而痛，是为何病？岐伯曰：病名曰伏梁，此风根也⑤。其气溢于大肠而著于肓，肓之原在齐下，故环齐而痛也。不可动之，动之为水溺涩之病也。帝曰：人有尺脉数甚，筋急而见，此为何病？岐伯曰：此所谓疹筋，是人腹必急，白色黑色见，则病甚。

帝曰：人有病头痛以数岁不已，此安得之，名为何病？岐伯曰：当有所犯大寒，内至骨髓，髓者以脑为主，脑逆故令头痛，齿亦痛；病名曰厥逆。帝曰：善。

【精注】

①重身：指妇女怀孕。

②绝：被压迫而阻绝不通。

③腹中有形：腹中有形，指腹中有肿块般的有形物。

④积：长久，长期。

⑤此风根也：伏梁病以风为本，故称风根。

【今译】

黄帝问道：有的妇女怀孕九个月后不能说话了，这是什么原因呢？岐伯回答说：这是因为胞中的络脉被胎儿压迫，阻绝不通所致。黄帝问：为什么这样说呢？岐伯说：宫的络脉系于肾脏，而足少阴肾脉贯肾上系于舌本，今胞宫的络脉受阻，肾脉亦不能上通于舌，舌本失养，故不能言语。黄帝问：该怎样治疗呢？岐伯说：不需要治疗，待至十月分娩之后，胞络通，声音就会自然恢复。《刺法》上说：正气不足的不可用泻法，邪气有余的不可用补法，以免因误治而造成疾病。所谓"无损不足"，就是怀孕九月而身体瘦弱的，不可再用针石治疗以伤其正气。所谓"无益有余"，就是说腹中已经怀孕而又妄用泻法，用泻法则精气耗伤，使病邪独据于中，正虚邪实，所以说疾病形成了。

黄帝问：有病胁下胀满，气逆喘促，二三年不好的，这种病的名字叫什么？岐伯说：病名叫息积，这种病在胁下而不在胃，所以不妨碍饮食，治疗时切不可用艾灸和针刺，必须逐渐地用导引法疏通气血，并结合药物慢慢调治，若单靠药物也是不能治愈的。

黄帝说：人有身体髀部、大腿、小腿都肿胀，并且环绕肚脐周围疼痛，这是什么疾病呢？岐伯说：病名叫伏梁，这是由于风邪久留于体内所致。邪气流溢于大肠而留着于肓膜，因为肓膜的起源在肚脐下部，所以环绕脐部作痛。这种病不可用按摩方法治疗，否则就会造成小便涩滞不利的疾病。

黄帝问：人有尺部脉搏跳动数疾，筋脉拘急外观的，这是什么病呢？岐伯说：这就是所谓疹筋病，此人腹部必然拘急，如果面部见到或白或黑的颜色，病情则更加严重。

黄帝问：有人患头痛多年不愈是怎么回事？叫做什么病呢？岐伯说：此人当受过严重的寒邪侵犯，寒气向内侵入骨髓，脑为髓海，寒气由骨髓上逆于脑，所以使人头痛，齿为骨之余，故牙齿也痛，病由寒邪上逆所致，所以病名叫做"厥逆"。黄帝说：好。

【原典】

帝曰：有病口甘者，病名为何？何以得之？岐伯曰：此五气之溢也，名曰脾瘅。夫五味入口，藏于胃，脾为之行其精气，津液在脾，故令人口甘也。此肥美之所发也，此人必数食甘美而多肥也，肥者令人内热，甘者令人中满⑥，故其气上溢，转为消渴。治之以兰，除陈气也。

帝曰：有病口苦，取阳陵泉，口苦者病名为何？何以得之？岐伯曰：病名曰胆瘅。夫肝者，中之将也，取决于胆，咽为之使。此人者，数谋虑不决，故胆虚，气上溢而口为之苦。

治之以胆募俞，治在《阴阳十二官相使》中。帝曰：有癃⑦者，一日数十溲，此不足也。身热如炭，颈膺如格，人迎躁盛，喘息气逆，此有余也。太阴脉微细如发者，此不足也。其病安在？名为何病？岐伯曰：病在太阴，其盛在胃，颇在肺，病名曰厥，死不治，此所谓得五有余二不足也。帝曰：何谓五有余二不足？岐伯曰：所谓五有余者，五病之气有余也；二不足者，亦病气之不足也。今外得五有余，内得二不足，此其身不表不里，亦正死明矣。帝曰：人生而有病癫疾者⑧，病名曰何？安所得之？岐伯曰：病名为胎病，此得之在母腹中时，其母有所大惊，气上而不下，精气并居，故令子发为颠疾也。帝曰：有病痝然如有水状，切其脉大紧，身无痛者，形不瘦⑨，不能食，食少，名为何病？岐伯曰：病生在肾，名为肾风。肾风而不能食，善惊，惊已，心气痿者死。帝曰：善。

【精注】

⑥肥者令人内热，甘者令人中满：张琦注："食肥则阳气滞而不达；故内热；食甘则气缓而善留，故中满。"

⑦癃：小便涩滞不利而濒数。

⑧巅疾：巅，作"癫"。癫疾，即癫痫病。

⑨形不瘦：谓病人的形体不瘦。清·张志聪："水气上乘，故形不瘦。"

【今译】

黄帝问：有患口中发甜的，病名叫什么？是怎样得的呢？岐伯说：这是由于五味的精气向上泛溢所致，痛名叫脾瘅。五味入于口，藏于胃，其精气上输于脾，脾为胃输送食物的精华，因病津液停留在脾，致使脾气向上泛溢，就会使人口中发甜，这是由于肥甘美味所引起的疾病。患这种病的人，必然经常吃甘美而肥腻的食物，肥腻能使人生内热，甘味能使人中满，所以脾运失常，脾热上溢，就会转成消渴病。本病可用兰草治疗，以排除蓄积郁热之气。

黄帝问：有病口中发苦的，应取足少阳胆经的阳陵泉治疗仍然不愈，这是什么病？是如何得的呢？岐伯说：病名叫胆瘅。肝为将军之官，主谋虑，胆为中正之官，主决断，诸谋虑取决于胆，咽部为之外使。患者因屡次谋略而不能决断，情绪苦闷，遂使胆失却正常的功能，胆汁循经上泛，所以口中发苦。治疗时应取胆募日月穴和背部的胆俞穴，这种治法，记载于《阴阳十二官相使》中。

黄帝说：有患癃病的，一天要解数十次小便，这是正气不足的现象。同时又有身热如炭火，咽喉马胸膺之间有格塞不通的感觉，人迎脉躁动急数，呼吸喘促，肺气上逆，这又是邪气有余的现象。寸口脉微细如头发，这也是正气不足的表现。这种病的原因究竟在哪里？叫做什么病呢？岐伯说：此病是太阴脾脏不足，热邪炽盛在胃，症状却偏重在肺，病的名字叫做厥，属于不能治的死证。这就是所谓"五有余、二不足"的证候。黄帝说：什么叫"五有余、二不足"呢？岐伯说：所谓"五有余"，就是身热如炭，喘息，气逆等五种病气有余的证候。所谓"二不足"，就是癃一日数十溲，脉微细如发两种正气不足证候。现在患者外见五有余，内见二不足，这种病既不能依有余而攻其表，又不能从不足而补其里，所以说是必死无疑了。

黄帝问：有的人一出生就患有癫痫病的，病的名字叫什么？这种病是怎样得的呢？岐伯回答说：病的名字叫胎病，这种病是胎儿在母腹中得的，由于其母曾受到很大的惊恐，气逆于上而不下，精也随而上逆，精气并聚不散，影响及胎儿，故这个孩子生下来就患癫痫病。

黄帝说：面目浮肿，像有水状，切按脉搏大而且紧，身体没有痛处，形体也不消瘦，但不能吃饭，或者吃得很少，这种病叫什么呢？岐伯说：这种病发生在肾脏，名叫肾风。肾风病人到了不能吃饭、常常惊恐的阶段，若惊后心气不能恢复，心肾俱败，神气消亡，会变为死症。黄帝说：讲得好。

大奇论篇第四十八

【导读】

本篇论述了一些奇病的脉象，形象地说明了脏腑、经脉精气衰败而出现的十四种死症脉象，并分别预计了死期。

【原典】

肝满肾满肺满①皆实，即为肿。肺之雍，喘而两胠满；肝雍，两胠满，卧则惊，不得小便。肾雍，脚下至少腹满，胫有大小②，髀胻大跛，易偏枯。心脉满大，痫瘛筋挛。肝脉小急，痫瘛筋挛。肝脉骛暴，有所惊骇，脉不至若喑，不治自已。肾脉小急，肝脉小急，心脉小急，不鼓皆为瘕。肾肝并沉为石水，并浮为风水，并虚为死，并小弦欲惊。肾脉大急沉，肝脉大急沉，皆为疝。心脉搏滑急为心疝，肺脉沉搏为肺疝。三阳急为瘕，三阴急为疝③，二阴④急为痫厥，二阳⑤急为惊。

脾脉外鼓，沉为肠澼，久自已。肝脉小缓为肠澼，易治。肾脉小搏沉，为肠澼下血，血温⑥身热者死。心肝澼亦下血，二藏同病者可治，其脉小沉涩为肠澼，其身热者死，热见七日死。胃脉沉鼓涩，胃外鼓大，心脉小坚急，皆鬲⑦偏枯，男子发左，女子发右，不喑舌转，可治，三十日起，其从者喑，三岁起，年不满二十者，三岁死。脉至而搏，血衄身热者死，脉来悬钩浮为常脉。脉至如喘，名曰暴厥，暴厥者不知与人言。脉至如数，使人暴惊，三四日自已。脉至浮合，浮合如数，一息十至以上，是经气予不足也。微见九十日死。

脉至如火薪然，是心精之予夺也，草干而死。脉至如散叶，是肝气予虚也，木叶落而死。脉至如省客，省客者脉塞而鼓，是肾气予不足也，悬去枣花而死⑧。脉至如丸泥，是胃精予不足也，榆荚落而死。脉至如横格，是胆气予不足也，禾熟而死。脉至如弦缕，是胞精予不足也，病善言，下霜而死。不言，可治。脉至如交漆，交漆者左右傍至也，微见三十日死。脉至如涌泉，浮鼓肌中，太阳气予不足也，少气味，韭英而死。

脉至如颓土之状，按之不得，是肌气予不足也，五色先见黑，白垒发死。脉至如悬雍，悬雍者浮揣切之益大，是十二俞之予不足也，水凝而死。脉至如偃刀，偃刀者浮之小急，按之坚大急，五藏菀热，寒热，独并于肾也，如此其人不得坐，立春而死。脉至如丸滑不直手，不直手者，按之不可得也，是大肠气予不足也，枣叶生而死。脉至如华者，令人善恐，不欲坐卧，行立常听，是小肠气予不足也，季秋⑨而死。

【精注】

①满：指胀满。

②胫有大小：胫，此处作下肢解。指两下肢粗细不一。

③三阳急，三阴急：三阳，太阳经。三阴，太阴经。急，脉来急疾。下同。

④二阴：指少阴经。

⑤二阳：指阳明经。

⑥温：当作"溢"字。

⑦鬲：同隔，隔阻不通。

⑧悬去枣花而死：张介宾注："悬者，花之开；去者，花之落，言于枣花开落之时，火旺而水败。"

⑨季秋：指深秋。

【今译】

肝经、肾经、肺经胀满的人，他们的脉搏表现为实，会引发浮肿病。

肺脉壅滞，则喘息而两胁胀满。肝脉壅滞，则两胁胀满，睡卧时惊惕不安，小便不利。肾脉壅滞，则胁下至少腹部胀满，两侧胫部粗细大小不同，患侧髀胫肿大，活动受限，日久且易发生偏枯病。

如果心脉满大，是心经热盛，耗劫肝阴，心神被伤，筋脉失养，所以会发生癫痫、抽搐及筋脉拘挛等症。肝脉小急，是肝血虚而寒滞肝脉，血不养心，筋脉不利，也能出现癫痫、抽搐和筋脉拘挛。肝脉的搏动急疾而乱，是由于受了惊吓，如果按不到脉搏或突然出现失音的，这是因惊吓一时气逆而致脉气不通，不需治疗，待其气通即可恢复。肾、肝、心三脉细小而

急疾，指下浮取鼓击不明显，是气血积聚在腹中，皆当发为瘕病。

如果肾脉和肝脉均见沉脉，为石水病；均见浮脉，为风水病；均见虚脉，为死症；均见小而兼弦之脉，将要发生惊病。肾脉沉大急疾，肝脉沉大急疾，均为疝病。心脉搏动急疾流利，为心疝；肺脉沉而搏击于指下，为肺疝。太阳之脉急疾，是受寒血凝为瘕；太阴之脉急疾，是受寒气聚为疝；少阴之脉急疾，是邪乘心肾，发为痫厥；阳明之脉急疾，是木邪乘胃，发为惊骇。

如果脾脉见沉而又有向外鼓动之象，是痢疾，为里邪出表的脉象日久必然自愈。肝脉小而缓慢的，为痢疾邪气较轻，容易治愈。肾脉沉小而动，是痢疾，或大便下血，若血热身热，是邪热有余，真阴伤败，为预后不良的死症。心肝二脏所发生的痢疾，亦见下血，如果是两脏同病的，可以治疗，若其脉都出现小沉而涩滞的痢疾，兼有身热的，预后多不良，如连续身热七天以上，多属死症。

如果胃脉沉而应指涩滞，或者浮而应指甚大，以及心脉细小坚硬急疾的，都属气血隔塞不通。当病偏枯半身不遂。若男子发病在左侧，女子发病在右侧，说话正常，舌体转动灵活，可以治疗，经过三十天可以痊愈。如果男病在右，女病在左，说话发不出声音的。需要三年才能痊愈。如果患者年龄不满二十岁，此为禀赋不足，不出三年就要死亡。脉来搏指有力，病见衄血而身发热，为真阴脱败的死症。若是脉来浮钩如悬的，则是失血的常见之脉。脉来喘息，突然昏厥，不能言语的，名叫暴厥。脉来如热盛之数，病因是暴受惊吓，经过三四天就会自行恢复。

有的脉来时如浮波之合，像热盛时的数脉一样急疾，一呼一息跳动十次以上，这是经脉之气均已不足的现象，从开始见到这种脉象起，经过九十天就要死亡。有的脉来时如新燃之火，临势很盛，这是心脏的精气已经虚失，至秋末冬初野草干枯的时候就要死亡。有的脉来时如散落的树叶，浮泛无根，这是肝脏精气虚极，至深秋树木落叶时就要死亡。有的脉来时如访问之客，或去或来，或停止不动，或搏动鼓指，这是肾脏的精气不足，在初夏枣花开落的时候，火旺水败，就会死亡。有的脉来时如泥丸，坚强短涩，这是胃腑精气不足，在春末夏初榆荚枯落的时候就要死亡。有的脉来时如有横木在指下，长而坚硬，这是胆的精气不足，到秋后谷类成熟的时候，金旺木败，就要死亡。有的脉来时紧急如弦，细小如缕，是胞脉的精气不足，若患者反多言语，是真阴亏损而虚阳外现，在下霜时，阳气虚败，就会死亡；若患者静而不言，则可以治疗；脉来如交漆，缠绵不清，左右旁至，为阴阳偏败，从开始见到这种脉象起三十日就会死亡。有的脉来时如泉水上涌，浮而有力，鼓动于肌肉中，这是足太阳膀胱的精气不足，症状是呼吸气短，到春天尝到新韭菜的时候就要死亡。有的脉来时如倾颓的腐土，虚大无力，重按则无，这是脾脏精气不足，若面部先见到五色中的黑色，是土败水侮的现象，到春天白蘽发生的时候，木旺土衰，就要死亡。如悬雍之上大下小，浮取揣摩则愈觉其大，按之益大，与筋骨相离，这是十二俞的精气不足，十二俞均属太阳膀胱经，故在冬季结冰的时候，阴盛阳绝，就要死亡。

有的脉来时如仰卧的刀口，浮取小而急疾，重按坚大而急疾，这是五脏郁热形成的寒热交并于肾脏。这样的病人仅能睡卧，不能坐起，至立春阳盛阴衰时就要死亡。有的脉来时如弹丸，短小而滑，按之无根，这是大肠的精气不足，在初夏枣树生叶的时候，火旺金衰，就要死亡。有的脉来时如草木之花，轻浮柔弱，这样的人易发惊恐，坐卧不宁，内心多疑，所以不论行走或站立时，经常偷听别人的谈话，这是小肠的精气不足，到秋末阴盛阳衰的季节就要死亡。

中華藏書

上部《黄帝内经·素问》

中国书店

二〇三

中国书店

脉解篇第四十九

【导读】

本篇分析了四时阴阳盛衰与六经病变的关系，详细论述了六经病变的机理。

【原文】

太阳所谓肿腰脽痛者①，正月太阳寅②，寅太阳也，正月阳气出在上而阴气盛，阳未得自次也③，故肿腰脽痛也。病偏虚为跛者④，正月阳气冻解地气而出也，所谓偏虚者，冬寒颇有不足者，故偏虚为跛也。所谓强上引背者⑤，阳气大上而争，故强上也。所谓耳鸣者，阳气万物盛上而跃，故耳鸣也。所谓甚则狂巅疾⑥者，阳尽在上而阴气从下，下虚上实，故狂巅疾也。所谓浮为聋⑦者，皆在气也。所谓入中⑧为瘖者⑨，阳盛已衰，故为瘖也。内夺⑩而厥，则为瘖俳⑪，此肾虚也，少阴不至者，厥也。

少阳所谓心胁痛者，言少阳盛⑫也，盛者，心之所表也⑬，九月阳气尽而阴气盛，故心胁痛也。所谓不可反侧⑭者，阴气藏物⑮也，物藏则不动，故不可反侧也。所谓甚则跃者，九月万物尽衰，草木毕落而坠，则气去阳而之阴⑯，气盛而阳之下长⑰，故谓跃。

阳明所谓洒洒振寒⑱者，阳明者午也⑲，五月盛阳之阴⑳也，阳盛而阴气加之，故洒洒振寒也。所谓胫肿而股不收者，是五月盛阳之阴也，阳者衰于五月，而一阴气上，与阳始争，故胫肿而股不收也。所谓上喘而为水者，阴气下而复上，上则邪客于藏府间，故为水也㉑。所谓胸痛少气者，水气在藏府也，水者阴气也，阴气在中，故胸痛少气也。所谓甚则厥，恶人与火，闻木音则惕然而惊者，阳气与阴气相薄，水火相恶㉒，故惕然而惊也。所谓欲独闭户牖而处者㉓，阴阳相薄也，阳尽而阴盛，故欲独闭户牖而居。所谓病至则欲乘高而歌，弃衣而走者，阴阳复争，而外并于阳，故使之弃衣而走也。所谓客孙脉则头痛鼻衄腹肿[24]者，阳明并于上，上者则其孙络太阴也，故头痛鼻衄腹肿也。

【精注】

①肿腰脽痛：谓腰部和臀部肿胀疼痛。脽，臀部。《说文》："脽，尻也。"唐王冰："脽，臀肉也"；"肿腰脽痛，以其脉抵腰中，入贯臀，过髀枢，故尔。"

②正月太阳寅：唐王冰："正月三阳生，主建寅。三阳谓之太阳，故曰寅，太阳也。"正月是年之首，太阳为三阳主气，故三阳经以太阳经为首，所以正月配属太阳；正月的月建在寅，故说"正月太阳寅。"

③阳未得自次：谓阳气未能按正常的次序，在其所主时令中旺盛。次，次序、次等。自次，即自己应该所属的位次，这里指气候所主时令月份的位次。唐王冰："正月虽三阳生，而天气尚寒，以其尚寒，故曰阴气盛，阳未得自次。次，谓立旺之次也。"

④病偏虚为跛者：谓一侧的阳气偏虚，而发生下肢跛行。跛，下肢有病，行走不正常，又俗称瘸腿。明张介宾："足太阳病有或左或右偏虚为跛者，应三阳不足于下也。"

⑤强（jiàng 音绛）上引背：谓头项强滞而牵引及背部。强，强滞不柔顺之意。唐王冰："强上，谓颈项禁强也，甚则引背矣。"

⑥狂巅疾：指狂病、癫痫病。巅，通"癫"。

⑦浮为聋：谓气逆上浮而发生耳聋。清高士宗："是逆气上浮而为聋。"

⑧入中：谓阳气入走于内。唐王冰："阳气盛，入中而薄（迫）于胞肾，则胞络肾络气不通，故喑也。胞之脉系于肾，肾之脉挟舌本，故喑不能言也。"

⑨喑（yīn 音因）：音哑，不能出声。

⑩内夺：谓色欲太过，使精气内耗。明吴昆："内，谓房劳也；夺，耗其阴也。"

⑪喑俳（pái 音排）：病名，又作"喑痱"。多由肾精亏损，以致肾气厥逆而成。临床以舌喑不能言语，肢体痿废不用

中華藏書

黄帝内经·最新整理珍藏版

中国书房

二〇六

中国书房

为主症。《奇效良方》："瘖痱之状，舌瘖不能语，足废不为用。"明张介宾："俳，音排，无所取义，误也。当作痱。"

⑫少阳盛：谓少阳经邪气盛。明马莳："心胁痛者，正以少阳邪气之盛耳。盖胆之脉行于胁，而心之脉出于腋，为心之衰，故为心胁痛。"

⑬"盛者"二句：谓少阳经邪气盛必定累及于心，病本在少阳，标在心。明张介宾："少阳属木，木以生火。故邪之盛者，其本在胆，其表在心。表者，标也。"

⑭不可反侧：即不可转身侧卧。《灵枢·经脉》："胆足少阳之脉……是动则病……心胁痛，不能转侧。"

⑮阴气藏物：谓自然界阴气盛，万物开始蛰藏。明张介宾："阴邪凝滞，藏伏阳中，喜静恶动。"

⑯气去阳而之阴：谓气离开阳分而进入到阴分。阳，指表而言。阴，指里而言。之，有"入到"的意思。

⑰气盛而阳之下长：谓阴气盛于上部，阳气循足少阳经下行到足，使两足的阳气相对增加。明吴昆："气盛，气盛于阴也。之，往也。下，下体也。阳之下，谓阳气往下。如少阳之脉，出膝外廉，行于两足是也。长，生长也。阳为动物，长于两足，故令跃。"

⑱洒洒振寒：恶寒而寒战。

⑲阳明者午也：谓阳明为阳之极盛，相当于五月自然界之盛阳，故阳明配属于五月。明张介宾："五月阳气明盛，故曰阳明。"

⑳五月盛阳之阴：谓五月虽是阳气最盛的时令，但"夏至一阴生"，阴气在此时也就逐渐生发了。《素问·脉要精微论》："夏至四十五日，阴气微上，阳气微下。"唐王冰："五月夏至，一阴气上，阳气降下。"

㉑"阴气下而复上"三句：谓阳气渐衰，阴气从下而上升，阳虚失于气化，阴邪留而为水；水邪上迫于肺则喘，泛溢于肌肤则为水肿。

㉒水火相恶：是对前句"阳气与阴气相薄"的进一步说明。谓阳明经的阳气（火）与上逆之阴邪（水）相互交争。

㉓欲独闭户牖（yǒu 音有）而处：谓患者喜欢独居于门窗紧闭的暗室里。牖，指窗户。

㉔鼻鼽（qiú 音求）：指鼻塞不通。

【今译】

太阳经引发的腰肿和臀部疼痛等疾病，是由于正月属于太阳，而月建在寅，正月是阳气升发的季节，但阴寒之气尚盛，阳气未能依正常规律，逐渐旺盛，当旺不旺，病及于经。故发生腰肿和臀部疼痛。病有阳气不足而发为偏枯跛足的，是因为正月里阳气促使冰冻解散，地气从下上出，所谓偏虚，是由于寒冬的影响，阳气颇感不足，若阳气偏虚于足太阳经一侧，则发生偏枯跛足的症状。所谓颈项强急而牵引背部的，是因为阳气剧烈地上升而争引，影响于足太阳经脉，所以发生颈项强急。所谓出现耳鸣症状的，是因为阳气过盛，好像万物向上盛长而活跃，盛阳循经上逆，故出现耳鸣。所谓阳邪亢盛发生狂病癫痫的，是因为阳气尽在上部，阴气却在下面，下虚而上实，所以发生狂病和癫痫病。所谓逆气上浮而致耳聋的，是因为气分失调，阳气进入内部不能言语的，是因为阳气盛极而衰，故不能言语。若房事不节内夺肾精，精气耗散而厥逆，就会发生瘖痱病，这是因为肾虚，少阴经的精气不至而发生厥逆。

少阳经发生心胁痛等症状的原因，是因少阳属九月，月建在戌，少阳脉散络心包，为心之表，九月阳气将尽，阴气方盛，邪气循经而病，所以心胁部发生疼痛。所谓不能侧身转动，是因为九月阴气盛，万物皆潜藏而不动，少阳经气应之，所以不能转侧。所谓甚则跳跃，是因为九月万物衰败，草木尽落而坠地，人身的阳气也由表入里，阴气旺盛在上部，阳气向下而生长，活动于两足，所以容易发生跳跃的状态。

阳明经有所谓洒洒振寒的症状，是因为阳明旺于五月，月建在午，五月是阳极而阴生的时候，人体也是一样，阴气加于盛阳之上，故令人洒洒然寒栗。所谓足胫浮肿而腿弛缓不收，是因为五月阳盛极而阴生，阳气始衰，在下初生之一阴，向上与阳气相争，致使阳明经脉不和，故发生足胫浮肿而两腿弛缓

读书随笔

中華藏書

上部《黄帝内经·素问》

中国书店

二〇七

中国书店

不收的症状。所谓因水肿而致喘息的，是由于土不制水。阴气自下而上，居于脏腑之间，水气不化，故为水肿之病，水气上犯肺脏。所以出现喘息的症状。所谓胸部疼痛呼吸少气的，也是由于水气停留于脏腑之间，水液属于阴气，停留于脏腑，上逆于心肺，所以出现胸痛少气的症状。所谓病甚则厥逆，厌恶见人与火光，听到木击的声音则惊惕不已，这是由于阳气与阴气相争，水火不相协调，所以发生惊惕一类的症状。所谓想关闭门窗而独居的，是由于阴气与阳气相争，阳气衰而阴气盛，阴主静，所以病人喜欢关闭门窗而独居。所谓发病则登高处而歌唱，抛弃衣服而奔走的，是由于阴阳之气反复相争，而外并于阳经使阳气盛，阳主热主动，热盛于上，所以病人喜欢登高而歌，热盛于外，所以弃衣而走。所谓客于孙脉则头痛、鼻塞和腹部肿胀的，是由于阳明经的邪气上逆，若逆于本经的细小络脉，就出现头痛鼻塞的症状，若逆于太阴脾经，就出现腹部肿胀的症状。

【原典】

太阴所谓病胀者，太阴子也㉕，十一月万物气皆藏于中，故曰病胀。所谓上走心为噫者，阴盛而上走于阳明，阳明络属心㉖，故曰上走为噫也。所谓食则呕者，物盛满而上溢，故呕也。所谓得后与气则快然如衰㉗者，十二月㉘阴气下衰，而阳气且出，故曰得后与气则快然如衰也。

少阴所谓腰痛者，少阴者肾也，十月万物阳气皆伤㉙，故腰痛也。所谓呕欬上气喘者，阴气在下，阳气在上，诸阳气浮，无所依从，故呕效上气喘也。所谓色色不能久立久坐㉚，起则目䀮䀮无所见者㉛，万物阴阳不定未有主也㉜，秋气始至，微霜始下，而方杀万物，阴阳内夺，故目䀮䀮无所见也。所谓少气善怒者，阳气不治㉝，阳气不治则阳气不得出，肝气当治而未得，故善怒，善怒者名曰煎厥㉞。所谓恐如人将捕之者，秋气万物未有毕去㉟，阴气少，阳气入，阴阳相薄，故恐也。所谓恶闻食臭㊱者，胃无气㊲，故恶闻食臭也。所谓面黑如地色㊳者，秋气内夺㊴，故变于色也。所谓欬则有血者㊵，阳脉伤㊶也，阳气未盛于上而脉满㊷，满则欬，故血见于鼻也。

厥阴所癫疝[43]，妇人少腹肿者，厥阴者辰也[44]，三月阳中之阴[45]，邪在中，故曰癫疝少腹肿也。所谓腰脊痛不可以俯仰者，三月一振荣华[46]，万物一俯而不仰[47]也。所谓癫癃疝肤胀者[48]，曰阴亦盛而脉胀不通，故曰癫癃疝也。所谓甚则嗌干热中者，阴阳相薄而热，故嗌干也。

【精注】

㉕太阴子也：太阴为三阴，是三阴经中阴之最者；十一月的月建在子，阴气最盛。故太阴配属于子，在十一月。

㉖阳明络属心：《灵枢·经别》："足阳明之正，上至髀，入于腹里，属胃，散之脾，上通于心。"

㉗得后与气：指排大便与矢气。明马莳："后者，圊也；气者，肛门失气也。"

㉘十二月：隋杨上善《太素》作"十一月"；张介宾、吴昆皆同。根据其余五经脉病症文例，结合下句"阴气下衰，而阳气且出"，是指"冬至"，故可从《太素》"十一月"解。

㉙十月万物阳气皆伤：谓十月为冬之初、阴之少者，足少阴肾经配属十月，天地间的阳气也皆衰退。明马莳："少阴者，初阴也，十月为孟冬，是亦少阴也。"多数注家皆持上说。隋杨上善却认为"十月"当为"七月"，"七月秋气始至，故曰少阴。"若结合本段下文"秋气始至，微霜始下，而方杀万物"，似以杨氏"七月"较妥。

㉚色色不能久立久坐：谓患者忧郁不乐，心神不安，坐立不宁的状态。色色，《甲乙经》、《太素》作"邑（yì）邑"，为多数注家所遵从。邑与"悒"通，有忧郁不乐，心神不安的意思。

㉛目䀮䀮（huāng 音荒）无所见：谓两目昏花，视物不清。䀮，目不明之意。

㉜万物阴阳不定未有主也：谓万物因为阳气被伤，阴阳失调而失去自身主持平衡的能力。不定，即不平衡，不稳定之意。

㉝不治：谓不平衡，失调、失常之意。治，有安定，有秩序之意，与"乱"相对而言。

中華藏書

黄帝内经·

最新整理珍藏版

中国书店

二一〇

㉞煎厥：古病名。指内热消烁阴液而出现的昏厥病症。《素问·生气通天论》："阳气者，烦劳则张，精绝，辟积于夏，使人煎厥。目盲不可以视，耳闭不可以听，溃溃乎若坏都，汩汩乎不可止。"

㉟秋气万物未有毕去：谓在秋天时，万物的阳气虽已开始减弱，但尚未全部退尽。毕，全部之意。

㊱恶（wù音误）闻食臭（xiù音秀）：谓不愿闻到食物的气味。食臭，指食物气味。

㊲胃无气：谓胃气衰败，失去受纳消化食物的功能。

㊳面黑如地色：谓面色呈青黑色。清高士宗："地色，地苍之色，如漆柴也。"

㊴秋气内夺：谓秋令肃杀之气，内伤其脏腑精气，精气内亏，不能上荣其色。

㊵有血：指"血见于鼻"，即衄血。

㊶阳脉伤：谓阳络损伤。此指衄血的病机。阳脉，指上部的脉络。《灵枢·百病始生》："阳络伤则血外溢，血外溢则衄血。"

㊷阳气未盛于上而脉满：谓在上部阳气未盛之际，阴血上乘阳位，导致阳脉满，阳络伤等病机。

㊸㿗（tuí音颓）疝：病名，疝病之一。临床以阴囊睾丸肿胀，坚硬如石，重坠疼痛为主要表现。多由寒湿内侵，留滞厥阴肝经，气血瘀滞所致。

㊹厥阴者辰也：谓厥阴配属于三月。辰，指农历三月。春季三月，阳气方生，阴气将尽，月建在辰；厥阴为阴之将尽，阳气渐生之经，故将厥阴与三月相配。清高士宗："厥阴主春之终，故厥阴者辰也。辰，三月也。"

㊺三月阳中之阴：谓三月春季属阳，然此时阳气方生，而阴气未尽。清高士宗："三月之时，其气将阳；阳中之阴，言阳未尽阳，阴中有阳也。"

㊻三月一振荣华：谓在三月之时，阳气为之振奋，万物开始生发茂盛。明张介宾："三月一振，阳气振也，故荣华万物。"

㊼一俯而不仰：即俯而不伸仰。这里借草木枝叶低垂之状，来比喻患者腰脊疼痛，活动不利，只能俯屈，难以仰伸的症状。清张志聪："草木繁茂，枝叶下垂，一惟俯而不仰，即偃偻之状。"

㊽癃痽疝肤胀：谓前阴肿痛，小便不利，而肌肤肿胀。清张志聪："癃痽疝，阴器肿而不得小便也。"清高士宗："阴器肿，不得小便，则肤胀也。"

【今译】

　　太阴经脉引起的腹胀病，是因为太阴为阴中之至阴，应于十一月，月建在子，此时阴气最盛，万物皆闭藏于中，人气亦然，阴邪循经入腹，所以发生腹胀的症状。所谓上走于心而为嗳气的，是因为阴邪盛，阴邪循脾经上走于阳明胃经，足阳明之正上通于心，心主嗳气，所以说上走于心就会发生嗳气。所谓食入则呕吐的，是因为脾病，食物不能运化，胃中盛满而上溢，所以发生呕吐的症状。所谓得到大便和矢气就觉得爽快而病减的，是因为十二月阴气盛极而下衰，阳气初生，人体也是一样，腹中阴邪得以下行，所以腹胀嗳气的病人得到大便或矢气后，就觉得爽快，就像病减轻了似的。

　　少阴会出现腰痛病，是因为足少阴经应在十月，月建在申，十月阴气初生，万物肃杀，阳气被抑制，腰为肾之府，故出现腰痛的症状。所谓呕吐、咳嗽、上气喘息的，是因为阴气盛于下，阳气浮越于上而无所依附，少阴脉从肾上贯肝膈入肺中，故出现呕吐、咳嗽、上气喘息的症状。所谓身体衰弱不能久立，久坐起则眼花缭乱视物不清的，是因为七月秋气始至，微霜始降，阴阳交替尚无定局，万物因受肃杀之气而衰退，人体阴阳之气衰夺，故不能久立，久坐乍起则两目视物不清。所谓少气善怒的。是因为秋天阳气下降，失去调气作用少阳经阳气不得外出，阳气郁滞在内，肝气郁结不得疏泄，不能约束其所管，故容易发怒，怒则气逆而厥，叫做"煎厥"。所谓恐惧不安好像被人捕捉一样，是因为秋天阴气始生，万物尚未尽衰，人体应之，阴气少，阳气入。阴阳交争，循经入肾，故恐惧如人将捕之。所谓厌恶食物气味

中华藏书

黄帝内经·最新整理珍藏版

中国书店

的，是因为肾火不足，不能温养化源，致使胃气虚弱，消化功能已失故不欲进食而厌恶食物的气味。所谓面色发黑如地色的，是因为秋天肃杀之气耗散内脏精华，精气内夺而肾虚，故面色变黑。所谓咳嗽则出血的，是上焦阳脉损伤，阳气未盛于上，血液充斥于脉管，上部脉满则肺气不利，故咳嗽，络脉伤则血见于鼻。

厥阴经脉引起的㿉疝及妇女少腹肿等症，是因为厥阴应于三月，月建在辰，三月阳气方长，阴气尚存，阴邪积聚于中，循厥阴肝经发病，所以会发生阴囊肿大疼痛及妇女少腹肿的症状。所谓腰脊痛不能俯仰的，是因为三月阳气振发，万物荣华繁茂，然尚有余寒，人体应之，故出现腰脊疼痛而不能俯仰的症状。所谓有癫癃疝、肤皮肿胀的，也是因为阴邪旺盛，以致厥阴经脉胀闭不通，故发生前阴肿痛、小便不利以及肤胀等病。所谓病甚则咽干热中的，是因为三月阴阳相争而阳气胜，阳胜产生内热，热邪循厥阴肝经上逆入喉，所以会出现咽喉干燥的症状。

刺要论篇第五十

【导读】

本篇主要讲针刺的要领，认为如果人体各部位针刺深浅不当，会导致五脏在相应季节产生病变。

【原典】

黄帝问曰：愿闻刺要。岐伯对曰：病有浮沉①，刺有浅深，各至其理，无过其道②，过之则内伤，不及则生外壅，壅则邪从之，浅深不得③，反为大贼④，内动五藏，后生大病。故曰：病有在毫毛腠理者，有在皮肤者，有在肌肉者，有在脉者，有在筋者，有在骨者，有在髓者。

是故刺毫毛腠理无⑤伤皮，皮伤则内动肺，肺动则秋病温疟，泝泝然⑥寒慄。

刺皮无伤肉，肉伤则内动脾，脾动则七十二日四季之月⑦，病腹胀烦，不嗜食。

刺肉无伤脉，脉伤则内动心，心动则夏病心痛。

刺脉无伤筋，筋伤则内动肝，肝动则春病热而筋弛。

刺筋无伤骨，骨伤则内动肾，肾动则冬病胀腰痛。

刺骨无伤髓，髓伤则销铄胻酸⑧，体解㑊⑨然不去矣。

【精注】

①病有浮沉：指疾病的部位有深浅之分，浮为表，沉为里。

②各至其理，无过其道：指依据疾病部位的深浅，针刺深度要恰到好处，不要超越常规法度。道，法度之义。

③浅深不得：针刺的浅深程度不适当。

④大贼：贼，害也。指形成大害。

⑤无：通"勿"，即不要。

⑥沂沂然：《甲乙经》作："渐渐然"，形容怕冷的样子。

⑦七十二日四季之月：指春、夏、秋、冬每季后十八天。

⑧销铄胻酸：销铄，谓焦枯。胻，小腿上部接近膝盖的地方。酸，通"痠"，痠痛。

⑨解㑊：解，同懈。意为懈怠疲乏，气力不支。

【今译】

黄帝说：希望知道针刺方面的要点。岐伯说：疾病有在表在里的区别，刺法有浅刺深刺的不同，病在表应当浅刺，病在里应当深刺，各应到一定的部位（疾病所在），而不能违背这一法度。刺得太深，就会损伤内脏；刺得太浅，不仅达不到病处，而且反使在表的气血壅滞，给病邪以可乘之机。因此，针刺深浅不当，反会给人体带来很大的危害，使五脏功能紊乱，继而发生严重的疾病。

因为：疾病的部位各不相同，有在毫毛腠理的，有在皮肤的，有在肌肉的，有在脉的，有在筋的，有在骨的，有在髓的，所以该刺毫毛腠理的，不要伤及皮肤，若皮肤受伤，就会影响肺脏的正常功能，肺脏功能扰乱后，以致到春天时，易患温疟病，发生恶寒战栗的症状。该刺皮肤的，不要伤及肌肉，若肌肉受伤，就会影响脾脏的正常功能，以致在每一季节的最

中華藏書

上部《黄帝内经·素问》

后十八天中，发生腹胀烦满，不思饮食的病症。该刺肌肉的，不要伤及血脉，若血脉受伤，就会影响心脏的正常功能，以致到夏天时，易患心痛的病症。该刺血脉的，不要伤及筋脉，若筋脉受伤，就会影响肝脏的正常功能，以致到春天时，易患热性病，发生筋脉弛缓的症状。该刺筋的，不要伤及骨，若骨受伤，就会影响肾脏的正常功能，以致到冬天时，易患腹胀、腰痛的病症。该刺骨的，不要伤及骨髓，若骨髓被损伤而髓便日渐消减，不能充养骨骼，就会导致身体枯瘦、足胫发酸、肢体懈怠、举动无力等病症。

刺齐论篇第五十一

【导读】

本篇主要讲述针刺深浅限度的具体方法，认为太过与不及都会给病人造成伤害。

【原典】

黄帝问曰：愿闻刺浅深之分。岐伯对曰：刺骨者无伤筋，刺筋者无伤肉，刺肉者无伤脉，刺脉者无伤皮，刺皮者无伤肉，刺肉者无伤筋，刺筋者无伤骨。

帝曰：余未知其所谓，愿闻其解。岐伯曰：刺骨无伤筋者，针至筋而去，不及骨也[①]。刺筋无伤肉者，至肉而去，不及筋也[②]。刺肉无伤脉者，至脉而去，不及肉也[③]。刺脉无伤皮者，至皮而去，不及脉也[④]。

所谓刺皮无伤肉者，病在皮中，针入皮中，无伤[⑤]肉也。刺肉无伤筋者，过肉中筋也[⑥]。刺筋无伤骨者，过筋中骨也。此之谓反也[⑦]。

【注解】

①刺骨无伤筋，针至筋而去，不及骨也：意为病在骨应针刺至骨，如针至筋而出，不触及骨的话，则骨病不愈而反伤筋。

②刺筋无伤肉者，至肉而去，不及筋也：病在筋应针刺至

筋，如针至肉而出，不刺及筋的话，则筋病不愈而反伤肉。

③至脉而去，不及肉也：刺肉病不及肉，反伤脉。

④至皮而去，不及脉也：刺脉病不及脉，反伤皮。

⑤伤：《甲乙经》作："中"。

⑥刺肉无伤筋者，过肉中筋也：指邪在肉，针至肉而止，不要透过肉而中筋。中，中伤。

⑦此之谓反也：这些就称为违反正常针刺原则。

【今译】

黄帝说：我想知道对针刺浅深的不同要求。岐伯说：针刺骨，就不要损伤筋；针刺筋，就不要损伤肌肉；针刺肌肉，就不要损伤脉；针刺脉，就不要损伤皮肤（以上四句指的是，应该深刺，则不能浅刺）；针刺皮肤，则不要伤及肌肉；针刺肌肉，则不要伤及筋；针刺筋，则不要伤及骨（以上三句指的是，应该浅刺，则不能深刺。）

黄帝说：我不太理解你的话，希望你讲得详细点。岐伯说：所谓刺骨不要伤害筋，是说需刺骨的，不可在仅刺到筋而未达骨的深度时，就停针或拔出；刺筋不要伤害肌肉，是说需刺至筋的，不可在仅刺到肌肉而未达筋的深度时，就停针或拔出；刺肌肉不要伤害脉，是说需刺至肌肉深部的，不可在仅刺到脉而未达肌肉深部时，就停针或拔去；刺脉不要伤害皮肤，是说需刺至脉的，不可在仅刺到皮肤而未达脉的深度时，就停针拔去。所谓针刺皮肤不要伤及肌肉，是说病在皮肤之中，针就刺至皮肤，不要深刺伤及肌肉；刺肌肉不要伤及筋，是说针只熊刺至肌肉，太过就会伤及筋；刺筋不要伤及骨，是说针只能刺至筋，太过就会伤及骨。上面的这些，说的是如果针刺深浅不当，会带来的不良后果。

刺禁论篇第五十二

【导读】

本篇讲了须禁针的部位以及种种不宜立即针刺的情况，并举例说明误刺某些部位后会导致的严重后果。

【原典】

黄帝问曰：愿闻禁数①。岐伯对曰：藏有要害，不可不察，肝生于左，肺藏于右，心部于表，肾治千里，脾为之使，胃为之市。膈肓②之上，中有父母，七③节之傍，中有小心，从之有福，逆之有咎④。

刺中心，一日死，其动为噫。刺中肝，五日死，其动为语。刺中肾，六日死，其动为嚏。刺中肺，三日死，其动为咳。刺中脾，十日死，其动为吞。刺中胆，一日半死，其动为呕。

刺跗上，中大脉，血出不止死。刺面，中溜脉，不幸为盲。刺头，中脑户，人脑立死。刺舌下，中脉太过，血出不止为喑。刺足下布络中脉，血不出为肿。刺郄中大脉，令人仆脱色。刺气街中脉，血不出为肿，鼠仆⑤。刺脊间中髓，为伛⑥。刺乳上，中乳房，为肿，根蚀。刺缺盆中内陷，气泄，令人喘咳逆。刺手鱼腹内陷，为肿。

无刺大醉，令人气乱。无刺大怒，令人气逆。无刺大劳人，无刺新饱人，无刺大饥人，无刺大渴人，无刺大惊人。

刺阴股中大脉，血出不止死。刺客主人内陷中脉，为内漏、为聋。刺膝髌出液，为跛。刺臂太阴脉，出血多立死。刺足少阴脉，重虚出血，为舌难以言。刺膺中陷，中肺，为喘逆仰息。刺肘中内陷，气归之，为不屈伸。刺阴股下三寸内陷，令人遗溺。刺掖下胁间内陷，令人咳。刺少腹，中膀胱，溺出，令人少腹满。刺腨肠内陷为肿。刺匡上⑦陷骨中脉，为漏、为盲。刺关节冲液出，不得屈伸。

【精注】

①禁数：指针刺禁忌的部位。张志聪注："数，几也。言

所当禁刺之处有几也。"

②膈肓：即胸有膈膜。

③七：当为"十"字因形近而误。

④咎：过失，此作祸患讲。

⑤鼠仆：指小鼠。此为血肿如小鼠。

⑥伛：《说文》："伛，偻也。"此指屈背如佝偻。

⑦匡上：目眶之上。匡，同"眶"。

【今译】

黄帝问道：希望知道人体有哪些禁刺部位？岐伯回答说：内脏各有要害之处，不能不细看详审！肝气生发于左，肺气肃降于右，心脏调节在表的阳气，肾脏管理在里的阴气，脾主运化，水谷精微赖以转输，胃主受纳，饮食水谷汇聚于此。膈肓的上面，有维持生命活动的心、肺两脏，第七椎旁的里面有心包络。上述部位都应该禁刺，遵循这个刺禁，利于治疗，违背了，就会给人体造成祸害。

刺中心脏，约一日即死，其病变症状为嗳气。刺中肝脏，约五日即死，其病变症状为多言多语。刺中肾脏，约六日即死，其病变症状为打喷嚏。刺中肺脏，约三日即死，其病变症状为咳呛。刺中脾脏，约十日即死，其病变症状为频频吞咽。误刺中胆，约一日半即死，其病变症状为呕吐。针刺足背，误伤了大血管，若出血不止，便会死亡。针刺面部，误伤了与目相通的经脉，则可能使眼睛失明。针刺头部的脑户穴，若刺至脑髓，就会立即死亡。针刺廉泉穴，误伤了血管，若出血不止，可使喉哑失音。针刺足下布散的络脉，误伤了血管，瘀血内留而不出，可致局部肿胀。针刺委中穴太深，误伤了大经脉，可令人跌仆，面色苍白。针刺气街穴，误伤了血管，若瘀血留着不去，鼠蹊部就会肿胀。针刺脊椎间隙，误伤了脊髓，会使人背曲不伸。针刺乳中穴，伤及乳房，可使乳房肿胀，内部腐蚀溃脓。针刺缺盆中央太深，造成肺气外泄，可令人喘咳气逆。针刺手鱼际穴太深，可使局部发生肿胀。

不要对饮酒大醉的人进行针刺，否则会使气血紊乱。不要对正勃然大怒的人进行针刺，否则会使气机上逆。此外，对过度疲劳，刚刚饱食，过分饥饿，极度口渴，方受极大惊吓的人，皆不可以针刺。刺大腿内侧的穴位，误伤了大血管，若出血不止，便会死亡。刺上关穴太深，误伤了经脉，可使耳内化脓或致耳聋。刺膝膑部，若误伤以致流出液体，会使人发生跛足。刺手太阴经脉，若误伤出血过多，则立即死亡。刺足少阴经脉，误伤出血，可使肾气更虚，以致舌体失养转动不利而语言困难。

针刺胸膺部太深，会伤及肺脏，从而引发气喘上逆、仰面呼吸等症状。针刺肘弯处太深，气便结聚于局部而不行，以致手臂不能屈伸。针刺大腿内侧下三寸处太深，会使人遗尿。针刺腋下胁肋间太深；会使人咳嗽。针刺少腹太深，误伤膀胱，会使小便漏出流入腹腔，以致少腹胀满。针刺小腿太深，会使局部肿胀。针刺眼眶而深陷骨间，伤及脉络，就会造成流泪不止，甚至失明。针刺关节，误伤以致液体外流，会导致关节不能屈伸。

刺志论篇第五十三

【导读】

本篇论说了气与形、谷与气、脉与血等虚实关系中的正常与反常现象，分析了产生这些反应现象的机理，指出了对虚实症所应采取的针刺手法。

【原典】

黄帝问曰：愿闻虚实之要。岐伯对曰：气实形实，气虚形虚，此其常也①，反此者病。谷盛气盛，谷虚气虚，此其常也，反此者病。脉实血实，脉虚血虚，此其常也，反此者病。

帝曰：如何而反？岐伯曰：气虚身热，此谓反也；谷入多而气少，此谓反也；谷不入而气多，此谓反也；脉盛血少，此谓反也；脉少血多，此谓反也。

气盛身寒，得之伤寒。气虚身热，得之伤暑。谷入多而气少者，得之有所脱血，湿居下也。谷入少而气多者，邪在胃及与肺也。脉小血多者，饮中热②也。脉大血少者，脉有风气③，水浆不入，此之谓也。

夫实者，气入也；虚者，气出也；气实④者，热也；气虚者，寒也。入实者，右手开针空也⑤；入虚者，左手闭针空也⑥。

【注解】

①气实形实，气虚形虚，此其常也：气实，指功能旺盛。形实，指形体充实健壮。气虚，指功能低下。形虚，指形体瘦弱。此其常，这是正常规律。

②饮中热：饮酒过多，中焦郁热。

③脉有风气：张介宾注："风为阳邪，居于脉中，故脉大；水浆不入则中焦无以生化，故血少。"

④实：意为"充实"。

⑤入实者，右手开针空也：空，同孔。治疗邪入而实的疾病，以左手协调开大针孔，使邪气外达。

⑥入虚者，左手闭针空也：此指正气外出而虚，治疗出针时，应以左手按揉针孔，以便针孔闭柜，勿使正气外泄。

【今译】

黄帝说：希望了解虚实的要领。岐伯说：气充实的，形体就壮实，气不足的，形体就虚弱，这是正常生理状态，若与此相反的，就是病态。纳谷多的气盛。纳谷少的气虚，这是正常现象，若与此相反的，就是病态。脉搏大而有力的，是血液充盛，脉搏小而细弱的，是血液不足，这是正常现象，若与此相反的，就是病态。黄帝又问：反常现象是怎样的？岐伯说：气盛而身体反觉寒冷，气虚而身体反感发热的，是反常现象；饮食虽多而气不足，饮食不进而气反盛的，都是反常现象；脉搏盛而血反少，脉搏小而血反多的，也是反常现象。

气旺盛而身寒冷，这是由于受了寒邪的伤害。气不足而身发热，是受了暑热的伤害。饮食虽多而气反少的，是由于失血或湿邪聚居于下部之故。饮食虽少而气反盛的，是由于邪气在胃和肺。脉搏小而血多，是由于病留饮而中焦有热。脉搏大而血少，是由于风邪侵入脉中且汤水不进之故。这些就是形成虚实反常的机理。

实症多是由于邪气亢盛侵入人体；虚症则是由于人体正气外泄。气实多表现为热象；气虚的表现为寒象。针刺治疗实症，出针后，左手不要按闭针孔，使邪气外泄；治疗虚症，出针后，左手随即闭合针孔，使正气不得外散。

针解篇第五十四

【导读】

本篇主要讲针刺补泻手法，介绍了针下寒热感觉与针刺疗效的关系，强调医生在针刺时应做到思想集中、态度严谨、明确病位、端正手法、注意调节病人的精神活动。

【原典】

黄帝问曰：愿闻九针之解^①，虚实之道。岐伯对曰：刺虚则实之者，针下热也，气实乃热也。满而泄之者，针下寒也，气虚乃寒也。菀陈^②则除之者，出恶血^③也。邪胜则虚之者，出针勿按；徐而疾则实者，徐出针而疾按之；疾而徐则虚者，疾出针而徐按之；言实与虚者，寒温气多少也。若无若有者，疾不可知也。察后与先者，知病先后也。为虚与实者，工勿失其法。若得若失者，离其法也。虚实之要，九针最妙者，为其各有所宜也。补泻之时者，与气开阖相合也。九针之名，各不同形者，针穷其所当补泻也。

刺实须其虚者，留针阴气隆^④至，乃去针也；刺虚须其实者，阳气隆至，针下热乃去针也。经气已至，慎守勿失者，勿变更也。深浅在志者，知病之内外也；近远^⑤如一者，深浅其候等也。如临深渊者，不敢堕也。手如握虎者，欲其壮也。神无营于众物者，静志观病人，无左右视也；义无邪下者，欲端以正也；必正其神者，欲瞻病人目，制其神，令气易行也。所谓三里者，下膝三寸也；所谓跗之者，举膝分易见也；巨虚者，跷足胻独陷者；下廉者，陷下者也。

帝曰：余闻九针，上应天地四时阴阳，愿闻其方，令可传于后世以为常也。岐伯曰：夫一天、二地、三人、四时、五音、六律、七星、八风、九野，身形亦应之，针各有所宜，故曰九针。人皮应天，人肉应地，人脉应人，人筋应时，人声应音，人阴阳合气⑥应律，人齿面目应星，人出入气应风，人九窍三百六十五络应野，故一针皮，二针肉，三针脉，四针筋，五针骨，六针调阴阳，七针益精⑦，八针除风，九针通九窍，除三百六十五节气，此之谓各有所主也。人心意应八风⑧，人气应天，人发齿耳目五声应五音六律，人阴阳脉血气应地，人肝目应之九。

【注解】

①九针之解：指对九针理论的阐释。

②菀陈：菀（yùn），通"蕴"，积也。菀陈，指体内郁积陈旧之气血。

③出恶血：即瘀滞没有生机的死血。

④隆：大也。

⑤近远：此处指留针时间的长短。

⑥合气：二字疑为衍文。

⑦益精：补益精气。

⑧人心意应八风：心意，指意念。

【今译】

黄帝说：希望你解释一下九针以及虚实补泻的道理。岐伯说：针治虚症用补法，针下应有热感，因为正气充实了，针下才会发热；邪气盛满用泻法，针下应有凉感，因为邪气衰退了，针下才会发凉。血液郁积日久，要用放出恶血的方法来消除。邪盛用泻法治疗，就是出针后不要按闭针孔（使邪气得以外泄）。所谓徐而疾则实，就是慢慢出针，并在出针后迅速按闭针孔（使正气充实不泄）；所谓疾而徐则虚，就是快速出针，而在出针后不要立即按闭针孔（使邪气得以外泄）；实与虚的根据，是指气至之时针下凉感与热感的多少。若有若无，是说下针后经气到来迅速而不易察觉。审察先后，是指辨别疾病变化的先后。辨别疾病的为虚为实，虚症用补法，实症用泻法。医生治病不可

中华藏书

黄帝内经·最新整理珍藏版

中国书店

离开这个原则。若医生不能准确地把握，那么就会背离正确的治疗法则。虚实补泻的关键，在于巧妙地运用九针，因为九针各有不同的特点，适宜于不同的病症。针刺补泻的时间，应该与气的来去开阖相配合：气来时为开可以泻之，气去时为阖可以补之。九针的名称不同，形状也各有所异，根据治疗需要，充分发挥各自的补泻作用。

针刺实症要用泻法，下针后应留针，待针下出现明显的寒凉之感时，即可出针；针刺虚症要达到补气的目的，待针下出现明显的温热之感时，即可出针。经气已经到来，应谨慎守候不要失去，不要变更手法。决定针刺的深浅，就要先察明疾病部位的在内在外，针刺虽有深浅之分，但候气之法都是相同的。行针时，应似面临深渊、不敢跌落那样谨慎小心。持针时，就像握虎之势那样坚定有力。思想不要分散于其他事情，要安安静静、专心致志地观察病人，不要左右乱看；针刺手法要正确，端正直下，不可歪斜。下针后，务必注视病人的双目来控制其精神活动。使经气运行通畅。三里，在下膝三寸之外；跗上，举膝分，其脉易见；巨虚，跻足骱之间，其脉独陷；下廉，下巨虚，陷下者也。

黄帝说：我听说九针与天地四时阴阳相应合，希望你讲讲这里面的道理，使其能流传后世，作为治病的常法。岐伯说：一天、二地、三人、四时、五音、六律、七星、八风、九野，人的形体也与自然界相应，针的式样也是根据其所适应的不同病症制成的，所以有九针之名。人的皮肤在外，庇护全身，与天相应，肌肉柔软安静，如土地厚载万物一样，脉与人体本身相应，筋约束周身、各部功能不同，犹如一年四季气候各异，人的声音与五音相应。人的脏腑阴阳之气配合犹如六律六吕的高低有节；人的牙齿和面目的排列犹如天上的星辰一样；人的呼吸之气犹如自然界的风一样；人的九窍三百六十五络分布全身，犹如地上的百川万水，纵横灌注于九野一样。所以九针之中，一（镵）针刺皮，二（员）针刺内，三（锃）针刺脉，四（锋）针刺筋，五（铍）针刺骨，六（员利）针调和阴阳，七（毫）针补益精气，八（长）针驱除风邪，九（大）针通利九窍，祛除周身三百六十五节间的邪气。这就叫做不同的针有不同的功用和适应证。

人的意念与八风相应，人体气血的运行与天气运行相应，人的发齿耳目五声与五音六律相应，人体阴阳经脉运行气血与大地江河百川相应，肝脏精气通于两目，目又属于九窍，所以肝目与九数相应。

长刺节论篇第五十五

【导读】

本篇论说了对头痛、寒热、痈肿、少腹有积、寒疝、筋痹、肌痹、骨痹、狂、癫、大风等具体病症的针刺手法，对针刺部位、深浅、次数、治程的长短以及针刺后机体的反应等问题作出了详细论说。

【原典】

刺家不诊，听病者言，在头，头疾痛，为藏①针之，刺至骨，病已上，无伤骨肉及皮，皮者道②也。

阴刺③，入一傍四处。治寒热。深专④者，刺大藏⑤，迫藏刺背，背俞也。刺之迫藏，藏会⑥，腹中寒热去而止。与刺之要，发针而浅出血。

治腐肿者刺腐上，视痈小大深浅刺，刺大者多血，小者深之，必端内针为故止。

病在少腹有积，刺皮䯏⑦以下，至少腹而止；刺挟脊两傍四椎间，刺两髂髎季胁肋间，导腹中气热下已。

病在少腹，腹痛不得大小便，病名曰疝，得之寒；刺少腹两股间，刺腰踝骨间，刺而多之，尽炅病已。

病在筋，筋挛节痛，不可以行，名曰筋痹。刺筋上为故，刺分肉间，不可中骨也；病起筋炅，病已止。

病在肌肤，肌肤尽痛，名曰肌痹，伤于寒湿。刺大分、小分，多发针而深之，以热为故；无伤筋骨，伤筋骨，痈发若变；诸分尽热，病已止。

病在骨，骨重不可举，骨髓酸痛，寒气至，名曰骨痹。深者刺，无伤脉肉为故，其道大分小分，骨热病已止。

病在诸阳脉，且寒且热，诸分且寒且热，名曰狂。刺之虚脉，视分尽热，病已止。

病初发，岁一发，不治，月一发，不治，月四五发，名曰癫病。刺诸分诸脉，其无寒者以针调之，病已止。

病风且寒且热，炅汗出，一日数过，先刺诸分理络脉；汗出且寒且热，三日一刺，百日而已。

病大风，骨节重，须眉堕，名曰大风，刺肌肉为故，汗出百日，刺骨髓⑧，汗出百日，凡二百日，须眉生而止针。

【精注】

①藏：新校正云："按全元起本云：'为针之'，无'藏'字。"

②道：道路。皮肤为针刺出入的道路。

③阴刺：新校正云："……此阴刺疑是阳刺也。"

④专：通"传"。

⑤大藏：马莳注："五藏为大脏，而刺五俞即所以刺大脏也。"

⑥藏会：背部俞穴，是脏气聚会之处。

⑦皮髓：《太素》作"腹齐"，杨上善注："故小肠有积，刺于齐腹，下至少腹。"是腹齐当作"齐腹"。

⑧刺骨髓：明·张介宾："所以世阴分讽毒也。"

【今译】

精通针术的医家，在还没诊脉时，会先听病人的陈诉。如果病在头部，且头痛剧烈，可以用针刺治疗（在头部取穴），刺至骨部，病就能痊愈，但针刺深浅须恰当，不要损伤骨肉与皮肤，虽然皮肤为针刺出入必经之路，仍应注意勿使其受损。

阳刺之法，是指中间直刺一针，左右斜刺四针，以治疗寒热疾患的方法。若病邪深入专攻内脏，当刺五脏的募穴；邪气进迫五脏，当刺背部的五脏俞穴，邪气迫脏而针刺背俞，是因为背俞是脏气会聚的地方。待腹中寒热消除之后，针刺就可以停止。针刺的要领，是出针时使其稍微出一点血。

治疗痈肿，应刺痈肿的部位，并根据其大小，决定针刺的深浅。刺大的痈肿，宜多出血，对小的深部痈肿要深刺，一定要端直进针，以达到病所为止。

病在少腹而有积聚，应针刺腹部皮肉丰厚之处以下的部位，向下直到少腹为止；再针第四椎间两旁的穴位和髂骨两侧的居髎穴，以及季胁肋间的穴位，以引导腹中热气下行，则病可以痊愈。

病在少腹，腹痛且大小便不通，这种病的名字叫做疝，是受寒所致。应针刺少腹到两大腿内侧间以及腰部和髁骨间的穴位，针刺穴位要多，到少腹部都出现热感，病就痊愈了。

病在筋，筋脉拘挛，关节疼痛，不能行动，病名为筋痹。应针刺在患病的筋上，由于筋脉在分肉之间，与骨相连，所以针从分肉间刺入，应注意不能刺伤骨。待有病的筋脉出现热感，说明病已痊愈，可以停止针刺。

病在肌肤，周身肌肤疼痛，这种病的名字为肌痹，这是被寒湿之邪侵犯所致。应针刺大小肌肉会合之处，取穴要多，进针要深，以局部产生热感为度。不要伤及筋骨，若损伤了筋骨，就会引起痈肿或其他病变。待各肌肉会合之处都出现热感，说明病已痊愈，可以停止针刺。

病在骨，肢体沉重不能抬举，骨髓深处感到酸痛，局部寒冷，这种病的名字叫为骨痹。治疗时应深刺，以不伤血脉肌肉为度。针刺的道路在大小分肉之间，待骨部感到发热，说明病已痊愈，可以停止针刺。

病在手足三阳经脉，出现或寒或热的症状，同时各分肉之间也有或寒或热的感觉，这叫狂病。针刺用泻法，使阳脉的邪气外泄，观察各处分肉，若全部出现热感，说明病已痊愈，应该停止针刺。有一种病，初起每年发作一次；若不治疗，则变为每月发作一次；若仍不治疗，则每天发作三四次，这叫做癫病。治疗时应针刺各大小分肉以及各部经脉，若没有寒冷的症状，可用针刺调治，直到病愈为止。

风邪侵袭人体，出现或寒或热的症状，热则汗出，一日发作数次，应首先针刺各分肉腠理及络脉；若依然汗出且或寒或热，可以三天针刺一次，治疗一百天，疾病就痊愈了。

因大风而致疾，出现骨节沉重，胡须眉毛脱落的，这种病的名字叫大风。应针刺肌肉，使之出汗，连续治疗一百天后，再针刺骨髓，仍使之出汗，也治疗一百天，总计治疗二百天，直到胡须眉毛重新生长，方可停止针刺。

皮部论篇第五十六

【导读】

本篇主要讲以十二皮部不同部位皮肤络脉的色泽改变，可以知道相应脏腑经络的病变，指出了外邪的传变途径，即先皮毛，后络脉，再经脉，最后到脏腑，变为大病的过程。

【原典】

黄帝问曰：余闻皮有分部，脉有经纪，筋有结络①，骨有度量。其所主病各异，别其分部，左右上下，阴阳所在，病之始终，愿闻其道。

岐伯对曰：欲知皮部以经脉为纪者，诸经皆然。阳明之阳，名曰害蜚，上下同法。视其部中有浮络者，皆阳明之络也。其色多青则痛，多黑则痹，黄赤则热，多白则寒，五色皆见，则寒热也。络盛则入客于经，阳主外，阴主内。

少阳之阳，名曰枢持，上下同法。视其部中有浮络者，皆少阳之络也，络盛则入客于经，故在阳者主内，在阴者主出，以渗于内，诸经皆然。

太阳之阳，名曰关枢，上下同法。视其部中有浮络者，皆太阳之络也。络盛则入客于经。

少阴之阴，名曰枢儒，上下同法。视其部中有浮络者，皆少阴之络也。络盛则入客于经，其入经也，从阳部注于经；其出者，从阴内注于骨。

心主之阴，名曰害肩，上下同法。视其部中有浮络者，皆心主之络也。络盛则入客于经。

太阴之阴，名曰关蛰，上下同法。视其部中有浮络者，皆太阴之络也。张盛则入客于经。凡十二经络脉者，皮之部也。

是故百病之始生也，必先于皮毛，邪中之则腠理开，开则入客于络脉，留而不去，传入于经，留而不去，传入于府，廪②于肠胃。邪之始入于皮毛也，泝然③起毫毛，开腠理；其入于络也，则络脉盛色变；其入客于经也，则感虚乃陷下。其留于筋骨之间，寒多则筋挛骨痛，热多则筋弛骨消，肉烁䐃破，毛直而败④。

帝曰：夫子言皮之十二部，其生病皆何如？岐伯曰：皮者脉之部也，邪客于皮则腠理开，开则邪入客于络脉，络脉满则注于经脉，经脉满则入舍于府藏也，故皮者有分部，不与而生大病也⑤。帝曰：善。

【精注】

①结络：结，聚结；络，络属。

②廪：王冰注："积也，聚也。"

③泝然：这里有恶寒的意思。

④毛直而败：热盛煎津，毛发失荣，枯槁败坏。

⑤不与而生大病也：与，疗也。不与，指不予治疗。皮部最浅，如不予治疗则内传而生大病。

【今译】

黄帝说：我听说人的皮肤有十二经分属部位，脉络的分布纵横有序，筋有结聚连络，骨有长短大小，它们所主管的疾病各不相同，而辨别其皮肤的左右上下，阴阳的所在，就可知道疾病的开始和预后，希望你讲讲其中的道理。岐伯说：要知道皮肤的分属部位，它是以经脉循行部位为纲纪的，各经都是如此。阳明经的阳名叫害蜚，手、足阳明经脉的诊法是一样的，诊它上下分属部位所浮现的络脉，都是属于阳明的络，它的络脉之色多青的，则病痛；多黑的则病痹；色黄赤的病属热；色白的病属寒；若五色兼见，则是寒热错杂的病；若络脉的邪气盛，就会向内传入于经。因为络脉在外属阳，经脉在内属阴，凡外邪的侵入，一般是由络传经，由表传里的。少阳经的阳，名叫"枢持"，手、足少阳经的诊法是一样的，诊察它上下分属部位所浮现的络脉，都是属于少阳的络。络脉的邪气盛，就会向内传入于经，所以邪在阳分主内传入经，邪在阴分主外出或涌入于内，各经的内外出入都是如此。太阳经的阳名叫"关枢"，手、足太阳经的诊法是一样的，诊察它上下分属部位所浮现的络脉，都属于手足太阳的络，在络脉的邪气盛，就会向内传入于经。少阴经的阴，名叫"枢儒"，手、足少阴经的诊法是一样的，诊察它上下分属部位所浮现的络脉，都是属于少阴的络。络脉的邪会盛，就会向内传入于经，邪气传入于经，是先从属阳的络脉注入于经，然后从属阴的经脉出而向内注于骨部。厥阴经的阴络，名叫"害肩"，手、足厥阴经的诊法是一样的，诊察它上下分属部位所浮现的络，都是属于厥阴的络。络脉的邪气盛，就会向内传入于经脉。太阴经的阴，名叫"关蛰"，手、足太阴经的诊法是一样的，诊察它上下分属部位所浮现的络，都是属太阴的络。络脉的邪气盛，就会向内传入于本经。以上所述这十二经之络脉的各个分部，也就是分属于皮肤的各个分部。因此，百病的发生，必先从皮毛开始，病邪中于皮毛；则腠理开，腠理开则病邪侵入络脉；留而不去，就向内传入于经脉；若再留而不去，就传入于腑，聚积于肠胃。病邪开始侵犯皮毛时，使人恶寒而毫毛直起，腠理开泄；病邪侵入络脉，则络脉盛满，其色变异常；病邪侵入经脉，是由于经气虚而病邪乃得陷入；病邪留连于筋骨之间，若寒邪盛时则筋挛急骨节疼痛，热邪盛时则筋弛缓，骨软无力，皮肉败坏，毛发枯槁。

黄帝问：先生说的皮之十二部，引发的病都是怎么的？岐伯回答说：皮肤是络脉分属的部位。邪气侵入于皮肤则腠理开泄，腠理开泄则病邪侵入于络脉；络脉的邪气盛，则内注于经脉；经脉的邪气满盛则入舍于腑脏。所以说皮肤有十二经脉分属的部位，若见到病变而不预为治疗，邪气将内传于腑脏而生大病。黄帝说：讲得好。

经络论篇第五十七

【导读】

本篇主要讲络脉与五脏相通连，其色泽与五脏色相应，并论说了络脉色泽为什么会变化的原因。

【原典】

黄帝问曰：夫络脉之见也，其五色各异，青黄赤白黑不同，其故何也？岐伯对曰：经有常色，而络无常变也。

帝曰：经之常色何如？岐伯曰：心赤、肺白、肝青、脾黄、肾黑，皆亦应其经脉之色也。

帝曰：络之阴阳，亦应其经乎^①？岐伯曰：阴络之色应其经^②，阳络之色变无常^③，随四时而行也^④。寒多则凝泣^⑤，凝泣则青黑^⑥；热多则淖泽^⑦，淖泽则黄赤；此皆常色，谓之无病，五色具见者，谓之寒热^⑧。帝曰：善。

【精注】

①络之阴阳，亦应其经乎：指阴络阳络是否与经色相应。

②阴络之色应其经：阴络，指较深的络脉，其色与经相一致。

③阳络之色变无常：阳络，指表浅的络脉，其色变化无常。

④随四时而行也：指阳络之色随四季变化而变化。

⑤寒多则凝泣：寒气盛则气血凝滞。泣，应为沍之误，凝之义。

⑥凝泣则青黑：表浅络脉遇寒凝滞就会为青黑色。

⑦热多则淖泽：淖，此为肌肤松软；泽，润泽。此处指热多则血气运行流利。

⑧五色具见者，谓之寒热：明·马莳："五色具见者，谓之寒热相兼也。"

【今译】

黄帝问道：络脉显露在外面，青、黄、赤、白、黑五色各不相同，这是什么原因？岐伯回答说：经脉的颜色经常不变，而络脉则没有常色，常随四时之气变而变。黄帝说：经脉的常色是怎样的呢？岐伯说：心主赤，肺主白，肝主青，脾主黄，肾主黑，这些都是与其所属经脉的常色相应的。黄帝说：阴络与阳络，也与其经脉的主色相应吗？岐伯说：阴络的颜色与其经脉相应，阳络的颜色则变化无常，它是随着四时的变化而变化的。寒气多时则气血运行迟滞，因而多出现青黑之色；热气多时则气血运行滑利，因而多出现黄赤的颜色。这都是正常的，是无病的表现。如果是五色全部显露，那就是过寒或过热所引起的变化，是疾病的表现。黄帝说：讲得好。

气穴论篇第五十八

【导读】

本篇讲了人体三百六十五气穴的名称及分部部位，论说了孙络与溪谷的基本概念，并介绍了病邪从孙络沿络脉、经脉、脏腑侵犯人体的传变途径。

【原典】

黄帝问曰：余闻气穴三百六十五，以应一岁，未知其所，愿卒闻之。岐伯稽首再拜对曰：窘乎哉问①也！其非圣帝，孰能穷其道焉！因请溢意尽言②其处。帝捧手逡巡而却③曰：夫子之开余道也，目未见其处，耳未闻其数，而目以明，耳以聪矣。岐伯曰：此所谓圣人易语，良马易御也。帝曰：余非圣人之易语也，世言真数④开人意，今余所访问者真数，发蒙解惑，未足以论也。然余愿闻夫子溢志尽言其处，令解其意，请藏之金匮，不敢复出。

岐伯再拜而起曰：臣请言之，背与心相控而痛，所治天突与十椎及上纪，上纪者，胃脘也，下纪者，关元也。背胸邪系⑤阴阳左右，如此其病前后痛涩，胸胁痛而不得息，不得卧，上气短气偏痛，脉满起，斜出尻脉，络胸胁支心贯鬲，上肩加天突，斜下肩交十椎下。

藏俞五十穴，府俞七十二穴，热俞五十九穴，水俞五十七穴，头上五行行五，五五二十五穴，中脂⑥两膀各五，凡十穴，大椎上两傍各一，凡二穴，目瞳子浮白二穴，两髀厌分中二穴，犊鼻二穴，耳中多所闻二穴，眉本二穴，完骨二穴，项中央一穴，枕骨二穴，上关二穴，大迎二穴，下关二穴，天柱二穴，巨虚上下廉四穴，曲牙二穴，天突一穴，天府二穴，天牖二穴，扶突二穴，天窗二穴，肩解二穴，关元一穴，委阳二穴，肩贞二穴，瘖门一穴，齐一穴，胸俞十二穴，背俞二穴，膺俞十二穴，分肉二穴，踝上黄二穴，阴阳跷四穴，水俞在诸分，热俞在气穴，寒热俞在两骸厌中二穴，大禁二十五，在天府下五寸，凡三百六十五穴，针之所由行也。

帝曰：余已知气穴之处，游针之居，愿闻孙络溪谷，亦有所应乎？岐伯曰：孙络三百六十五穴会，亦以应一岁，以溢奇邪，以通荣卫，荣卫稽留，卫散荣溢，气竭血著，外为发热，内为少气，疾泻无怠，以通荣卫，见而泻之，无问所会。

帝曰：善。愿闻溪谷之会也。岐伯曰：肉之大会为谷，肉之小会为溪，肉分之间，溪谷之会，以行荣卫，以会大气。邪溢气壅，脉热肉败，荣卫不行，必将为脓，内销骨髓，外破大䐃，留于节腠，必将为败。积寒留舍，荣卫不居⑦，卷肉缩筋，肋肘不得伸，内为骨痹，外为不仁，命曰不足，大寒留于溪谷也。溪谷三百六十五穴会，亦应一岁，其小痹淫溢，循脉往来，微针所及，与法相同。

帝乃辟左右而起，再拜曰：今日发蒙解惑，藏之金匮，不敢复出，乃藏之金兰之室，署曰气穴所在。岐伯曰：孙络之脉别经者，其血盛而当泻者，亦三百六十五脉，并注于络，传注十二络脉，非独十四络脉也，内解泻于中者十脉。

【精注】

①窘乎哉问：窘，为难的样子。窘乎哉问，你这个问题使我很为难。

②溢意尽言：畅其志而尽其言。即畅所欲言，言无不尽。

③逡巡而却：退让谦恭之意。

④真数：经穴的数理。

中华藏书

上部《黄帝内经·素问》

中国书房

二三一

⑤邪系：邪，同"斜"。邪系，即斜系。

⑥䯏：䯏，同"脊"，脊背。

⑦荣卫不居：居，治也，荣卫不治为营卫不能正常循行之意。

【今译】

黄帝问道：我听说人体上的气穴有三百六十五个，与一年的天数相应，但不知其所在的部位，你能详细地给我讲讲吗？岐伯再次鞠躬回答说：你提了一个很重要的问题，若不是圣帝，谁能穷究这些深奥的道理呢，因此请允许我将气穴的部位都一一讲出来。黄帝捧手退让谦恭地说道：您开示给我的大道，我虽目未见耳未闻，但是却目明耳聪。岐伯说：这就是所谓的圣人容易听闻并领会道理，就仿佛好马是容易驾驭的。黄帝说道：我并不是易语的圣人，世人说气穴之数理可以开阔人的意识，现在我向你所询问的是气穴的数理，主要是开发蒙昧和解除疑惑，还谈不到什么深奥的理论。然而我希望听先生将气穴的部位尽情地全都讲出来，使我能了解它的意义，并藏于金匮之中，不敢轻易传授于人。岐伯再拜而起说：我现在就谈吧！背部与心胸互相牵引而痛，其治疗方法应取任脉的天突穴和督脉的中枢穴，以及上纪下纪。上纪就是胃脘部的中脘穴，下纪就是关元穴。盖背在后为阳，胸在前为阴，经脉斜系于阴阳左右，因此其病前胸后背相引而痹涩，胸胁痛得不敢呼吸，不能仰卧，上气喘息，呼吸短促，或一侧偏痛，若经脉的邪气盛满则溢于络，此络从尻脉开始斜出，络胸胁部，支心贯穿横膈，上肩而至天突，再斜下肩交于背部第十椎节之下，所以取此处穴位治疗。

五脏各有井荥俞经合五俞，五五二十五，左右共五十穴；六腑各有井荥俞原经合六俞，六六三十六，左右共七十二穴；治热病的有五十九穴，治诸水病的有五十七穴。在头部有五行，每行五穴，五五二十五穴。五脏在背部脊椎两傍各有五穴，二五共十穴。大椎上两傍各有一穴，左右共二穴。瞳子髎、浮白左右共四穴。环跳二穴，犊鼻二穴，听宫二穴，攒竹二穴，完骨二穴，风府一穴，枕骨二穴，上关二穴，大迎二穴，下关二穴，天柱二穴，上巨虚、下巨虚、左右共四穴，颊车二穴，天突一穴，天府二穴，天牖二穴，扶突二穴，天窗二穴，肩井二穴，关元一穴，委阳二穴，肩贞二穴，瘖门一穴，神阙一穴，胸腧左右共十二穴，大杼二穴，膺俞左右共十二穴，分肉二穴，交信、跗阳左右共四穴，照海、申脉左右共四穴。治诸水病的五十七穴，皆在诸经的分肉之间；治热病的五十九穴，皆在经气聚会之处；治寒热之俞穴，在两膝关节的外侧，为足少阳胆经的阳关左右共二穴。大禁之穴是天府下五寸处的五里穴。以上凡三百六十五穴，都是针刺的部位。

黄帝说道：我现在知道气穴的部位，即是施行针刺的处所，还想问问孙络与溪谷是否也与一岁相应呢？岐伯说：孙络与三百六十五穴相会以应一岁，若邪气客于孙络，溢注于络脉而不入于经就会产生奇病，孙络是外通于皮毛，内通于经脉以通行营卫，若邪客之则营卫稽留，卫气外散，营气满溢，若卫气散尽，营血留滞，外则发热，内则少气，因此治闻时应迅速针刺用泻法，以通畅营卫，凡是见到有营卫稽留这处，即泻之，不必问其是否是穴会之处。黄帝说：好。你再讲讲溪谷之会合是怎样的。岐伯说：较大的肌肉与肌肉会合的部位叫谷，较小的肌肉与肌肉会合的部位叫溪。分肉之间，溪谷会合的部位，能通行营卫，会合宗气。若邪气溢满，正气壅滞，则脉发热，肌肉败坏，营卫不能畅行，必将郁热腐肉成脓，内则销烁骨髓，外则可溃大肉，若邪留连于关节肌腠，必使髓液皆溃为脓，而使筋骨败坏。若寒邪所客，积留而不去，则营卫不能正常运行，以致筋脉肌肉卷缩，肋肘不得伸展，内则发生骨痹，外则肌肤麻木不仁，这是不足的症候，乃由寒邪留连溪谷所致。

溪谷与三百六十五穴相会合，以应于一岁。若是邪在皮毛孙络的小痹，则邪气随脉往来无定，用微针即可治疗，方法与刺孙络是一样的。

黄帝乃避退左右起身再拜说道：今天承你启发，解除了我的疑惑，应把它藏于金匮之中，不轻易拿出传人。于是将它藏于金兰之室，题名叫做"气穴所在"。岐伯说：孙络之脉是属于经脉支别的，其血盛而当泻的，也是与三百六十五脉相同，

中華藏書

上部 《黄帝内经·素问》

中国书店

二三三

中国书店

若邪气侵入孙络，同样是传注于络脉，复注于十二脉络，那就不是单独十四络脉的范围了。若骨解之中经络受邪，亦随时能够向内注泻于五脏之脉的。

气府论篇第五十九

【导读】

本篇主要介绍了手足三阳经脉、督脉、任脉、冲脉等经脉之气交会之处的腧穴数目及分布概况。

【原典】

足太阳脉气所发者七十八穴：两眉头各一，入发至项①三寸半，傍五，相去三寸，其浮气在皮中者，凡五行行五，五五二十五，项中大筋两傍各一，风府两傍各一，挟背以下至尻尾二十一节，十五间各一，五藏之俞各五，六府之俞各六，委中以下至足小指傍各六俞。

足少阳脉气所发者六十二穴：两角上各二，直目上发际内各五，耳前角上各一，耳前角下各一，锐发下各一，客主人各一，耳后陷中各一，下关各一，耳下牙车之后各一，缺盆各一，腋下三寸，胁下至胠入间各一，髀枢中傍各一，膝以下至足小指次指各六俞。

足阳明脉气所发者，六十八穴：额颅发际傍各三，面鼽骨空各一，大迎之骨空各一，人迎各一，缺盆外骨空各一，膺中骨间各一，挟鸠尾之外，当乳下三寸，挟胃脘各五，挟齐广三寸各三，下齐二寸侠之各三。气街动脉各一，伏菟上各一，三里以下至足中指各八俞，分之所在穴空②。

手太阳脉气所发者三十六穴：目内眦各一，目外眦各一，鼽骨下各一，耳郭上各一，耳中各一，巨骨穴各一，曲掖上骨穴各一，柱骨上陷者各一，上天窗四寸各一，肩解各一，肩解下三寸各一，肘以下至手小指本各六俞。

手阳明脉气所发者二十二穴：鼻空外廉、项上各二，大迎骨空各一，柱骨之会各一，髃骨之会各一，肘以下至手大指次指本各六俞。

手少阳脉气所发者三十二穴：鼽骨下各一，眉后各一，角上各一，下完骨后各一，项中足太阳之前各一，挟扶突各一，肩贞各一，肩贞下三寸分间各一，肘以下至手小指次指本各六俞。

督脉气所发者二十八穴③：项中央二，发际后中八，面中三，大椎以下至尻尾及傍十五穴，至骶下凡二十一节，脊椎法也。

任脉之气所发者二十八穴④：喉中央二，膺中骨陷中各一，鸠尾下三寸，胃脘五寸，胃脘以下至横骨六寸半一，腹脉法也。下阴别一，目下各一⑤，下唇一，龈交一。

冲脉气所发者二十二穴：挟鸠尾外各半寸至齐寸一，挟齐下傍各五分至横骨寸一，腹脉法也。

足少舌下，厥阴毛中急脉各一，手少阴各一，阴阳跷各一，手足诸鱼际脉气所发者，凡三百六十五穴也。

【精注】

①入发至项：按新校正云，项，当作"顶"即指头顶部的百会穴。

②分之所在穴空：指足阳明胃经分布在各处的穴位。

③督脉气所发者二十八穴：与现存督脉经穴名之数相等。

④任脉之气所发者二十八穴：杨上善所注为十八穴，现存穴名为二十四穴。

⑤目下各一：即承泣穴。

【今译】

从足太阳膀胱经脉气所发的有七十八个腧穴：眉头的陷中左右各有一穴，从眉头直上入发际，当发际正中至前顶穴，有神庭、上星、囟会三穴，计长三寸五分，其左右分次两行和外两行，共为五行，自中行至外两行相去各为三寸，其浮于头部的脉气，运行在头皮中的有五行，即中行、次两行和外两行，每行五穴，共五行，五五二十五穴；下行至项中的大筋两傍左右各有一穴，即风池穴；在风府穴的两傍左右各有一穴；挟脊自上而下至骶尾骨有二十一节，其中十五个椎间左右各有一穴；五脏肺、心、肝、脾、肾的俞穴，在左右各有一穴；六腑三焦、胆、胃、大小肠、膀胱的俞穴，左右各有一穴；从委中以下到足中趾傍左右各有井、荥、俞、原、经、合六个俞穴。

从足少阳胆经脉气所发的有六十二穴：头两角上各有二穴；两目瞳孔直上的发际内各有五穴；两耳前角上各有一穴；两耳前角下各有一穴；两耳前的锐发下各有一穴；上关左右各一穴；两耳后的陷凹中各有一穴；下关左右各有一穴；两耳下牙车之后各有一穴；缺盆左右各有一穴；腋下三寸，从胁下至胁，八肋之间左右各有一穴；髀枢中左右各一穴；膝以下至足第四趾的小趾侧各有井、荥、俞、原、经、合六穴。

从足阳明胃经脉气所发的有六十八穴：额颅发际旁各有三穴；颧骨骨空中间各有一穴；大迎穴在下颌角前之骨空陷中，左右各有一穴；在结喉之旁的人迎，左右各有一穴；缺盆外的骨空陷中左右各有一穴；膺中的骨空间陷中左右各有一穴；挟鸠尾之外，乳下三寸，挟胃脘左右各有五穴；挟脐横开三寸左右各有三穴；脐下二寸左右各有三穴；气冲在动脉跳动处左右各一穴；在伏菟上左右各有一穴；足三里以下到足中趾内间，左右各有八个俞穴。以上各穴都有它一定的空穴。

从手阳小肠经脉气所发的有三十六穴：目内眦各有一穴；目外侧各有一穴；颧骨下各有一穴；耳廓上各有一穴；耳中珠子旁各有一穴；巨骨穴左右各一；曲腋上各有一穴；柱骨上陷中各有一穴；两天窗穴之上四寸各有一穴；肩解部各有一穴；肩解部之下三穴处各有一穴；肘部以下至小指端的爪甲根部各有井、荥、俞、原、经、合六穴。

从手阳明大肠经脉气所发的有二十二穴：鼻孔的外侧各有一穴；项部左右各有一穴；大迎穴在下颌骨空间左右各有一穴；柱骨之会左右各有一穴；髃骨之会左右各有一穴；肘部以下至食指端的爪甲根部左右各有井、荥、俞、原、经、合六穴。

从手少阳三焦经脉气所发的有三十二穴：颧骨下各有一穴；眉后各有一穴；耳前角上各有一穴；耳后完骨后下各有一穴；项中足太阳经之前各有一穴；挟扶突之外侧各有一穴；肩

贞穴左右各一；在肩贞穴之下三寸分肉之间各有三穴；肘部以下至手无名指之端爪甲根部各有井、荥、俞、原、经、合穴。

从督脉之经气所发的有二十八穴：项中央有二穴；前发际向后中行有八穴；面部的中央从鼻至唇有三穴，自大椎以下至尻尾傍有十五穴。自大椎至尾骨共二十一节，这是脊椎穴位的计算方法。

从任脉之经气所发的有二十八穴：喉部中行有二穴；胸膺中行之骨陷中有六穴；自蔽骨至上脘是三寸，上脘至脐中是五寸，脐中至横骨是六寸半，计十四寸半，每寸一穴，计十四穴，这是腹部取穴的方法。自曲骨向下至前后阴之间有会阴穴；两目之下各有一穴；下唇下有一穴；上齿缝有一穴。

从冲脉之经气所发的有二十二穴：挟鸠尾傍开五分向下至脐一寸一穴，左右共十二穴；自并脐下两傍开五分向下至横骨一寸一穴，左右共十穴。这是腹脉取穴的方法。

从足少阴肾经脉气所发的舌下有二穴；肝足厥阴在毛际中左右各有一急脉穴；心手少阴经左右各有一穴；阴跻、阳跻左右有一穴；四肢手足赤白肉分，鱼际之处，是脉气所发的部位。上述共计三百六十五穴。

骨空论篇第六十

【导读】

本篇主要讲对风邪引发的病症，在针刺时应选取的腧穴，介绍了任脉、冲脉、督脉的循行路线及所主疾病，举例说明了对上气、下肢疼痛、水病、寒热、犬咬、伤食等病的灸治方法。

【原典】

黄帝问曰：余闻风者百病之始也，以针治之奈何？岐伯对曰：风从外入，令人振寒汗出，头痛身重恶寒，治在风府，调其阴阳，不足则补，有余则泻。

大风颈项痛①，刺风府，风府在上椎②。大风汗出，灸谚谚③，谚谚在背下侠脊傍三寸所，厌之，令病者呼谚谚，谚谚应手。

从风④憎风，刺眉头。失枕，在肩上横骨间。折，使榆臂，齐肘正，灸脊中。

胁络季胁引少腹而痛胀，刺谚谚。

腰痛不可以转摇，急引阴卵⑤，刺八髎与痛上，八髎在腰尻分间。

鼠瘘寒热⑥，还刺寒府，寒府在膝外解营⑦。取膝上外者使之拜，取足心者使之跪。

任脉者，起于中极之下，以上毛际，循腹里上关元，至咽喉，上颐循面入目。冲脉者，起于气街，并少阴之经⑧，侠齐上行，至胸中而散。任脉为病，男子内结七疝。女子带下瘕聚。冲脉为病，逆气里急。

督脉为病，脊强反折。督脉者，起于少腹以下骨中央，女子入系廷孔，其孔，溺孔之端也。其络循阴器合篡间，绕篡后，别绕臀，至少阴与巨阳中络者合，少阴上股内后廉，贯脊属肾，与太阳起于目内眦，上额交巅，上入络脑，还出别下项，循肩髆内，侠脊抵腰中，下循膂络肾。其男子循茎下至篡⑨，女子等。其少腹直上者，贯齐中央，上贯心入喉，上颐环唇，上系两目之下中央。此生病，从少腹上冲心而痛，不得前后，为冲疝；其女子不孕，癃痔遗溺嗌干。督脉生病治督脉，治在骨上，甚者在齐下营。

其上气有音者，治其喉中央，在缺盆中者，其病上冲喉者治其渐，渐者，上挟颐也。

蹇，膝伸不屈，治其楗。坐而膝痛，治其机。立而暑解，治其骸关⑩。膝痛，痛及拇指治其腘。坐而膝痛如物陷者，治其关。膝痛不可屈伸，治其背内。连骬若折，治阳明中俞髎。若别，治巨阳少阴荥。淫泺胫酸⑪，不能久立，治少阳之维，在外上五寸。

辅骨上，横骨下为楗，挟髋为机，膝解为骸关，挟膝之骨为连骸，骸下为辅，辅上为腘，腘上为关，头横骨为枕。

水俞五十七穴者，尻上五行行五；伏菟上两行行五，左右各一行行五；踝上各一行行六穴，髓空在脑后三分，在颅际锐骨之下，一在龈基下，一在项后中复骨下，一在脊骨上空在风府上。脊骨下空，在尻骨下空。数髓空在面侠鼻，或骨空在口下当两肩。两髆空骨，在髆中之阳。臂骨空在臂空在臂阳，去踝四寸两骨空之间。股骨上空在股阳，出上膝四寸。骭骨空在辅骨之上端，股际骨空在毛中动下。尻骨空在髀骨之后，相去四寸。扁骨有渗理凑，无髓孔，易髓无孔。

灸寒热之法，先灸项大椎，以年为壮数，次灸橛骨，以年为壮数，视背俞陷者灸之，举臂肩上陷者灸之，两季胁之间灸之，外踝上约骨之端灸之，足小指次指间灸之，腨下陷脉灸之，外踝后灸之，缺盆骨上切之坚痛如筋者灸之，膺中陷骨间灸之，掌束骨下灸之，齐下关元三寸灸之，毛际动脉灸之，膝下三寸分间灸之，足阳明跗上动脉灸之，巅上一灸之。犬所啮之处灸之三壮，即以犬伤病法灸之。凡当灸二十九下，伤食灸之，不已者，必视其经之过于阳者，数刺其俞而药之⑫。

【精注】

①风劲项痛：大风，指严重风邪侵袭，其主症为颈项痛。

②上椎：即大椎上。

③噫譆：穴位名，具体部位各家注释不一。依据文中文义其取本穴的方法，是以寻找声音的共振点为准，可知本穴部位不太固定。

④从风：指迎风。

⑤急引阴卵：急剧疼痛牵引睾丸。阴卵，指睾丸。

⑥鼠瘘寒热：瘰疬溃后形成的穿孔形如鼠穴，故称鼠瘘，并有寒热往来之症状。类似现代医学的淋巴结核化脓。

⑦解营：解，在此指骨缝；营，在此指穴位。

⑧并少阴之经：新校正云："按《难经》、《甲乙经》作阳明。"

⑨篡：篡（cuàn），指前后阴之间，即会阴。

⑩骸关：膝关节处。

⑪淫泺胫酸：指膝酸腿软。

⑫数刺其俞而药之：多刺其腧穴，同时再用药调治。

【今译】

黄帝问道：我听说风邪是许多疾病的起始原因，如何用针法来治疗呢？岐伯回答说：风邪从外侵入人体，使人出现寒战、出汗、头痛、身体发重、怕冷等症状。治疗用风府穴，能调和其阴阳。正气不足就用补法，邪气有余就用泻法。

若感受风邪较重而颈项疼痛，刺风府穴。风府穴在椎骨第一节的上面。若感受风邪较重而汗出，灸譩譆穴。譩譆穴在背部第六椎下两旁距脊各三寸之处。用手指按振，使病人感觉疼痛而呼出"噫嘻"之声，譩譆穴应在手指下痛处。

见风就怕的病人，刺眉头攒竹穴。失枕而肩上横骨之间的肌肉强痛，应当使病人曲臂，取两肘尖相合在一处的姿势，然后在肩胛骨上端引一直线，正当脊部中央的部位，给以灸治。从胁络季胁牵引到少腹而痛胀的，刺譩譆穴。腰痛而不可以转侧动摇，痛而筋脉挛急，下引睾丸，刺八髎穴与疼痛的地方。八髎穴在腰尻骨间孔隙中。瘰疬发寒热，刺寒府穴。寒府在膝上外侧骨与骨之间的孔穴中。凡取膝上外侧的孔穴，使患者弯腰，成一种拜的体位；取足心涌泉穴时，使患者作跪的体位。

任脉经起源于中极穴的下面，上行经过毛际再到腹部，再上行通过关元穴到咽喉，又上行至颐，循行于面部而入于目中。冲脉经起源于气街穴，与足少阴经相并，侠齐左右上行，到胸中而散。任脉经发生的病变，在男子则腹内结为七疝，在女子则有带下和瘕聚之类疾病。冲脉经发生病变，则气逆上冲，腹中拘急疼痛。

督脉有了病变时，会引起脊柱强硬反折的症状。督脉起于小腹之下的横骨中央，在女子则入内系于廷孔。廷孔就是尿道的外端。从这里分出的络脉，循着阴户会合于会阴部，再分绕于肛门的后面，再分歧别行绕臀部，到足少阴经与足太阳经中的络脉，与足少阴经相合上行经股内后面，贯穿脊柱，连属于肾脏；与足太阳经共起于目内眦，上行至额部，左右交会于巅顶，内入联络于脑，复返还出脑，分别左右经项下行，循行于肩膊内，使脊抵达腰中，入内循膂络于肾。其在男子，则循阴茎，下至会阴，与女子相同。其从少腹直上的，穿插过脐中央，再上贯心脏，入于喉，上行到颐并环绕口唇，再上行系于两目中央之下，督脉发生病变，症状是气从少腹上冲心而痛，大小便不通，称为冲疝，其在女子，则不能怀孕，或为小便不利、痔疾、遗尿、咽喉干燥等症。总之，督脉生病治督脉，轻者治横骨上的曲穴，重者则治在脐下的阴交穴。

病人如果出现逆气于上而呼吸有声音的情况，治疗取其喉部中央的天突穴，此穴在两缺盒的中间。病人如果气逆上冲于咽喉的，治疗取其大迎穴，大迎穴在面部两旁夹颐之处。膝关节能伸不能屈，治疗取其股部的经穴。坐下而膝痛，治疗取其环跳穴。站立时膝关节热痛，治疗取其膝关节处的经穴。膝痛，疼痛牵引到拇趾，治疗取其膝弯处的委中穴。坐下而膝痛如有东西隐伏其中的，治疗取其承扶穴。膝痛而不能屈伸活动，治疗取其背部足太阳经的俞穴。如疼痛连及胻骨像折断似的，治疗取其阳明经中的俞髎三里穴；或者别取太阳经的荥穴通谷、少阴经的荥穴然谷。浸渍水湿之邪日久而胫骨酸痛无力，不能久立，治取少阳经的别络光明穴，穴在外踝上五寸。

辅骨之上，腰横骨之下叫"楗"。髋骨两侧环跳穴处叫"机"。膝部的骨缝叫"骸关"。挟膝两旁的高骨叫"连骸"。连骸下面叫"辅骨"。辅骨上面的膝弯叫"腘"。腘之上就是"骸关"。头后项部的横骨叫"枕骨"。

治疗水病的俞穴有五十七个：尻骨上有五行，每行各五穴；伏兔上方有两行，每行各五穴；其左右又各有一行，每行各五穴；足内踝上各一行，每行各六穴。髓穴在脑后分为三处，都在颅骨边际锐骨的下面，一处在龈基的下面，一处在项后正中的复骨下面，一处在脊骨上空在风府穴的上面，脊骨下空在尻骨下面孔穴中。又有几个髓空在面部夹鼻两旁，或有骨空在口唇下方与两肩相平的部位。两肩髆骨空在肩髆中的外侧。臂骨的骨空在臂骨的外侧，离开手腕四寸，在尺、桡两骨的空隙之间。股骨上面的骨空在股骨外侧膝上四寸的地方。骱骨的骨空在辅骨的上端。股际的骨空在阴毛中的动脉下面。尻骨的骨空在髀骨的后面距离四寸的地方。扁骨有血脉渗灌的纹理聚合，没有直通骨髓的孔穴，骨髓通过渗灌的纹理内外交流，所以没有骨穴。

灸治寒热症的方法是这样的，先灸项后的大椎穴，应根据病人年龄决定艾灸的壮数；其次灸尾骨的尾闾穴，也是以年龄为艾灸的壮数。观察背部有凹陷的地方用灸法，上举手臂在肩上有凹陷的地方（肩髃）用灸法，两侧的季胁之间（京门）用灸法，足外踝上正取约骨穴处用灸法，足小趾与次趾之间（侠谿）用灸法，腨下凹陷处的经脉（承山）用灸法，外踝后方（昆仑）用灸法，缺盆骨上方按之坚硬如筋而疼痛的地方用灸法，胸膺中的骨间凹陷处（天突）用灸法，手腕部的横骨之下（大陵）用灸法，脐下三寸的关元穴用灸法，阴毛边缘的动脉跑动处（气冲）用灸法，膝下三寸的两筋间（三里）用灸法，足阳明经所行足跗上的动脉（冲阳）处用灸法，头巅项上（百会）亦用灸法。若人被犬咬伤时，应先在被咬处灸三壮，再按常规的治伤病法灸治。以上灸治寒热症的部位共二十九处。因于伤食而使用灸法，病仍不愈的，必须仔细观察其由于过阳邪过盛，经脉移行到络脉的地方，多刺其腧穴，同时再用药物调治。

水热穴论篇第六十一

【导读】

本篇主要讲了水气病的原因、症状及病理变化，指明了治疗水气病的 57 个腧穴部位及其与脏气的关系，并论说了治疗热痛的 59 个腧穴部位及其适应范围。

【原文】

黄帝问曰：少阴何以主肾？肾何以主水？岐伯对曰：肾者，至阴①也，至阴者，盛水也。肺者，太阴也，少阴者，冬脉也，故其本在肾，其末在肺，皆积水也。

帝曰：肾何以能聚水而生病？岐伯曰：肾者，胃之关也②，关门不利，故聚水而从其类也。上下溢于皮肤，故意为胕肿，胕肿者，聚水而生病也。

帝曰：诸水皆生于肾乎？岐伯曰：肾者，牝藏也③，地气上者属于肾，而生水液也，故曰至阴。勇而劳甚则肾汗出④，肾汗出逢于风，内不得入于藏府，外不得越于皮肤，客于玄府⑤，行于皮里，传为胕肿，本之于肾，名曰风水。所谓玄府者，汗空⑥也。

帝曰：水俞五十七处者，是何主也？岐伯曰：肾俞五十七穴，积阴之所聚也，水所从出入也。尻上五行行五者，此肾俞，故水病下为胕肿⑦大腹，上为喘呼，不得卧者，标本俱病，故肺为喘呼，肾为水肿，肺为逆不得卧，分为相输俱受者，水气之所留也。伏兔上各二行行五者，此肾之街也，三阴之所交结于脚也。踝上各一行行六者，此肾脉之下行也，名曰太冲。凡五十七穴者，皆藏之阴络，水之所客也。

帝曰：春取络脉分肉，何也？岐伯曰：春者木始治，肝气始生，肝气急，其风疾，经脉常深，其气少，不能深入，故取络脉分肉间。

帝曰：夏取盛经分腠，何也？岐伯曰：夏者火始治，心气始长，脉瘦气弱，阳气留溢，热熏分腠，内至于经，故取盛经分腠，绝肤而病去者，邪居浅也。所谓盛经者，阳脉也。

帝曰：秋取经俞，何也？岐伯曰：秋者金始治，肺将收杀，金将胜火，阳气在合，阴气初胜，湿气及体，阴气未盛，未能深入，故取俞以泻阴邪，取合以虚阳邪⑧，阳气始衰，故取于合。

帝曰：冬取井荥，何也？财伯曰：冬者水始治，肾方闭，阳气衰少，阴气坚盛，巨阳伏沉，阳脉乃去，故取井以下阴逆，取荥以实阳气。故曰：冬取井荥，春不鼽衄，此之谓也。

帝曰：夫子言治热病五十九俞，余论其意，未能领别其处，愿闻其处，因闻其意。岐伯曰：头上五行行五者，以越诸阳之热逆也；大杼、膺俞、缺盆、背俞，此八者，以泻胸中之热也；气街、三里、巨虚上下廉，此八者，以泻胃中之热也；云门、髃骨、委中、髓空⑨，此八者，以泻四支之热也；五藏俞傍五，此十者，以泻五藏之热也。凡此五十九穴者，皆热之左右也。

帝曰：人伤于寒而传为热，何也？岐伯曰：夫寒甚，则生热也。

【精注】

①至阴：至，极也。至阴，指阴气极盛。

②肾者，胃之关：肾开窍于前后二阴，水谷入胃，肾气化，清者从前阴出，浊者从后阴出；肾气不化，前后二阴闭塞。

③肾者，牝藏也：指肾为阴脏。牝，兽之雌者称牝。

④肾汗出：汗从阴分深处而发谓之肾汗。

⑤玄府：指汗孔。

⑥汗空：空，同孔。

⑦胕肿：同浮肿。

⑧虚阳邪：泻越阳邪。虚，此作泻解。

⑨髓空：即横骨穴。

【今译】

黄帝问道：少阴主肾的原因是什么呢？肾又为什么主水呢？岐伯回答说：肾属于至阴之脏，至阴属水，所以肾是主水的脏器。肺属于太阴。肾脉属于少阴，是旺于冬令的经脉。所以水之根本在肾，水之标末在肺，肺肾两脏都能积聚水液而为病。黄帝又问道：肾为什么能积聚水液而生病？岐伯说：肾是胃的关门，关门不通畅，水液就要停留相聚而生病了。其水液在人体上下泛溢于皮肤，所以形成浮肿。浮肿的成因，就是水液积聚而生的病。黄帝又问道：各种水病都是由于肾而生成的吗？岐伯说：肾脏在下属阴。凡是由下而上蒸腾的地气都属于肾，因气化而生成的水液，所以叫做"至阴"。呈勇力而劳动（或房劳）太过，刺汗出于肾；出汗时遇到风邪，风邪从开泄之腠理侵入，汗孔骤闭，汗出不尽，向内不能入于脏腑，向外也不得排泄于皮肤，于是逗留在玄府之中，皮肤之内，最后形成浮肿病。此病之本在于肾，病名叫"风水"。所谓玄府，就是汗孔。

黄帝问道：治疗水病的腧穴有五十七个，它们都属于哪脏所主呢？岐伯回答说：肾腧五十七个穴位，是阴气所积聚的地方，也是水液从此出入的地方。尻骨之上有五行，每行五个穴位，这些是肾的腧穴。所以水病表现在下部则为浮肿、腹部胀大，表现在上部则为呼吸喘急、不能平卧，这是肺与肾标本同病。所以肺病表现为呼吸喘急，肾病表现为水肿，肺病还表现为气逆，不得平卧；肺病与肾病的表现各不相同，但二者之间相互输应、相互影响着。之所以肺肾都发生了病变，是由于水气停留于两脏的缘故。伏兔上方各有两行，每行五个穴位，这里是肾气循行的重要道路，和肝、脾经交结在脚上。足内踝上方各有一行，每行六个穴位，这是肾的经脉下行于脚的部分，名叫太冲。以上共五十七个穴位，都隐藏在人体下部或较深部的络脉之中，也是水液容易停聚的地方。

黄帝问道：春天针刺，要取络脉分肉之间，为什么这么做？岐伯回答说：春天木气开始当令，在人体，肝气开始发生；肝气的特性是急躁，如变动的风一样很迅疾，但是肝的经脉往往藏于深部，而风气刚发生，尚不太剧烈，不能深入经脉，所以只要浅刺络脉分肉之间就行了。

黄帝问道：夏天针刺，取盛经分腠之间，是什么道理？岐伯回答说：夏天火气开始当令，心气开始生长壮大；如果脉形瘦小而搏动气势较弱，是阳气充裕流溢于体表，热气熏蒸于分肉腠理，向内影响于经脉，所以针刺应当取盛经分腠。针刺不要过深只要透过皮肤而病就可痊愈，是因为邪气居于浅表部位的缘故。所谓盛经，是指丰满充足的阳脉。

黄帝问道：秋天针刺，要取经穴和输穴，是什么道理？岐伯回答说：秋天金气开始当令，肺气开始收敛肃杀，金气渐旺逐步胜过衰退着的火气，阳气在经脉的合穴，阴气初生，遇湿邪侵犯人体，但由于阴气未至太盛，不能助湿邪深入，所以针刺取阴经的"输"穴以泻阴湿之邪，取阳经的"舍"穴以泻阳热之邪。由于阳气开始衰退而阴气未至太盛。所以不取"经"穴而取"合"穴。

黄帝问：冬天针刺，要取"井"穴和"荣穴"是什么道理？岐伯回答说：冬天水气开始当令，肾气开始闭藏，阳气已经衰少，阴气更加坚盛，太阳之气伏沉于下，阳脉也相随沉伏，所以针刺要取阳经的"井"穴以抑降其阴逆之气，取阴经的"荣"穴以充实不足之阳气。因此说"冬取井荣，春不鼽蚑"，就是这个道理。

黄帝道：你说过治疗热病的五十九个腧穴，我已经差不多都知道了。但还不知道它们的部位，你能把这些告诉我，并说明这些腧穴在治疗上的作用吗？岐伯说：头上有五行，每行五个穴位，能泄越诸阳经上逆的热邪。大杼、膺俞、缺盆、背俞这八个穴位，可以泻除胸中的热邪。气街、三里、上巨虚和下巨虚这八个穴位，可以泻除胃中的热邪。云门、肩髃、委中、髓空这八个穴位，可以泻除四肢的热邪。五脏的俞穴两旁各有五穴，这十个穴位，可以泻除五脏的热邪。以上共五十九个穴位，都是治疗热病的腧穴。黄帝问：人感受了寒邪反而会传变为热病，这是怎么回事？岐伯说：寒气盛极，就会郁而发热。

调经论篇第六十二

【导读】

本篇介绍了神、气、血、形（肉）、志的虚实症状及针刺治疗方法，论说了气血相并和阴阳虚实寒热的痛理机制和症候再现，认为治病时应根据四时气候、病邪位置、病人体质对症施治。

【原典】

黄帝问曰：余闻刺法言，有余泻之，不足补之，何谓有余？何谓不足？岐伯对曰：有余有五，不足亦有五，帝欲何问？帝曰：愿尽闻之。岐伯曰：神有余有不足，气有余有不足，血有余有不足，形有余有不足，志有余有不足，凡此十者，其气不等也。

帝曰：人有精气津液，四支、九窍、五藏十六部①、三百六十五节②，乃生百病，百病之生，皆有虚实。今夫子乃言有余③有五，不足亦有五，何以生之乎？岐伯曰：皆生于五藏也。夫心藏神，肺藏气，肝藏血，脾藏肉，肾藏志，而此成形。志意通，内连骨髓，而成身形五藏。五藏之道，皆出于经隧，以行血气，血气不和，百病乃变化而生，是故守经隧焉。

帝曰：神有余不足何如？岐伯曰：神有余则笑不休，神不足则悲。血气未并，五藏安定，邪客于形，洒淅起于毫毛，未入于经络也，故命曰神之微。帝曰：补泻奈何？岐伯曰：神有余，则泻其小络之血，出血勿之深斥④，无中其大经，神气乃平。神不足者，视其虚络，按而致之，刺而利之，无出其血，无泄其气，以通其经，神气乃平。帝曰：刺微⑤奈何？岐伯曰：按摩勿释，著针勿斥，移气于不足，神气乃得复。

帝曰：善。气有余不足奈何？岐伯曰：气有余则喘咳上气，不足则息利少气。血气未并，五藏安定，皮肤微病，命曰白气微泄。帝曰：补泻奈何？岐伯曰：气有余，则泻其经隧，无伤其经，无出其血，无泄其气。不足，则补其经隧，无出其气。帝曰：刺微奈何？岐伯曰：按摩勿释，出针视之，曰我将深之，适人必革，精气自伏，邪气散乱，无所休息，气泄腠理，真气乃相得。

【精注】

①十六部：指十二经脉、冲脉、带脉、任脉、督脉在皮肤上的分部。

②三百六十五节：此指三百六十五骨节。

③有余：据《太素》，此前脱一"气"字，即当为"气有余"。

④深斥：斥，推也。深斥，将针向深处推进。

⑤刺微：针刺轻微的病邪。

【今译】

黄帝问道：我听《刺法》上说，病属有余的用泻法，不足的用补法。但如何是有余，如何又是不足呢？岐伯回答说：病属有余的有五种，不足的也有五种，你要问的是哪一种呢？黄帝说：希望你全部讲给我听。岐伯回答说：神有有余，有不足；气有有余，有不足；血有有余，有不足；形有有余，有不足；志有有余，有不足。凡此十种，其气各不相等。

黄帝说：人有精、气、津液、四肢、九窍、五脏、十六部、三百六十五节，而发生百病。但百病的发生，都有虚实的不同。现在先生说病属有余的有五种，病属不足的也有五种，是怎样发生的呢？岐伯说：五种有余不足，都是生于五脏。心藏神，肺藏气，肝藏血，脾藏肉，肾藏志，由五脏所藏之神、气、血、肉、志，组成了人的形体。但必须保持志意通达，内与骨髓联系，始能使身形与五脏成为一个整体。五脏相互联系的道路都是经脉，通过经脉以运行血气，人若血气不和，就会变化而发生各种疾病。所以诊断和治疗均以经脉为依据。

黄帝问：神有余和神不足会出现什么症状呢？岐伯回答说：神有余的则嬉笑不止，神不足的则悲哀。若病邪尚未与气血相并，五脏安定之时，还未见或笑或悲的现象，此时邪气仅客于形体之肤表，病人觉得寒栗起于毫毛，尚未侵入经络，乃属神病微邪，所以叫做"神之微"。黄帝说：怎样进行补泻呢？岐伯说：神有余的应刺其小络使之出血，但不要向里深推其针，不要刺中大经，神气自会平复。神不足的其络必虚，应在其虚络处，先用手按摩，使气血实于虚络，再以针刺之，以疏利其气血，但不要使之出血，也不要使气外泄，只疏通其经，神气就可以平复。黄帝说：怎样刺微邪呢？岐伯说：按摩的时间要久一些，针刺时不要向里深推，使气移于不足之处，神气就可以平复。

黄帝说：说得好。气有余和气不足的症状有哪些呢？岐伯回答说：气有余的则喘咳气上逆气，不足的则呼吸虽然通利，但气息短少。若邪气尚未与气血相并，五脏安定之时，有邪气侵袭，则邪气仅客于皮肤，而发生皮肤微病，使肺气微泄，病情尚轻，所以叫做"白气微泄"。黄帝说：怎样进行补泻呢？岐伯说：气有余的应当泻其经隧，但不要伤其经脉，不要使之出血，不要使其气泄。气不足的则应补其经隧，不要使其出气。黄帝说：怎样刺其微邪呢？岐伯说：先用按摩，时间要久一些，然后拿出针来给病人看，并说"我要深刺"，但在刺时还是适中痛处即止，这样可使其精气深注于内，邪气散乱于外，而无所留，邪气从腠理外泄，则真气通达，恢复正常。

【原典】

帝曰：善。血有余不足奈何？岐伯曰：血有余则怒，不足则恐。血气未并，五藏安定，孙络水溢，则经有留血。帝曰：

补泻奈何？岐伯曰：血有余，则泻其盛经出其血。不足，则视其虚经内针其脉中，久留而视；脉大，疾出其针，无令血泄。帝曰：刺留血，奈何？岐伯曰：视其血络，刺出其血，无令恶血得入于经，以成其疾。

帝曰：善。形有余不足奈何？岐伯曰：形有余则腹胀，泾溲不利，不足则四支不用。血气未并，五藏安定，肌肉蠕动，命曰微风。帝曰：补泻奈何？岐伯曰：形有余则泻其阳经，不足则补其阳络。帝曰：刺微奈何？岐伯曰：取分肉间，无中其经，无伤其络，卫气得复，邪气乃索⑥。

帝曰：善。志有余不足奈何？岐伯曰：志有余则腹胀飧泄，不足则厥。血气未并，五藏安定，骨节有动。帝曰：补泻奈何？岐伯曰：志有余则泻然筋血者，不足则补其复溜。帝曰：刺未并奈何？岐伯曰：即取之，无中其经，邪所乃能立虚。

帝曰：善。余已闻虚实之形，不知其何以生？岐伯曰：气血以并，阴阳相顷，气乱于卫，血逆于经，血气离居，一实一虚。血并于阴，气并于阳，故为惊狂；血并于阳，气并于阴，乃为炅中；血并于上，气并于下，心烦惋善怒；血并于下，气并于上，乱而喜忘。帝曰：血并于阴，气并于阳，如是血气离居，何者为实？何者为虚？岐伯曰：血气者，喜温而恶寒，寒则泣不能流，温则消而去之，是故气之所并为血虚，血之所并为气虚。

帝曰：人之所有者，血与气耳。今夫子乃言血并为虚，气并为虚，是无实乎？岐伯曰：有者为实，无者为虚，故气并则无血，血并则无气，今血与气相失，故为虚焉。络之与孙脉俱输于经，血与气并，则为实焉。血之与气并走于上，则为大厥，厥则暴死，气复反则生，不反则死。

【精注】

⑥索：散也。

【今译】

黄帝说：讲得好。血有余和不足的症状有哪些呢？岐伯说：血有余的则发怒，血不足则恐惧。若邪气尚未与气血相并，五脏安定之时，有邪气侵袭，则邪气仅客于孙络，孙络盛满外溢，则流于经脉，经脉就会有血液留滞。黄帝说：怎样进行补泻呢？岐伯说：血有余的应泻其充盛的经脉，以出其血。血不足的应察其经脉之虚者补之，刺中其经脉后，久留其针之观察之，待气至而脉转大时，即迅速出针，但不要使其出血。黄帝说：刺留血时应当怎样呢？岐伯说：诊察其血络有留血的，刺出其血，使恶血不得入于经脉而形成其他疾病。

黄帝说：好。形有余和形不足的症状有哪些呢？岐伯说：形有余的则腹胀满，大小便不利，形不足的则四肢不能运动。若邪气尚未与气血相并，五脏安定之时，有邪气侵袭，则邪气仅客于肌肉，使肌肉有蠕动的感觉，这叫做"微风"。黄帝说：怎样进行补泻呢？岐伯说：形有余应当泻足阳明的经脉，使邪气从内外泻，形不足的应当补足阳明的络脉，使气血得以内聚。黄帝说：怎样刺微风呢？岐伯说：应当刺其分肉之间，不要刺中经脉，也不要伤其络脉，使卫气得以恢复，则邪气就可以消散。

黄帝说：好。志有余和志不足的症状有哪些呢？岐伯说：志有余的则腹胀飧泄。志不足的则手足厥冷。若邪气尚未与气血相并，五脏安定之时，有邪气侵袭，则邪气仅客于骨，使骨节间如有物震动的感觉。黄帝说：怎样进行补泻呢？岐伯说：志有余的应泻然谷以出其血，志不足的则应补复溜穴。黄帝说：当邪气尚未与气血相并，邪气仅客于骨时，应当怎样刺呢？岐伯说：应当在骨节有鼓动处立即刺治，但不要中其经脉，邪气便会自然去了。

黄帝说：好。现在关于虚实的症状我已经知道了，但它是怎么发生的呢？岐伯说：虚实的发生，是由于邪气与气血相并，阴阳间失去协调而有所偏倾，致气乱于卫，血逆于经，血气各离其所，便形成一虚一实的现象。如血并于阴，气并于阳，则发生惊狂。血并于阳，气并于阴，则发生热中。血并于上，气并于下，则发生心中烦闷而易怒。血并于下，气并于上，则发生精神散乱而善忘。

黄帝说：血并于阴，气并于阳，像这样血气各离其所的病症，如何是实，如何便是虚呢？岐伯说：血和气都是喜温暖而恶寒冷的，因为寒冷则气血滞涩而流行不畅，温暖则可使滞涩的气血消散流行。所以气所并之处则血少而为血虚，血所并之处则气少而为气虚。黄帝说：人身的重要物质是血和气。现在先生说血并的是虚，气并的也是虚，难道没有实吗？岐伯说：多余的就是实，缺乏的就是虚。所以气并之处则血少，为气实血虚，血并之处则气少，血和气各离其所不能相济而为虚。人身络脉和孙脉的气血均输注于经脉，如果血与气相并，就成为实了。譬如血与气并，循经上逆，就会发生"大厥"病，使人突然昏厥如同暴死，这种病如果气血能得以及时下行，则可以生，如果气血壅于上而不能下行，就要死亡。

【原典】

帝曰：实者何道从来？虚者何道从去？虚实之要，愿闻其故。岐伯曰：夫阴与阳，皆有俞会，阳注于阴，阴满之外，阴阳匀平，以充其形，九候若一，命曰平人。夫邪之生也，或生于阴，或生于阳。其生于阳者，得之风雨寒暑；其生于阴者，得之饮食居处，阴阳喜怒。

帝曰：风雨之伤人奈何？岐伯曰：风雨之伤人也，先客于皮肤，传入于孙脉，孙脉满则传入于络脉，络脉满则输于大经脉，血气与邪并客于分腠之间，其脉坚大，故曰实。实者外坚充满，不可按之，按之则痛。帝曰：寒湿之伤人奈何？岐伯曰：寒湿之中人也，皮肤不收，肌肉坚紧，荣血泣，卫气去，故曰虚。虚者聂辟⑦，气不足，按之则气足以温之，故快然而不痛。

帝曰：善。阴之生实奈何？岐伯曰：喜怒不节，则阴气上逆，上逆则下虚，下虚则阳气走之，故曰实矣。帝曰：阴之生虚奈何？岐伯曰：喜则气下，悲则气消；消则脉虚空，因寒饮食，寒气熏满，则血泣气去，故曰虚矣。

帝曰：经言阳虚则外寒，阴虚则内热，阳盛则外热，阴盛则内寒，余已闻之矣，不知其所由然也。岐伯曰：阳受气于上焦，以温皮肤分肉之间。今寒气在外，则上焦不通，上焦不通，则寒气独留于外，故寒慄。帝曰：阴虚生内热奈何？岐伯曰：有所劳倦，形气衰气，谷上不盛，上焦不行，下脘不通，胃气热，热气熏胸中，故内热。帝曰：阳盛生外热奈何？岐伯曰：上焦不通利，则皮肤致密，腠理闭塞，玄府不通，卫气不得泄越，故外热。帝曰：阴盛生内寒奈何？岐伯曰：厥气上逆，寒气积于胸中而不泻，不泻则温气去，寒独留，则血凝泣，凝则脉不通，其脉盛大以涩，故中寒。

【精注】

⑦聂辟：指皮肤皱折。

【今译】

黄帝问：实怎么来的？虚怎么去的呢？形成虚和实的道理，你能讲一讲吗？岐伯说：阴经和阳经都有俞有会，以互相沟通。如阳经的气血灌注于阴经，阴经的气血盛满则充溢于外，能这样运行不已，保持阴阳平调，形体得到充足的气血滋养，九候的脉象也表现一致，这就是正常的人。凡邪气伤人而发生的病变，有发生于阴的内脏，或发生于属阳的体表。病全于阳经在表的，都是感受了风雨寒暑邪气的侵袭；病生于阴经在里的，都是由于饮食不节、起居失常、房事过度、喜怒无常所致。

黄帝问：风雨之邪是如何伤人的呢？岐伯回答说：风雨之邪伤人，是先侵入皮肤，由皮肤而传入于孙脉，孙脉满则传入于络脉，络脉满则输注于大经脉。血气与邪气并聚于分肉腠理之间，其脉必坚实而大，所以叫做实症。实症受邪部位的表面多坚实充满，不可触按，按之则痛。黄帝说：寒湿之邪伤人是怎样的呢？岐伯说：寒湿邪气伤人，使人皮肤失却收缩功能，肌肉坚紧，营血滞涩，卫气离去，所以叫做虚症。虚症多见皮肤松弛而有皱褶，卫气不足，营血滞涩等，按摩可以致气，使气足能温煦营血，故按摩则卫气充实，营血畅行，便觉得爽快而不疼痛了。黄帝说：好。阴分所发生的实症是怎样的呢？岐伯说：人若喜怒不加节制，则使阴气上逆，阴气逆于上则必虚于下，阴虚者阳必凑之，所以叫做实症。黄帝说：阴分所发生的虚症是怎样的呢？岐伯说：人若过度喜乐则气易下陷，过度悲哀则气易消散，气消散则血行迟缓，脉道空虚；若再吃寒凉饮食，寒气充满于内，血行滞涩而气耗，所以叫做虚症。

黄帝说：医经上所说的阳虚则生外寒，阴虚则生内热，阳盛则生外热，阴盛则生内寒。我都知道了，但不知它们产生的原因是什么？岐伯说：诸阳之气，均承受于上焦，以温煦皮肤分肉之间，现寒气侵袭于外，使上焦不能宣通，阳气不能充分外达以温煦皮肤分肉，如此则寒气独留于肌表，因而发生恶寒战栗。黄帝说：阴虚则生内热是怎样的呢？岐伯说：过度劳倦则伤脾，脾虚不能运化，必形气衰少，也不能转输水谷的精微，这样上焦即不能宣发五谷气味，下脘也不能化水谷之精，胃气郁而生热，热气上熏于胸中，因而发生内热。黄帝说：阳盛则生外热是怎样的呢？岐伯说：若上焦不通利，可使皮肤致密，腠理闭塞，汗孔不通，如此则卫气不得发泄散越，郁而发热，所以发生外热。黄帝说：阴盛则生内寒是怎样的呢？岐伯说：若寒厥之气上逆，寒气积于胸中而不下泄，寒气不泻，则阳气必受耗伤，阳气耗伤，则寒气独留，寒性凝敛，营血滞涩，脉行不畅，其脉搏必见盛大而涩，所以成为内寒。

【原典】

帝曰：阴与阳并，血气以并，病形以成，刺之奈何？岐伯曰：刺此者，取之经隧，取血于营，取气于卫，用形哉，因四时多少高下。帝曰：血气以并，病形以成，阴阳相顷，补泻奈何？岐伯曰：泻实者气盛乃内针，针与气俱内，以开其门，如利其户；针与气俱出，精气不伤，邪气乃下，外门不闭，以出其疾；摇大其道，如利其路，是谓大泻，必切而出，大气乃屈。帝曰：补虚奈何？岐伯曰：持针勿置，以定其意，候呼内针，气出针入，针空四塞，精无从去，方实而疾出针，气入针出，热不得还，闭塞其门，邪气布散，精气乃得存，动气候时，近气不失，远气乃来，是谓追之。

帝曰：夫子言虚实者有十，生于五藏，五藏五脉耳。夫十二经脉皆生其病，今夫子独言五藏，夫十二经脉者，皆络三百六十五节，节有病必被经脉，经脉之病，皆有虚实，何以合之？岐伯曰：五藏者，故得六府与为表里，经络支节，各生虚实，其病所居，随而调之。病在脉，调之血；病在血，调之络；病在气，调之卫；病在肉，调之分肉；病在筋，调之筋；病在骨，调之骨；燔针⑧劫刺其下及与急者；病在骨，淬针药熨；病不知所痛，两跷为上；身形有痛，九候莫病，则缪刺之；痛在于左而右脉病者，巨刺之。必谨察其九候，针道备矣。

【精注】

⑧燔针：温针。

【今译】

黄帝说：阴与阳相并，气与血相并，疾病已经形成时，应如何刺治呢？岐伯说：刺治这种疾病，应取其经脉，病在营分的，刺治其血，病在卫分的，刺治其气，同时还要根据病人形体的肥瘦高矮，四时气候的寒热温凉，决定针刺次数的多少，取穴部位的高下。黄帝说：血气和邪气已并，病已形成，阴阳失去平衡的，刺治时应怎样应用补法和泻法呢？岐伯说：泻实症时，应在气盛的时候进针，即在病人吸气时进针，使针与气同时入内，刺其俞穴以开邪出之门户，并在病人呼气时出针，使针与气同时外出，这样可使精气不伤，邪气得以外泄；在针刺时还要使针孔不要闭塞，以排泄邪气，应摇大其针孔，而通利邪出之道路，这叫做"大泻"，出针时先以左手轻轻切按针孔周围，然后迅速出针，这样亢盛的邪气就可穷尽。黄帝说：怎样补虚呢？岐伯说：以手持针，不要立即刺入，先安定其神气，待病人呼气时进针，即气出针入，针刺入后不要摇动，使针孔周围紧密与针体连接，使精气无隙外泄，当气至针下时，迅速出针，但要在病人吸气时出针，气入针出，使针下所致的热气不能内还，出针后立即按闭针孔使精气得以保存。针刺候气时，要耐心等待，必俟其气至而充实，始可出针，这样可使已至之气不致散失，远处未至之气可以导来，这叫做补法。

黄帝说：先生说虚症和实症共有十种，都是发生于五脏，但五脏只有五条经脉，而十二经脉，每经都能发生疾病，先生为什么只单独谈了五脏？况且十二经脉又都联络三百六十五节，节有病也必然波及到经脉，经脉所发生的疾病，又都有虚有实，这些虚症和实症，又怎样和五脏的虚症和实症相结合呢？岐伯说：五脏和六腑，本有其表里关系，经络和肢节，各有其所发生的虚症和实症，应根据其病变所在，随其病情的虚实变化，给予适当的调治。

如果病在脉，可以通过调治血达到目的；如果病在血，可以调治其络脉；病在气分，可以调治其卫气；病在肌肉，可以调治其分肉间；病在筋，可以调治其筋；病在骨，可以调治其骨。病在筋，亦可用燔针劫刺其病处，与其筋脉挛急之处；病在骨，亦可用焠针和药熨病处；病不知疼痛，可以刺阳跷阴跷二脉；身有疼痛，而九候之脉没有病象，则用缪刺法治之；如果疼痛在左侧，而右脉有病象，则用巨刺法治之。总而言之，必须详细诊察九候的脉象，根据病情，运用针刺进行调治。只有这样，针刺的技术才算完备。

缪刺论篇第六十三

【导读】

本篇论说了缪刺法应用的原理以及它与巨刺法的相同点及不同点，介绍了各经络脉受邪后可能出现的症状，针刺的取穴部位、方法以及用针次数等，对"尸厥"病症，也讨论了治疗方法。

【原典】

黄帝问曰：余闻缪刺，未得其意，何谓缪刺？岐伯对曰：夫邪之客于形也，必先舍于皮毛，留而不去，入舍于孙脉，留而不去，入舍于络脉，留而不去，入舍于经脉，内连五藏，散于肠胃，阴阳俱感，五藏乃伤，此邪之从皮毛而入，极于五藏之次也，如此则治其经焉。今邪客于皮毛，入舍于孙络，留而不去，闭塞不通，不得入于经，汉溢于大络，而生奇病①也。夫邪客大络者，左注右，右注左，上下左右，与经相干，而布于四末，其气无常处，不入于经俞，命曰缪刺。

帝曰：愿闻缪刺，以左取右，以右取左，奈何？其与巨刺何以别之②？岐伯曰：邪客于经，左盛则右病，右盛则左病，亦有移易者，左痛未已而右脉先病，如此者，必巨刺之，必中其经，非络脉也。故络病者，其痛与经脉缪处，故命曰缪刺。

帝曰：愿闻缪刺奈何？取之何如？岐伯曰：邪客于足少阴之络，令人卒心痛，暴胀，胸胁支满，无积者，刺然骨之前出血，如食顷而已。不已，左取右，右取左。病新发者，取③五日已。

邪客于手少阳之络，令人喉痹舌卷，口干心烦，臂外廉痛，手不及头，刺手中指次指爪甲上，去端如韭叶各一痏，壮者立已，老者有顷已，左取右，右取左，此新病数日已。

【精注】

①奇病：病在络脉，或在左，或在右，只病于一侧。

②其与巨刺何以别之：巨刺与缪刺的方法相同，但所针刺的部位不同，缪刺刺络，巨刺刺经。

③取：《甲乙经》无，当删。

【今译】

黄帝问道：我听说过"缪刺"，但不知道它讲什么，什么叫缪刺呢？岐伯回答说：大凡病邪侵袭人体，必须首先侵入皮毛；如果逗留不去，就进入孙脉；再逗留不去，就进入络脉；如还是逗留不去，就进入经脉，并向内延及五脏，流散到肠胃；这时表里都受到邪气侵袭，五脏就要受伤。这是邪气从皮毛而入，最终影响到五脏的次序。像这样，就要治疗其经穴了。如邪气从皮毛侵入，进入孙、络后，就逗留而不去，由于络脉闭塞不通，邪气不得入于经脉，于是就流溢于大络之中，从而生成一些异常疾病。邪气侵入大络后，在左边的就流窜到右边，在右边的就流窜到左边，或上或下，或左或右，但只影响到络脉而不能进入经脉之中，从而随大络流布到四肢；邪气流窜无一定地方，也不能进入经脉俞穴，所以病气在右而症见于左，病气在左而症见于右，必须右痛刺左，左痛刺右，才能中邪，这种刺法称作"缪刺"。

黄帝道：我想听听缪刺法左病右取、右病左取的道理？它和巨刺法怎么区别？岐伯回答说：邪气侵袭到经脉，如果左边经气较盛则影响到右边经脉，或右边经气较盛则影响到左边经脉；但也有左右相互转移的，如左边疼痛尚未好，而右边经脉已开始有病，像这样，就必须用巨刺法了。但是运用巨刺必定要邪气中于经脉，邪气留脉决不能运用，因为它不是络脉的病变。因为络病的病痛部位与经脉所在部位不同，因此称为"缪刺"。

黄帝问道：缪刺应如何进行才能治疗病人呢？岐伯说：邪气侵入足少阴经的络脉，使人突然发生心痛，腹胀大，胸胁部胀满但并无积聚，针刺然谷穴出些血，大约过一顿饭的工夫，病情就可以缓解；如尚未好，左病则刺右边，右病则刺左边。新近发生的病，针刺五天就可痊愈。

邪气侵入手少阳经的络脉，使人发生咽喉疼痛痹塞，舌卷，口干，心中烦闷，手臂外侧疼痛，抬手不能至头，针刺手小指侧的次指指甲上方，距离指甲如韭菜叶宽那样远处的关冲穴，各刺一针。壮年人马上就见缓解，老年人稍待一会儿也就好了。左病则刺右边，右病则刺左边。如果是新近发生的病，几天就可痊愈。

【原典】

邪客于足厥阴之络，令人卒疝暴痛，刺足大指爪甲上，与肉交者各一痏，男子立已，女子有顷已，左取右，右取左。

邪客于足太阳之络，令人头项肩痛，刺足小指爪甲上，与肉交者各一痏，立已，不已，刺外踝下三痏，左取右，右取左，如食顷已。

邪客于手阳明之络，令人气满胸中，喘息而支胠，胸中热，刺手大指、次指爪甲上，去端如韭叶各一痏，左取右，右取左，如食顷已。

邪客于臂掌之间，不可得屈，刺其踝后，先以指按之，痛乃刺之，以月死生为数，月生一日一痏，二日二痏，十五日十五痏，十六日十四痏。

邪客于足阳跷之脉，令人目痛，从内眦始，刺外踝之下半寸所各二痏，左刺右，右刺左，如行十里顷而已。

人有所堕坠，恶血留内，腹中满胀，不得前后，先饮利药④，此上伤厥阴之脉，下伤少阴之络，刺足内踝之下，然骨之前，血脉出血，刺足跗上动脉，不已，刺三毛上各一痏，见血立已，左刺右，右刺左。善悲惊不乐，刺如右方。

邪客于手阳明之络，令人耳聋，时不闻音，刺手大指次指爪甲上，去端如韭叶各一痏，立闻，不已，刺中指爪甲上与肉交者，立闻，其不时闻者，不可刺也。耳中生风者，亦刺之如此数，左刺右，右刺左。

凡痹往来行无常处者，在分肉间痛而刺之，以月死生为数，用针者随气盛衰，以为痏数，针过其日数则脱气，不及日数则气不泻，左刺右，右刺左，病已，止，不已，复刺之如法，月生一日一痏，二日二痏，渐多之；十五日十五痏，十六日十四，渐少之。

邪客于足阳明之经，令人鼽衄，上齿寒，刺足中指次指爪甲上，与肉交者各一痏，左刺右，右刺左。

邪客于足少阳之络，令人胁痛不得息，咳而汗出，刺足小指次指爪甲上，与肉交者各一痏，不得息立已，汗出立止，咳者温衣饮食，一日已。左刺右，右刺左，病立已，不已，复刺如法。

【精注】

④利药：能便去瘀之药。

【今译】

邪气侵袭足厥阴经的络脉，使人突然发生疝气，剧烈疼痛，针刺足欠趾爪甲上与皮肉交接处的大敦穴，左右各刺一针。男子立刻缓解，女子则稍待一会儿也就好了。左病则刺右边，右病则刺左边。

邪气侵袭足太阳经的络脉，使人发生头项肩部疼痛，针刺足小趾爪甲上与皮肉交接处的至阴穴，各刺一针，立刻就缓解。如若不缓解，再刺外踝下的金门穴三针，大约一顿饭的工夫也就好了。左病则刺右边，右病则刺左边。

邪气侵袭手阳明经的络脉，使人发生胸中气满，喘息而胁肋部撑胀，胸中发热，针刺手大指侧的次指指甲上方，距离指甲如韭菜叶宽那样远处的商阳穴，各刺一针。左病则刺右边，右病则刺左边。大约一顿饭的工夫病就好了。

邪气侵入手厥阴经的络脉，使人发生臂掌之间疼痛，不能弯曲，针刺手腕后方，先以手指按压，找到痛处，再针刺。根据月亮的圆缺确定针刺的次数，例如月亮开始生光，初一刺一针，初二刺二针，以后逐日加一针，直到十五日加到十五针，十六日又减为十四针，以后逐日减一针。

邪气侵入足部的阳跻脉，使人发生眼睛疼痛，从内眦开始，针刺外踝下面约半寸处的申脉穴，各刺一针。左病则刺右边，右病则刺左边。大约如人步行十里路的工夫就可以好了。

人体有堕坠感，经气乃乱，恶血留于体内，腹中饱满膨胀，大小便不利，此时须先饮泻药，使大小便通畅。此病上伤厥阴之脉即肝脉，下伤少阴之络即肾络。须刺足内踝之下，然骨之前，直至血脉出血。刺足跗上动脉，以通少阴之络，如果病还不好，就刺足大指三毛之大敦左右各一痏，以通厥阴之脉。见血则其病立已。左病刺右，右病刺左。若因堕坠而善悲惊，则手厥阴心包之气不和。不乐，则手少阴心脏之气内逆，取刺之法，亦如前所言然谷之前跗上动脉及三毛诸刺之法。

邪气侵入手阳明经的络脉，使人耳聋，间断性失去听觉，针刺手大指侧的次指指甲上方，距离指甲如韭菜叶宽那样远处的商阳穴各一针，立刻就可以恢复听觉；如不见效，再刺中指瓜甲上与皮肉交接处的中冲穴，马上就可听到声音。如果是完全失去听力的，就不可用针刺治疗了。假如耳中鸣响，如有风声，也采取上述方法进行针刺治疗。左病则刺右边，右病则刺左边。如果病好的话就停止针刺，病没好的话，则再依前法针刺，月亮开始先光，初一刺一针，初二刺二针，以后逐月加一针；直到十五月加到十五针，十六月减为十四针，以后逐日减一针。

如果痹症疼痛走窜，无固定地方的，应随疼痛所在而刺其分肉之间，根据月亮盈亏变化确定针刺的次数。凡有用针刺治疗的，都要随着人体在月周期中气血的盛衰情况来确定用针的次数，如果用针次数超过其相应的日数，就会损耗人的正气，如果达不到相应的日数，邪气又不得泻除。左病则刺右边，右病则刺左边。

邪气侵入足阳明经的络脉，使人发生鼻塞，衄血，上齿寒冷，针刺足中趾侧的次趾爪甲上方与皮肉交接处的厉兑穴，各刺一针。左病则刺右边，右病则刺左边。

邪气侵入足少阳经的络脉，使人胁痛而呼吸不畅，咳嗽而汗出，针刺足小趾侧的次趾爪甲上方与皮肉交接处的窍阴穴，各刺一针，呼吸不畅马上就缓解，出汗也就很快停止了；如果有咳嗽的要嘱其注意衣服饮食的温暖，这样一天就可好了。左病则刺右边，右病则刺左边，疾病很快就可痊愈。如果仍未痊愈，按上述方法再刺。

【原典】

邪客于足少阴之络，令人嗌痛，不可内食，无故善怒，气上走贲上⑤，刺足下中央之脉各三痏，凡六刺，立已，左刺右，右刺左。嗌中肿，不能内唾，时不能出唾者，刺然骨之前，出血立已，左刺右，右刺左。

邪客于足太阴之络，令人腰痛，引少腹腔胁，不可以仰息，刺腰尻之解，两胛上⑥，是腰俞，以月死生为痏数，发针立已，左刺右，右刺左。

邪客于足太阳之络，令人拘挛背急，引胁而痛，刺之从项始，数脊椎挟背，疾按之，应手如痛，刺之傍三痏，立已。

邪客于足少阳之络，令人留于枢中痛，髀不可举，刺枢中以毫针，寒则久留针，以月死生为数，立已。

治诸经刺之，所过者不病，则缪刺之。

耳聋，刺手阳明，不已，刺其通脉出耳前者。

齿龋，刺于阳明，不已，刺其脉入齿中，立已。

邪客于五藏之间，其病也，脉引而痛，时来时止，视其病，缪刺之于手足爪甲上，视其脉，出其血，间日一刺，一刺不已，五刺已。

缪传引上齿，齿唇寒痛，视其手背脉血者去之，足阳明中指爪甲上一痏，手大指次指爪甲上各一痏，立已，左取右，右取左。

邪客于手足少阴太阴足阳明之络，此五络，皆会于耳中，上络左角，五络俱竭，令人身脉皆动，而形无知也，其状若尸，或曰尸厥。刺其足大指内侧爪甲上，去端如韭叶，后刺足心，后刺足中指爪甲上各一痏，后刺手大指内侧，去端如韭叶，后刺手心主，少阴锐骨之端各一痏，立已。不已，以竹管吹其两耳，剃其左角之发方一寸，燔治⑦，饮以美酒一杯，不能饮者灌之，立已。

凡刺之数，先视其经脉，切而从之，审其虚实而调之，不调⑧者经刺之，有痛而经不病者缪刺之，因视其皮部有血络者尽取之，此缪刺之数也。

【精注】

⑤贲上：即膈上。

⑥胠上：胠（shèn），夹脊之内。胠上，马莳注："髁胠之上，即髀骨也。"

⑦燔治：烧灰。

⑧不调：经脉不和调。

【今译】

邪气侵入足少阴经的络脉，使人咽喉疼痛，不能进饮食，往往无故发怒，气上逆直至贲门之上，针刺足心的涌泉穴，左右各三针，共六针，可立刻缓解。左病则刺右边，右病刺左边。如果咽喉肿起而疼痛，不能进饮食，想咯（kǎ卡）吐痰涎又不能咯出来，针刺然骨前面的然谷穴，使之出血，很快就好。左病则刺右边，右病则刺左边。

邪气侵入足太阴经的络脉，使人腰痛连及少腹，牵引至胁下，不能挺胸呼吸，针刺腰尻部的骨缝当中脊两旁肌肉上的下谬穴，这是腰部的俞穴，根据月亮圆缺确定用针的次数，出针后马上就好了。左病则刺右边，右病则刺左边。

邪气侵入足太阳经的络脉，使人背部拘急，牵引胁肋部疼痛，针刺应从项部开始沿着脊骨两傍向下按压，在病人感到疼痛处周围针刺三针，病立刻就好。

邪气侵入足少阳经的络脉，使人环跳部疼痛，腿股不能举动，以毫针刺其环跳穴，有寒的可留针久一些，根据月亮盈亏的情况确定针刺的次数，很快就好。

治疗各经疾病用针刺的方法，如果经脉所经过的部位未见病变，就应用缪刺法。耳聋针刺手阳明经商阳穴，如果不好，再刺其经脉走向耳前的听宫穴。蛀牙病刺手阳明经的商阳穴，如果不好，再刺其走入齿中的经络，很快就见效。

邪气侵入五脏之间，其病变表现为经脉牵引作痛，根据其病的情况，在其手足爪甲上进行缪刺法，择有血液郁滞的络脉，刺出其血，隔日刺一次，一次不见好，连刺五次就可好了。

刺其入齿中之脉，若病不已，复缪传引上齿，甚至齿唇寒痛。视其手背之脉，有血络者，刺去其血。然后刺足阴明中指不甲上之厉兑井穴左右各一痏，刺手大指次指不甲上商阳井穴左右各一痏，齿唇寒痛立已。左病刺右，右病刺左。

邪气侵入到手少阴、手太阴、足少阴、足太阴和足阳明的络脉，这五经的络脉都聚会于耳中，并上绕左耳上面的额角，假如由于邪气侵袭而致此五络的真气全部衰竭，就会使经脉都振动，而形体失去知觉，就像死尸一样，有人把它叫做"尸厥"。这时应当针刺其足大趾内侧爪甲上距离爪甲有韭菜叶宽那么远处的隐白穴，然后再刺足心的涌泉穴，再刺足中趾爪甲上的厉兑穴，各刺一针；然后再刺手大指内侧距离爪甲有韭菜叶宽那么远处的少商穴，再刺手少阴经在掌后锐骨端的神门穴，各刺一针，当立刻清醒。如仍不好，就用竹管吹病人两耳之中，并把病人左边头角上的头发剃下来，取一方寸左右，烧制为末，用好酒一杯冲服，如因失去知觉而不能饮服，就把药酒灌下去，很快就可恢复过来。

刺治的方法是，先根据所病的经脉，切按推寻，详审其虚实而进行调治；如果经络不调，先采用经刺的方法；如果有病痛而经脉没有病变，再采用缪刺的方法，要看其皮部是否有郁血的络脉，如有应全部把郁血刺出。上面讲的就是缪刺的方法。

四时刺逆从论篇第六十四

【导读】

本篇讲了三阴三阳之气太过或不及与人体五脏疾病的关系，指出人体五脏应与四时相应，并且在针刺时也应顺应四时变化，否则会导致各种病变。

【原典】

厥阴有余，病阴痹；不足病生热痹；滑则病狐疝风①；涩则病少腹积气。

少阴有余，病皮痹隐轸；不足病肺痹；滑则病肺疝风；涩则病积溲血。

太阴有余，病肉痹寒中；不足病脾痹；滑则病脾风疝；涩则病积心腹时满。

阳明有余，病脉痹，身时热；不足病心痹；滑则病心风疝；涩则病积时善惊。

太阳有余，病骨痹身重；不足病肾痹；滑则病肾风疝；涩则病积时善巅疾。

少阳有余，病筋痹胁满；不足病肝痹；滑则病肝风疝；涩则病积时筋急目痛。

是故春气在经脉，夏气在孙络，长夏气在肌肉，秋气在皮肤，冬气在骨髓中。帝曰：余愿闻其故。岐伯曰：春者，天气始开，地气始泄，冻解冰释，水行经通，故人气在脉。夏者，经满气溢，入孙络受血，皮肤充实。长夏者，经络皆盛，内溢肌中。秋者，天气始收，腠理闭塞，皮肤引急。冬者盖藏，血气在中，内着骨髓，通于五藏。是故邪气者，常随四时之气血而入客也，至其变化不可为度，然必从其经气，辟除其邪，除其邪，则乱气不生。

帝曰：逆四时而生乱气奈何？岐伯曰：春刺络脉，血气外溢，令人少气；春刺肌肉，血气环逆②，令人上气；春刺筋骨，血气内著，令人腹胀。夏刺经脉，血气乃竭，令人解㑊；夏刺肌肉，血气内却，令人善恐；夏刺筋骨，血气上逆，令人善怒。秋刺经脉，血气上逆，令人善忘；秋刺络脉，气不外行，令人卧不欲动；秋刺筋骨，血气内散，令人寒慄。冬刺经脉，血气皆脱，令人目不明；冬刺络脉，内气外泄，留为大痹③，冬刺肌肉，阳气竭绝，令人善忘。凡此四时刺者，大逆之病，不可不从也，反之，则生乱气相淫病焉。故刺不知四时之经，病之所生，以从为逆，正气内乱，与精相薄。必审九候，正气不乱，精气不转④。

帝曰：善。刺五藏，中心一日死，其动为噫；中肝五日死，其动为语；中肺三日死，其动为咳；中肾六日死，其动为嚏欠；中脾十日死，其动为吞。刺伤人五藏必死，其动则依其藏之所变候知其死也。

【精注】

①狐疝风：疝气的一种，出入上下无常。按下文例，狐疝风似当作"肝风狐疝"。

②环逆：往返上逆。

③大痹：指脏气虚而邪痹于五脏。

④精气不转：精气不会出现逆转。

【译文】

厥阴的气如果过盛，就会发生阴痹；不足时会发生热痹；气血过于滑利则患狐疝风；气血运行涩滞则形成少腹中有积气。少阴的气如果有余，可以发生皮痹和隐疹；不足则发生肺痹；气血过于滑利则患肺风疝；气血运行涩滞则病积聚和尿血。太阴的气有余，可以发生肉痹和寒中；不足则发生脾痹；气血过于滑利则患脾风疝；气血运行涩滞则病积聚和心腹胀满。阳明之气有余，可以发生脉痹，身体有时发热；不足则发生心痹；气血过于滑利则患心风疝；气血运行涩滞则病积聚和不时惊恐。太阳之气有余，可以发生骨痹、身体沉重；不足则发生肾痹；气血过于滑利则患肾风疝；气血运行涩滞则病积聚，且不时发生巅顶部疾病。少阳之气有余，可以发生筋痹和胁肋满闷；不足则发生肝痹；气血过于滑利则患肝风疝；气血涩滞则病积聚，有时发生筋脉拘急和眼目疼痛等。

所以春天人的气血在经脉，夏天人的气血在孙络，长夏人的气血在肌肉，秋天人的气血在皮肤，冬天人的气血在骨髓中。

黄帝说：我希望听听这里面的道理。岐伯说：春季，天之阳气开始启动，地之阴气也开始发泄，冬天的冰冻时逐渐融化解释，水道通行，所以人的气血也集中在经脉中流行。夏季，经脉中气血充满而流溢于孙络，孙络接受了气血，皮肤也变得充实了。长夏，经脉和络脉中的气血都很旺盛，所以能充分地灌溉润泽于肌肉之中。秋季，天气开始收敛，腠理随之而闭塞，皮肤也收缩紧密起来了。冬季主闭藏，人身的气血收藏在内，聚集于骨髓，并内通于五脏。所以邪气也往往随着四时气血的变化而侵入人体相应的部位，若待其发生了变化，那就难以预测了；但必须顺应四时经气的变化及早进行调治，驱除侵入的邪气，那么气血就不致变化逆乱了。

黄帝问道：针刺违反了四时而导致气血逆乱的情况是怎样的？岐伯回答说：春天刺络脉，会使血气向外散溢，使人发生少气无力；春天刺肌肉，会使血气循环逆乱，使人发生上气咳喘；春天刺筋骨，会使血气留著在内，使人发生腹胀。夏天刺经脉，会使血气衰竭，使人疲倦懒惰；夏天刺肌肉，会使血气却弱于内，使人易于恐惧；夏天刺筋骨，会使血气上逆，使人易于发怒。秋天刺经脉，会使血气上逆，使人易于忘事；秋天刺络脉，但人体气血正值内敛而不能外行，所以使人阳气不足而嗜卧懒动；秋天刺筋骨，会使血气耗散于内，使人发生寒战。冬天刺经脉，会使血气虚脱，使人发生目视不明；冬天刺络脉，则收敛在内的真气外泄，体内血行不畅而成"大痹"；冬天刺肌肉，会使阳气竭绝于外，使人易于忘事。以上这些四时的刺法，都将严重地违背四时变化而导致疾病发生，所以不能不注意顺应四时变化而施刺；否则就会产生逆乱之气，扰乱人体生理功能而生病的呀！所以针刺不懂得四时经气的盛衰和疾病之所以产生的道理，不是顺应四时而是违背四时变化，从而导致正气逆乱于内，邪气便与精气相结聚了。一定要仔细审察九候的脉象，这样进行针刺，正气就不会逆乱，邪气也不会

中華藏書　上部《黄帝内经·素问》　中國書房

与精气相结聚了。

黄帝说：讲得好！如果针刺误中五脏，刺中心脏一天就要死亡，其变动的症状为噫气；刺中肝脏五天就要死亡，其变动的症状为多语；刺中肺脏三天就要死亡，其变动的症状为咳嗽；刺中肾脏六天就要死亡，其变动的症状为喷嚏和呵欠；刺中脾脏十天就要死亡，其变动的症状为吞咽之状等。若不慎刺伤了人的五脏，必会导致死亡，其变动的症状也随所伤之脏而又各不相同，因此可以根据它来测知死亡的日期。

标本病传论篇第六十五

【导读】

本篇叙述了标本的运用范围及其在临床上的价值，提出了急则治标、缓则治本以及标本兼治的原则，并运用五行配五脏的方法，介绍了疾病发展过程中的传变及预后。

【原典】

黄帝问曰：病有标本，刺有逆从①，奈何？岐伯对曰：凡刺之方，必别阴阳，前后相应②，逆从得施，标本相移。故曰：有其在标而求之于标，有其在本而求之于本，有其在本而求之于标，有其在标而求之于本，故治有取标而得者，有取本而得者，有逆取而得者，有从取而得者。故知逆与从，正行无问③，知标本者，万举万当，不知标本，是谓妄行。

夫阴阳逆从，标本之为道也，小而大，言一而知百病之害。少而多，浅而博，可以言一而知百也。以浅而知深，察近而知远，言标与本，易而勿及④。治反为逆，治得为从。先病而后逆者治其本，先逆而后病者治其本，先寒而后生病者治其本，先病而后生寒者治其本，先热而后生病者治其本，先热而后生中满⑤者治其标，先病而后泄者治其本，先泄而后生他病者治其本，必且调之，乃治其他病，先病而后生中满者治其标，先中满而后烦心者治其本。人有客气，有同气。小大不利治其标，小大利治其本。病发而有余，本而标之，先治其本，后治其标；病发而不足，标而本之，先治其标，后治其本。谨察间甚，以意调之，间者并行⑥，甚者独行⑦。先小大不利而后生病者治其本。

夫病传者，心病先心痛，一日而咳，三日胁支痛，五日闭塞不通，身痛体重；三日不已，死。冬夜半，夏日中。

肺病喘咳，三日而胁支满痛，一日身重体痛，五日而胀，十日不已，死。冬日入，夏日出。

肝病头目眩，胁支满，三日体重身痛，五日而胀，三日腰脊少腹痛，胫酸，三日不已，死。冬日入，夏早食。

脾病身痛体重，一日而胀，二日少腹腰脊痛，胫酸，三日背䯒筋痛，小便闭，十日不已，死。冬人定，夏晏食。

肾病少腹腰脊痛，骭酸，三日背䯒筋痛，小便闭；三日腹胀；三日两胁支痛，三日不已，死。冬大晨，夏晏晡。

胃病胀满，五日少腹腰脊痛，骭酸；三日背䯒筋痛，小便闭；五日身体重；六日不已，死。冬夜半后，夏日昳。

膀胱病小便闭，五日少腹胀，腰脊痛，骭酸；一日腹胀；一日身体痛；二日不已，死。冬鸡鸣，夏下晡。

诸病以次是相传，如是者，皆有死期，不可刺。间一藏止⑧，及至三四藏者，乃可刺也。

【精注】

①病有标本，刺有逆从：先病为本，后病为标。如病在本而求之于标，病在标而求之于本是逆刺，如在本求本，在标求标是从刺，这是治法的不同。

②前后相应：张志聪说："有先病后病也。"

③正行无问：马莳说："正行之法，而不必问之于人。"句意是只可大胆地治疗，无须顾虑。

④易而勿及：标本逆从治疗原则谈起来容易，但真正掌握就难了。

⑤生中满：一作"先生中满"。

⑥间者并行：间者，指病情轻的；并行，可以标本同治。

⑦甚者独行：甚者，指病情重的；独行，或单治其标，就是或治本或治标。

⑧间一藏止：谓病邪间脏相传，用针刺之法可制止病传。

【今译】

黄帝说：疾病有标和本的分别，刺法有逆和从的不同，讲讲这里面的道理。岐伯说：大凡针刺的准则，必须辨别其阴阳属性，联系其前后关系，恰当地运用逆治和从治，灵活地处理治疗中的标本先后关系。所以说有的病在标就治标，有的病在本就治本，有的病在本却治标，有的病在标却治本。在治疗上，有治标而缓解的，有治本而见效的，有逆治而痊愈的，有从治而成功的。所以懂得了逆治和从治的原则，便能进行正确的治疗而不必疑虑；知道了标本之间的轻重缓急，治疗时就能万举万当；如果不知标本，那就是盲目行事了。

关于阴阳、逆从、标本的道理，虽然看起来很小，但应用的价值却很大，所以谈一个阴阳标本逆从的道理，就可以知道许多疾病的利害关系；由少可以推多，执简可以驭繁，所以一句话可以概括许多事物的道理。从浅显入手可以推知深微，观察目前的现象可以了解它的过去和未来。不过，讲标本的道理是容易的，可运用起来就比较难了。迎着病邪而泻的方法就是"逆"治，顺应经气而补的方法就是"从"治。

病人先患某病而后发生气血逆乱的，先治其本；先气血逆乱而后生病的，先治其本。先有寒而后生病的，先治其本；先有病而后生寒的，先治其本。先有热而后生病的，先治其本；先有热而后生中满腹胀的，先治其标。先有某病而后发生泄泻的，先治其本；先有泄泻而后发生其他疾病的，先治其本。必须先把泄泻调治好，然后再治其他病。先患某病而后发生中满腹胀的，先治其标；先患中满腹胀而后出现烦心的，先治其本。人体疾病过程中有邪气和正气的相互作用，凡是出现了大小便不利的，先通利大小便以治其标；大小便通利则治其本病。疾病发作表现为邪气有余，就用"本而标之"的治法，即先祛邪以治其本，后调理气血。恢复生理功能以治其标；疾病发作表现为正气不足，就用"标而本之"的治法，即先固护卫正气防止虚脱以治其标，后祛除邪气以治其本。总之，必须谨慎地观察疾病的轻重深浅和缓解期与发作期中标本缓急的不同，用心调理；凡病轻的，或缓解期，可以标本同治；凡病重的，或发作期，应当采用专一的治本或治标的方法。另外，如果先有大小便不利而后并发其他疾病的，应当先治其本病。

疾病是逐渐流传和演变的，心病先发心痛，过一日病传于肺而引起咳嗽；再过三日病传于肝而胁肋胀痛；再过五日病专于脾而大便闭塞不通、身体疼痛沉重；再过三日不愈，就要死亡：冬天死于半夜，夏天死于中午。

肺病先发喘咳，三日未好则病传于肝，则胁肋胀满疼痛；再过一日病邪传脾，则身体沉重疼痛；再过五日病邪传胃，则发生腹胀。再过三日不愈，就要死亡；冬天死于日落之时，夏天死于日出之时。

肝病先头痛目眩，胁肋胀满，三日后病传于脾而身体沉重疼痛；再过五日病传于胃，产生腹胀；再过三日病传于肾，产生腰脊少腹疼痛，腿胫发酸；再过三日不愈，就要死亡；冬天死于日落之时，夏天死于吃早饭的时候。

脾病先身体沉重疼痛，一日后病邪传入于胃，发生腹胀；再过二日病邪传于肾，发生少腹腰脊疼痛，腿胫发酸；再过三日病邪入膀胱，发生背脊筋骨间疼痛，小便不通；再过十日不愈，就要死亡：冬天死于申时之后，夏天死于寅时之后。

肾病先少腹腰脊疼痛，腿胫发酸，三日后病邪传入膀胱，发生背脊筋骨疼痛，小便不通；再过三日病邪传入于胃，产生腹胀；再过三日病邪传于肝，发生两胁胀痛；再过三日不愈，就要死亡：冬天死于天亮，夏天死于黄昏。

胃病则先腹部胀满，五日后病邪传于肾，发生少腹腰脊疼痛，腿胫发酸；再过三日病邪传入膀胱，发生背脊筋骨疼痛，小便不通；再过五日病邪传于脾，则身体沉重；再过六日不愈，就要死亡：冬天死于半夜之后，夏天死于午后。

膀胱发病则先小便不通，五日后病邪传于肾，发生少腹胀满，腰脊疼痛，腿胫发酸；再过一日病邪传入于胃，发生腹胀；再过一日病邪传于脾，发生身体疼痛；再过二日不愈，就要死亡：冬天死于半夜后，夏天死于下午。

各种疾病都是按次序相传的，如上所述，都有一定的死

中华藏书

上部《黄帝内经·素问》

中国书店

二六九

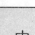

期，不可以用针刺治疗；如果是间脏相传就不易再传下去，即使传过三脏、四脏，还是可以用针刺治疗的。

天元纪大论篇第六十六

【导读】

本篇主要叙述了五运六气学说的一些基本法则，指出了五运六气与四时气候变化、万物枯荣的关系，并解释了运气学说中太过、不及、平气、天符、岁会、三合等概念。

【原文】

黄帝问曰：天有五行御五位①，以生寒暑燥湿风；人有五藏化五气，以生喜怒思忧恐。论言五运相袭而皆治之，终期之日，周而复始，余已知之矣，愿闻其与三阴三阳之候，奈何合之？

鬼臾区稽首再拜对曰：昭乎哉问也。夫五运阴阳者，天地之道也，万物之纲纪，变化之父母，生杀之本始，神明之府也，可不通乎！故物生谓之化，物极谓之变，阴阳不测谓之神，神用无方谓之圣。夫变化之为用也，在天为玄②，在人为道，在地为化，化生五味，道生智，玄生神。神在天为风，在地为木；在天为热，在地为火；在天为湿，在地为土；在天为燥，在地为金；在天为寒，在地为水；故在天为气，在地成形，形气相感而化生万物矣。然天地者，万物之上下也；左右者，阴阳之道路也；水火者，阴阳之症兆也；金木者，生成之终始也。气有多少，形有盛衰，上下相召③，而损益彰矣。

帝曰：愿闻五运之主时也何如？鬼臾区曰：五气运行，各终期日，非独主时也。帝曰：请闻其所谓也。鬼臾区曰：臣积考《太始天元册》文曰：太虚寥廓，肇基化元，万物资始，五运终天，布气真灵，总统坤元④，九星悬朗，七曜周旋，曰阴曰阳，曰柔曰刚，幽显既位，寒暑弛张，生生化化，品物咸章。臣斯十世，此之谓也。

帝曰：善。何谓气有多少，形有盛衰？鬼臾区曰：阴阳之气各有多少，故曰三阴三阳也。形有盛衰，谓五行之治，各有太过不及也。故其始也，有余而往，不及随之，不足而往，有余从之，知迎知随，气可与期。应天为天符⑤，承岁为岁直⑥，三合⑦为治。

【精注】

①御五位：御，统领的意思。五位，指天下的东、南、中央、西、北五个方向。

②玄：在此含有幽远之义。

③上下相召：上指天，下指地。意为天地之气相互感应。

④总统坤元：总统，统领、主管；坤元，万物化生的根本。

⑤天符：中运与司天之气一致。

⑥岁直：岁直又称为岁会。指中运之气与岁支之气相同。

⑦三合：中运之气、司天之气、岁支之气均相同。

【今译】

黄帝问道：天有木、火、土、金、水五行，对应东、西、南、北、中五个方位，从而产生寒、暑、燥、湿、风等气候变化，人有五脏生五志之气，从而产生喜、怒、思、忧、恐等情志变化。经论中所说的五运递相因袭，各有一定的主治季节，到了一年终结之时，又重新开始的情况，我已经知道了。还想再了解一下五运和三阴三阳的结合是怎样的？鬼臾区再次跪拜回答说：你提这个问题很高明啊！五运和阴阳是自然界变化的一般规律，是自然万物的一个总纲，是事物发展变化的基础和生长毁灭的根本，是宇宙间无穷尽的变化所在，这些道理哪能不通晓呢？因而事物的开始发生叫做"化"，发展到极点叫做"变"，难以探测的阴阳变化叫做"神"，能够掌握和运用这种变化无边的原则的人，叫做"圣"。阴阳变化的作用，在宇宙空间，则表现为深远无穷，在人则表现为认识事物的自然规律，在地则表现为万物的生化。物质的生化而产生五味，认识了自然规律而产生智慧，在深远的宇宙空间，产生无穷尽的变化。神明的作用，在天为风，在地为木；在天为热，在地为火；在天为湿，在地为土；在天为燥，在地为金；在天为寒，在地为水。所以在天为无形之气，在地为有形之质，形和气互相感召，就能变化和产生万物。天复于上，地载于下，所以天地是万物的上下；阳升于左，阴降于右，所以左右为阴阳的道路；水属阴，火属阳，所以水火是阴阳的象征；万物发生于春属木，成实于秋属金，所以金木是生成的终始。阴阳之气并不是一成不变的，它有多少的不同，有形物质在发展过程中也有旺盛和衰老的区别，在上之气和在下之质互相感召，事物太过和不及的形象就都显露出来了。

黄帝说：我想听你讲讲关于五运分主四时的情况。鬼臾区说：五运各能主一年，不是单独只主四时。黄帝说：请你把其中的道理讲给我听听。鬼臾区说：臣久已考查过《太始天元册》，文中说：广阔无边的天空，是物质生化之本元的基础，万物滋生的开始，五运行于天道，终而复始，布施天地真元之气，概括大地生化的本元，九星悬照天空，七曜按周天之度旋转，于是万物有阴阳的不断变化，有柔刚的不同性质，幽暗和显明按一定的位次出现，寒冷和暑热，按一定的季节往来，这些生生不息之机，变化无穷之道，宇宙万物的不同形象，都表现出来了。我家研究这些道理已有十世，就是这个意思。

黄帝说：说得好。气有多少，形有盛衰指什么呢？鬼臾区说：阴气和阳气各有多少的不同，厥阴为一阴，少阴为二阴，太阴为三阴，少阳为一阳，阳明为二阳，太阳为三阳，所以叫作三阴三阳。形有盛衰，指天干所主的运气，各有太过不及的区别。例如开始是太过的阳年过后，随之而来的是不及的阳年，不及的阴年过后，从之而来的是太过的阳年。只要明白了迎之而至的是属于什么气，随之而至的是属于什么气，对一年中运气的盛衰情况，就可以预先知道。凡一年的中运之气与司天之气相符的，属于"天符"之年，一年的中运之气与岁支的五行相同的，属于"岁直"之年，一年的中运之气与司天之气及年支的五行均相合的，属于"三合"之年。

【原典】

帝曰：上下相召奈何？鬼臾区曰：寒暑燥湿风火，天之阴阳也，三阴三阳上奉之。木火土金水火，地之阴阳也，生长化收藏下应之。天以阳生阴长，地以阳杀阴藏。天有阴阳，地亦有阴阳。木火土金水火，地之阴阳也，生长化收藏。故阳中有阴，阴中有阳。所以欲知天地之阴阳者，应天之气，动而不息，故五岁而右迁，应地之气，静而守位，故六期而环会，动静相召，上下相临，阴阳相错，而变由生也。

帝曰：上下周纪，其有数乎？鬼臾区曰：天以六为节，地以五为制，周天气者，六期为一备；终地纪者，五岁为一周。君火以明，相火以位⑧，五六相合而七百二十气为一纪，凡三十岁；千四百四十气，凡六十岁而为一周，不及太过，斯皆见矣。

帝曰：夫子之言，上终天气，下毕地纪，可谓悉矣。余愿闻而藏之，上以治民，下以治身，使百姓昭著，上下和亲，德泽下流，子孙无忧，传之后世，无有终时，可得闻乎？鬼臾区曰：至数之机，迫迮以微⑨，其来可见，其往可追，敬之者昌，慢之者亡。无道行私，必得夭殃，谨奉天道，请言真要。

帝曰：善言始者，必会于终，善言近者，必知其远，是则至数极而道不惑，所谓明矣，愿夫子推而次之，令有条理，简而不匮，久而不绝，易用难忘，为之纲纪，至数之要，愿尽闻之。鬼臾区曰：昭乎哉问！明乎哉道！如鼓之应桴，响之应声也。臣闻之：甲己之岁，土运统之⑩；乙庚之岁，金运统之；丙辛之岁，水运统之；丁壬之岁，木运统之；戊癸之岁，火运统之。

帝曰：其于三阴三阳，合之奈何？鬼臾区曰：子午之岁，上见少阴；丑未之岁，上见太阴；寅申之岁，上见少阳；卯酉之岁，上见阳明；辰戌之岁，上见太阳；巳亥之岁，上见厥阴。少阴，所谓标也，厥阴，所谓终也。厥阴之上，风气主之；少阴之上，热气主之；太阴之上，湿气主之；少阳之上，相火主之；阳明之上，燥气主之；太阳之上，寒气主之。所谓本也，是谓六元。帝曰：光乎哉道！明乎哉论！请著之玉版，藏之金匮，署曰《天元纪》。

【精注】

⑧君火以明，相火以位：一本无此八字，故译文不译。

⑨迫迮以微：迮（zé），与"窄"通，有"近"义。近乎微妙。

⑩甲己之岁，土运统之：谓逢甲、逢己之年都属土运。

【今译】

黄帝说：天气和地气是如何互相感召的？鬼臾区说：寒、暑、燥、湿、风、火，是天的阴阳，三阴三阳上承之。木、火、土、金、水、火，是地的阴阳，生长化收藏下应之。上半年天气主之，春夏为天之阴阳，主生主长；下半年地气主之，秋冬为地之阴阳，主杀主藏。天气有阴阳，地气也有阴阳。木、火、土、金、水、火，地之阴阳，主生长化收藏。因此说，阳中有阴，阴中有阳。所以要想知道天地阴阳的变化情况，就要了解，五行应于天干而为五运，常动而不息，故五年之间，自东向西，每运转换一次；六气应于地支，为三阴三阳，其运行较迟，各守其位，故六年而环周一次。由于动和静互相感召，天气和地气互相加临，阴气和阳气互相交错，而运气的变化就发生了。

黄帝说：天气和地气循环周旋，这里面有没有规律可循？鬼臾区说：司天之气，以六为节，司地之气，以五为制。司天之气，六年循环一周，谓之一备；司地之气，五年循环一周，谓之一周。主运之气的火运，君火是有名而不主令，相火代君宣化火令。六气和五运互相结合，七百二十气，谓之一纪，共三十年；一千四百四十气，共六十年而成为一周，在这六十年中，气和运的太过和不及，都可以出现了。

黄帝说：先生所谈论的，上则终尽天气，下则穷究地理，可以说是很详尽了。我想在听后把它保存下来，上以调治百姓的疾苦，下以保养自己的身体，并使百姓也都明白这些道理，上下和睦亲爱，德泽广泛流行，并能传之于子孙后世，使他们不必发生忧虑，并且没有终了的时候，可以再听你谈谈吗？鬼臾区说：气运结合的机理，很是切近而深切，它来的时候，可以看得见，它去的时候，是可以追溯的。遵从这些规律，就能繁荣昌盛，违背这些规律，就要损折夭亡；不遵守这些规律，而只按个人的意志去行事，必然要遇到天然的灾殃。现在请让我根据自然规律讲讲其中的至理要道。黄帝说：凡是善始于谈论事理的起始，也必能领会其终结，善于谈论近的，也必然就知道远的。这样，气运的至数虽很深远，而其中的道理并不至被迷惑，这就是所谓明了的意思。请先生把这些道理，进一步加以推演，使它更有条理，简明而又不贫乏，永远相传而不至于绝亡，容易掌握而不会忘记，使其能提纲挈领，至理扼要，我想听你详细地讲讲。鬼臾区说：你说的道理很明白，提的问题也很高明啊！好像鼓槌击在鼓上的应声，又像发出声音立即得到回响一样。臣听说过，凡是甲己年都是土运治理，乙庚年都是金运治理，丙辛年都是水运治理，丁壬年都是木运治理，戊癸年都是火运治理。

黄帝问：三阴三阳与六气是如何相合的呢？鬼臾区回答说：子午年是少阴司天，丑未年是太阴司天，寅申年是少阳司天，卯酉年是阳明司天，辰戌年是太阳司天，巳亥年是厥阴司天。地支十二，始于子，终于亥，子是少阴司天，亥是厥阴司天，所以按这个顺序排列，少阴是起首，厥阴是终结。厥阴司天，风气主令；少阴司天，热气主令；太阴司天，湿气主令；少阳司天，相火主令；阳明司天，燥气主令；太阳司天，寒气主令。这就是三阴三阳的本元，所以叫做六元。黄帝说：医道真是博大呀，你讲得也很清楚！我将把它刻在玉版上，藏在金匮里，题上名字，叫做《天元纪》。

五运行大论篇第六十七

【导读】

本篇介绍了五运学说是从观察宇宙中存在着五种不同气色而起始的，认为其变化会对人体及万物生化造成影响。

【原典】

黄帝坐明堂，始正天纲，临观八极，考建五常①，请天师而问之曰：论言天地之动静，神明为之纪；阴阳之升降，寒暑彰其兆。余闻五运之数于夫子，夫子之所言，正五气之各主岁②尔，首甲③定运，余因论之。鬼臾区曰：土主甲己，金主乙庚，水主丙辛，木主丁壬，火主戊癸。子午之上，少阴主之；丑未之上，太阴主之；寅申之上，少阳主之；卯酉之上，阳明主之；辰戌之上，太阳主之；巳亥之上，厥阴主之。不合阴阳，其故何也？

岐伯曰：是明道也，此天地之阴阳也。夫数之可数者，人中之阴阳也，然所合，数之可得者也。夫阴阳者，数之可十，推之可百，数之可千，推之可万。天地阴阳者，不以数推，以象之谓也。

帝曰：愿闻其所始也。岐伯曰：昭乎哉问也！臣览《太始天元册》文，丹天之气，经于牛女戊分；黅天之气，经于心尾己分；苍天之气，经于危室柳鬼；素天之气，经于亢氐昴毕；玄天之气，经于张翼娄胃。所谓戊己分者，奎壁角轸，则天地之门户也。夫候之所始，道之所生，不可不通也。

帝曰：善。论言天地者，万物之上下，左右者，阴阳之道路，未知其所谓也。岐伯曰：所谓上下者，岁上下见阴阳之所在也④。左右者，诸上⑤见厥阴，左少阴，右太阳；见少阴，左太阴，右厥阴；见太阴，左少阳，右少阴；见少阳，左阳明，右太阴；见阳明，左太阳，右少阳；见太阳，左厥阴，右阳明。所谓面北而命其位，言其见也。

【精注】

①考建五常：张介宾说："考，察也；建、立也；五常、五行气运之常也。"指考察掌握五行之气的运行规律。

②主岁：五运六气有其所主之岁，是为各主岁。

③首甲：王冰说："首甲谓六甲之初，则甲子年也。"

④阴阳之所在也：即指三阴三阳之所在。

⑤诸上：即指司天，司天之位既定，司天的左右间气自然而定。

【今译】

黄帝坐在明堂里，开始厘正天之纲纪，临观皇极之八方以立地道，考察五行之气运行的规律，于是他问天师岐伯说：从前的医论曾经说过，天地的动静，是以自然界中变化莫测的物象为纲纪；阴阳升降，是以寒暑的更换，显示它的征兆。我也听先生讲过五运的规律，先生所讲的仅是五运之气各主一岁。关于六十甲子，从甲年开始定运的问题，我又与鬼臾区进一步加以讨论，鬼臾区说，土运主甲己年，金运主乙庚年，水运主丙辛年，木运主丁壬年，火运主戊癸年。子午年是少阴司天，丑未年是太阴司天，寅申年是少阴司天，卯酉年是阳明司天，辰戌年是太阳司天，巳亥年是厥阴司天。这些，与以前所论的阴阳不怎么符合，是什么道理呢？岐伯说：它是阐明其中的道理的，这里指的是天地运气的阴阳变化。关于阴阳之数，可以数的，是人身中的阴阳，因而合乎可以数得出的阴阳之数。至于阴阳的变化，若进一步推演，可以从十而至百，由千而及万，所以天地阴阳的变化，不能用数字去类推，只能从自然物象的变化中去推求。

黄帝说：希望听听运气学说是怎样创始的。岐伯说：你提这个问题是很高明的啊！我曾看到《太始天元册》文记载，赤色的天气，经过牛、女二宿及西北方的戊分；黄色的天气，经过心、尾二宿及东南方的己分；青色的天气，经过危、室二宿与柳、鬼二宿之间；白色的天气，经过亢、氐二宿与昴、毕二宿之间；黑色的天气，经过张、翼二宿与娄、胃二宿之间。所谓戊分，即奎、壁二宿所在处，己分，即角、轸二宿所在处，奎、壁正当秋分时，日渐短，气渐寒，角、轸正当春分时，日渐长，气渐暖，所以是天地阴阳的门户。这是推演气候的开始，自然规律的所在，不可以不通晓。

黄帝说：好。在《天元纪大论》中曾说：大地是万物的上下，左右是阴阳的道路，不知道讲的什么意思？岐伯说：这里所说的"上下"，指的是从该年的司天在泉，以见阴阳所在的位置。所说的"左右"，指的是司天的左右间气，凡是厥阴司天，左间是少阴，右间是太阳；少阴司天，左间是太阴，右间是厥阴；太阴司天，左间是少阳，右间是少阴；少阳司天，左间是阳明，右间是太阴；阳明司天，左间是太阳，右间是少阳；太阳司天，左间是厥阴，右间是阳明。这里说的左右，是面向北方所见的位置。

中华藏书

黄帝内经·最新整理珍藏版

中国书房

二七八

【原典】

帝曰：何谓下？岐伯曰：厥阴在上，则少阳在下，左阳明右太阴。少阴在上则阳明在下，左太阳右少阳。太阴在上则太阳在下，左厥阴右阳明。少阳在上则厥阴在下，左少阴右太阳。阳明在上则少阴在下，左太阴右厥阴。太阳在上则太阴在下，左少阳右少阴。所谓面南而命其位，言其见也。上下相遘⑥，寒暑相临，气相得则和，不相得则疾。帝曰：气相得而病者，何也？岐伯曰：以下临上，不当位也。帝曰：动静何如？岐伯曰：上者右行，下者左行，左右周天，余而复会也。帝曰：余闻鬼臾区曰，应地者静。今夫子乃言下者左行，不知其所谓也，愿闻何以生之乎？岐伯曰：天地动静，五行迁复，虽鬼臾区其上候而已，犹不能遍明。夫变化之用，天垂象，地成形，七曜纬虚⑦，五行丽地⑧。地者，所以载生成之形类⑨也。虚者，所以列应天之精气⑩也。形精之动，犹根本之与枝叶也，仰观其象，虽远可知也。

帝曰：地之为下，否乎？岐伯曰：地为人之下，太虚之中者也。帝曰：冯乎？岐伯曰：大气举之也。燥以干之，暑以蒸之，风以动之，湿以润之，寒以坚之，火以温之。故风寒在下，燥热在上，湿气在中，火游行其间，寒暑六入，故令虚而生化也。故燥胜则地干，暑胜则地热，风胜则地动，湿胜则地泥，寒胜则地裂，火胜则地固矣。

帝曰：天地之气，何以候之？岐伯曰：天地之气，胜复之作，不形于诊也。《脉法》曰：天地之变，无以脉诊，此之谓也。

帝曰：间气何如？岐伯曰：随气所在，期于左右。帝曰：期之奈何？岐伯曰：从其气则和，违其气则病，不当其位者病，迭移其位者病，失守其位者危，尺寸反者死，阴阳交者死。先立其年，以知其气，左右应见，然后乃可以言死生之逆顺也。

【精注】

⑥上下相遘：上指客气，下指主气；相遘（gòu），相遇，即客主加临。

⑦七曜纬虚：日月五星围绕于太空之中。

⑧五行丽地：金、木、水、火、土五行附着于地。

⑨形类：指动植物或矿物而言。

⑩天之精气：指日月五星。

【今译】

　　黄帝问：什么叫做下（在泉）？岐伯说：厥阴司天，则少阳在泉，在泉的左间是阳明，右间是太阴；少阴司天则阳明在泉，在泉的左间是太阳，右间是少阳；太阴司天则太阳在泉，在泉的左间是厥阴，右间是阳明；少阳司天则厥阴在泉，在泉的左间是少阴，右间是太阳；阳明司天则少阴在泉，在泉的左间是太阴，右间是厥阴；太阳司天则太阴在泉，在泉的左间是少阳，右间是少阴。这里说的左右是面向南方所见的位置。客气和主气互相交感，客主之六气互相加临，若客主之气相得的就属平和，不相得的就要生病。黄帝问：客主之气相得而生病的是什么原因呢？岐伯回答说：气相得指的气生主气，若主气生客气，是上下颠倒，叫做下临上，仍属不当其位，所以也要生病。

　　黄帝问：天地的动静如何？岐伯回答说：天在上，自东而西是向右运行；地在下，自西而东是向左运行，左行和右行，当一年的时间，经周天三百六十五度及其余数四分度之一，而复会于原来的位置。黄帝说：我听到鬼臾区说：应地之气是静止而不动的。现在先生乃说"下者左行"，不明白你的意思，我想听听是什么道理。岐伯说：天地的运动和静止，五行的递迁和往复，鬼臾区虽然知道了天的运行情况，但是没有全面地发解。关于天地变化的作用，天显示的是日月二十八宿等星象，地形成了有形的物质。日月五星围绕在太空之中，五行附着在大地之上。所以地载运各类有形的物质。太空布列受天之精气的星象。地之形质与天之精气的运动，就像根本和枝叶的关系。虽然距离很远，但通过对形象的观察，仍然可以晓得它们的情况。

　　黄帝问：大地是在下面，不是吗？岐伯回答说：应该说大地是在人的下面，在太空的中间。黄帝问：它在太空中间依靠的是什么呢？岐伯回答说：是空间的大气把它举起来的。燥气使它干燥，暑气使它蒸发，风气使它动荡，湿气使它滋润，寒气使它坚实，火气使它温暖。所以风寒在于下，燥热在于上，湿气在于中，火气游行于中间，一年之内，风寒暑湿燥火六气下临于大地，由于它感受了六气的影响而才化生为万物。所以燥气太过地就干燥，暑气太过地就炽热，风气太过地就动荡，湿气太过地就泥泞，寒气太过地就坼裂，火气太过地就坚固。

黄帝问：司天在泉之气，对人的影响，如何从脉上观察呢？岐伯回答说：司天和在泉之气，胜气和复气的发作，不表现于脉搏上。《脉法》上说：司天在泉之气的变化，不能根据脉象进行诊察。就是这个意思。黄帝说：间气的反应怎样呢？岐伯说：可以随着每年间气应于左右手的脉搏去测知。黄帝说：怎样测知呢？岐伯说：脉气与岁气相应的就平和，脉气与岁气相违的就生病，相应之脉不当其位而见于他位的要生病，左右脉互移其位的要生病，相应之脉位反见于克贼脉象的，病情危重，两手尺脉和寸脉相反的，就要死亡，左右手互相交见的，也要死亡。首先要确立每年的运气，以测知岁气与脉象相应的正常情况，明确左右间气应当出现的位置，然后才可以预测人的生死和病情的逆顺。

【原典】

帝曰：寒暑燥湿风火，在人合之奈何？其于万物何以生化？岐伯曰：东方生风，风生木，木生酸，酸生肝，肝生筋，筋生心。其在天为玄，在人为道，在地为化。化生五味，道生智，玄生神，化生气。神在天为风，在地为木，在体为筋，在气为柔，在脏为肝。其性为暄，其德为和，其用为动，其色为苍，其化为荣，其虫为毛，其政为散，其令宣发，其变摧拉，其眚为陨，其味为酸，其志为怒。怒伤肝，悲胜怒；风伤肝，燥胜风；酸伤筋，辛胜酸。

南方生热，热生火，火生苦，苦生心，心生血，血生脾。其在天为热，在地为火，在体为脉，在气为息，在脏为心。其性为暑，其德为显，其用为躁；其色为赤，其化为茂，其虫羽，其政为明，其令郁蒸，其变炎烁，其眚燔炳；其味为苦，其志为喜。喜伤心，恐胜喜；热伤气，寒胜热；苦伤气，咸胜苦。

中央生湿，湿生土，土生甘，甘生脾，脾生肉，肉生肺。其在天为湿，在地为土，在体为肉，在气为充，在脏为脾。其性静兼，其德为濡，其用为化，其色为黄，其化为盈，其虫倮，其政为谧，其令云雨，其变动注，其眚淫溃，其味为甘，其志为思。思伤脾，怒胜思；湿伤肉，风胜湿；甘伤脾，酸胜甘。

西方生燥，燥生金，金生辛，辛生肺，肺生皮毛，皮毛生肾。其在天为燥，在地为金，在体为皮毛，在气为成，在脏为肺。其性为凉，其德为清，其用为固，其色为白，其化为敛，其虫介，其政为劲，其令雾露，其变肃杀，其眚苍落，其味为辛，其志为忧。忧伤肺，喜胜忧；热伤皮毛，寒胜热；辛伤皮毛，苦胜辛。

北方生寒，寒生水，水生咸，咸生肾，肾生骨髓，髓生肝。其在天为寒，在地为水，在体为骨，在气为坚，在藏为肾。其性为凛，其德为寒，其用为藏，其色为黑，其化为肃，其虫鳞，其政为静，其令霰雪，其变凝冽，其眚冰雹，其味为咸，其志为恐。恐伤肾，思胜恐；寒伤血，燥胜寒；咸伤血，甘胜咸。五气更立，各有所先，非其位^⑪则邪，当其位则正。

帝曰：病生之变何如？岐伯曰：气相得则微，不相得则甚。帝曰：主岁如何？岐伯曰：气有余，则制己所胜而侮所不胜；其不及，则己所不胜侮而乘之，己所胜轻而侮之。侮反受邪。侮而受邪，寡于畏也。帝曰：善。

【精注】

⑪位：季节—春、夏，长夏、秋、冬。

【今译】

黄帝问：寒暑燥湿风火六气，是如何与人体应合的呢？对于万物的生化，又有什么关系呢？岐伯回答说：东方应春而生风，春风能使木类生长，木类生酸味，酸味滋养肝脏，肝滋养筋膜，肝气输于筋膜，其气又能滋养心脏。六气在天为深远无边，在人为认识事物的变化规律，在地为万物的生化。生化然后能生成五味，认识了事物的规律，然后能生成智慧，深远无边的宇宙，生成变化莫测的神，变化而生成万物之气机。神的变化，具体表现为：在天应在风，在地应在木，在人体应在筋，在气应在柔和，在脏应在肝。其性为温暖，其德为平和，其功用为动，其色为青，其生化为繁荣，其虫为毛虫，其政为升散，其令为宣布舒发，其变动为摧折败坏，其灾为陨落，其味为酸，其情志为怒。怒能伤肝，悲哀能抑制怒气；风气能伤肝，燥气能克制风气；酸味能伤筋，辛味能克制酸味。

南方应夏而生热，热盛则生火，火能生苦味，苦味入心，滋养心脏，心能生血，心气通过血以滋养脾脏。变化莫测的神，其具体表现为：在天应在热，在地应在火，在人体应在脉，在气应在阳，气生长，在脏应在心。其性为暑热，其德为显现物象，其功用为躁动，其色为赤，其生化为茂盛，其虫为羽虫，其政为明显，其令为热盛，其变动为炎热灼烁，其灾为燔灼焚烧，其味为苦，具情志为喜。喜能伤心，恐惧能抑制喜气；热能伤气，寒能克制热气；苦味能伤气，咸味能克制苦味。

中央应长夏而生湿，湿能生土，土能生甘味，甘味入脾，能滋养脾脏，脾能滋肌肉，脾气通过肌肉而滋养肺脏。变化莫测的神，其具体表现为：在天应于湿，在地应于土，在人体应于肉，在气应于物体充盈，在脏应于脾。其性安静能兼化万物，其德为濡润，其功用为化生，其色黄，其生化为万物盈满，其虫为倮虫，其政为安静，其令为布化云雨，其变动为久雨不止，其灾为湿雨土崩，其味为甘，其情志为思。思能伤脾，仇怒能抑制思虑；湿能伤肌肉，风能克制湿气；甘味能伤脾，酸味能克制甘味。

西方应秋而生燥，燥能生金，金能生辛味，辛味入肺而能滋养肺脏，肺能滋养皮毛，肺气通过皮毛而又能滋养肾脏。变化莫测的神，其具体表现为：在天应于燥，在地应于金，在人体应于皮毛，在气应于万物成熟，在脏应于肺。其性为清凉，其德为洁净，其功用为坚固，其色白，其生化为收敛，其虫为介虫，其政为刚劲切切，其令为雾露，其变动为严酷摧残，其灾为青干而凋落，其味为辛，其情志为忧愁。忧能伤肺，喜能抑制忧愁；热能伤皮毛，寒能克制热气；辛味能伤皮毛，苦味能克制辛味。

北方应冬而生寒，寒能生水，水能生咸味，咸味入肾而能滋养肾脏，肾能滋养骨髓，肾气通过骨髓而能滋养肝脏。变化莫测的神，其具体表现为：在天应于寒，在地应于水，在人体应于骨，在气应于物体坚实，在脏应于肾。其性为严凛，其德为寒冷，其功用为闭藏，其色黑，其生化为整肃，其虫为鳞虫，其政为平静，其令为霜雪，其变动为水冰气寒，其灾为冰雹，其味为咸，其情志为恐。恐能伤肾，思能抑制恐惧；寒能伤血，燥能克制寒气；咸味能伤血，甘味能克制咸味。五方之气更立四时，各有所先。非其主位而有是气为邪，当其主位而有是气则为正。

黄帝问：邪气致病是如何发生的？岐伯回答说：来气与主时之方位相合，则病情轻微，来气与主时之方位不相合，则病情严重。黄帝问：五气是如何主岁的？岐伯回答说：凡气有余，则能克制自己所能克制的气，而又能欺侮克制自己的气；气不足，则克制自己的气趁其不足而来欺侮，自己所能克制的气也轻蔑地欺侮自己。由于本气有余而进行欺侮或乘别气之不足而进行欺侮的，也往往要受邪，是因为它无所畏忌，而缺少防御的能力。黄帝说：讲得好。

六微旨大论篇第六十八

【导读】

本篇介绍了六气说是依据天体运动的规律而创造的，认为六气之间，具有标本中气的相互关系，人体会因天体的盛衰、气候的变化而在气色脉象上有所表现。

【原典】

黄帝问曰：呜呼远哉！天之道①也，如迎浮云②，若视深渊。视深渊尚可测，迎浮云莫知其极。夫子数言谨奉天道，余闻而藏之，心私异之，不知其所谓也。愿夫子溢志尽言其事，令终不灭，久而不绝，天之道可得闻乎？岐伯稽首再拜对曰：明乎哉问，天之道也！此因天之序，盛衰之时③也。

帝曰：愿闻天道六六之节盛衰何也？岐伯曰：上下有位，左右有纪④。故少阴之右，阳明治之；阳明之右，太阳治之；太阳之右，厥阴治之；厥阴之右，少阴治之；少阴之右，太阴治之；太阴之右，少阳治之。此所谓气之标⑤，盖南面而待之也。故曰：因天之序，盛衰之时，移光定位，正立而待之，此之谓也。

少阳之上，火气治之，中见厥阴；阳明之上，燥气治之，中见太阴；太阳之上，寒气治之，中见少阴；厥阴之上，风气治之，中见少阳；少阴之上，热气治之，中见太阳；太阴之上，湿气治之，中见阳明。所谓本也，本之下，中之见也，见之下，气之标也。本标不同，气应异象。

帝曰：共有至而至⑥，有至而不至，有至而太过，何也？岐伯曰：至而至者和；至而不至，来气不及也；未至而至，来气有余也。帝曰：至而不至，未至而至如何？岐伯曰：应则顺，否则逆，逆则变生，变则病。帝曰：善。请言其应。岐伯曰：物，生其应也，气，脉其应也。

帝曰：善。愿闻地理之应六节气位何如？岐伯曰：显明⑦之右，君火之位也；君火之右，退行一步，相火治之；复行一步，土气治之；复行一步，金气治之；复行一步，水气治之；复行一步，木气治之；复行一步，君火治之。

相火之下，水气承之；水位之下，土气承之；土位之下，风气承之；风位之下，金气承之；金位之下，火气承之；君火之下，阴精承之。帝曰：何也？岐伯曰：亢则害，承乃制，制则生化⑧，外列盛衰，害则败乱，生化大病。

【精注】

①天之道：自然规律。

②如迎浮云：如同迎望天上的浮云一样，变幻莫测。

③盛衰之时：阴阳升降的时序法则。

④上下有位，左右有纪：司天在泉上下有其主位，左右间

气有其运行条理。

⑤气之标：气，六气，即风火暑湿燥寒。标，标象。此指三阴三阳为气之标象，而六气为三阴三阳之本。

⑥至而至：前至指时至，后至指气至。意即到一定的时节相应的气候特点也反映出来，称为至而至。

⑦显明：为日出之正东方，即正卯位，黄赤交角零度，春分时日出正当卯位。

⑧制则生化：有制约，才有平衡，平衡而能生化。

【今译】

黄帝问道：天的规律真博大呀！远望如空中的浮云，又像看深渊一样，渊虽深还可以被探知，浮云则不知它的终极之处。先生多次谈到，要小心谨慎地尊奉气象变化的自然规律，我听到以后，都记下来，但是心里还有些疑惑，不明白说的是什么意思。请先生热情而详尽地讲讲其中的道理，使它永远地流传下去，久而不至灭绝。你可以把它的规律讲给我听吗？岐伯再次跪拜回答说：你提的问题很高明啊！这是由于运气秩序的变更，表现为自然气象盛衰变化的时位。

黄帝说：希望听你讲讲天道六六之节盛衰的情况？岐伯说：六气司天在泉，有一定位置，左右间气，有一定的规则。所以少阳的右间，是阳明主治；阳明的右间，是太阳主治；太阳的右间，是厥阴主治；厥阴的右间，是少阴主治；少阴的右间，是太阴主治；太阴的右间，是少阳主治。这就是所说的六气之标，是面向南方而定的位置。所以说，要根据自然气象变化的顺序和盛衰的时间及日影移动的刻度，确定位置，南面正立以进行观察。这就是这个意思。少阴司天，火气主治，少阳与厥阴相表里，故厥阴为中见之气；阳明司天，燥气主治，阳明与太阴相表里，故太阴为中见之气；太阳司天，寒气主治，太阳与少阴相表里，故少阴为中见之气；厥阴司天，风气主治，厥阴与少阳相表里，故少阳为中见之气；少阴司天，热气主治，少阴与太阳相表里，故太阳为中见之气；太阴司天，湿气主治，太阴与阳明相表里，故阳明为中见之气。这就是所谓本元之气，本气之下，是中见之气，中见之下，是气之标，由于本和标不同，应之于脉则有差

中華藏書

上部《黄帝内经·素问》

中国书房

异，而病形也就不一样。

黄帝说：六气有时至而气亦至的，有时至而气不至的，有先时而气至太过的，请讲讲这里面的道理。岐伯说：时至而气亦至的，为和平之年；时至而气不至的，是应至之气有所不及；时未至而气已至，是应至之气有余。黄帝说：时至而气不至，时未至而气已至的会怎样呢？岐伯说：时与气相应的是顺，时与气不相应的是逆，逆就要发生反常的变化。反常的变化就是要生病。黄帝说：好，请你再讲讲其相应的情况。岐伯说：万物对六气的感应，表现于其生长变化的情况。六气对于人体的影响，从气色脉象上可以反映出来。

黄帝说：好。请讲讲六气应于地理位置的情况。岐伯说：显明正当春分之时，它的右边，为君火主治之位；君火的右边，再退行一步，为相火主治之位；再退行一步，为土气主治之位；再退行一步，为金气主治之位；再退行一步，为水气主治之位；再退行一步，为木气主治之位；再退行一步，为君火主治之位。六气各有相克之气，承于其下，以制约之。水能制火，相火的下面，水气承之；土能制水，水位的下面，土气承之；木能制土，土位的下面，风气承之；金能制木，风位之下，金气承之；火能制金，金位之下，火气承之；阴能制阳，君火的下面，阴精随之。黄帝说：这是什么原因呢？岐伯说：六气亢盛时就要为害，相承之气，可以制约它，递相制约才能维持正常的生化，在四时之气中表现为气盛者必衰，衰者必盛，若亢盛为害则生化之机毁败紊乱，必然发生大病。

【原典】

帝曰：盛衰何如？岐伯曰：非其位则邪，当其位则正，邪则变甚，正则微。帝曰：何谓当位？岐伯曰：木运临卯，火运临午，土运临四季，金运临酉，水运临子，所谓岁会，气之平也。帝曰：非其位何如？岐伯曰：岁不与会也。

帝曰：土运之岁，上见太阴；火运之岁，上见少阳少阴；金运之岁，上见阳明；木运之岁，上见厥阴；水运之岁，上见太阳，奈何？岐伯曰：天之与会也。故《天元册》曰天符。

帝曰：无符岁会何如？岐伯曰：太一天符之会也。

帝曰：其贵贱何如？岐伯曰：天符为执法，岁会为行令，太一天符为贵人。帝曰：邪之中也奈何？岐伯曰：中执法者，其病速而危；中行令者，其病徐而持⑨；中贵人者，其病暴而死。帝曰：位之易也何如？岐伯曰：君位臣则顺，臣位君则逆，逆则其病近，具害速；顺则其病远，其害微。所谓二火也。

帝曰：善。愿闻其步何如？岐伯曰：所谓步者，六十度而有奇，故二十四步积盈百刻而成日也。

帝曰：六气应五行之变何如？岐伯曰：位有终始，气有初中，上下不同，求之亦异也。帝曰：求之奈何？岐伯曰：天气始于甲，地气始于子，子甲相合，命曰岁立，谨候其时，气可与期。

帝曰：愿闻其岁，六气始终，早晏何如？岐伯曰：明乎哉问也！甲子之岁，初之气，天数始于水下一刻，终于八十七刻半；二之气，始于八十七刻六分，终于七十五刻；三之气，始于七十六刻，终于六十二刻半；四之气，始于六十二刻六分，终于五十刻；五之气，始于五十一刻，终于三十七刻半；六之气，始于三十七刻六分，终于二十五刻。所谓初六，天之数也。

乙丑岁，初之气，天数始于二十六刻，终于一十二刻半；二之气，始于一十二刻六分，终于水下百刻；三之气，始于一刻，终于八十七刻半；四之气，始于八十七刻六分，终于七十五刻；五之气，始于七十六刻，终于六十二刻半；六之气，始于六十二刻六分，终于五十刻。所谓六二，天之数也。

内寅岁，初之气，天数始于五十一刻，终于三十七刻半；二之气，始于三十七刻六分，终于二十五刻；三之气，始于二十六刻，终于一十二刻半；四之气，始于一十二刻六分，终于水下百刻；五之气，始于一刻，终于八十七刻半；六之气，始于八十七刻六分，终于七十五刻。所谓六三，天之数也。

丁卯岁，初之气，天数始于七十六刻，终于六十二刻半；二之气，始于六十二刻六分，终于五十刻；三之气，始于五十一刻，终于三十七刻半；四之气，始于三十七刻六分，终于二

中华藏书

上部《黄帝内经·素问》

中国书店

二八七

十五刻；五之气，始于二十六刻，终于一十二刻半；六之气，始于一十二刻六分，终于水下百刻。所谓六四，天之数也。次戊辰岁，初之气，复始于一刻，常如是无已，周而复始。

【精注】

⑨其病徐而持：徐，指发病缓慢。持，指疾病持久不愈。

【今译】

黄帝说：气的盛衰如何？岐伯说：不当其位的是邪气，恰当其位的是正气，邪气则变化很严重，正气则变化很轻微。黄帝问：如何叫作恰当其位呢？岐伯回答说：例如木运遇到卯年，火运遇到午年，土运遇至辰、戌、丑、未年，金运遇到酉年，水运遇到子年，乃是中运之气与年支方位五行之气相同。所说的"岁会"，为运气和平之年。黄帝说：不当其位是怎样的呢？岐伯说：就是中运不与年支方位五行之气相会。黄帝说：土运之年，遇到太阴司天；火运之年，遇到少阳、少阴司天；金运之年，遇到阳明司天；木运之年，遇到厥阴司天；水运之年，遇到太阳司天是怎样的呢？岐伯说：这是中运与司天相会。所以《天元册》中叫作"天符"。黄帝说：既是"天符"，又是"岁会"的是怎样的呢？岐伯说：这叫作"太一天符"。黄帝说：它们有什么贵贱的不同吗？岐伯说：天符好比执法，岁会好比行令，太一天符好比贵人。黄帝说：邪气中人发病时，三者有什么区别呢？岐伯说：中于执法之邪，发病快速而危重；中于行令之邪，发病缓慢而持久；中于贵人之邪，发病急剧而多死。黄帝说：主气客气位置互易时是怎样的呢？岐伯说：君位客气居于臣位主气之上的为顺，臣位客气，居于君位主气之上的为逆。逆者发病快而急，顺者发病慢而轻。这里主要是指君火和相火说的。

黄帝说：好。请给我讲讲六步的情况？岐伯说：所谓"步"，就是指六十度有零的时间，每年是六步，所以在二十四步中，也就是四年内，积每年刻度的余数共为一百刻，就成为一日。

黄帝问：六气如何与五行的变化相应呢？岐伯说：每一气所占的位置，是有始有终的，一气中又分为初气和中气，由于天气和地气的不同，所以推求起来，也就有了差异。黄帝说：

怎样推求呢？岐伯说：天气始于天干之甲，地气始于地支之子，子和甲结合起来，就叫"岁立"，谨密地注意交气的时间，六气变化的情况，就可以推求出来。黄帝说：我想听听关于每年六气的始终早晚是怎样的？岐伯说：你提这个问题是很高明的啊！甲子之年，初之气，天时的刻数，开始漏水下一刻，终于八十七刻五分；二之气，开始于八十七刻六分，终止于七十五刻；三之气，开始于七十六刻，终止于六十二刻五分；四之气，开始于六十二刻六分，终止于五十刻；五之气，开始于五十一刻，终止于三十七刻五分；六之气，开始于三十七刻六分，终止于二十五刻。这就是所说的第一个六步，天时终始的刻数。乙丑之年，初之气，天时的刻数，开始于二十六刻，终止于十二刻五分；二之气，开始于十二刻六分，终止于漏水下至一百刻；三之气，开始于一刻，终止于八十七刻五分；四之气，开始于八十七刻六分，终止于七十五刻；五之气，开始于七十六刻，终止于六十二刻五分；六之气，开始于六十二刻六分，终止于五十刻。这就是所说的第二个六步，天时终始的刻数。丙寅之年，初之气，天时的刻数开始于五十一刻，终止于三十七刻五分；二之气，开始于三十七刻六分，终止于二十五刻；三之气，开始于二十六刻，终止于十二刻五分；四之气，开始于十二刻六分，终止于漏水下至一百刻；五之气，开始于一刻，终止于八十七刻五分；六之气，开始于八十七刻六分，终止于七十五刻；这就是所说的第三个六步，天时终始的刻数。丁卯之年，初之气，天时的刻数开始于七十六刻，终止于六十二刻五分；二之气，开始于六十二刻六分，终止于五十刻；三之气，开始于五十一刻，终止于三十七刻五分；四之气，开始于三十七刻六分，终止于二十五刻；五之气，开始于二十六刻，终止于十二刻五分；六之气，开始于十二刻六分，终止于漏水下至一百刻。这就是所说的第四个六步，天时终始的刻数。依次相推便是戊辰年，初之气，又开始于一刻，经常如此，没有终时，一周之后又重新开始。

【原典】

帝曰：愿闻其岁候何如？岐伯曰：悉乎哉问也！日行一

周，天气始于一刻，日行再周，天气始于二十六刻，日行三周，天气始于五十一刻，日行四周，天气始于七十六刻，日行五周，无气复始于一刻，所谓一纪也。是故寅午戌岁气会同，卯未亥岁气会同，辰申子岁气会问，巳酉丑岁气会同，终而复始。

帝曰：愿闻其用也。岐伯曰：言天者求之本，言地者求之位，言人者求之气交。帝曰：何谓气交？岐伯曰：上下之位，气交之中，人之居也。故曰：天枢⑩之上，天气主之；天枢之下，地气主之；气交之分，人气从之，万物由之，此之谓也。

帝曰：何谓初中？岐伯曰：初凡三十度而有奇，中气同法。帝曰：初中何也？岐伯曰：所以分天地也。帝曰：愿卒闻之。岐伯曰：初者地气也，中者天气也。

帝曰：其升降何如？岐伯曰：气之升降，天地之更用也。帝曰：愿闻其用何如？岐伯曰：升已而降，降者谓天；降已而升，升者谓地。天气下降，气流于地；地气上升，气腾于天。故高下相召，升降相因，而变作矣。

帝曰：善。寒湿相遘，燥热相临，风火相值，其有闻乎？岐伯曰：气有胜复⑪，胜复之作，有德有化，有用有变，变则邪气居之。帝曰：何谓邪乎？岐伯曰：夫物之生从于化，物之极由乎变，变化之相薄，成败之所由也。故气有往复，用有迟速，四者之有，而化而变，风之来也。帝曰：迟速往复，风所由生，而化而变，故因盛衰之变耳。成败倚伏游乎中，何也？岐伯曰：成败倚伏生乎动，动而不已，则变作矣。

帝曰：有期乎？岐伯曰：不生不化，静之期也。帝曰：不生化乎？岐伯曰：出入废则神机化灭，升降息则气立孤危。故非出入，则无以生长壮老已；非升降，则无以生长化收藏。是以升降出入，无器不有。故器者生化之宇，器散则分之，生化息矣。故无不出入，无不升降，化有小大，期有近远，四者之有，而贵常守，反常则灾害至矣。故曰无形无患⑫，此之谓也。帝曰：善。有不生不化乎？岐伯曰：悉乎哉问也！与道合同，惟真人乜。帝曰：善。

【精注】

⑩天枢：指天气下流，地气上应的中枢。

⑪气有胜复：胜，大过。复，胜极而复。

⑫无形无患：即谓如果没有形体，就不会有灾难。

【今译】

黄帝问：一年的计算方法是怎样的？岐伯回答说：你问得很详尽啊！太阳运行第一周时，天时开始于一刻；太阳运行于第二周时，天时开始于二十六刻；太阳运行于第三周时，天时开始于五十一刻；太阳运行于第四周时，天时开始于七十六刻；太阳运行于第五周时，天时又开始于一刻。天气四周大循环，就叫做"一纪"。所以寅、午、戌三年，岁时与六气会同，卯、未、亥三年，岁时与六气会同，辰、申、子三年，岁时与六气会同；巳、酉、丑三年，岁时与六气会同，周流不息，终而复始。

黄帝问：六步是如何运用的？岐伯说：谈论天气的变化，当推求于六气的本元；谈论地气的变化，当推求于六气应五行之位；谈论人体的变化，当推求于气交。黄帝说：什么是气交呢？岐伯说：天气居于上位，地气居于下位，上下交互于气交之中，为人类所居之处。所以说：天枢以上，天气主之，天枢以下，地气主之；在气交之处，人气顺从天地之气的变化，万物由此而生。就是这个意思。

黄帝问：初气中气指的是什么？岐伯说：初气占一气中的三十度有零。中气也是这样。黄帝说：为什么要分初气和中气呢？岐伯说：是为了区别天气与地气用事的时间。黄帝说：我想听你详尽地讲讲。岐伯说：初气为地气用事，中气为天气用事。黄帝说：它们的升降情况是怎样的呢？岐伯说：气的升降，是天气和地气相互作用的结果。黄帝说：我想听听它们的相互作用是怎样的？岐伯说：地气可以上升，但升到极点就要下降，而下降乃是天气的作用；天气可以下降，但降到极点就要上升，而上升乃是地气的作用。天气下降，其气乃流荡于地；地气上升，其气乃蒸腾于天。由于天气和地气的相互招引，上升和下降的相互为因，天气和地气才能不断地发生变化。

中華藏書

黄帝内经·最新整理珍藏版

中国书房

黄帝说：说得好。寒气与湿气相遇，燥气与热气相接，风气与火气相逢，时间是不是一定的？岐伯说：六气都有太过的胜气和胜极而复的复气，胜气和复气的不断发作，使气有正常的功用，有生化的性能，有一定的作用，有异常的变化，异常变化就要产生邪气。黄帝说：什么是邪气？岐伯说：物体的新生，是从化而来，物体到极点，是由变而成，变和化的互相斗争与转化，乃是成败的根本原因。由于气有往来进退，作用有缓慢与迅速，有进退迟速，就产生了化和变，并发生了六气的变化。黄帝说：气有迟速进退，所以发生六气变化，有化有变，是由于气的盛衰变化所致。成和败相互为因，潜处于事物之中，是什么原因呢？岐伯说：成败互因的关键在于运动，不断地运动，就会发生不断的变化。黄帝说：运动有一定的时间吗？岐伯说：不生不化，乃是相对稳定的时期。黄帝说：物有不生不化的吗？岐伯说：物体的内部存有生生不息之机，名曰"神机"，物体的外形依赖于气化的作用而存在，名曰"气立"。若出入的功能废止了，则"神机"毁灭，升降的作用停息了，则"气立"危亡。因此，没有出入，也就不会有发生、成长、壮实、衰老与灭亡；没有升降，也就不会有发生、成长、变化、收敛与闭藏。所以升降出入，是没有一种物体不具备。因而物体就像是生化之器，若器物的形体不存在了，则升降出入、生化之机也就停止了。因此说，任何物体，无不存有出入升降之机。不过化有大小的不同，时间有远近的区别，不管大小远近，贵在保持正常，如果反常，就要发生灾害。所以说离开了物体的形态，也就无所谓灾害。就是这个意思。黄帝说：好。世上有不生不化的吗？岐伯说：你问得很详尽啊！能够结合自然规律而适应其变化的，只有"真人"。黄帝说：讲得好。

气交变大论篇第六十九

【导读】

本篇主要论说五运之化的太过或不及所引起自然界变化以及对人体疾病的影响，认为气候变化不一定会导致疾病，关键在于人体正气是否能够战胜邪气。

【原典】

黄帝问曰：五运更治，上应天期，阴阳往复，寒暑迎随，真邪相薄，内外分离，六经波荡①，五气倾移②，太过不及，专胜兼并③，愿言其始，而有常名，可得闻乎？岐伯稽首再拜见对曰：昭乎哉问也！是明道也。此上帝所贵，先师传之，臣虽不敏，往闻其旨。帝曰：余闻得其人不教，是谓失道，传非其人，慢泄天宝。余诚菲德，未足以受至道，然而众子哀其不终，愿夫子保于无穷，流于无极，余司其事，则而行之奈何？岐伯曰：请遂言之也。《上经》曰：大道者上知天文，下知地理，中知人事，可以长久，此之谓也。帝曰：何谓也？岐伯曰：本气位也，位天者，天文也；位地者，地理也；通于人气之变化者，人事也。故太过者先天，不及者后天，所谓治化而人应之也。

帝曰：五运之化，太过何如？岐伯曰：岁木太过，风气流行，脾土受邪。民病飧泄，食减，体重，烦冤，肠鸣腹支满，上应岁星。甚则忽忽④善怒，眩冒巅疾。化气不政，生气独治，云物飞动，草木不宁，甚而摇落，反胁痛而吐甚，冲阳绝者死不治，上应太白星。

岁火太过，炎暑流行，金肺受邪。民病疟，少气咳喘，血溢血泄注下，嗌燥耳聋，中热肩背热，上应荧惑星。甚则胸中痛，胁支满胁痛，膺背肩胛间痛，两臂内痛，身热骨痛而为浸淫。收气不行，长气独明，雨水霜寒，上应辰星。上临少阴少阳，火燔焫，冰泉涸，物焦槁，病反谵妄狂越，咳喘息鸣，下甚血溢泄不已，太渊绝者死不治，上应荧惑星。

岁土太过，雨湿流行，肾水受邪。民病腹痛，清厥意不乐，体重烦冤，上应镇星。甚则肌肉萎，足痿不收；行善瘛，脚下痛，饮发中满食减，四支不举。变生得位，藏气伏，化气独治之，泉涌河衍，涸泽生鱼，风雨大至，土崩溃，鳞见于陆，病腹满溏泄肠鸣，反下甚而太溪绝者，死不治，上应岁星。

岁金太过，燥气流行，肝木受邪。民病两胁下少腹痛，目赤痛眦疡，耳无所闻。肃杀而甚，则体重烦冤，胸痛引背，两胁满且痛引少腹，上应太白星。甚则喘咳逆气，肩背痛，尻阴股膝髀腨胻足皆病，上应荧惑星。收气峻，生气下，草木敛，苍干凋陨，病反暴痛，胠胁不可反侧，咳逆甚而血溢，太冲绝者，死不治，上应太白星。

岁水太过，寒气流行，邪害心火。民病身热烦心，躁悸，阴厥⑤上下中寒，谵妄心痛，寒气早至，上应辰星。甚则腹大胫肿，喘咳，寝汗出憎风，大雨至，埃雾朦郁，上应镇星。上临太阳，雨冰雪，霜不时降，湿气变物，病反腹满肠鸣溏泄，食不化，渴而妄冒，神门绝者，死不治，上应荧惑、辰星。

【精注】

①六经波荡：六经的气血动荡不安。

②五气倾移：五脏气血离乱，偏胜偏衰，丧失了平衡协调。

③专胜兼并：王冰："专胜，五运主岁太过也；兼并，五运主岁不及。"

④忽忽：精神失守的样子。

⑤阴厥：虚寒性厥冷。

【今译】

黄帝说道：五运更替，与天之六气相应，一周六步之内，阴阳往复，阳去阴来，冬去暑来，真气与邪气斗争，内外不得统一，六经的血气动荡不安，五脏的本气相互倾轧而转移，太过则一气独胜，不及则二气相并，我要知道它起始自原理和一般常规，是否能讲给我听？岐伯说：问得好！这是应该明白的道理，它一直是历代帝王所注意的问题，也是历代医师传授下来的，我的学问虽然很肤浅，但过去曾听老师讲过它的道理。

黄帝道：我听人家说，遇到合适的人而不教，就会使学术的相传受到影响，称为"失道"；如传授给不适当的人，是轻视学术，不负责任的表现。我虽然没有很高的修养，不一定符合传授学术的要求；但是群众多疾病而夭亡，是应同情的。要求先生为了保全群众的健康和学术的永远留传，只要先生讲出来，我一定按照规矩来做，你看怎样？岐伯说：让我详细地讲给你听吧！《上经》说：研究医学之道的，要上知天文，下知地理，中知人事，他的学说才能保持长久。就是这个道理。

黄帝又问：这是什么意思？岐伯说：这是为了推求天、地、人三气的位置啊。求天位的，是天文；求地位的，是地理；通晓人气变化的，是人事。因而太过的气先天时而至，不及的气后天时而至，所以说，天地的运动有正常的变化，而人体的活动也随之起着相应的变化。

黄帝问：五运如果气化太过会怎么样？岐伯回答说：木运太过，则风气流行，脾土受其侵害。人们多患消化不良性的泄泻，饮食减少，肢体沉重无力，烦闷抑郁，肠中鸣响，肚腹胀满，这是由于木气太过的缘故。在天上应木星光明，显示木气过于亢盛的症象。甚至会不时容易发怒，并出现头昏眼花等头部病症。这是土气无权，木气独胜的现象，好像天上的云在飞跑，地上的万物迅速变动，草木动摇不定，甚至树倒草偃。如病人的胁部疼痛，呕吐不止。若冲阳脉绝，多死亡而无法治疗。在天上应金星光明，这是显示木胜则金气制之。

火运如果太过，则暑热流行，肺受火邪。人们多患疟疾，呼吸少气，咳嗽气喘，吐血衄血，二便下血，水泻如注，咽喉干燥，耳聋，胸中热，肩背热。在天上应火星光明，显示火热之气过于亢盛的症象。在人体甚至会有胸中疼痛，胁下胀满，胁痛，胸背肩胛间等部位疼痛，两臂内侧疼痛，身热肤痛，而发生浸淫疮。这是金气不振，火气独亮的现象，火气过旺就会有雨冰霜寒的变化，这是火热之极，寒水来复的关系。在天上应水星光明，这是显示火盛则水气制之。如果遇到少阴或少阳司天的年份，火热之气更加亢盛，有如燃烧烤灼，以致水源干涸，植物焦枯。人们发病，多见谵语妄动，发狂越常，咳嗽气喘痰鸣，火气甚于下部则血从二便下泄不止。若太渊脉绝，多死亡而无法治疗。在天上应为星光明，这是火盛的表示。

土运如果太过，则雨湿之气流行，肾受湿邪。人们多病腹痛。四肢厥冷，情绪忧郁，身体困重而烦闷，这是土气太过所致。在天上应土星光明。甚至见肌肉枯萎，两足痿弱不能行动，抽掣挛痛，土病则不能克制水，以致水饮之邪积于体内而生胀满，饮食减少，四肢无力，不能举动。若遇土旺之时，水气无权，土气独旺，则湿令大行，因此泉水喷涌，河水高涨，本来干涸的池沼也会孳生鱼类了，若木气来复，风雨暴至，使堤岸崩溃，河水泛滥，陆地可出现鱼类。人们就会病肚腹胀满，大便溏泄，肠鸣，泄泻不止。而太溪脉绝，多死亡而无法治疗。在天上应木星光明。

金运如果太过，则燥气流行，邪气伤肝。人们多病两胁之下及少腹疼痛，目赤而痛，眼梢溃烂，耳朵听不到声音。燥金之气过于亢盛，就会身体重而烦闷，胸部疼痛并牵引及背部，两胁胀满，而痛势下连少腹。在天上应金星光明。甚则发生喘息咳嗽，呼吸困难，肩背疼痛，尻、阴、股、膝、髀、腨、胻、足等处都感疼痛的病症。在天上应火星光明。如金气突然亢盛，水气下降，在草木则生气收敛，枝叶枯干凋落。在人们的疾病多见胁肋急剧疼痛，不能转动翻身，咳嗽气逆，甚至吐血衄血。若太冲脉绝，多死亡而无法治疗。在天上应金星光明。

水运如果太过，则寒气流行，邪气损害心。人们多患发热，心悸，烦躁，四肢逆冷，全身发冷，谵语妄动，心痛。寒气非时早至，在天上应水星光明。水邪亢盛则有腹水，足胫浮肿，气喘咳嗽，盗汗，怕风。土气来复则大雨下降，尘土飞扬如露一样的迷朦郁结，在天上应土星光明。如遇太阳寒水司天，则雨冰霜雪不时下降，湿气大盛，物变其形。人们多患腹中胀满，肠鸣便泻，食不化，渴而妄冒。如神门脉绝，多死亡而无法治疗。在天上应火星失明、水星光芒。

【原典】

帝曰：善。其不及何如？岐伯曰：悉乎哉问也！岁木不及，燥乃大行，生气失应，草木晚荣，肃杀而甚，则刚木辟著，柔萎苍干，上应太白星，民病中清，肤胁痛，少腹痛，肠鸣溏泄，凉雨时至，上应太白星，其谷苍。上临阳明，生气失政，草木再荣，化气乃急，上应太白镇星，其主苍早。复则炎⑥暑流火，湿性燥，柔脆草木焦槁，下体再生，华实齐化，病寒热疮疡痱胗痈痤，上应荧惑太白，其谷白坚。白露早降，收杀气行，寒雨害物，虫食甘黄，脾土受邪，赤气后化，心气晚治，上胜肺金，白气乃屈，其谷不成，咳而鼽，上应荧惑、太白星。

岁火不及，寒乃大行，长政不用，物荣而下，凝惨而甚，则阳气不化，乃折荣美，上应辰星，民病胸中痛，胁支满，两胁痛，膺背肩胛间及两臂内痛，郁冒朦昧，心痛暴暗，胸腹大，胁下与腰背相引而痛，甚则屈不能伸，髋髀如别，上应荧惑辰星，其谷丹。复则埃郁，大雨且至，黑气乃辱，病鹜溏腹满，食饮不下，寒中肠鸣，泄注腹痛，暴挛痿痹，足不任身，上应镇星、辰星，玄谷不成。

岁土不及，风乃大行，化气不令，草木茂荣，飘扬而甚，秀而不实，上应岁星，民病飧泄霍乱，体重腹痛，筋骨繇复，肌肉瞤酸，善怒，藏气举事，蛰虫早附，咸病寒中，上应岁星镇星，其谷黅。复则收政严峻，名木苍凋，胸胁暴痛，下引少腹，善太息，虫食甘黄，气客于脾，黅谷乃减，民食少失味，苍谷乃损，上应太白岁星。上临厥阴，流水不冰，蛰虫来见，藏气不用，白乃不复，上应岁星，民乃康。

岁金不及，炎火乃行，生气乃用，长气专胜，庶物以茂，燥烁以行，上应荧惑星，民病肩背瞀重，鼽嚏，血便注下，收气乃后，上应太白星，其谷坚芒。复则寒雨暴至，乃零冰雹霜雪杀物，阴厥且格，阳反上行，头脑户痛，延及囟顶发热，上应辰星，丹谷不成，民病口疮，甚则心痛。

岁水不及，湿乃大行，长气反用，其化乃速，暑雨数至，上应镇星，民病腹满，身重濡泄，寒疡流水，腰股痛发，腘端股膝不便，烦冤，足痿，清厥，足下痛，甚则胕肿，藏气不政，肾气不衡，上应辰星，其谷秬⑦。上临太阴，则大寒数举，蛰虫早藏，地积坚冰，阳光不治，民病寒疾于下，甚则腹满浮肿，上应镇星，其主黅谷。复则大风暴发，草偃木零，生长不鲜，面色时变，筋骨并辟，肉𥆧瘛，目视𥆑𥆑，物疏璺⑧，肌肉胗发，气并鬲中，痛于心腹，黄气乃损，其谷不登，上应岁星。帝曰：善。愿闻其时也。岐伯曰：悉乎哉问也！木不及，春有鸣条律畅之化，则秋有雾露清凉之政。春有惨凄残贼之胜，则夏有炎暑燔烁之复。其眚东，其藏肝，其病内舍胠胁，外在关节。

火不及，夏有炳明光显之化，则冬有严肃霜寒之政。夏有惨凄凝冽之胜，则不时有埃昏大雨之复。其眚南，其藏心，其病内舍膺胁，外在经络。

土不及，四维有埃云润泽之化，则春有鸣条鼓拆之政。四维发振拉飘腾之变，则秋有肃杀霖霪之复。其眚四维，其藏脾，其病内舍心腹，外在肌肉四支。

金不及，夏有光显郁蒸之令，则冬有严凝整肃之应。夏有炎烁燔燎之变，则秋有冰雹霜雪之复。其眚西，其藏肺，其病内舍膺胁肩背，外在皮毛。

水不及，四维有湍润埃云之化，则不时有和风发之应。四维发埃昏骤注之变，则不时有飘荡振拉之复。其眚北，其藏肾，其病内舍腰脊骨髓，外在溪谷踹膝。大五运之政，犹权衡也，高者抑之，下者举之，化者应之，变者复之，此生长化成收藏之理，气之常也，失常则天地四塞矣。故曰：天地之动静，神明为之纪，阴阳之往复，寒暑彰其兆，此之谓也。

【精注】

⑥复：张介宾注："复者，子为其母而报复也，木衰金亢，火则复之，故为炎暑流火。"

⑦秬：秬（jù），黑黍。

⑧疏璺：疏璺（wèn），器皿破而未碎，只有裂纹。

【今译】

黄帝道：很好。五运如果不及会怎样？岐伯说：问得真详细啊！木运不及，燥气就会旺盛，生气与时令不相适应，草木不能当时生荣。肃杀之气亢盛，使劲硬的木受刑而碎裂如辟，本来柔嫩苍翠的枝叶变为萎弱干枯，在天上应金星光明。人们多患中气虚寒，胠胁部疼痛，少腹痛，腹中鸣响，大便溏泄。在气候方面是冷雨不时下降，在天上应金星光明，在五谷是青色的谷不能成熟。如遇阳明司天，金气抑木，木气失却了应有的生气，草木在夏秋再变繁荣，所以开花结实的过程非常急促，很早就凋谢，在天上应金、土二星光明。金气抑木，木起反应而生火，于是就会炎热如火，湿润的变为干燥，柔嫩脆弱的变为干枯焦槁，枝叶从根部重新生长，开花结实并见。在人体则炎热之气郁于皮毛，多病寒热、疮疡、痹疹、痈痤。在天上应金、火二星，在五谷则外强中干，秀而不实。白霜提早下降，秋收肃杀之气流行，寒雨非时，损害万物，味甘色黄之物多生虫蛀，所以稻谷没有收获。在人则脾上先受其邪，火气后起，所以心气亦继之亢盛，火气克金，金气乃得抑制，所以具谷物不能成熟，在疾病是咳嗽鼻塞。在天上应金星与火星。

火运如果不及，寒气就旺盛，夏天火气不能发挥作用，万物就缺乏向上茂盛的力量。阴寒凝滞之气过盛，则阳气不能生化，繁荣美丽的生机就受到摧折，在天上应水星光明。人们的疾病是胸中疼痛，胁部胀满，两胁疼痛，上胸部、背部、肩胛之间及两臂内侧都感疼痛，抑郁眩晕，头目不清，心痛，突然失音，胸腹肿大，胁下与腰背相互牵引而痛，甚则四肢踡屈不能伸展，髋骨与大腿之间不能活动自如。在天上应火星火明、水星光明。赤色的谷类不能成熟。火被水抑，火起反应则生土气来复，于是埃尘郁冒，大雨倾盆，水气受到抑制，故病见大便时时溏泄，腹中胀满，饮食不下，腹中寒冷鸣响，大便泄泻如注，腹中疼痛，两足急剧拘挛、萎缩麻木、不能行走。在天上应土星光明、水星失明。黑色之谷不能成熟。

土运如果不及，风气因而流行，土气失却生化之能力，风气旺盛，则草木茂盛繁荣。生化无能，则秀而不实，在天上应木星光明。人们的疾病多见消化不良的泄泻，上吐下泻的霍乱，身体重，腹中痛，筋骨动摇，肌肉跳动酸疼，时常容易发

中華藏書
上部《黄帝内经·素问》
中国书房

怒。寒水之气失制而眭，在虫类提早伏藏，在人都病寒泄中满，在天上应木星光明、土星失明，黄色之谷类不能成熟。木邪抑土，土起反应则生金，于是秋收之气当令，出现一派严肃峻烈之气，坚固的树木也不免要枝叶凋谢，所以胸胁急剧疼痛，波及少腹、常呼吸少气而太息。凡味甘色黄之物被虫蛀食，邪气客于脾上，人们多病饮食减少，食而无味。金气胜木，所以青色之谷受到损害，在天上应金星光亮、土星减明。如遇厥阴司天相火在泉，则流水不能结冰，本来早已冬眠的虫类，重新又活动起来。不及的土运，得在泉相火之助，所以寒水之气不致独旺，而土得火助木气不能克土，所以也没有金气的反应，而人们也就康健，在天上应木星正常。

金运如果不及，火气与木气就相应地旺盛，长夏之气专胜，所以万物因而茂盛，干燥烁热，在天上应火星光明。人们多患肩背闷重，鼻塞流涕，喷嚏，大便下血，泄泻如注。秋收之气不能及时而至，在天上应金星失明、火星光明，白色的谷类不能及时成熟。火邪抑金起反应而生水，于是寒雨之气突然而来，以致降落冰雹霜雪，杀害万物，阴气厥逆而格拒，使阳气反而上行，所以头后部疼痛，痛势连及头顶，发热。在天上应水星光明、火星失明，在谷类应红色之谷不能成熟。人们多病口腔生疮，甚至心痛。

水运如果不及，湿土之气闲而大盛，水不制火，火气反而生旺，天气炎热，不时下雨，万物的生化很迅速，在天上应土星光明。人们多患腹胀，身体困重，大便溏泄，阴性疮疡脓水稀薄，腰股疼痛，下肢关节活动不利，烦闷抑郁，两脚萎弱厥冷，脚底疼痛，甚至足背浮肿。这是由于冬藏之气不能发挥作用，肾气不平衡，在天上应土星光明、水星失明，在谷类应黑黍不能成熟。如遇太阴司天，寒水在泉，则寒气时时侵袭，虫类很早就冬眠，也上的积水结成厚冰，阳气伏藏，不能发挥它温暖的作用，人们多患下半身的寒性疾病，甚至腹满浮肿，在天上应土星光明、火星失明，在谷类应黄色之稻成熟。土邪抑水而起反应则生风木，因而大风暴发，草类偃伏，树木凋零，生长的力量不能显著，面色时时改变，筋骨拘急疼痛，活动不利，肌肉跳动抽掣，两眼昏花，视觉不明或失常，物体视之若分裂，肌肉发出风疹，若邪气侵入胸膈之中，就有心腹疼痛。这是木气太过，土气受伤，属上的谷类没有收获，在天上应木星光明，土星失明。

黄帝说：很对。希望听你讲讲五气与四时相应的关系。岐伯说：问得真详细啊！木运不及的，如果春天有和风使草木萌芽抽条的正常时令，那秋天也就有雾露润泽而凉爽的正常气候；如果春天反见寒冷惨凄霜冻残贼的秋天气候，那夏天就有特别炎热的反应。它的自然灾害在东方，在人体应在肝脏，其病处内在胺胁部，外在筋骨关节。

火运不及的，如果夏天有景色显明的正常气候，那冬天也就有严肃霜寒的正常时令；如果夏天反见萧条惨凄寒冻的冬天气候，那时常会有倾盆大雨的反应。它的自然灾害在南方，在人体应在心脏，其病处内在胸胁部，外在经络。

土运不及的，如果辰、戌、丑、未月有尘土飘扬和风细雨的正常时令，那春天也就有风和日暖的正常气候；如果辰、戌、丑、未月反见狂风拔倒树木的变化，那秋天也就有久雨霜雪的反应。它的自然灾害在四隅，在人体应在脾脏，其病处内在心腹，外在肌肉四肢。

金运不及的，如果夏天有景色显明树木茂盛的正常时令，那冬天也就有冰冻寒冷的正常气候；如果夏天出现如火烧灼的过于炎热的气候，那秋天就会有冰雹霜雪的反应。它的自然灾害在西方，在人体应在肺脏，其病处内在胸胁肩背，外在皮毛。

水运不及的，辰、戌、丑、未月有尘砂荡扬而无暴雨的气候，则时常有和风生发的正常气候；如果辰、戌、丑、未月出现飞沙走石狂风暴雨的变化，则时时会有吹断的树木飘荡的反应。它的自然灾害在北方，在人体应在肾脏，其病处内在腰脊骨髓，外在肌肉之会与小腿膝弯等处。

要之，五运的作用，好似权衡之器，太过的加以抑制，不及的加以帮助，正常则和平，反常则必起反应，这是生长化收藏的道理，是四时气候应有的规律，如果失却了这些规律，天

中华藏书

黄帝内经·最新整理珍藏版

中国书房

地之气不升不降，就是闭塞不通了。所以说：天地的动静，受自然力量的规律所控制，阴去阳来、阳去阴来的变化，可以从四时寒暑来显示出它的征兆。就是这个意思。

【原典】

帝曰：夫子之言五气之变，四时之应，可谓悉矣。大气之动乱，触遇而作，发无常会，卒然灾合，何以期之？岐伯曰：大气之动变，固不常在，而德化政令灾变，不同其候也。帝曰：何谓也？岐伯曰：东方生风，风生木，其德敷和，其化生荣，其政舒启，其令风，其变振发，其灾散落。南方生热，热生火，其德彰显，其化蕃茂，其政明曜，其令热，其变销烁，其灾燔焫。中央生湿，湿生土，其德溽蒸，其化丰备，其政安静，其令湿，其变骤注，其灾霖溃。西方生燥，燥生金，其德清洁，其化紧敛，其政劲切，其令燥，其变肃杀，其灾苍陨。北方生寒，寒生水，其德凄沧，其化清谧，其政凝肃，其令寒，其变凛冽，具灾冰雪霜雹。是以察其动也，有德有化，有政有令，有变有灾，而物由之，而人应之也。

帝曰：夫子之言岁候，其不及太过，而上应五星。今夫德化政令，灾眚变易，非常而有也，卒然而动，其亦为之变乎？岐伯曰：承天而行之，故无妄动，无不应也。卒然而动者，气之交变也，其不应焉。故曰：应常不应卒，此之谓也。帝曰：其应奈何？岐伯曰：各从其气化也。

帝曰：其行之徐疾逆顺何如？岐伯曰：以道留久，逆守而小，是谓省下；以道而去，去而速来，曲而过之⑨，是谓省遗过也⑩；久留而环，或离或附，是谓议灾与其德也；应近则小，应远则大。芒而大倍常之一，其化甚；大常之二，其眚即也；小常之一，其化减；小常之二，是谓临视，省下之过与其德也。德者福之，过者伐之。是以象之见也，高而远则小，下而近则大，故大则喜怒迩，小则祸福远。岁运太过，则运星北越，运气相得，则各行其道。故岁运太过，畏星失色而兼其母，不及则色兼其所不胜。肖者瞿瞿，莫知其妙，闵闵之当，孰者为良，妄行无征，示畏侯王。

帝曰：其灾应何如？岐伯曰：亦各从其化也。故时至有盛衰，凌犯有逆顺，留守有多少，形见有善恶，宿属有胜负，癥应有吉凶矣。

帝曰：其善恶，何谓也？岐伯曰：有喜有怒，有忧有丧，有泽有燥，此象之常也，必谨察之。帝曰：六者高下异乎？岐伯曰：象见高下，其应一也，故人亦应之。

帝曰：善。其德化政令之动静损益皆何如？岐伯曰：夫德化政令灾变，不能相加也。胜复盛衰，不能相多也。往来小大，不能相过也。用之升降，不能相无也。各从其动而复之耳。

帝曰：其病生何如？岐伯曰：德化者气之祥，政令者气之章，变易者复之纪，灾眚者伤之始，气相胜者和，不相胜者病，重感于邪则甚也。

帝曰：善。所谓精光之论⑪，大圣之业，宣明大道⑫，通于无穷，究于无极也。余闻之，善言天者，必应于人，善言古者，必验于今，善言气者，必彰于物，善言应者，同天地之化，善言化言变者，通神明之理，非夫子孰能言至道欤！乃择良兆而藏之灵室，每旦读之，命曰《气交变》，非斋戒不敢发，慎传也。

【精注】

⑨曲而过之：指回归后又环曲前行。

⑩是谓省遗过也：是省察遗漏的过失。遗，遗留，遗漏。过，过失，罪过。

⑪精光之论：博大精深的道理。

⑫宣明大道：揭示畅明其中的道理。

【今译】

黄帝道：先生讲五气的变化与四时气候的相应，可以说很详尽了。既然气的动乱是互相遇合而发生的，发作又没有一定的时间，往往突然相遇而生灾害，怎样才能知道呢？岐伯说：五气的变动，固然不是经常存在的，然而它们的特性、生化的作用、治理的方法与表现，以及一定的损害作用和变异，都是各不相同的。

黄帝又问：有哪些不同呢？岐伯回答说：风是生于东方

的，风能使木气旺盛，木的特性是柔和地散发，它的生化作用是滋生荣盛，它行使的职权是舒展阳气，宣通筋络，行时令是风，它的异常变化是发散太过而动荡不宁，它的灾害是摧残散落。热是生于南方的，热能使火气旺盛。火的特性是光明显著，它的生化作用是繁荣茂盛，它行使的职权是明亮光耀，行时令是热，它的异常变化是销烁煎熬，它的灾害作用是焚烧。湿是生于中央的，湿能使土气旺盛。土的特性是洋溢，它的生化作用是充实丰满，它行使的职权比较安静，行时令是湿，它的异常变化是急剧的暴雨，它的灾害是久雨不止，泥烂堤崩。燥是生于西方的，燥能使金气旺盛。金的特性是清洁凉爽，它的生化作用是紧缩收敛，它行使的职权是锐急的，行时令是干燥，它的异常变化是肃杀，它的灾害是干枯凋落。寒是生于北方的，寒能使水气旺盛。水的特性是寒冷的，它的生化作用是清静而安谧的，它行使的职权是凝固严厉的，行时令是寒冷，它的异常变化是剧烈的严寒和冰冻，它的灾害是冰雹霜雪。所以观察它的运动，分别它的特性、生化、权力、表现、变异、灾害，就可以知道万物因之而起的变化，以及人类因之而生的疾病了。

黄帝问：先生讲过五运的不及太过，与天上的五星相应。现在五运的德、化、政、令、灾害、变异，并不是按常规发生，而是突然的变化，天上的星星是不是也会随之变动呢？岐伯回答说：五星是随天的运动而运动的，所以它不会妄动，不存在不应的问题。突然而来的变动，是气相交合所起的偶然变化，与天运无关，所以五星不受影响。因此说：常规发生是相应的，突然发生是不相应的。就是这个意思。

黄帝又问：五星与天运正常相应的规律是怎样的？岐伯回答说：各从其天运之气的变化而变化。

黄帝问道：五星运行的徐缓迅速、逆行顺行是怎样的？岐伯说：五星在它的轨道上运行，如久延而不进，或逆行留守，其光芒变小，叫做"省下"；若在其轨道上去而速回，或屈曲而行的，称为"省遗过"；若久延不进而回环旋转，似去似来的，称为"议灾"或"议德"。气候的变化近则小，变化远则大。光芒大于正常一倍的，气化亢盛；大二倍的，灾害即至。小于正常一倍的，气化减退；小二倍的，称为"临视"。省察在下之过与德，有德的获得幸福，有过的会得灾害。所以五星之象，高而远的就小，低而近的就大；大则灾变近，小则灾变远。岁运太过的，主运之星就向北越出常道；运气相和，则五星各运行在经常的轨道上。所以岁运太过，被制之星就暗淡而兼母星的颜色；岁运不及，那运星就兼见所不胜的颜色。取法天地的人，看见了天的变化，如果尚不知道是什么道理，心里非常忧惧，不知道应该怎样才好，妄行猜测毫无征验，徒然使侯王畏惧。

黄帝又问：它在灾害方面的应验怎样？岐伯回答说：也是各从其变化而变化的。所以时令有盛衰，侵犯有逆顺，留守时间有长短，所见的形象有好坏，星宿所属有胜负，征验所应有吉有凶了。

黄帝问：好坏怎样？岐伯说：有喜悦有愤怒，有忧愁有悲伤，有润泽有躁乱，这是星象变化所常见的，必须小心观察。

黄帝又道：量象的喜、怒、忧、丧、泽、燥六种现象，对星的高低有无关系？岐伯说：五星的形象虽有高下的不同，但其应于物候是一致的，所以人体也是这样相应的。

黄帝道：对。它们德、化、政、令的动静损益是怎样的？岐伯说：五气的德、化、政、令与灾变都是有一定规律而不能彼此相加的，胜负和盛衰不能随意增多的，往来大小不能随便超越的，升降作用不会互不存在的，这些都是从运动中产生出来的。

黄帝道：它们与疾病发生的关系是怎样的？岐伯说：德化是五气正常的吉祥之兆，政令是五气的规则和表现形式，变易是产生胜气与复气的纲纪，灾祸是万物损伤的开始。大凡人的正气能抗拒邪气就和平无病，不能抗拒邪气就会生病，重复感受邪气病就更加严重了。黄帝道：讲得好。

这些精深高明的道理，是圣人的伟大事业，通过研究发扬它，可以达到无穷无尽的境界。我听说善于谈论自然规律的，必定能应验于人；善于谈论古代的，必定验证于现在；善于谈论气化的，必定能通晓万物；善于谈论应变

中华藏书

上部《黄帝内经·素问》

中国书房

三〇五

的，就会采取与天地同一的步骤；善于谈论化与变的，就会通达自然界变化莫测的道理。除了先生，还有谁能够说清楚这些至理要道呢？于是选择了一个好日子，把它藏在书室里，每天早晨取出来攻读，这篇文章称为《气交变》。黄帝非常珍重它，非斋戒沐浴不敢看，更不肯轻易传人。

五常政大论篇第七十

【导读】

本篇指出了五运平气、太过、不及的一般变化，以及四方地势高下阴阳对人们的影响，并从宇宙变化与万物的关系中，论说了对人体疾病的治疗原则和方法。

【原文】

黄帝问曰：太虚寥廓，五运回薄①，衰盛不同，损益相从，愿闻平气，何如而名？何如而纪也？岐伯对曰：昭乎哉问也！木曰敷和，火曰升明，土曰备化，金曰审平，水曰静顺。

帝曰：其不及奈何？岐伯曰：木曰委和，火曰伏明，土曰卑监，金曰从革，水曰涸流。帝曰：太过何谓？岐伯曰：木曰发生，火曰赫曦，土曰敦阜，金曰坚成，水曰流衍。

帝曰：三气之纪，愿闻其候。岐伯曰：悉乎哉问也！敷和之纪，木德周行，阳舒阴布，五化宣平，其气端，其性随，其用曲直②，其化生荣，其类草木，其政发散，其候温和，其令风，其藏肝，肝其畏清，其主目，其谷麻，其果李，其实核，其应春，其虫毛，其畜犬，其色苍，其养筋，其病里急支满，其味酸，其音角，其物中坚，其数八。

升明之纪，正阳而治，德施周普，五化均衡，其气高，其性速，其用燔灼，其化蕃茂，其类火，其政明曜，其候炎暑，其令热，其藏心，心其畏寒，其主舌，其谷麦，其果杏，其实络，其应夏，其虫羽，其畜马，其色赤，其养血，其病瞤瘛，其味苦，其音徵，其物脉，其数七。

备化之纪，气协天休，德流四政，五化齐修，其气平，其性顺，其用高下，其化丰满，其类土，其政安静，其候溽蒸，其令湿，其藏脾，脾其畏风，其主口，其谷稷，其果枣，其实肉，其应长夏，其虫倮，其畜牛，其色黄，其养肉，其病否③，其味甘，其音宫，其物肤，其数五。

审平之纪，收而不争④，杀而无犯，五化宣明，其气洁，其性刚，其用散落，其化坚敛，其类金，其政劲肃，其候清切，其令燥，其藏肺，肺其畏热，其主鼻，其谷稻，其果桃，其实壳，其应秋，其虫介，其畜鸡，其色白，其养皮毛，其病咳，其味辛，其音商，其物外坚，其数九。

静顺之纪，藏而勿害，治而善下，五化咸整，其气明，其性下，其用沃衍，其化凝坚，其类水，其政流演，其候凝肃，其令寒，其藏肾，肾其畏湿，其主二阴，其谷豆，其果栗，其实濡，其应冬，其虫鳞，具畜彘，其色黑，其养骨髓，其病厥，其味咸，其音羽，其物濡，其数六。

故生而勿杀，长而勿罚，化而勿制，收而勿害，藏而勿抑，是谓平气。

【精注】

①五运回薄：回，轮回运转之义。薄，同迫，及、至之义。指五运往返循环，运动不息。

②其用曲直：指其用刚柔并济。

③否：通"痞"，即痞塞不通。

④收而不争：争，夺也。收而不夺。

【今译】

黄帝问道：宇宙深远辽阔，五运循环不息。其中有盛衰的不同，也有损益的差别，你能给我讲讲五运中平气的情况吗？它们是怎样命名的？怎样定其标志的？岐伯答道：你问得真有意义！所谓平气，木称为"敷和"，散布着温和之气，使万物荣华；火称为"升明"，明朗而有盛长之气，使万物繁茂；土称为"备化"，具备着生化万物之气，使万物具备形体；金称为"审平"，发着宁静和平之气，使万物结实；水称为"静顺"，有着寂静和顺之气，使万物归藏。

黄帝问：如何是五运不及？岐伯说：如果不及，木称为

中华藏书

上部 《黄帝内经·素问》

中国书房

三〇七

"委和"，无阳和之气，使万物萎靡不振；火称为"伏明"，少温暖之气，使万物暗淡无光；土称为"卑监"，无生化之气，使万物萎弱无力；金称为"从革"，无坚硬之气，使万物质松无弹力；水称为"涸流"，无封藏之气，使万物干枯。

黄帝问：如果太过的会怎么样？岐伯回答说：如果太过，木称为"发生"，过早地散布温和之气，使万物提早发育；火称为"赫曦"，散布着强烈的火气，使万物烈焰不安；土称为"敦阜"，有着浓厚坚实之气，反使万物不能成形；金称为"坚成"，有着强硬之气，使万物刚直；水称为"流衍"，有溢满之气，使万物漂流不能归宿。

黄帝问：以上三气所标志的年份，可以给我讲讲它们的不同情况吗？岐伯回答说：你所问的真精细极了！敷和的年份，木的德性布达于四方上下，阳气舒畅，阴气散布，五行的气化都能发挥其正常的功能。其气正直，其性顺从万物，其作用如树木枝干的曲直自由伸展，其生化能使万物繁荣，其属类是草木，其权力是发散，其气候是温和，其权力的表现是风，应于人的内脏是肝；肝畏惧清凉的金气（金克木），肝开窍于目，所以主于目，在谷类是麻，果类是李，其所充实的是核，所应的时令是春，其所应的动物，在虫类是毛虫，在畜类是犬，其在颜色是苍，其所充养的是筋，如发病则为里急而胀满，其在五味是酸，在五音是角，在物体来说是属于中坚的一类，其在五行成数是八。

在升明的年份，南方火运正常行令，其德性普及四方，使五行气化平衡发展。其气上升，其性急速，其作用是燃烧，其在生化能使繁荣茂盛，其属类是火，其权力是使光明显耀，其气候炎暑，其权力的表现是热，应于人体内脏是心；心畏惧寒冷的水气（水克火），心开窍于舌，所以主于舌，其在谷类是麦，果类是杏，其所充实的是络，所应的时令是夏，所应的动物，在虫类是羽虫，在畜类是马，其在颜色是赤，其所充养的是血，如发病则为身体抽搐瘛动，其在五味是苦，在五音是徵，在物体来说属于络脉一类，其在五行成数是七。

在备化的年份，天地的气化协调和平，其德怀流布于四方，使五行气化都能完善地发挥其作用。其气和平，其性和顺，其作用能高能下，其生化能使万物成熟丰满，其属类是土，其权力是使之安静，其气候是湿热交蒸，其权力的表现是湿，应于人体内脏是脾；脾畏惧风（木克土），脾开窍于口，所以主于口，其在谷类是稷，果类是枣，其所充实的是肉，其所应的时令是长夏，所应的动物，在虫类是倮虫，在畜类是牛，在颜色是黄，其充养的是肉，若发病则为痞塞，在五味是甘，在五音是宫，在物体来说是属于肌肤一类，在五行生数是五。

在审平的年份，金的所化虽主收束，但无剥夺的现象，虽主肃杀，但无残害的情况，五行的气化都得宣畅清明。其气洁净，其性刚强，其作用是成熟散落，其生化能使万物结实收敛，其属类是金，其权力是为清劲严肃，其气候清凉，其权力的表现是燥，应于人体的内脏是肺；肺畏火热（火克金），肺开窍于鼻，所以主于鼻，其在谷类是稻，果类是桃，所充实的是壳，其所应的时令是秋，所应的动物，在虫类是介虫，在畜类是鸡，在颜色是白，其充养的是皮毛，如发病则为咳嗽，在五味是辛，在五音是商，在物体来说是属于外面包裹的一类，在五行成数是九。

在静顺的年份，藏气能纳藏而无害于万物，其德性平顺而下行，五行的气化都得完整。其气明静，其性向下，其作用为水流灌溉，其生化为凝固坚硬，其属类为水，其权力是流动不息，其气候严寒阴凝，其权力的表现是寒，应于人体的内脏是肾；肾怕温土（土克水），肾开窍于二阴，所以主于二阴，在谷类是豆，果类是栗，所充实的是液汁，其所应的时令是冬，其应于动物，在虫类是鳞虫，在畜类是猪，其颜色是黑，其充养的是骨髓，如发病则为厥，在五味是咸，在五音是羽，在物体来说是属于流动的液体一类，在五行成数是六。

因此生长化收藏的规律不容破坏，万物生时而不杀伤，长时而不削罚，化时而不制止，收时而不残害，藏时而不抑制，这称作平气。

【原典】

委和之纪，是谓胜生。生气不政，化气乃扬，长气自平，

中华藏书

上部《黄帝内经·素问》

中国书店

收令乃早。凉雨时降，风云并兴，草木晚荣，苍干凋落，物秀而实，肤肉内充。其气敛，其用聚，其动緛戾拘缓，其发惊骇，其藏肝，其果枣李，其实核壳，其谷稷稻，其味酸辛，其色白苍，其畜犬鸡，其虫毛介，其主雾露凄沧，其声角商。其病摇动注恐，从金化也，少角与判商同，上角与正角同，上商与正商同；其病支废痈肿疮疡，其甘虫，邪伤肝也，上宫与正宫同。萧飚肃杀，则炎赫沸腾，眚于三，所谓复也。其主飞蠹蛆雉，乃为雷霆。

伏明之纪，是谓胜长。长气不宣，藏气反布，收气自政，化令乃衡，寒清数举，暑令乃薄。承化物生，生而不长，成实而稚，遇化已老，阳气屈伏，蛰虫早藏。其气郁，其用暴，其动彰伏变易，其发痛，其藏心，其果栗桃，其实络濡，其谷豆稻，其味苦咸，其色玄丹，其畜马彘，其虫羽鳞，其主冰雪霜寒，其声徵羽。其病昏惑悲忘，从水化也，少徵与少羽同，上商与正商同，邪伤心也。凝惨凛冽，则暴雨霖霆，眚于九，其主骤注，雷霆震惊，沉黔淫雨。

卑监之纪，是谓减化。化气不令，生政独彰，长气整，雨乃愆，收气平，风寒并兴，草木荣美，秀而不实，成而秕也。其气散，共用静定，其动疡涌分溃痈肿。其发濡滞，其藏脾，其果李栗，其实濡核，其谷豆麻，其味酸甘，其色苍黄，其畜牛犬，其虫倮毛，其主飘怒振发，其声宫角，其病留满否塞，从木化也，少宫与少角同，上宫与正宫同，上角与正角同，其病飧泄，邪伤脾也。振拉飘扬，则苍干散落，其眚四维，其主败折虎狼，清气乃用，生政乃辱。

从革之纪，是谓折收。收气乃后，生气乃扬，长化合德。火政乃宣，庶类以蕃。其气扬，其用躁切，其动铿禁瞀厥，其发咳喘，其藏肺，其果李杏，其实壳络，其谷麻麦，其味苦辛，其色白丹，其畜鸡羊，其虫介羽，其主明曜炎烁，其声商徵，其病嚏咳鼽衄，从火化也，少商与少徵同，上商与正商同，上角与正角同，邪伤肺也。炎光赫烈，则冰雪霜雹，眚于七，其主鳞伏彘鼠，岁气早至，乃生大寒。

涸流之纪，是谓反阳，藏令不举，化气乃昌，长气宣布，蛰虫不藏，土润水泉减，草木条茂，荣秀满盛。其气滞，其用渗泄，其动坚止，其发燥槁，其藏肾，其果枣杏，其实濡肉，其谷黍稷，其味甘咸，其色黅玄，甚畜麢牛，其虫鳞倮，其主埃郁昏翳，其声羽宫，其病痿厥坚下，从土化也，少羽与少宫同，上宫与正宫同，其病癃闭⑤，邪伤肾也，埃昏骤雨，则振拉摧拔，眚于一，其主毛显狐貉，变化不藏。

故乘危而行，不速而至，暴虐无德，灾反及之，微者复微，甚者复甚，气之常也。

发生之纪，是谓启陈⑥，土疏泄，苍气达，阳和布化，阴气乃随，生气淳化，万物以荣。其化生，其气美，其政散，其令条舒，其动掉眩巅疾，其德鸣靡启坼，其变振拉摧拔，其谷麻稻，其畜鸡犬，其果李桃，其色青黄白，其味酸甘辛，其象春，其经足厥阴少阳，其藏肝脾，其虫毛介，其物中坚外坚，其病怒，太角与上商同，上徵则其气逆，其病吐利。不务其德，则收气复，秋气劲切，甚则肃杀，清气大至，草木凋零，邪乃伤肝。

【精注】

⑤癃闭：癃，小便不利；闭（bì），大便不通。

⑥启陈：与《四气调神大论》中"发陈"同义。

【今译】

在委和的年份，称为胜生。生气不能很好地行使职权，化气于是发扬（土不畏木），长气自然平静（木不能生火），收令于是提早（金胜水），而凉雨不时下降，风云经常起发，草木不能及时繁荣，并且易于干枯凋落，万物早秀早熟，皮肉充实。其气收敛，其作用拘束，不得曲直伸展，在人体的变动是筋络拘挛无力，或者易于惊骇，其应于内脏为肝，在果类是枣、李，所充实的是核和壳，在谷类是稷、稻，在五味是酸、辛，在颜色是白而苍，在畜类是犬和鸡，在虫类是毛虫介虫，所主的气候是雾露寒冷之气，在声音为角、商，若发生病变则摇动和恐惧，这是由于木运不及而从金化的关系。所以少角等同于判商。若逢厥阴风木司天，则不及的木运得司天之助，也可以成为平气，所以委和逢上角，则其气化可与正角相同。若

中华藏书 上部《黄帝内经·素问》 中国书房 三一〇

逢阳明燥金司天，则木运更衰，顺从金气用事，而成为金之平气，所以逢上商便和正商相同。在人体可发生四肢痿弱、痈肿、疮疡、生虫等病，这是由于邪气伤肝的关系。如正当太阴湿土司天，因土不畏，亦能形成土气用事，而成为土之平气，所以逢上宫则和正宫相同。故委和的年份，起初是一片萧飚肃杀的景象，但随之则为火热蒸腾，其灾害应于三（东方），这是由于金气克木，迫使火气前来报复。当火气来复，主多飞虫、蠹虫、蛆虫和雉，木郁火复，发为雷霆。

在伏明的年份，称为胜长。长气不得发扬，藏气反见布散，收气也擅自行使职权，化气平定而不能发展，寒冷之气常现，暑热之气衰薄，万物虽承土的化气而生，但因火运不足，既生而不能成长，虽能结实，然而很小，及至生化的时候，已经衰老，阳气屈伏，蛰虫早藏。火气郁结，所以当其发作时，必然横暴，其变动每隐现多变，在人体病发为痛，其应于内脏为心，其在果类为栗和桃，其所充实的是络和液汁，在谷类为豆和稻，在五味为苦和咸，在颜色为玄和丹，在畜类为马和猪，在虫类是羽虫鳞虫，在气候主冰雪霜寒，在声音为微、羽，若发生病变则为精神昏乱，悲哀易忘，这是火运不及而从水化的关系。所以少徵和少羽相同。若逢阳明燥金司天，因金不畏火，形成金气用事，而成为金之平气，所以伏明逢上商则与正商相同。故所发之病，是由于邪气伤心，火运衰，所以有阴凝惨淡、寒风凛冽的现象，但随之而暴雨淋漓不止，其灾害应于九（南方），这是土气来复，以致暴雨下注，雷霆震惊，乌云蔽日，阴雨连绵。

在卑监的年份，称为减化。土的化气不得其令，而木的生气独旺，长气自能完整如常，雨水不能及时下降，收气平定，风寒并起，草木虽繁荣美丽，但秀而不能成实，所成的只是空壳或不饱满的一类东西。其气散漫，其作用不足而过于静定，在人体的变动为病发疮疡，脓多、溃烂、痈肿，并发展为水气不行，其所应的内脏是脾，在果类是李和栗，所充实的是液汁和核，在谷类是豆和麻，在五味是酸、甘，在颜色是苍、黄，在畜类是牛和犬，在虫类是倮虫毛虫，因木胜风动，有振动摧折之势，在声音为宫、角，在人体发病为胀满否塞不通，这是土运不及而从木化的关系。所以少宫和少角相同。若逢太阴湿土司天，虽土运不及，但得司天之助，也可成为平气，所以监逢上宫则和正宫相同。若逢厥阴风木司天，则土运更衰，顺从木气用事，而成为木之平气，所以逢上角则和正角相同。在发病来讲，消化不良的泄泻，是邪气伤脾的关系。土衰木胜，所以见风势振动，摧折飘扬的现象，随之而草木干枯凋落，其灾害应于中宫而通于四方。由于金气来复，所以又主败坏折伤，有如虎狼之势，清气发生作用，生气便被抑制而不能行使权力。

在从革的年份，称为折收。收气衰弱，生气得以发扬，长气和化气合而相得，火于是得以施行其权力，万物繁盛。其气发扬，其作用急躁，在人体的变动发病为咳嗽失音、烦闷气逆，发展为咳嗽气喘，其所应的内脏是肺，在果类为李和杏，所充实的是壳和络，在谷类是麻和麦，在五味是苦与辛，在颜色为白和朱红，在畜类为鸡和羊，在虫类是介虫羽虫。因为金虚火胜，主有发光灼热之势，在声音为商、徵，在人体的病变为喷嚏、咳嗽、鼻塞流滋、衄血，这是因金运不及而从火化的关系。所以少商和少徵相同。若逢阳明燥金司天，则金运虽不及，得司天之助，也能变为平气，所以从革逢上商就和正商相同。若逢厥阴风木司天，因金运不及，木不畏金，亦能形成木气用事而成为木之平气，所以送上角便和正角相同。共病变是由于邪气伤于肺脏。因金衰火旺，所以火势炎热，但随之见冰雪霜雹，其灾害应于七（西方）。这是水气来复，故主如鳞虫之伏藏，猪、鼠之阴沉，冬藏之气提早而至，于是发生大寒。

在涸流的年份，称为反阳。藏气衰弱，不能行使其封藏的权力，化气因而昌盛，长气反见宣行而布达于四方，蛰虫应藏而不藏，土润泽而泉水减少，草木条达茂盛，万物繁荣秀丽而丰满。其气不得流畅，故其作用为暗中渗泄，其变动为症结不行，发病为干燥枯槁，其应内脏为肾，在果类为枣、杏，所充实的是汁液和肉，在谷类是黍和稷，在五味是甘、咸，在颜色是黄、黑，在畜类是猪、牛，在虫类是鳞虫倮虫，水运衰，土

中華藏書

上部《黄帝内经·素问》

中國書房

三一三

中國書房

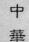

气用事，故主有尘土昏郁的现象，在声音为羽、宫，在人体的病变为痿厥和下部的症结，这是水运不及而从土化的关系。所以少羽和少宫相同。若逢土气司天，则水运更表，顺从土气用事，所以涸流逢上宫与正宫相同。其病见大小便不畅或闭塞不通，是邪气伤于肾脏。因水运不及，故尘埃昏蔽，或骤然下雨，但随之反见大风振动，摧折倒拔，其灾害应于一（北方），这是木气来复，所以又见毛虫狐狢，善于变动而不主闭藏。

所以当运气不及的年份，所胜与所不胜之气，就乘其衰弱而行令，好像不速之客，不招自来，暴虐而毫无道德，结果反而它自己受到损害，这是子来报复的关系。凡施行暴虐轻微的所受到的报复也轻，厉害的所受到的报复也厉害，这种有胜必有复的情况，是运气中的一种常规。

在发生的年份，称为启陈。土气疏松虚薄，草木之青气发荣，阳气温和布化于四方，阴气随阳气而动，生气淳厚，化生万物，万物因之而欣欣向荣。其变化为生发，万物得其气则秀丽，其权力为散布，其权力的表现为舒展畅达，其在人体的变动是眩晕和巅顶部的疾病，其正常的性能是风和日暖，使万物奢靡华丽，推陈出新，若变动为狂风振怒，把树木摧折拔倒，其在谷类为麻、稻，在畜类是鸡、犬，在果实为李、桃，在颜色为青、黄、白三色杂见，在五味为酸、甘、辛，其象征为春天，其在人体的经络是足厥阴足少阳，在内脏为肝、脾，在虫类为毛虫介虫，在物体属内外坚硬的一类，若发病则为怒。这是木运太过，是为太角，木太过则相当于金气司天，故太角与上商同。若逢上徵，正当火气司天，木运太过亦能生火，火性上逆，木旺克土，故病发气逆、吐泻。木气太过失去了正常的性能，则金之收气来复，以致发生秋令劲切的景象，甚则有肃杀之气，气候清凉，草木凋零，若为人们的病变，则邪气伤在肝脏。

【原典】

赫曦之纪，是谓蕃茂，阴气内化，阳气外荣，炎暑施化，物得以昌。其化长，其气高，其政动，其令明显，其动炎灼妄扰，其德暄暑郁蒸，其变炎烈沸腾，其谷麦豆，其畜羊彘，其果杏栗，其色赤白玄，其味苦辛咸，其象夏，其经手少阴太阳，手厥阴少阳，其藏心肺，其虫羽鳞，其物脉濡，其病笑疟疮疡血流，狂妄目赤，上羽与正徵同，其收齐，其病痉，上征而收气后也。暴烈其政，藏气乃复，时见凝惨，甚则雨水霜雹切寒，邪伤心也。

敦阜之纪，是谓广化，厚德清静，顺长以盈，至阴内实，物化充成，烟埃朦郁，见于厚土，大雨时行，湿气乃用，燥政乃辟，其化员，其气丰，其政静，其令周备，其动濡积并蓄，其德柔润重淖，其变震惊飘骤崩溃，其谷稷麻，其畜牛犬，其果枣李，其色黅玄苍，其味甘咸酸，其象长夏，其经足太阴阳明，其藏脾肾，其虫倮毛，其物肌核，其病腹满，四支不举，大风迅至，邪伤脾也。

坚成之纪，是谓收引，天气洁，地气明，阳气随阴治化，燥行其政，物以司成，收气繁布，化洽不终。其化成，其气削，其政肃，其令锐切，其动暴折疡疰⑦，其德雾露萧飔，其变肃杀凋零，其谷稻黍，其畜鸡马，其果桃杏，其色白青丹，其味辛酸苦，其象秋，其经手太阴阳明，其藏肺肝，其虫介羽，其物壳络，其病喘喝，胸凭⑧仰息。上徵与正商同，其生齐，其病咳，政暴变，则名木不荣，柔脆焦首，长气斯救，大火流，炎烁且至，蔓将槁，邪伤肺也。

流衍之纪，是谓封藏，寒司物化，天地严凝，藏政以布，长令不扬。其化凛，其气坚，其政谧，其令流注，其动漂泄沃涌，其德凝惨寒雾，其变冰雪霜雹，其谷豆稷，其畜彘牛，其果栗枣，其色黑丹黅，其味咸苦甘，其象冬，其经足少阴太阳，其藏肾心，其虫鳞倮，其物濡满，其病胀，上羽而长气不化也。政过则化气大举，而埃昏气交，大雨时降，邪伤肾也。故曰：不恒其德，则所胜来复，政恒其理，则所胜同化，此之谓也。

帝曰：天不足西北，左寒而右凉；地不满东南，右热而左温，其故何也？岐伯曰：阴阳之气，高下之形，太少之异也。东南方，阳也，阳者其精降于下，故右热而左温。西北方，阴也，阴者其精奉于上，故左寒而右凉。是以地有高下，气有温凉，高者气寒，下者气热。故适寒凉者胀之，之温热者疮，下之则胀已，汗之则疮已，此腠理开闭之常，太少之异耳。

帝曰：其于寿夭何如？岐伯曰：阴精所奉其人寿，阳精所降其人夭。帝曰：善。其病也，治之奈何？岐伯曰：西北之气散而寒之，东南之气收而温之，所谓同病异治也。故曰：气寒气凉，治以寒凉，行水渍之。气温气热，治以温热，强其内守。必同其气，可使平也，假者反之。

帝曰：善。一州之气生化寿夭不同，其故何也？岐伯曰：高下之理，地势使然也。崇高则阴气治之，污下则阳气治之，阳胜者先天，阴胜者后天，此地理之常，生化之道也。帝曰：其有寿夭乎？岐伯曰：高者其气寿，下者其气夭，地之小大异也，小者小异，大者大异。故治病者，必明天道地理，阴阳更胜，气之先后，人之寿夭，生化之期，乃可以知人之形气矣。

帝曰：善。其岁有不病，而藏气不应不用者，何也？岐伯曰：天气制之，气有所从也。帝曰：愿卒闻之。岐伯曰：少阳司天，火气下临，肺气上从，白起金用，草木眚，火见燔焫，革金且耗，大暑以行，咳嚏衄衊鼻窒，口疡，寒热胕肿。风行于地，尘沙飞扬，心痛胃脘痛，厥逆鬲不通，其主暴速。

阳明司天，燥气下临，肝气上从，苍起木用而立，土乃眚，凄沧数至，木伐草萎，胁痛目赤，掉振鼓慄，筋痿不能久立。暴热至，土乃暑，阳气郁发，小便变，寒热如疟，甚则心痛，火行于槁，流水不冰，蛰虫乃见。

太阳司天，寒气下临，心气上从，而火且明，丹起金乃眚，寒清时举，胜则水冰，火气高明，心热烦，嗌干善渴，鼽嚏，喜悲数欠，热气妄行，寒乃复，霜不时降，善忘，甚则心痛。土乃润，水丰衍，寒客至，沉阴化，湿气变物，水饮内蓄，中满不食，皮痛肉苛，筋脉不利，甚则胕肿，身后痈。

厥阴司天，风气下临，脾气上从，而土且隆，黄起，水乃眚，土用革⑨，体重肌肉萎，食减口爽，风行太虚，云物摇动，目转耳鸣。火纵其暴，地乃暑，大热消烁，赤沃下，蛰虫数见，流水不冰，其发机速。

少阴司天，热气下临，肺气上从，白起金用，草木眚，喘呕寒热，嚏齁衄鼻窒，大暑流行，甚则疮疡燔灼，金烁石流。地乃燥，凄沧数至，胁痛善太息，肃杀行，草木变。

太阴司天，湿气下临，肾气上从，黑起水变，埃冒云雨，胸中不利，阴痿，气大衰，而不起不用。当其时，反腰椎痛，动转不便也，厥逆。地乃藏阴，大寒且至，蛰虫早附，心下否痛，地裂冰坚，少腹痛，时害于食，乘金则止水增，味乃咸，行水减也。

【精注】

⑦疡疰：指疡溃湿注。疰，同注。

⑧凭：满也。

⑨土用革：指土气作用变异。

【今译】

在赫曦的年份，称为蕃茂。少阴之气从内而化，阳气发扬在外，炎暑的气候施行，万物得以昌盛。其生化之气为成长，火气的性质是上升的，其权力是闪烁活动，其权力的表现为显露声色，其变动能使烧灼发热，并且因为过热而撩乱烦扰，其正常的性能是暑热郁郁蒸，其变化则为热度高张如烈火，其在谷类为麦、豆，在畜类为羊、猪，在果类为杏、栗，在颜色为赤、白、黑，在五味为苦、辛、咸，其象征为夏天，在人体的经脉是手少阴、手太阳和手厥阴、手少阳，在内脏为心、肺，在虫类为羽虫鳞虫，在人体属脉络和津液，在人体的病变是因为心气实则笑，伤于暑则疟疾、疮疡、失血、发狂、目赤。火运太过，若逢太阳寒水司天，水能胜火，适得其平，故赫曦逢上羽，则和正徵相同。水运既平，金不受克，所以收令得以正常，因水气司天，火受水制，所以在人发病为痉。若火运太过又逢火气司天，二火相合，则金气受伤，故逢上徵则收气不能及时行令。由于火运行令，过于暴烈，水之藏气来复，以致时见阴凝惨淡的景象，甚至雨水霜雹，转为寒冷，若见病变，多是邪气伤于心脏。

在敦阜的年份，称为广化。其德性浑厚而清静，使万物顺时生长乃至充盈，土的至阴之气充实，则万物能生化而成形，土运太过，故见土气蒸腾如烟，笼罩于山丘之上，大雨常下，湿气用事，燥气退避。其化圆满，其气丰盛，其权力则为静，其权力的表现是周密而详备，其变动则湿气积聚，其性能柔润，使万物不断得到润泽，其变化则为暴雨骤至、雷霆震动、山崩堤溃，在谷类为稷、麻，在畜类为牛、犬，在果类为枣、李，在颜色为黄、黑、青，在五味是甘、咸、酸，其象征为长夏，在人体的经脉是足太阴、足阳明，在内脏是脾、肾，在虫类是倮虫毛虫，在物体属于人体肌肉和植物果核的一类，在病变为腹中胀满，四肢沉重，举动不便，由于土运太过，木气来复，所以大风迅速而来，其所见的疾病，多由邪气伤于脾脏。

在坚成的年份，称为收引。天高气爽洁净，地气亦清静明朗，阳气跟随阴气而生化，因为阳明燥金之气当权，于是万物都成熟，但金运太过，故秋收之气旺盛四布，以致长夏的化气未尽而顺从收气行令。其化是提早收成，其气是削伐，其权力过于严厉肃杀，它权力的表现是尖锐锋利而刚劲，其在人体之变动为强烈的折伤和疮疡、皮肤病，其正常的性能是散布雾露凉风，其变化则为肃杀凋零的景象，在谷类是稻、黍，在畜类是鸡、马，在果类是桃、杏，它的颜色是白、青、丹，它化生的五味是辛、酸、苦，其象征为秋天，在人体上相应的经脉是手太阴、手阳明，在内脏是肺与肝，化生的虫类是介虫羽虫，生成物体是属于皮壳和筋络的一类，如果发生病变，大都为气喘有声而呼吸困难。若遇金运太过而逢火气司天的年份，因为火能克金适得其平，所以说上徵与正商相同。金气得到抑制，则木气不受克制，生气就能正常行令，发生的病变为咳嗽。金运太过的年份剧变暴虐，各种树木受到影响，不能发荣，使得草类柔软脆弱都会焦头，但继之火气来复，好像夏天的气候前来相救，故炎热的天气又流行，蔓草被烧灼而渐至枯槁，人们发生的病变，多由邪气伤于肺脏。

在流衍的年份，称为封藏。寒气执掌万物的变化，天地间严寒阴凝，闭藏之气行使其权力，火的生长之气不得发扬。其化为凛冽，其气则坚凝，其权力为安静，它权力的表现是流动灌注，其活动则或为漂浮，或为下泻，或为灌溉，或为外溢，其性能是阴凝惨淡、寒冷雾气，其气候的变化为冰雪霜雹，在谷类为豆、稷，在畜类是猪、牛，在果类为栗、枣，显露的颜色是黑、朱红与黄，化生的五味是咸、苦、甘，其象征为冬天，在人体相应的经脉是足少阴、足太阳，在内脏是肾和心，化生的虫类为鳞虫倮虫，生成物体属充满液汁肌肉的一类，如果发生病变是胀。若逢水气司天，水运更太过，二水相合，火气更衰，故流衍逢上羽，火生长之气更不能发挥作用。如果水行太过，则土气来复，而化气发动，以致地气上升，大雨不时下降，人们发生的病变，由于邪气伤于肾脏。

所以说：以上论太过的年份，其所行使的权力，失去了正常的性能，横施暴虐，而欺侮被我所胜者，但结果必有胜我者前来报复，若行使政令平和，合乎正常的规律，即使所胜的也能同化。就是这个意思。

黄帝问：天气不足于西北，北方寒而西方凉；地气不满于东南，南方热而东方温。这是什么原因？岐伯道：天气有阴阳，地势有高低，其中都有太过与不及的差异。东南方属阳；阳气有余，阳精自上而下降，所以南方热而东方温。西北方属阴；阴气有余，阴精自下而上奉，所以北方寒而西方凉。因此，地势有高有低，气候有温有凉，地势高的气候寒凉，地势低下的气候温热。所以在西北寒凉的地方多胀病，在东南温热的地方多疮疡。胀病用下法则胀可消，疮疡用汗法则疮疡自愈。这是气候和地理影响人体腠理开闭的一般情况，无非是太过和不及的区别罢了。

黄帝问：天气寒热与地势高下对于人的寿夭，有什么关系？岐伯回答说：阴精上承的地方，阳气坚固，故其人长寿；阳精下降的地方，阳气常发泄而衰薄，故其人多夭。黄帝说：对。

黄帝问：如果发生病变，应如何处理？岐伯道：西北方天气寒冷，其病多外寒而里热，应散其外寒，而凉其里热；东南方天气温热，因阳气外泄，故生内寒，所以应收敛其外泄的阳气，而温其内寒。这是所谓"同病异治"，即同样发病而治法不同。所以说，气候寒凉的地方，多内热，可用寒凉药治之，并可以用汤液浸渍的方法；气候温热的地方，多内寒，可治以

中華藏書

上部 《黄帝内经·素问》

中国书房

三一九

中華藏書

黄帝内经·

最新整理·珍藏版

中国书店

三二〇

中国书店

温热的方法，以加强内部阳气的固守。治法必须与该地的气候相同，才能使之平调，但必须辨别其相反的情况，如西北之人有假热之寒病，东南之人有假寒之热病，又当用相反的方法治疗。

黄帝说：对。但有地处一州，而生化寿夭各有不同，是什么原因？岐伯道：虽同在一州，而地势高下不同，故生化寿夭的不同，是地势的不同所造成的。因为地势高的地方，属于阴气所治，地势低的地方，属于阳气所治。阳气盛的地方气候温热，万物生化往往先四时而早成，阴气盛的地方气候寒冷，万物常后于四时而晚成，这是地理的常规，而影响着生化迟早的规律。黄帝道：有没有寿和夭的分别呢？岐伯道：地势高的地方，阴气所治，故其人寿；地势低下的地方，阳气多泄，其人多夭。而地势高下相差有程度上的不同，相差小的其寿夭差别也小，相差大的其寿夭差别也大。所以治病必须懂得天道和地理，阴阳的相胜，气候的先后，人的寿夭，生化的时间，然后可以知道人体内外形气的病变了。黄帝道：很对！

一岁之中，有应当病而不病，脏气应当相应而不相应，应当发生作用而不发生作用，这是什么道理呢？岐伯道：这是由于受着天气的制约人，人身脏气顺从于天气的关系。

黄帝说：请你说详细点。岐伯说：少阳相火司天的年份，火气下临于地，人身肺脏之气上从天气，燥金之气起而用事，地上的草木受灾，火热如烧灼，金气为之变革，且被消耗，火气太过故暑热流行，人们发生的病变如咳嗽，喷嚏，鼻涕，衄血，鼻塞不利，口疮，寒热，浮肿；少阳司天则厥阴在泉，故风气流行于地，沙尘飞扬，发生的病变为心痛，胃脘痛，厥道，胸膈不通，其变化急暴快速。

在阳明司天的年份，燥气下临于地，人身肝脏之气上从天气，风木之气起而用事，故脾土必受灾害，凄沧清冷之气常见，草木被克伐而枯萎，所以发病为胁痛，目赤，眩晕，动摇，战栗，筋萎不能久立；阳明司天则少阴君火在泉，故暴热至，地气变为暑热蒸腾，在人则阳气郁于内而发病，小便不正常，寒热往来如疟，甚至发生心痛。火气流行于冬令草木枯槁之时，气候不寒而流水不得结冰，蛰虫反外见而不藏。

在太阳司天的年份，寒水之气下临于地，人身心脏之气上从天气，火气照耀显明，火热之气起而用事，则肺金必然受伤，寒冷之气非其时而出现，寒气太过则水结成冰，因火气被迫而应从天气，故发病为心热烦闷，咽喉干，常口渴，鼻涕，喷嚏，易于悲哀，时常呵欠，热气妄行于上，故寒气来报复于下，则寒霜不时下降，寒复则神气伤，发病为善忘，甚至心痛；太阳司天则太阴湿土在泉，土能制水，故土气滋润，水流丰盛，太阳司天则寒水之客气加临于三之气，太阴在泉则湿土之气下加于终之气，水湿相合而从阴化，万物因寒湿而发生变化，应在人身的病则为水饮内蓄，腹中胀满，不能饮食，皮肤麻痹，肌肉不仁筋脉不利，甚至浮肿，背部生痈。

在厥阴司天的年份，风木之气下临于地，人身脾脏之气上从天气，土气兴起而隆盛，湿土之气起而用事，于是水气必受损，土从木化而受其克制，其功用亦为之变异，人们发病的身体重，肌肉枯萎，饮食减少，口败无味，风气行于宇宙之间，云气与万物为之动摇，在人体之病变为目眩，耳鸣；厥阴司天则少阳相火在泉，风火相搧，故火气横行，地气便为暑热，在人体则见大热而消烁津液，血水下流，因气候温热，故蛰虫不藏而常见，流水不能成冰，其所发的病机急速。在少阴君火司天的年份，火热之气下临于地，人身肺脏之气上从天气，燥金之气起而用事，则草木必然受损，人们发病为气喘，呕吐，寒热，喷嚏，鼻涕，衄血，鼻塞不通，暑热流行，甚至病发疮疡，高热，暑热如火焰，有熔化金石之状；少阴司天则阳明燥气在泉，故地气干燥而清净，寒凉之气常至，在病变为胁痛，好叹息，肃杀之气行令，草木发生变化。

在太阴司天的年份，湿气下临于地，人身肾脏之气上从天气，寒水之气起而用事，火气必然受损，人体发病为胸中不爽，阴痿，阳气大衰，不能振奋而失去作用，当上旺之时则感腰臀部疼痛，转动不便，或厥逆；太阴司天则太阳寒水在泉，故地气阴凝闭藏，大寒便至，蛰虫很早就伏藏，人们发病则心下痞塞而痛，若寒气太过则土地冻裂，冰冻坚硬，病发为少腹痛，常常妨害饮食，水气上乘肺金，则寒水外化，故少腹痛止，若水气增多，则口味觉咸，必使水气通行外泄，方可减退。

【原典】

帝曰：岁有胎孕不育，治之不全，何气使然？岐伯曰：六气五类，有相胜制也，同者盛之，异者衰之，此天地之道，生化之常也。故厥阴司天，毛虫静，羽虫育，介虫不成；在泉，毛虫育，倮虫耗，羽虫不育。少阴司天，羽虫静，介虫育，毛虫不成；在泉，羽虫育，介虫耗不育。太阴司天，倮虫静，鳞虫育，羽虫不成；在泉，倮虫育，鳞虫不成。少阳司天，羽虫静，毛虫育，倮虫不成；在泉，羽虫育，介虫耗，毛虫不育。阳明司天，介虫静，羽虫育，介虫不成；在泉，介虫育，毛虫耗，羽虫不成。太阳司天，鳞虫静，倮虫育；在泉，鳞虫耗，倮虫不育。诸乘所不成之运，则甚也。故气主有所制，岁立有所生，地气制己胜，天气制胜己，天制色，地制形，五类衰盛，各随其气之所宜也。故有胎孕不育，治之不全，此气之常也，所谓中根也。根于外者亦五，故生化之别，有五气五味五色五类五宜也。帝曰：何谓也？岐伯曰：根于中者，命曰神机，神去则机息。根于外者，命曰气立，气止则化绝。故各有制，各有胜，各有生，各有成。故曰：不知年之所加，气之同异，不足以言生化，此之谓也。

帝曰：气始而生化，气散而有形，气布而蕃育，气终而象变，其致一也。然而五味所资，生化有薄厚，成熟有多少，终始不同，其故何也？岐伯曰：地气制之也，非天不生，地不长也。帝曰：愿闻其道。岐伯曰：寒热燥湿，不同其化也。故少阳在泉，寒毒不生，其味辛，其治苦酸，其谷苍丹。阳明在泉，湿毒不生，其味酸，其气湿，其治辛苦甘，其谷丹素。太阳在泉，热毒不生，其味苦，其治淡咸，其谷黔秬。厥阴在泉，清毒不生，其味甘，其治酸苦，其谷苍赤，其气专，其味正。少阴在泉，寒毒不生，其味辛，其治辛苦甘，其谷白丹。太阴在泉，燥毒不生，其味咸，其气热，其治甘咸，其谷黔秬。化淳则咸守，气专则辛化而俱治。

故曰：补上下者从之，治上下者逆之，以所在寒热盛衰而调之。故曰：上取下取，内取外取，以求其过。能毒者以厚药，不胜毒者以薄药，此之谓也。气反者，病在上，取之下；病在下，取之上；病在中，傍取之。治热以寒，温而行之；治寒以热，凉而行之；治温以清，冷而行之；治清以温，热而行之。故消之削之，吐之下之，补之泻之，久新同法。

帝曰：病在中而不实不坚，且聚且散，奈何？岐伯曰：悉乎哉问也！无积者求其藏，虚则补之，药以祛之，食以随之，行水渍之，和其中外，可使毕已。

帝曰：有毒无毒，服有约乎⑩？岐伯曰：病有久新，方有大小，有毒无毒，固宜常制矣。大毒治病，十去其六；常毒治病，十去其七；小毒治病，十去其八；无毒治病，十去其九。谷肉果菜，食养尽之，无使过之，伤其正也。不尽，行复如法⑪，必先岁气，无伐天和，无盛盛，无虚虚，而遗人夭殃，无致邪，无失正，绝人长命。帝曰：其久病者，有气从不康，病去而瘠⑫，奈何？岐伯曰：昭乎哉圣人之问也！化不可代，时不可违。夫经络以通，血气以从，复其不足，与众齐同，养之和之，静以待时，谨守其气，无使倾移，其形乃彰，生气以长，命曰圣王。故《大要》曰：无代化，无违时，必养必和，待其来复，此之谓也。帝曰：善。

【精注】

⑩服有约乎：约指服药的宜忌和法度。

⑪不尽，行复如法：疾病不能尽除，再如法复行治疗。

⑫瘠：瘦弱状。

【今译】

黄帝问：在同一年中，有的动物能胎孕繁殖，有的却不能生育，这是何种气使它这样的？岐伯回答说：六气和五类动物之间，有相胜而制约的关系。若六气与动物的五行属性相同，则生育力就强盛，如果不同，生育力就衰退。这是自然规律，万物生化的常规。所以逢厥阴风木司天，毛虫不生育，亦不耗损，厥阴司天则少阳相火在泉，羽虫同地之气，故得以生育，火能克金，故介虫不能生成；若厥阴在泉，毛虫同其气，则多生育，因木克土，故倮虫遭受损耗，羽虫静而不育。

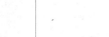

少阴君火司天，羽虫同其气，故羽虫不生育，亦不耗损，少阴司天则阳明燥金在泉，介虫同地之气，故得以生育，金克木，故毛虫不能生成；少阴在泉，羽虫同其气，则多生育，火克金，故介虫遭受损耗且不得生育。

太阴湿土司天，倮虫同其气，故倮虫不生育，亦不耗损，太阴司天则太阳寒水在泉，鳞虫同地之气，故鳞虫多生育，水克火，故羽虫不能生成；太阴在泉，倮虫同其气，则多生育，土克水，故鳞虫不能生成。

少阳相火司天，羽虫同其气，故羽虫不生育，亦不耗损，少阳司天则厥阴风木在泉，毛虫同地之气，故多生育，木克土，故倮虫不能生成；少阳在泉，羽虫同其气，则多生育，火克金，故介虫遭受损耗，而毛虫静而不育。

阳明燥金司天，介虫同天之气，故介虫静而不生育，阳明司天则少阴君火在泉，羽虫同地之气，故多生育，火克金，故介虫不得生成；阳明在泉，介虫同其气，则多生育，金克木，故毛虫耗损，而羽虫不能生成。

太阳寒水司天，鳞虫同天之化，故鳞虫静而不生育，太阳司天则太阴湿土在泉，倮虫同地之气，故多生育；太阳在泉，鳞虫同其气，故多生育，水克火，故羽虫损耗，倮虫静而不育。

大凡五运被六气所乘的时候，被克之年所应的虫类，也不能孕育。所以六气所主的司天在泉，各有制约的作用，子甲相合，而岁运在中，秉五行而立，万物都有所生化，在泉之气制约我所胜者，司天之气制约岁气之胜我者，司天之气制色，在泉之气制形，五类动物的繁盛和衰微，各自随着天地六气的不同而相应。因此有胎孕和不育的分别，生化的情况也不能完全一致，这是运气的一种常度，因此称之为中根。在中根之外的六气，同样根据五行而施化，所以万物的生化有五气、五味、五色、五类的分别，随五运六气而各得其宜。

黄帝道：这是什么道理？岐伯说：根于中的叫做神机，它是生化作用的主宰，所以神去则生化的机能也停止；根于外的叫做气立，假如没有六气在外，则生化也随之而断绝。故运各有制约，各有相胜，各有生，各有成。因此说，如果不知道当年的岁运和六气的加临，以及六气和岁运的异同，就不足以谈生化。就是这个意思。

黄帝道：万物开始受气而生化，气散而有形，气敷布而繁殖，气终的时候形象便发生变化，万物虽不同，但这种情况是一致的。然而如五谷的资生，生化有厚有薄，成熟有少有多，开始和结果也有不同，这是什么缘故呢？岐伯说：这是由于受在泉之气所控制，故其生化非天气则不牛，非地气则不长。

黄帝问：你能给我讲讲其中的道理吗？岐伯说：寒、热、燥、湿等气，其气化作用各有不同。故少阳相火在泉，则寒毒之物不生，火能克金，味辛的东西被克而不生，其所主之味是苦和酸，在谷类是属青和火红色的一类。阳明燥金在泉，则湿毒之物不生，味酸及属湿的东西都不生，其所主之味是辛、苦、甘，在谷类是属于火红和素色的一类。太阳寒水在泉，则热毒之物不生，凡苦味的东西都不生，其所主之味是淡和咸，在谷类属土黄和黑色一类。厥阴风木在泉，则消毒之物不生，凡甘味的东西都不生，其所主之味是酸、苦，在谷类是属于青和红色之类；厥阴在泉，则少阳司天，上阳下阴，木火相合，故其气化专一，其味纯正。少阴君火在泉，则寒毒之物不生，凡辛味的东西都不生，其所主之味是辛、苦、甘，在谷类是白色和火红色之类。太阴湿土在泉，燥毒之物不生，凡咸味及气热的东西都不生，其所主之味是甘和咸，在谷类是土黄和黑色之类；太阴在泉，是土居地位，所以其气化淳厚，足以制水，故咸味得以内守，其气专精而能生金，故辛味也得以生化，而与湿土同治。

所以说：因司在天泉之气不及而病不足的，用补法当顺其气，因太过而病有余的，治疗时当逆其气，根据其寒热盛衰进行调治。所以说：从上、下、内、外取治，总要探求致病的原因。凡体强能耐受毒药的就给以性味厚的药物，体弱而不能胜任毒药的就给以性味薄而和缓的药物。就是这个道理。若病气有相反的，如病在上的，治其下；病在下的，治其上；病在中的，治其四旁。治热病用寒药，而用温服的方法；治寒病用热药，而用凉服的方法；治温病用凉药，而用冷服的方法；治清

中華藏書

黄帝内经·

最新整理珍藏版

中国书房

冷的病用温药，而用热服的方法。故用消法通积滞，用削法攻坚积，用吐法治上部之实，用下法通下部之实，补法治虚证，泻法治实症，凡久病新病，都可根据这些原则进行治疗。

黄帝问：如果病在内，不实也不坚硬，有时聚而有形，有时散而无形，应该如何治疗呢？岐伯说：您问得真仔细！这种病如果没有积滞的，应当从内脏方面去探求，虚的用补法，有邪的可先用药驱其邪，然后以饮食调养之，或用水渍法调和其内外，便可使病痊愈。

黄帝道：有毒药和无毒药，服用时有一定的规则吗？岐伯说：病有新有久，处方有大有小，药物有毒无毒，服用时当然有一定的规则。凡用大毒之药，病去十分之六，不可再服；一般的毒药，病去十分之七，不可再服；小毒的药物，病去十分之八，不可再服；即使没有毒的药物，病去十分之九，也不必再服。以后就用谷类、肉类、果类、蔬菜等饮食调养，使邪去正复而病痊愈，不要用药过度，以免伤其正气。如果邪气未尽，再用药时仍如上法。必须首先知道该年的气候情况，不可违反天人相应的规律。不要实证用补使其重实，不要虚证误下使其重虚，而造成使人夭折生命的灾害。不要误补而使邪气更盛，不要误泻而损伤人体正气，断送了人的性命！

黄帝问：病了很久的人，气机虽然已经调顺而身体还没有康复，疾病虽然离开而形体依然瘦弱，对他们应该如何调护？岐伯回答说：您所问的真精细啊！要知道天地之气化，是不可用人力来代行的，四时运行的规律，是不可以违反的。若经络已经畅通，血气已经和顺，要恢复正气的不足，使与平常人一样，必须注意保养，协调阴阳，耐心等待天时，谨慎守护真气，不使有所消耗，它的形体就可以壮实，生气就可以长养，这就是圣王的法度。所以《大要》上说：不要以人力来代替天地之气化，不要违反四时的运行规律，必须善于调养，协调阴阳，等待真气的恢复，讲得就是这个意思。黄帝道：说得好。

中華藏書

上部 《黄帝内经·素问》

中国书店

六元正纪大论篇第七十一

【导读】

本篇论说了六十年气化的一般规律、六气所致的自然现象、万物的变化以及人们的疾病和治法宜忌等，认为应顺应气候变化以使人变得更健康。

【原典】

黄帝问曰：六化六变①，胜复淫治，甘苦辛咸酸淡先后，余知之矣。夫五运之化，或从天气，或逆天气，或从天气而逆地气，或从地气而逆天气，或相得，或不相得，余未能明其事。欲通天之纪，从地之理，和其运，调其化，使上下合德，无相夺伦，天地升降，不失其宜，五运宣行，勿乖其政，调之正味，从逆奈何？岐伯稽首再拜对曰：昭乎哉问也。此天地之纲纪，变化之渊源，非圣帝孰能穷其至理欤！臣虽不敏，请陈其道，令终不灭，久而不易。

帝曰：愿夫子推而次之，从其类序，分其部主，别其宗司，昭其气数，明其政化，可得闻乎？岐伯曰：先立其年以明其气，金木水火土运行之数，寒暑燥湿风火临御之化，则天道可见，民气可调，阴阳卷舒，近而无惑，数之可数者，请遂言之。

帝曰：太阳之政奈何？岐伯曰：辰戌之纪也。

太阳　太角　太阴　壬辰　壬戌，其运风，其化鸣紊启拆，其变振拉摧拔，其病眩掉目瞑。

太角（初正）　少徵　太宫　少商　太羽（终）

太阳　太徵　太阴　戊辰　戊戌同正徵。其运热，其化暄暑郁燠，其变炎烈沸腾，其病热郁。

太徵　少宫　太商　少羽　少角（初）

太阳　太宫　太阴　甲辰岁会（同天符），甲戌岁会，其运阴埃，其化柔润重泽，其变震惊飘骤，其病湿下重。

太宫　少商　太羽（终）　太角（初）　少徵

太阳　太商　太阴　庚辰　庚戌，其运凉，其化雾露萧飋，其变肃杀凋零，其病燥背瞀胸满。

太商　少羽（终）　少角　太徵　少宫

太阳　太羽　太阴　丙辰天符丙戌天符，其运寒，其化凝惨凓冽，其变冰雪霜雹，其病大寒留于溪谷。

太羽（终）　太角　少徵　太宫　少商

凡此太阳司天之政，气化运行先天，天气肃，地气静，寒凝太虚，阳气不令，水土合德，上应辰星镇星。其谷玄黅，其政肃，其令徐。寒政大举，泽无阳焰，则火发待时。少阳中治，时雨乃涯，止极雨散，还于太阴，云朝北极，湿化乃布，泽流万物，寒敷于上，雷动于下，寒湿之气，持于气交。民病寒湿，发肌肉萎，足痿不收，濡泻血热。初之气，地气迁，气乃大温，草乃早荣，民乃厉，温病乃作，身热头痛呕吐，肌腠疮疡。二之气，大凉反至，民乃惨，草乃遇寒，火气遂抑，民病气郁中满，寒乃始。三之气，天政布，寒气行，雨乃降，民病寒，反热中，痈疽注下，心热瞀闷，不治者死。四之气，风湿交争，风化为雨，乃长乃化乃成，民病大热少气，肌肉萎，足痿，注下赤白。五之气，阳复化，草乃长，乃化乃成，民乃舒。终之气，地气正，湿令行，阴凝太虚，埃昏郊野，民乃惨凄，寒风以至，反者孕乃死。故岁宜苦以燥之温之[②]，必折其郁气，先资其化源，仰其运气，扶其不胜，无使暴过而生其疾，食岁谷以全其真，避虚邪以安其正。适气同异，多少制之，同寒湿者燥热化，异寒湿者燥湿化，故同者多之，异者少之，用寒远寒，用凉远凉，用温远温，用热远热，食宜同法。有假者反常，反是者病，所谓时也。

帝曰：善。阳明之政奈何？岐伯曰：卯酉之纪也。

阳明　少角　少阴，清热胜复同，同正商。丁卯岁会，丁酉，其运风清热。

少角　太徵　少宫　太商　少羽（终）

阳明　少徵　少阴，寒雨胜复同，同正商。癸卯　癸酉，其运热寒雨。

少徵　太宫　少商　太羽（终）　太角（初）

阳明　少宫　少阴，风凉胜复同。己卯己酉，其运雨风凉。

少宫　太商　少羽（终）　少角（初）　太徵

阳明　少商　少阴，热寒胜复同，同正商。乙卯天符，乙酉岁会，太一天符，其运凉热寒。

少商　太羽（终）　太角（初）　少徵　太宫

阳明　少羽　少阴，雨风胜复同，辛卯少宫同。辛酉辛卯，其运寒雨风。

少羽（终）　少角（初）　太徵　太宫　太商

凡此阳明司天之政，气化运行后天，天气急，地气明，阳专其令，炎暑大行，物燥以坚，淳风乃治，风燥横运，流于气交，多阳少阴，云趋雨府，湿化乃敷，燥极而泽，其谷白丹，间谷命太者，其耗白甲品羽，金火合德，上应太白荧惑。其政切，其令暴，蛰虫乃见，流水不冰，民病咳嗌塞，寒热发暴，振慄癃闷，清先而劲，毛虫乃死，热后而暴，介虫乃殃，其发躁，胜复之作，扰而大乱，清热之气，持于气交。初之气，地气迁，阴始凝，气始肃，水乃冰，寒雨化。其病中热胀，面目浮肿，善眠，鼽衄，嚏欠，呕，小便黄赤，甚则淋。二之气，阳乃布，民乃舒，物乃生荣。厉大至，民善暴死。三之气，天政布，凉乃行，燥热交合，燥极而泽，民病寒热。四之气，寒雨降，病暴仆，振慄谵妄，少气，嗌干引饮，及为心痛痈肿疮疡疟寒之疾，骨痿血便。五之气，春令反行，草乃生荣，民气和。终之气，阳气布，候反温，蛰虫来见，流水不冰，民乃康平，其病温。故食岁谷以安其气，食间谷以去其邪，岁宜以咸以苦以辛，汗之、清之、散之，安其运气，无使受邪，折其郁气，资其化源。以寒热轻重少多其制，同热者多天化，同清者多地化，用凉远凉，用热远热，用寒远寒，用温远温，食宜同法。有假者反之，此其道也。反是者，乱天地之经，扰阴阳之纪也。

帝曰：善。少阳之政奈何？岐伯曰：寅申之纪也。

少阳　太角　厥阴　壬寅（同天符）　壬申（同天符）

其运风鼓③，其化鸣紊启坼，其变振拉摧拔，其病掉眩，支胁惊骇。

太角（初正）　少徵　太宫　少商　太羽（终）

少阳　太徵　厥阴　戊寅天符　戊申天符　其运暑，其化喧嚣郁燠，其变炎烈沸腾，其病上热郁，血溢血泄心痛。

太徵　少宫　太商　少羽（终）　少角（初）

少阳　太宫　厥阴　甲寅　甲申　其运阴雨，其化柔润重泽，其变震惊飘骤，其病体重，胕肿痞饮④。

太宫　少商　太羽（终）　太角（初）　少徵

少阳　太商　厥阴　庚寅　庚申　同正商。其运凉，其化雾露清切，其变肃杀凋零，其病肩背胸中。

太商　少羽（终）　少角（初）　太徵　少宫

少阳　太羽　厥阴　丙寅　丙申　其运寒肃，其化凝惨凛冽，其变冰雪霜雹，其病寒浮肿。

太羽（终）　太角（初）　少徵　太宫　少商

凡此少阳司天之政，气化运行先天，天气正，地气扰，风乃暴举，木偃沙飞，炎火乃流，阴行阳化，雨乃时应，火木同德，上应荧惑岁星。其谷丹苍，其政严，其令扰。故风热参布，云物沸腾，太阴横流，寒乃时至，凉雨并起。民病寒中，外发疮疡，内为泄满。故圣人遇之，和而不争。往复之作，民病寒热疟泄，聋瞑呕吐，上怫⑤肿色变。初之气，地气迁，风胜乃摇，寒乃去，候乃大温，草木早荣。寒来不杀，温病乃起，其病气怫于上，血溢目赤，咳逆头痛，血崩胁满，肤腠中疮。二之气，火反郁，白埃四起，云趋雨府，风不胜湿，雨乃零，民乃康。其病热郁于上，咳逆呕吐，疮发于中，胸胁不利，头痛身热，昏愦脓疮。三之气，天政布，炎暑至，少阳临上，雨乃涯。民病热中，聋瞑血溢，脓疮咳呕，鼽衄渴嚏欠，喉痹目赤，善暴死。四之气，凉乃至，炎暑间化，白露降，民气和平，其病满身重。五之气，阳乃去，寒乃来，雨乃降，气门乃闭，刚木早凋，民避寒邪，君子周密。终之气，地气正，风乃至，万物反生，霜雾以行。其病关闭不禁，心痛，阳气不藏而咳。抑其运气，赞所不胜，必折其郁气，先取化源，暴过不生，苛疾不起。故岁宜咸辛宜酸，渗之泄之，渍之发之，观气寒温，以调其过，同风热者多寒化，异风热者少寒化，用热远热，用温远温，用寒远寒，用凉远凉，食宜同法，此其道也。有假者反之，反是者，病之阶也。

【精注】

①六化六变：六化，指六气的正常变化；六变，指六气的异常变化。

②故岁宜苦以燥之温之：按《新校正》云，此九字当在"避虚邪以安其正"句下。

③其运风鼓："鼓"作"动"解。

④痞饮：水饮停聚，发为痞胀。

⑤上怫：指心肺郁结。

【今译】

黄帝说道：六气的正常生化和异常变化，胜气复气等淫邪致病及其主治方法，甘苦辛咸酸淡诸气味所化的情况，我都知道了。关于五运主岁的气化，或与司天之气相顺，或与司天之气相逆，或与司天之气相顺而与在泉之气相逆，或与在泉之气相顺而与司天之气相逆，或岁运与司天相生，或岁运与司天相制，这其中的道理我还没完全明白。我想通晓司天在泉的要领和道理，并据此以协调运气之所化，使上下之功德能相互应合，不致破坏正常的秩序，天地升降的正常规律，不失其宜，五运之气的布化运行，不致违背其应时的政令，根据运气的顺逆情况，调之以五味，应当如何做？岐伯再次跪拜回答道：这个问题提得很高明啊！这是有关天气和地气问题的一个总纲，是万物变化的本源，若非圣明之帝，谁能够穷尽这些至理要道呢！我对这个问题虽然会不深，愿意讲述其中的道理，使它永远不至灭绝，能长期流传而不被更改。黄帝说：希望先生把这些道理进一步推演，使其更加条理，根据干支的类属和一般的顺序，分析司天在泉等所主的部位，分别每年主岁之气与各步之气，明了司天岁运所属之气与数，及正化邪化的变化情况等，可以听你进一步讲述吗？岐伯说：首先要确立纪年的干支，以明了主岁之气与金木水火土五运值年之数，及寒暑燥湿风火六气司天在泉的气化，则自然界的变化规律，就可以被发

中华藏书 上部《黄帝内经·素问》 中国书房

中華藏書

黄帝内经·最新整理珍藏版

中国书店

现，人们可以根据这种规律调养身体，阴阳之气屈伸的道理，也就浅近易知，不被迷惑。关于它的一般理数可以加以推数的，我尽量讲给你听。

黄帝问：太阳寒水值年的施政情况如何？岐伯回答说：太阳寒水施政在辰年与戌年。

壬辰年、壬戌年。太阳寒水司天，太阴湿土在泉。丁壬为木运，壬为阳年，故运为太角。水运之气为风，其正常气化为风声萦乱，物体启开，其反常变化为大风振撼摧毁折拔，其致病为目眩晕，视物不明。

客运五步为：初之运太角（客运与主运之气相同，气得正化），二之运少徵，三之运太宫，四之运少商，终之运太羽。主运五步与客运相同，起于太角，终于太羽。

戊辰，戊戌年（运火虽太过，但为司天之寒水所克，则与火运平气相同）。太阳寒水司天，太阴湿土在泉。戊癸为火运，戊为阳年，故运为太徵。火运之气为热，其正常气化为温署郁热，其反常变化为火炎沸腾，其致病为热邪郁滞。

客运五步为：初之运太徵，二之运少宫，三之运太商，四之运少羽，终之运太角。主运五步：初之运少角，二之运太徵，三之运少宫，四之运太商，终之运少羽。

甲辰年、甲戌年（此二年既是岁会，又是同天符）。太阳寒水司天，太阴湿土在泉。甲已为土运，甲为阳年，故运为太宫。土运之气为阴雨，其正常气化为柔软厚重润泽，其反常变化为风飘雨骤震撼惊骇，其致病为湿邪下重。

客运五步为：初之运太宫，二之运少商，三之运太羽，四之运太角，终之运少徵。主运五步：初之运太角，二之运少徵，三之运太宫，四之运少商，终之运太羽。

庚辰年、庚戌年。太阳寒水司天，太阴湿土在泉。乙庚为金运，庚为阳年，故运为太商。金运之气为凉，其正常气化为雾露萧飓，其反常变化为肃杀凋零，其致病为津液干燥，胸背满闷。

客运五步为：初之运太商，二之运少羽，三之运少角，四之运太徵，终之运少宫。主运五步：初之运少角，二之运太徵，三之运少宫，四之运太商，终之运少羽。

丙辰年，丙戌年（此二年均为天符）。太阳寒水司天，太阴湿土在泉。丙辛为水运，丙为阳年，故运为太羽。水运之气为寒冷肃杀，其正常气化为寒风溧冽，凝歛凄惨，其反常继冰雪霜雹，其致病为大寒留滞于筋肉关节空隙处。

客运步五为：初之运太羽，二之运太角，三之运少徵，四之运太宫，终之运太商。主运五步：初之运太角，二之运少徵，三之运太宫，四之运少商，终之运太羽。

凡此辰戌年太阳司天之政，其气太过，先天时而至，太阳寒水司天，其气肃厉，太阴湿土在泉，其气沉静，寒水之气临于太空，阳气不得施令，水土二气相合，以为功德，上应于辰星与镇星之光较强。其在谷类，应于黑色与黄色者，其司天之政严肃，其在泉之令徐缓。由于寒水之政大起，阳气不得伸张，胡湖泽中不见阳热的气焰升腾，火气则需等到其相应之时，方能舒发。主气少阳居中为三之气，因火气过胜，则应时之雨水穷尽不降，四之气，在泉用事，雨水止极而云散，气还于太阴主令之时，云会于北极雨府之处，湿气乃得布化，万物为之润泽，太阳寒气布于高空，少阴雷火动而在下，寒湿之气则持续于气交之中。人们易患寒湿病发作，肌肉痿弱，两足痿软不收，大便泄泻，血液外溢等症。初之气，主气为厥阴风木，客气为少阳相火，上年在泉之气迁移退位，温气大行，草木繁荣较早，人们易患疫疠病，温热病发作，身热，头痛，呕吐，肌肤疮疡等病。二之气，主气为少阴君火，客气为阳明燥金，故凉气反而大行，阳气不得舒发，人们感到凄惨，草木因遇到寒凉之气，也不易生长，火气受到抑制，人们易患气郁不舒，腹中胀满等病，寒气开始发生。三之气，主气为少阳相火，客气为太阳寒水，司天之气布其政令，寒气大行，雨乃降下。人们易患寒病于外，热反病于内，痈疽，下利如注，心热烦闷等病，热郁于内，易伤心神，若不急治，病多死亡。四之气，主气为太阴湿土，客气为厥阴风木，风湿二气，交争于气交，温得风气乃化为雨，万物乃行盛长、化育、成熟，人们易患大热少气，肌肉萎弱，两足痿软，下利赤白等病。五之气，主气为阳明燥金，客气为少阴君火，阳气重新施化，草木之类又得盛长、化育而成熟，人们感到舒畅无病。终之气，主气为太阳寒水，客气为太阴湿土，在泉之气，得其正令，湿气大行，阴寒之气凝集太空，尘埃昏暗，笼罩郊野，人们感到凄惨，若寒风骤至，则土气不胜，脾不得长养，虽有妊娠，亦多主死而不能生。凡此太阳寒水司天之年，则火气郁而不行，宜食苦味以泻火，以燥治湿，以温治寒，必须折减其政郁之胜气，资助不胜之气的生化之源，抑制中运与天的太过之气，扶持被抑制的不胜之气，不要使运气猝暴太过而发生疾病，应当食用得岁气的谷类以保全真气，避免虚邪贼风以安定正气。根据中运与司天在泉阴阳五行之气的同异裁定药食性味的多少而制之，运与气寒湿相同者，用燥热之品以化之，运与气寒湿不同者，用燥湿之品以化之，所以运与气相同者，其气胜，可多用制其气之品，运与气不同者，其气微，可少用制其气之品。凡用寒性药品时，应避开寒气主令之时，用热性药品时，应避开热气主令之时，用凉性药品时，应避开凉气主令之时，用温性药品时，应避开温气主令之时，用饮食调养时，也应遵照这个原则，这是就一般情况而言。若气候有反常变化时，就不必拘守这一原则，若不遵守这些规律，就会导致疾病的发生。就是说要根据四时气候变化的具体情况，决定治疗原则。

黄帝说：讲得好。阳明燥金值年的施政情况如何？岐伯说：阳明燥金施政在卯年与酉年。

丁卯年（为岁会）、丁酉年。阳明燥金司天，少阴君火在泉。丁壬为木运，丁为阴年，故运为少角。少运不及，则克我之金的清气乃为胜气，胜气之后，则我生之火的热来复，此二年胜复之气相同。由于木运不及，司天之燥金胜之，则金兼木化，反得其政，故同金运平气。凡此二年，运气为风，胜气为清，复气为热。

客运五步是：初之运少角（客运与主运之气相同，气得正化），二之运太徵，三之运少宫，四之运太商，终之运少羽。主运五步与客运相同，起于少角，终于少羽。

癸卯年，癸酉年（此二年俱为同岁会）。阳明燥金司天，少阴君火在泉。戊癸为火运，癸为阴年，故运少徵。火运不及，则克我之水的寒气乃为胜气，胜气之后，则我生之土的雨气来复，此二年胜复之气相同。由于火运不及，无力克金，司天之金气得政，故同金运平气。凡此二年，运气为热，胜气为寒，复气为雨。

客运五步是：初之运少徵，二之运太宫，三之运少商，四之运太羽，终之运太角。主运五步：初之运太角，二之运少徵，三之运太宫，四之运少商，终之运太羽。

己卯年、己酉年。阳明燥金司天，少阴君火在泉。甲己为土运，己为阴年。故运为少宫。土运不及，则克我之木的风气乃为胜气，胜气之后，则我生之金的凉气来复，此二年胜复之气相同。凡此二年，运气为雨，胜气为风，复气为凉。

客运五步是：初之运少宫，二之运太商，三之运少羽，四之运少角，终之运太徵。主运五步：初之运少角，二之运太徵，三之运少宫，四之运太商，终之运少羽。

乙卯年（为天符），乙酉年（既是岁会，又是太一天符）。阳明燥金司天，少阴君火在泉。乙庚为金运，乙为阴年，故运为少商。金运不及则克我之火的热气乃为胜气，胜气之后则我生之水的寒气来复，此二年胜复之气相同。金运虽不及，但得司天之金气相且力，故同金运平气。凡此二年，运气为凉，胜气为热，复气为寒。

客运五步是：初之运少商，二之运太羽，三之运太角，四之运少徵，终之运太宫。主运五步：初之运太角，二之运少徵，三之运太宫，四之运少商，终之运太羽。

辛卯年、辛酉年。阳明燥金司天，少阴君火在泉。丙辛为水运，辛为阴年，故运为少羽。水运不及，则克我之土的雨气乃为胜气，胜气之后，则我生之木在风气来复，此二年胜复之气相同。凡此二年，运气为寒，胜气为雨，复气为风。

客运五步是：初之运少羽，二之运少角，三之运太徵，四之运太宫，终之运太商。主运五步：初之运少角，二之运太徵，三之运太宫，四之运太商，终之运少羽。

凡此卯酉年阳明司天之政，其气不及，后天时而至，阳明燥金司天，其气急切，少阴君火在泉，其气盛明，金气不及，火气乘之，则阳气得专其令，炎暑之气大行，万物干燥而坚硬；金气不及则木无所畏，和风主治，风气与燥气相兼而流行于气交之内，使阳气多而阴气少，阳气盛极必衰，衰则阴气来复，当四之气主客二气，即太阴与太阳主令之时，云归于雨府，湿气敷布，干燥之气又变为润泽。其在谷类，应于白色与赤色者，间谷则为借间气太过而得成熟者，金气不及，火气乘之，损伤属金之白色甲虫类，待水气来复则损及属火之羽虫类，金气与火气相合，以为功德，上则应于太白星与荧惑星之光较强。其司天之政急切，其在泉之令猝暴，蛰虫不欲归藏，流水不得结冰。人们易患咳嗽，咽喉肿塞，寒热发作急暴，振动寒栗，大小便不通畅等病。如果燥金清凉之气早至而急切，则属木在毛虫类乃死，如在泉之热气后至而急暴，则属金的介虫类乃受灾殃。胜气与复气发作急暴，正常的气候，被扰乱而不定，司天之清气与在泉之热气，持续于气交之内。初之气，主气为厥阴风木，客气为太阴湿土，上年在泉之气迁移退位，阳明司天燥金用事，阴气开始凝集，天气肃厉，水乃结成冰，寒雨之气化。其发病为内热胀满，满目浮肿，善眠，鼻塞衄血，喷嚏呵欠，呕吐，小便黄赤，甚则淋沥不通。二之气，主气为少阴君火，客气为少阳相火，二火用事，阳气乃布，人们感到舒适，万物开始生长繁荣。若疫疠大行时，人们容易猝暴死亡。三之气，主气为少阳相火，客气为阳明燥金，司天之政乃布，凉气乃行，客气之燥气与主气之热气相互交合，燥气极则湿气复而润泽，人们易患寒热之病。四之气，主气为太阴湿土，客气为太阳寒水，水土气化，寒雨降下。发病为猝然仆倒，振动战栗，谵言妄语，少气，咽喉干燥而引饮，以及心痛，痈肿疮疡，疟疾寒冷，骨痿软，便血等痛。五之气，主气为阳明燥金，客气为厥阴风木，秋行春令，草木又得生长而繁荣，人们也平和无病。终之气，主气为太阳寒水，客气为少阴君火，在泉之气用事，阳气敷布，气反温暖，蛰虫现于外面，流水不得结冰，人们也健康平安，阳气盛刚易以温病。因而在阳明司天之年，应当食用得岁气的谷类以安定正气，食用得间气的谷类，以去邪气，本年当用咸味、苦味、辛味的药物以汗之、清之、散之的方法进行治疗，安定其不及的运气，使其免受邪气的干犯，折减其致郁的胜气，资助其不胜之气的生化之源。根据寒热的轻重，决定方宜的多少，若中运与在泉之热气相同时，应多用与司天凉气相同之品，若中运与司天之凉气相同时，应多用与在泉热气相同之品。用凉药时，应避开凉气主令之时，用热药时，应避开热气主令之时，用寒药时，应避开寒气主令之时，用温药时，应避开温气主令之时，用饮食调养时，也应遵照这个原则，这是就一般情况而言。若气候有反常变化时，就不必拘守这一原则，这是指的自然变化之道，若违背了它，就会扰乱天地阴阳的自然规律。

黄帝说：讲得好。少阳相火值年的施政情况如何？岐伯说：少阳相火施政在寅年与申年。

壬寅年、壬申年（此二年俱为同天符）。少阳相火司天，厥阴风水在泉。丁壬为木运，壬为阳年，故运为太角。木运之气为风气鼓动，其正常气化为风声紊乱，物体启开，其反常变化为大风振撼摧毁折拔，其致病为头目眩晕，两胁支撑，神魂惊骇。

客运五步是：初之运太角（客运与主运之气相同，气得正化），二之运少徵，三之运太宫，四之运少商，终之运太羽。主运五步与客运相同，起于太角，终于太羽。

戊寅年、戊申年（此二年俱为天符）。少阳相火司天，厥阴风木在泉。戊癸为火运，戊为阳年，故运为太徵。火运之气为暑热，其正常气化为火盛热郁，其反常为火炎沸腾，其致病为热郁于上，热甚迫血妄行则血溢血泄，心痛。

客运五步是：初之运太徵，二之运少宫，三之运太商，四之运少羽，终之运太角。主运五步：初之运少角，二之运太徵，三之运少宫，四之运太商，终之运少羽。

甲寅年、甲申年。少阳相火司天，厥阴风木在泉。甲己为土运，甲为阳年，故运为太宫。土运之气为阴雨，其正常气化为柔软厚重润泽，其反常变化为风飘雨骤震撼惊骇，其致病为身重浮肿，水饮痞满。

中华藏书

黄帝内经·

最新整理珍藏版

中国书店

三三八

中国书店

客运五步是：初之运太宫，二之运少商，三之运太羽，四之运太角，终之运少徵。主运五步：初之运太角，二之运少徵，三之运太宫，四之运少商，终之运太羽。

庚寅年、庚申年。少阳相火司天，厥阴风木在泉。乙庚为金运，庚为阳年，故运为太商。金运虽太过，但被司天相火所克，故同金运平气。金运之气为凉，其正常气化为雾露清冷急切，其反常变化为肃杀凋零，其致病则发于肩背与胸中。

客运五步是：初之运太商，二之运少羽，三之运少角，四之运太徵，终之运少宫。主运五步：初之运少角，二之运太徵，三之运少宫，四之运太商，终之运少羽。

丙寅年、丙申年。少阳相火司天，厥阴风木在泉。丙辛为水运，丙为阳年，故运为太羽。水运之气为寒，其正常气化为凝敛凄惨，寒风凛冽，其反常变化为冰雪霜雹，其致病为寒气浮肿。

客运五步是：初之运太羽，二之运太角，三之运少徵，四之运太宫，终之运少商。主运五步：初之运太角，二之运少徵，三之运太宫，四之运少商，终之运太羽。

凡此寅申年少阳司天之政，其气太过，先天时而至，司天之气得其正化之位，厥阴风木在泉，其气扰动不宁，大风突然而起，草木卧倒，走石飞沙，少阳炎火之气为之流行，岁半之前，为君火相火与太阴湿土行令之时，阴气流行，阳气布化，雨乃应时而降，少阳司天为火，厥阴在泉为木，木火相生，故同为功德，上应于荧惑星与岁星之光较强。其在谷类应于赤色与青色者，其司天之政严厉，在泉之令扰动。所以司天之热与在泉之风相参而敷布，云物沸腾，流动不定，太阴湿土之气横行气交，寒气有时而至，则凉雨并起。人们易患寒病于内，外部发生疮疡，内为泄泻胀满等病。所以聪明圣智的人，遇到这种情况时，则调和而顺适之，不与之抗争。寒热之气，反复发作，人们易患疟疾，泄泻，耳聋，目瞑，呕吐，上部气郁肿胀而颜色改变等病。初之气，主气为厥阴风木，客气为少阴君火，上年在泉之气，迁移退位，风气胜时则摇动不宁，主客二气木火相生，寒气乃去，气候大温，草木早期繁荣。有时寒气虽来但不能行其杀伐之令，温热病发生，其发病为气郁于上，血液外溢，目赤，咳嗽气逆，头痛，血崩，胁部胀满，皮肤肌腠生疮等。二之气，主气为少阴君火，客气为太阴湿土，火气反为湿土之气郁遏而不发，白色云埃四起，云气归于雨府，风气若不胜湿土之气，则雨水降下，人们身体安康。其发病为热郁于上部，咳嗽气逆，呕吐，疮疡发生于内部，胸中与咽喉不利，头痛身热，神志昏愦不清，脓疮等。三之气，主气为少阳相火，客气亦为少阳相火，主客气同，司天之气施布政令，炎暑乃至，少阳相火上临，火气过甚，故雨水穷尽而不降。人们易患热病在内，耳聋目瞑，血外溢，脓疮，咳嗽，呕吐，鼻塞衄血，口渴，喷嚏呵欠，喉痹，目赤等病，往往突然死亡。四之气，主气为太阴湿土，客气为阳明燥金，阳明主令，凉气乃至，炎暑之气间时而化，白露降下，人们平和无疢，其发病为胀满身重。五之气，主气为阳明燥金，客气为太阳寒水，阳气乃去，寒气乃至，雨水乃降，由于阳气敛藏，气门乃闭，刚硬的树木早为凋零，人们应避开寒邪，通晓养生之道者，居处周密，以避寒气。终之气，主气为太阳寒水，客气为厥阴风水，在泉之气得其正化之位，风气乃至，万物反而有生发之势，雾气流行。由于气机外泄，故其发病为应关闭者反而不能禁固，心痛，阳气不得敛藏，咳嗽等。凡此少阳司天之年，必须抑制中运与司天的太过之气，赞助所不胜之气，折减其致郁的胜气，资助不胜之气的生化之源，则猝暴太过之气不能发生，重病可以不生。所以本岁当用咸味辛味及酸味药物，用渗泄水渍发散等方法进行治疗，观察气候的寒热变化，以调治其太过之邪气，若中运遇太角、太徵与岁气风热相同之年，应多用寒化之品，若中运遇太宫、太商、太羽与岁气风热不同之年，应少用寒化之品，用热性药品时，应避开热气主令之时，用温性药品时，应避开温气主令时，用寒性药品时，应避开寒气主令之时，用凉性药品时，应避开凉气主令之时，用饮食调养时，也应遵照这个原则，这乃是一般的规律。若气候有反常变化时，就不必拘守这一原则，否则就会导致疾病的发生。

中華藏書

上部《黄帝内经·素问》

中国书店

三三九

【原典】

帝曰：善。太阴之政奈何？岐伯曰：丑未之纪也。

太阴　少角　太阳，清热胜复同，同正宫，丁丑丁未，其运风清热。

少角（初正）　太徵　少宫　太商　少羽（终）

太阴　少徵　太阳　寒雨胜复同，癸丑癸未，其运热寒雨。

少徵　太宫　少商　太羽（初）　太角

太阴　少宫　太阳，风清胜复同。同正宫，己丑太一天符，己未太一天符，其运雨风清。

少宫　太商　少羽（终）　少角（初）　太徵

太阴　少商　太阳，热寒胜复同，乙丑乙未，其运凉热寒。

少商　太羽　太角（初）　少徵　太宫

太阴　少羽　太阳，雨风胜复同，同正官。辛丑（同岁会）辛未（同岁会），其运寒雨风。

少羽　少角　太徵　少宫　太商

凡此太阴司天之政，气化运行后天，阴专其政，阳气退辟，大风时起，天气下降，地气上腾，原野昏霿，白埃四起，云奔南极，寒雨数至，物成于荄夏⑥。民病寒湿，腹满，身䐜愤，胕肿，痞逆寒厥拘急。湿寒合德，黄黑埃昏，流行气交，上应镇星辰星。其政肃，其令寂，其谷黔玄。故阴凝于上，寒积于下，寒水胜火，则为冰雹，阳光不治，杀气乃行。故有余宜高，不及宜下，有余宜晚，不及宜早，土之利，气之化也，民气亦从之，间谷命其太也。初之气，地气迁，寒乃去，春气正，风乃来，生布万物以荣，民气条舒，风湿相薄，雨乃后。民病血溢，筋络拘强，关节不利，身重筋痿。二之气，大火正，物承化，民乃和，其病温厉大行，远近咸若，湿蒸相薄，雨乃时降。三之气，天政布，湿气降，地气腾，雨乃时降，寒乃随之。感于寒湿，则民病身重胕肿，胸腹满。四之气，畏火临，溽蒸化，地气腾，天气否隔，寒风晓暮，蒸热相薄，草木凝烟，湿化不流，则白露阴布，以成秋令。民病腠理热，血暴溢疟，心腹满热，胪胀，甚则胕肿。五之气，惨令已行，寒露下，霜乃早降，草木黄落，寒气及体，君子周密，民病皮腠。终之气，寒大举，湿大化，霜乃积，阴乃凝，水坚冰，阳光不治。感于寒，则病人关节禁固，腰脽痛，寒湿推于气交而为疾也。必折其郁气，而取化源，益其岁气，无使邪胜，食岁谷以全其真，食间谷以保其精。故岁宜以苦燥之温之，甚者发之泄之。不发不泄，则湿气外溢，肉溃皮拆而水血交流。必赞⑦其阳火，令御甚寒，从气异同，少多其判也，同寒者以热化，同湿者以燥化，异者少之，同者多之，用凉远凉，用寒远寒，用温远温，用热远热，食宜同法。假者反之，此其道也，反是者病也。

【精注】

⑥莛夏：立秋之后，即夏末秋初。

⑦赞：辅佐，帮助的意思。

【今译】

黄帝说：讲得好。请谈谈太阴湿土值年的施政情况。岐伯说：太阴湿土施政在丑年与未年。

丁丑年、丁未年。太阴湿土司天，太阳寒水在泉。丁壬为木运，丁为阴年，故运为少角。木运不及，则克我之金的清气乃为胜气，清气之后，则我生之火的热气来复，此二年胜复之气相同。木运不及，无力克土，司天之土气得政，故同土运平气。凡此二年，运气为风，胜气为清，复气为热。

客运五步是：初之运少角（客运与主运之气相同，气得正化），二之运太徵，三之运少宫，四之运太商，终之运少羽。主运五步与客运相同，起于少角，终于少羽。

癸丑年、癸未年。太阴湿土司天，太阳寒水在泉。戊癸为火运，癸为阴年，故运为少徵。火运不及，则胜我之水的寒气乃为胜气，胜气之后，则我生之土的雨气求复，此二年胜复之气相同。凡此二年，运气为热，胜气为寒，复气为雨。

客运五步是：初之运少徵，二之运太宫，三之运少商，四之运太羽，终之运太角。主运五步：初之运太角，二之运少徵，三之运太宫，西之运少商，终之运太羽。

己丑年、己未年（此二年俱为太一天符）。太阴湿土司天，太阳寒水在泉。甲己为土运，己为阴年，故运为少宫。土运不及，则克我之木的风气乃为胜气，胜气之后，则我生之金的清气来复，此二年胜复之气相同。土运虽不及，但得司天土气之助，故同土运平气。凡此二年，运气为雨，胜气为风，复气为清。

客运五步是：初之运少宫，二之运太商，三之运少羽，四之运少角，终之运太徵。主运五步：初之运少角，二之运太徵，三之运少宫，四之运太商，终之运少羽。

乙丑年、乙未年。太阴湿土司天，太阳寒水在泉。乙庚为金运，乙为阴年，故运为少商。金运不及，则克我之火的热气乃为胜气，胜气之后，则我生之水的寒气来复，此二年胜复之气相同。凡此二年，运气为凉，胜气为热，复气为寒。

客运五步是：初之运少商，二之运太羽，三之运太角，四之运少徵，终之运太宫。主运五步：初之运太角，二之运少徵，三之运太宫，四之运少商，终之运太羽。

辛丑年、辛未年（此二年俱为同岁会），太阴湿土司天，太阳寒水在泉。丙辛为水运，辛为阴年，故运为少羽。水运不及，则克我之土的雨气乃为胜气，胜气之后，则我生之木的风气来复，此二年胜复之气相同。由于水运不及，司天之土气胜之，则土兼水化，反得其政，故同土运平气。凡此二年，运气为寒，胜气为雨，复气为风。

客运五步是：初之运少羽，二之运少角，三之运太徵，四之运少宫，终之运太商。主运五步：初之运少角，二之运太徵，三之运少宫，四之运太商，终之运少羽。

凡此丑未年太阴司天之政，其气不及，后天时而至。太阴司天，太阳在泉，其气皆阴，故阴专其令，阳气退避，时常有大风兴起，司天之气下降于地，在泉之气上腾于天，原野雾气昏暗，白色云埃四起，云奔于南极雨府，由于太阴湿土与太阳寒水主令，故寒雨频频降下，万物成熟于夏末秋初。人们易患寒湿，腹部胀满，全身肿胀，浮肿，痞满气逆，寒气厥逆，筋脉拘急等病。湿气与寒气相合，以为功德，黄黑色尘埃昏暗，流行于气交之内，上则应于镇星与辰星之光较强。司天之政严肃，在泉之令寂静，其在谷类应于黄色与黑色者。由于司天之阴气凝集于上，在泉之寒气积聚于下，寒水之气胜于火气，则为冰雹，阳光不得施治，阴寒肃杀之气乃行。所以对于谷物的种，太过年应在高地，不及年应在低地，在过年应晚，不及年应早，这不仅要看土地条件是否有利，而且要根据气化的情况而定，人们对于养生之道，也必须适应这些情况，间谷则借间气之太过而得以成熟。初之气，主气为厥阴风木，客气亦为厥阴风木，上年在泉之气，迁移退位，由于主客二气相同，则春得气化之正，风气乃来，生发之气布化，万物因而繁荣，人们感到条畅舒适，由于湿气为风气所迫，降雨较迟。人们易患血液外溢，筋络拘急强直，关节不利，身体沉重，筋脉痿软等病。二之气，主气为少阴君火，客气亦为少阴君火，主客二气相同，故火得气化之正，万物因而生化，人们也感到平和，其发病为温热与疫疠大行，远近的患者病皆相同。温与热气相迫，雨水乃按时降下。三之气，主气为少阳相火，客气为太阴湿土，司天之气布化，湿气乃降，地气上升，雨水时常降下。寒气随之而来。如果感受寒湿之邪，则人们易患身体沉重浮肿，胸腹胀满等病。四之气，主气为太阴湿土，客气为少阳相火，相火加临于主气之上，湿热合化，地气上升，与天气否隔不通，早晚俱有寒风吹来，热气与寒气相迫，烟雾凝集于草木之上，湿化之气不得流动，则白露阴布，成为秋令。人们易患腠理发热，血液暴溢，疟疾，心腹发热胀满，头胪发热等病，更有甚者浮肿。五之气，主气为阳明燥金，客气亦为阳明燥金，凄惨寒凉之气已行，寒露降下，霜乃早降，草木萎黄凋落，寒气侵及人体，善于养生的人们应居处周密，人们易患皮肤与腠理等部位的疾病。终之气，主气为太阳寒水，客气亦为太阳寒水，寒气大起，湿气大化，霜乃聚积，阴气凝结，水结成坚冰，阳光不得施治。感受寒邪，则人们易患关节强急，活动不灵，腰部与臀部疼痛等病，乃是由于寒湿之气相持于气交所致。凡此太阴司天之年，必须折减其致郁的邪气，而取其不胜之气的生化之源，补益不及的岁气，不使邪气过胜，食用得岁气的谷类以保全真气，食用得间气的谷类以保养精气。所以本年宜用苦味的药物，用燥性以去湿，用温性以去寒，甚则用发泄的方法以去湿邪。如果不发不泄，湿气向外溢出，肌肉溃烂，皮肤破裂，则水血交相外流。必须赞助阳火之气，使其能抵御严寒，应根据岁运与岁气之属性的异同，以制定药物性味的多少，岁运与岁气同为寒性的，用热性之品，岁运与岁气同为湿性的，用燥性之品，运与气不同者，少用调和之品，相同的，多用调和之品，用凉性药品时，应避开凉气主令之时，用寒性药品时，应避开寒气主令之时，用温性药品时，应避开温气主令之时，用热性药品时，应避开热气主令之时，用饮食调养时，也应遵照这个原则，这乃是就一般情况而言。若气候有反常变化时，就不必拘守这一原则，这是一般的规律，若不遵守这些规律，就会导致疾病的发生。

【原典】

帝曰：善。少阴之政奈何？岐伯曰：子午之纪也。

少阴　太角　阳明　壬子　壬午，其运风鼓，其化鸣紊启折，其变振拉摧拔，其病支满。

太角（初正）　少徵　太宫　少商　太羽（终）

少阴　太徵　阳明　戊子天符　戊午太一天符，其运炎暑，其化暄曜郁燠，共变炎烈沸腾，其病上热血溢。

太徵　少宫　太商　少羽（终）　少角（初）

少阴　太宫　阳明　甲子　甲午，其运阴雨，其化柔顺时雨，其变震惊飘骤，其病中满身重。

太宫　少商　太羽（终）　太角（初）　少徵

少阴　太商　阳明　庚子（同天符）　庚午，（同正商）其运凉劲，其化雾露萧飔，其变肃杀凋零，其病下清。

太商　少羽（终）　少角　太徵　少宫

少阴　太羽　阳明　丙子岁会　丙午，其运寒，其化凝惨凛冽，其变冰雪霜雹，其病寒下。

太羽（终）　太角（初）　少徵　太宫　少商

凡此少阴司天之政，气化运行先天，地气肃，天气明，寒交暑，热加燥，云驰雨府，湿化乃行，时雨乃降，金火合德，上应荧惑太白。其政明，其令切，其谷丹白。水火寒热，持于气交而为病始也。热病生于上，清病生于下，寒热凌犯而争于中，民病咳喘，血溢血泄，鼽嚏，目赤，眦疡，寒厥入胃，心痛，腰痛，腹大，嗌干肿上。初之气，地气迁，燥将去，寒乃始，蛰复藏，水乃冰，霜复降，风乃至，阳气郁，民反周密，关节禁固，腰脏痛，炎暑将起，中外疮疡。二之气，阳气布，风乃行，春气以正，万物应荣，寒气时至，民乃和，其病淋，目瞑目赤，气郁于上而热。三之气，天政布，大火行，庶类蕃鲜，寒气时至。民病气厥心痛，寒热更作，咳喘目赤。四之气，溽暑至，大雨时行，寒热互至。民病寒热，嗌干，黄瘅，鼽衄，饮发⑧。五之气，畏火临，暑反至，阳乃化，万物乃生乃长荣，民乃康，其病温。终之气，燥令行，余火内格，肿于上，咳喘，甚则血溢。寒气数举，则霿雾翳，病生皮腠，内舍于胁，下连少腹而作寒中，地将易也。必抑其运气，资其岁胜，折其郁发，先取化源，无使暴过而生其病也。食岁谷以全真气，食间谷以辟虚邪。岁宜咸以耎之，而调其上，甚则以苦发之，以酸收之，而安其下，甚则以苦泄之。适气同异而多少之，同天气者以寒清化，同地气者以温热化，用热远热，用凉远凉，用温远温，用寒远寒，食宜同法。有假则反，此其道也，反是者病作矣。

帝曰：善。厥阴之政奈何？岐伯曰：巳亥之纪也。

厥阴　少角　少阳　清热胜复同，同正角。丁巳天符　丁亥天符，其运风清热。

少角（初正）　太徵　少宫　太商　少羽（终）

厥阴　少徵　少阳　寒雨胜复同，癸巳（同岁会）癸亥（同岁会），其运热寒雨。

少徵　太宫　少商　太羽（终）　太角（初）

厥阴　少宫　少阳　风清胜复同，同正角。己巳　己亥，其运雨风清。

少宫　太商　少羽（终）　少角（初）太徵

厥阴　少商　少阳　热寒胜复同，同正角。乙巳　乙亥，其运凉热寒。

少商　太羽（终）　太角（初）　少徵　太宫

厥阴　少羽　少阳　雨风胜复同。辛巳　辛亥，其运寒雨风。

少羽（终）　少角（初）　太徵　少宫　太商

凡此厥阴司天之政，气化运行后天，诸同正岁，气化运行同天，天气扰，地气正，风生高远，炎热从之，云趋雨府，湿化乃行，风火同德，上应岁星荧惑。其政挠，其令速，其谷苍丹，间谷言太者，其耗文角品羽。风燥火热，胜复更作，蛰虫来见，流水不冰，热病行于下，风病行于上，风燥胜复形于中。初之气，寒始肃，杀气方至，民病寒于右之下。二之气，寒不去，华雪水冰，杀气施化，霜乃降，各草上焦，寒雨数化，阳复化，民病热于中。三之气，天政布，风乃时举，民病泣出耳鸣掉眩。四之气，溽暑湿热相薄，争于左之上，民病黄疸而为胕肿。五之气，燥湿更胜，沉阴乃布，寒气及体，风雨乃行。终之气，畏火司令，阳乃大化，蛰虫出见，流水不冰，地气大发，草乃生，人乃舒，其病温厉，必折其郁气，资其化源，赞其运气，无使邪胜，岁宜以辛调上，以咸调下，畏火之气，无妄犯之，用温远温，用热远热，用凉远凉，用寒远寒，食宜同法。有假反常，此之道也，反是者病。

帝曰：善。夫子言可谓悉矣，然何以明其应乎？岐伯曰：昭乎哉问也！夫六气者，行有次，止有位，故常以正月朔日平旦视之，睹其位而知其所在矣。运有余，其至先，运不及，其至后，此天之道，气之常也。运非有余非不足，是谓正岁，其至当其时也。帝曰：胜复之气，其常在也，灾眚⑨时至，候也奈何？岐伯曰：非气化者，是谓灾也。

帝曰：天地之数，终始奈何？岐伯曰：悉乎哉问也！是明道也。数之始，起于上而终于下，岁半之前，天气主之，岁半之后，地气主之，上下交互，气交主之，岁纪毕矣。故曰位时，气月可知乎，所谓气也。帝曰：余司其事，则而行之，不合其数，何也？岐伯曰：气用有多少，化洽有盛衰，衰盛多少，同其化也。帝曰：愿闻同化何如？岐伯曰：风温春化同，热曛昏火夏化同，胜与复同，燥清烟露秋化同，云雨昏暝埃长夏化同，寒气霜雪冰冬化同，此天地五运六气之化，更用盛衰之常也。

帝曰：五运行同天化者，命曰天符，余知之矣。愿闻同地化者何谓也？岐伯曰：太过而同天化者三，不及而同天化者亦三，太过而同地化者三，不及而同地化者亦三，此凡二十四岁也。帝曰：愿闻其所谓也。岐伯曰：甲辰甲戌，太宫下加太阴，壬寅壬申，太角下加厥阴，庚子庚午，太商下加阳明，如是者三。癸巳癸亥少徵下加少阳，辛丑辛未少羽下加太阳，癸卯癸酉少徵下加少阴，如是者三。戊子戊午太徵上临少阴，戊寅戊申太徵上临少阳，丙辰丙戌太羽上临太阳，如是者三。丁巳丁亥少角上临厥阴，乙卯乙酉少商上临阳明，己丑己未少宫上临太阴，如是者三。除此二十四岁，则不加不临也。帝曰：加者何谓？岐伯曰：太过而加同天符，不及而加同岁会也。帝曰：临者何谓？岐伯曰：太过不及，皆曰天符，而变行有多少，病形有微甚，生死有早晏耳。

【精注】

⑧饮发：指水饮病发作。

⑨眚：眚（shěng），灾异。

【今译】

黄帝说：讲得好。请谈谈少阴君火值年的施政情况。岐伯说：少阴君火施政在子年与午年。

壬子年、壬午年。少阴君火司天，阳明燥金在泉；丁壬为木运，壬为阳年，故运为太角。木运之气为风气鼓动，其正常气化为风声紊乱，物体启开，其反常变化为大风振撼摧毁折拔，其致病为胁下支撑胀满。

客运五步是：初之运太角（客运与主运之气相同，气得正化），二之运少徵，三之运太宫，四之运少商，终之运太羽。主运五步与客运相同，起于太角，终于太羽。

戊子年（天符年）、戊午年（太一天符年）。少阴君火司天，阳明燥金在泉。戊癸为火运，成为阳年，故运为太徵。火运之气为火炎暑热，其正常气化为温暖光曜郁热，其反常变化为火炎沸腾，其致病为热在上部，血液外溢。

客运五步是：初之运太徵，二之运少宫，三之运太商，四之运少羽，终之运少角。主运五步：初之运少角，二之运太徵，三之运少宫，四之运太商，终之运少羽。

甲子年、甲午年。少阴君火司天，阳明燥金在泉。甲己为土运，甲为阳年，故运为太宫。土运之气为阴雨，其正常气化为柔软厚重润泽，其反常变化为风飘雨骤震撼惊骇，其致病为腹中胀满，肢体沉重。

客运五步是：初之运太宫，二之运少商，三之运太羽，四之运太角，终之运少徵。主运五步：初之运太角，二之运少徵，三之运太宫，四之运少商，终之运太羽。

庚子年、庚午年（此二年俱为同天符）。少阴君火司天，阳明燥金在泉。乙庚为金运，庚为阳年，故运为太商。金运虽在过，但被司天之火克，故同金运平气。金运之气为清凉急切，其正常气化为雾露萧瑟，其反常变化为肃杀凋零，其致病为清气在下。

客运五步是：初之运太商，二之运少羽，三之运少角，四之运太徵，终之运少宫。主运五步：初之运少角，二之这太徵，三之运少宫，四之运太商，终之运少羽。

丙子年（岁会年）、丙午年。少阴君火司天，阳明燥金在泉。丙辛为水运，丙为阳年，故运为太羽。水运之气为寒冷，其正常气化为凝敛凄惨，寒风凛冽，其反常变化为冰雪霜雹，其致病为寒气在下。

客运五步是：初之运太羽，二之运太角，三之运少徵，四之运太宫，终之运少商。主运五步：初之运太角，二之运少徵，三之运太宫，四之运少商，终之运太羽。

凡此子午年少阴司天之政，其气太过，先天时而至，少阴司天，阳明在泉，在泉之气肃杀，司天之气光明，初之气，客气之寒，与上年终气少阳之暑相交，司天之热与在泉之燥气相加，云驰于雨府，湿化之气乃得流行，雨乃应时而降，金之燥气与火之热气相合，以为功德，上则荧惑星与太白星之光较强。司天之政光明，在泉之气急切，其在谷类应于赤色与白色者。水之寒气与火之热气相持于气交，为疾病发生的起因，热性病变发生在上部，凉性病变发生在下部，寒气与热气相互侵犯而争扰于中部，人们易患咳嗽气喘，血液上溢或下泄，鼻塞喷嚏，目赤，眼角疮疡，寒气厥逆入于胃部，心痛腰痛，腹部胀大，咽喉干燥，上部肿胀等病。初之气，主气为厥阴风木，客气为太阳寒水，上年在泉之气迁移退位，少阳之暑气将要退去，寒冷之气始至，蛰虫重又归藏，水结为冰，霜又降下，主气之风受客气之影响而凛冽寒冷，阳气因而被郁，不得宣发，人们反而居处周密，以避寒气，易患关节强硬，活动不灵，腰部与臀部疼痛等病，初气之后，炎暑之气即将发生，可致内部与外部疮疡之病。二之气，主气为少阴君火，客气为厥阴风水，阳气乃得舒布，风气乃得流行；春气属于正化之令，万物亦当繁荣，寒气虽然有时而至，但因主客二气均属阳，所以人们仍然感到平和。其发病为小便淋沥，目视不清，两眼红赤，气郁于上部则可发生热病。三之气，主气为少阳相火，客气为少阴君火，司天之气布化，主客二气皆为火，所以大火流行，万物蕃盛而鲜明，寒气有时而至。人们易患气厥逆而心痛，寒热交替发作，咳嗽气喘，目赤等病。四之气，主气为太阴湿土，客气亦为太阴湿土，暑湿俱至，大雨时常降下，寒热交互而至。人们易患寒热，咽喉干燥，黄疸，鼻塞，衄血，水饮发作等病。五之气，主气为阳明燥金，客气为少阳相火，少阳之烈火降临，暑气反而又至，阳热之气生化，万物又出现生长繁荣景象，人们感到安康，其发病为温病。终之气，主气为太阳寒水，客气为阳明燥金，燥气流行，由于燥金之收敛，使五之气的余火隔拒于内，不得外泄，则肿于上部，咳嗽气喘，甚则血液外溢。若寒气时常发起，则雾气弥漫，其为病多发生于皮肤，邪气居于胁部，向下连及少腹而发生内部寒冷的病，至终气之末，则在泉之气将要改变。凡此少阴司天之年，必须抑制其太过的运气，资助岁气所胜之气，折减其郁而将发之气，先取所不胜之气的化源，不要使运气猝暴太过而发生疾病。食用得岁气的谷类以保全真气，食用得间气的谷类以避虚邪。本年宜用咸味以烫之，以调其上部，甚则用苦味以发之，用酸味以收之，以安其下部，甚则用苦味以泄之。应根据中运与岁气的

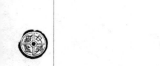

中華藏書

黄帝内经·最新整理珍藏版

中国书店

三五〇

中国书店

同异，而制定用多或用少，中运与司天之气同为热者，用寒凉之品以化之，中运与在泉之气同为凉者，用温热之品以化之，用热性药物时，应避开热气主令之时，用凉性药物时，应避开凉气主令之时，用温性药物时，应避开温气主令之时，用寒性药物时，应避开寒气主令之时，用饮食调养时，也应遵照这个原则，这仅是就一般的情况而言。若气候有反常变化时，就不必拘守这一原则，这就是一般的规律，若不遵守这些规律，就会导致疾病的发生。

黄帝说：讲得好。请谈谈厥阴风木值年的施政情况。岐伯说：厥阴风木值年在巳年与亥年。

丁巳年、丁亥年（此二年俱为天符年）。厥阴风木司天，少阳相火在泉。丁壬为木运，丁为阴年，故运为少角。木运不及，则克我之金的清气乃为胜气，胜气之后，则我生之火的热气来复，此二年胜复之气相同。凡此二年，运气为风，胜气为清，复气为热。

客运五步是：初之运少角（客运与主运之气相同，气得正化），二之运太徵，三之运少宫，四之运太商，终之运少羽。主运五步与客运同，起于少角，终于少羽。

癸巳年、癸亥年（此二年俱为同岁会）。厥阴风木司天，少阳相火在泉。戊癸为火运，癸为阴年，故运为少徵。火运不及，则克我之水的寒气乃为胜气，胜气之后，则我生之土的雨气来复，此二年胜复之气相同。凡此二年，运气为热，胜气为寒，复气为雨。

客运五步是：初之运少徵，二之运太宫，三之运少商，四之运太羽，终之运少角。主运五步：初之运太角，二之运少徵，三之运太宫，四之运少商，终之运太羽。

己巳年、己亥年。厥阴风木司天，少阳相火在泉。甲己为土运，己为阴土，故运为少宫。土运不及，则克我之木的风气乃为胜气，胜气之后，则我生之金的清气来复，此二年胜复之气相同。由于土运不及，司天之木气胜之，则木兼土化，反得其政，故同木运平气。凡此二年，运气为雨，胜气为风，复气为清。

客运五步是：初之运少宫，二之运太商，三之运少羽，四之运少角，终之运太徵。主运五步：初之运少角，二之运太徵，三之运少宫，四之运太商，终之运少羽。

乙巳年、乙亥年。厥阴风木司天，少阳相火在泉。乙庚为金运，乙为阴年，故运为少商。金运不及，则克我之火的热气乃为胜气，胜气之后，则我生之水的寒气来复，此二年胜复之气相同。金运不及，无力克木，司天之木气反而得政，故同木运平气。凡此二年，运气为凉，胜气为热，复气为寒。

客运五步是：初之运少商，二之运太羽，三之运太角，四之运少徵，终之运太宫。主运五步：初之运太角，二之运少徵，三之运太宫，四之运少商，终之运太羽。

辛巳年、辛亥年。厥阴风木司天，少阳相火在泉。丙辛为运，辛为阴年，故运为少羽。水运不及，则克我之土的雨气乃为胜气，胜气之后，则我生之木的风气来复，此二年胜复之气相同。凡此二年，运气为寒，胜气为雨，复气为风。

客运五步是：初之运少羽，二之运少角，三之运太徵，四之运少宫，终之运太商。主运五步：初之运少角，二之运太徵，三之运少宫，四之运太商，终之运少羽。

凡此巳亥年厥阴司天之政，其气不及，后天时而至。上述所谓同正角诸岁，其气化情况，中运与司天之气相同，均为木运平气。厥阴司天，少阳在泉，司天之气扰动，在泉之气正化，司天之风气，生于高远之处，在泉之炎热自下而从之，云归于雨府，湿化之气流行，司天之风气与在泉之火气相合，以为功德，上则应于岁星与荧惑星之光较强。司天之政扰动，在泉之令迅速，其在谷类应于青色与赤色者，间谷则为借间气太过而得成熟者，易耗损具有纹角虫类及羽虫类动物。风气燥气，火气热气，互为胜复，交替发作，蛰虫出现，流水不能结冰，热病生于人之下部，风病生于人之上部，风气与燥气则互为胜复，见于人体中部。初之气，主气为厥阴风木，客气为阳明燥金，寒气开始严厉，杀伐之气方来。人们易患寒病于右侧下方。二之气，主气为少阴君火，客气为太阳寒水，所以寒冷之气不去，雪花飘，水成冰，杀伐之气施化，霜乃降下，草类上部干焦，寒冷的雨水时常降下，若阳气来复则人们易患内部热症。三之气，主气为少阳相火，客气为厥阴风木，司天之政布化，大风时起，人们易患两目流泪，耳鸣，头目眩晕等病。四之气，主气为太阴湿土，客气为少阴君火，暑湿湿热之气交争于司天之左间，人们易患黄疸病，以至于浮肿。五之气，主气为阳明燥金，客气为太阴湿土，燥气与湿气互有胜负，阴寒沉降之气乃得布化，寒气侵及人体，风雨流行。终之气，主气为太阳寒水，客气为少阳相火，由于少阳之烈火主令，阳气大化，蛰虫出现，流水不得结冰，地中阳气发泄，草类生长，人们也感到舒适，其发病则为温热疫疠。凡此厥阴司天之年，必须折减其致郁之气，资助不胜之气的生化之源，赞助其不及的运气，不要使邪气太胜。本年宜用辛味以调治司天之风邪，用咸味以调治在泉之火邪，少阳相火，其性尤烈，不可轻易触犯，应当慎重调治。用温性药时，应避开温气主令之时，用热性药物时，应避开热气主令之时，用凉性药物时，应避开凉气主令之时，用寒性药物时，应避开寒气主令之时，用饮食调养时，也应遵照这个原则，这仅是就一般的情况而言。若气候有反常变化时，就不必拘守这一原则，这就是一般的规律。若不遵守这些规律，就会导致疾病的发生。

黄帝说：讲得不错。你说的非常详细，但如何知道它是应还是不应的？岐伯说：你提的问题很高明啊！关于六气的问题，其运行有一定的次序，其终止有一定的方位，所以通常在正月初一日平旦时进行观察，根据六气主时所在的位置，就可以知道其气是应或不应。中运太过的，其气先时而至，中运不及的，其气后时而至，这是自然气象的一般规律和六气的正常情况。若中运既非太过亦非不及的平气，谓之"正岁"，其气正当其时而至。黄帝说：胜气和复气是经常存在的，灾害的发生，怎样能够测知呢？岐伯说：不属正常气化的，就属于灾害。

黄帝说：司天在泉之气数的开始和终止的情况是怎样的？岐伯说：你问的很详细啊！这是属于阐明气象变化规律的问题。司天在泉之数，开始于司天，终止于在泉，岁半以前，司天主其气，岁半以后，在泉主其气，天气地气相交之处，气交主其气，作为一年气数的纲领，乃尽于此。所以说司天在泉所主之方位既然明白了，六气之应于十二月，可以知道吗？就是六气分主六步的气数。黄帝说：我负责这件事情，并按照这些原则去运用它，有时与实际的气数不完全符合，是什么原因呢？岐伯说：岁气有太过不及的差别，四时主治的气化也有盛衰的不同，盛衰的多少与春、夏、长夏、秋、冬之气化相同。黄帝说：同化是怎样的？岐伯说：风温与春季之气化同，热曛昏火与夏季之气化同，胜气与复气的同化也是一样的，燥清烟露与秋季之气化同，云雨昏暝埃与长夏之气化同，寒气霜雪冰与冬季之气化同，这就是天地间五运六气之所化及运气互有胜衰的一般情况。

　　黄帝说：五运值年与司天之气同化的，叫作"天符"，我已经知道了。请谈谈五运与在泉之气同化的情况。岐伯说：岁运太过而与司天之气同化的有三，岁运不及而与司天之气同化的也有三，岁运太过而与在泉之气同化的有三，岁运不及而与在泉之气同化的也有三，属于这类情况的共有二十四年。黄帝说：请你把上述情况进一步加以说明。岐伯说：甲辰甲戌年中运太宫，为土运太过，下加太阴湿土在泉，壬寅壬申年中运太角，为木运太过，下加厥阴风木在泉。庚子庚午年中运太商，为金运太过，下加阳明燥金在泉，像这种情况的有三。癸巳癸亥年中运少徵，为火运不及，下加少阳相火在泉，辛丑辛未年中运少羽，为水运不及，下加太阳寒水在泉，癸卯癸百年中运少徵，为火运不及，下加少阴君火在泉，像这种情况的也有三。戊子、戊午年中运太徵，为火运太过，上临少阴君火司天，戊寅戊中年中运太徵，为火运太过，上临少阳相火司天，丙辰丙戌年中运太羽，为水运太过，上临太阳寒水司天，像这种情况的有三。丁巳丁亥年中运少角，为木运不及，上临厥阴风木司天，乙酉乙卯年中运少商，为金运不及，上临阳明燥金司天，己丑己未年中运少宫，为土运不及，上临太阴湿土司天，像这种情况的也有三。除此二十四年之外的，就是中运与司天在泉不加不临的年份。黄帝说：加是什么意思呢？岐伯说：岁运太过而与在泉相加的是"同天符"，岁运不及而与在泉相加的是"同岁会"。黄帝说：临是什么意思呢？岐伯说：凡是岁运太过或不及与司天相临的，都叫做"天符"，由于运气变化有太过不及的不同，病情变化则有轻微与严重的差异，生死转归也有早晚的区别。

【原典】

帝曰：夫子言用寒远寒，用热远热，余未知其然也，愿闻何谓远？岐伯曰：热无犯热，寒无犯寒，从者和，逆者病，不可不敬畏而远之，所谓时兴与六位也。帝曰：温凉何如？岐伯曰：司气以热，用热无犯，司气以寒，用寒无犯，司气以凉，用凉无犯，司气以温，用温无犯，间气同其主无犯，异其主则小犯之，是谓四畏⑩，必谨察之。帝曰：善。其犯者何如？岐伯曰：天气反时，则可依时，及胜其主则可犯，以平为期，而不可过，是谓邪气反胜者。故曰：无失天信⑪，无逆气宜，无翼其胜，无赞其复，是谓至治。

帝曰：善。五运气行，主岁之纪，其有常数乎？岐伯曰：臣请次之。

甲子甲午岁，上少阴火，中太宫土运，下阳明金，热化二，雨化五，燥化四，所谓正化日也。其化上咸寒，中苦热，下酸热，所谓药食宜也。

乙丑乙未岁，上太阴土，中少商金运，下太阳水，热化寒化胜复同，所谓邪气化日也。灾七宫，湿化五，清化四，寒化六，所谓正化日也。其化上苦热，中酸和，下甘热，所谓药食宜也。

丙寅丙申岁，上少阳相火，中太羽水运，下厥阴木。火化二，寒化六，风化三，所谓正化日也。其化上咸寒，中咸温，下辛温，所谓药食宜也。

丁卯丁酉岁，上阳明金，中少角木运，下少阴火，清化热化胜复同，所谓邪气化日也。灾三宫，燥化九，风化三，热化七，所谓正化日也。其化上苦小温，中辛和，下咸寒，所谓药食宜也。

戊辰戊戌岁，上太阳水，中太徵火运，下太阴土。寒化六，热化七，湿化五，所谓正化日也。其化上苦温，中甘和，下甘温，所谓按照食宜也。

己巳己亥岁，上厥阴木，中少宫土运，下少阳相火，风化清化胜复同，所谓邪气化日也。灾五宫，风化三，湿化五，火化七，所谓正化日也。其化上辛凉，中甘和，下咸寒，所谓药食宜也。

庚午庚子岁，上少阴火，中太商金运，下阳明金，热化七，清化九，燥化九，所谓正化日也。其化上咸寒，中辛温，下酸温，所谓药食宜也。

辛未辛丑岁，上太阴土，中少羽水运，下太阳水，雨化风化胜复同，所谓邪气化日也。灾一宫，雨化五，寒化一，所谓正化日也。其化上苦热，中苦和，下苦热，所谓药食宜也。

壬申壬寅岁，上少阳相火，中太角木运，下厥阴木，火化二，风化八，所谓正化日也。其化土咸寒，中酸和，下辛凉，所谓药食宜也。

癸酉癸卯岁，上阳明金，中少徵火运，下少阴火，寒化雨化胜复同，所谓邪气化日也。灾九宫，燥化九，热化二，所谓正化日也。其化上苦小温，中咸温，下咸寒，所谓药食宜也。

甲戌甲辰岁，上太阳水，中太宫土运，下太阴土，寒化六，湿化五，正化日也。其化上苦热，中苦温，下苦温，药食宜也。

乙亥乙巳岁，上厥阴木，中少商金运，下少阳相火，热化寒化胜复同，邪气化日也。灾七宫，风化八，清化四，火化二，正化度也。其化上辛凉，中酸和，下咸寒，药食宜也。

丙子丙午岁，上少阴火，中太羽水运，下阳明金，热化二，寒化六，清化四，正化度也。其化上咸寒，中咸热，下酸温，药食宜也。

丁丑丁未岁，上太阴土，中少角木运，下太阳水，清化热化胜复同，邪气化度也。灾三宫，雨化五，风化三，寒化一，正化度也。其化上苦温，中辛温，下甘热，药食宜也。

戊寅戊申岁，上少阳相火，中太徵火运，下厥阴木，火化七，风化三，正化度也。其化上咸寒，中甘和，下辛凉，药食宜也。

己卯己酉岁，上阳明金，中少宫土运，下少阴火，风化清化胜复同，邪气化度也。灾五宫，清化九，雨化五，热化七，正化度也，其化上苦小温，中甘和，下咸寒，药食宜也。

庚辰庚戌岁，上太阳水，中太商金运，下太阴土。寒化一，清化九，雨化五，正化度也。其化上苦热，中辛温，下甘热，药食宜也。

辛巳辛亥岁，上厥阴木，中少羽水运，下少阳相火，雨化风化胜复同，邪气化度也。灾一宫，风化三，寒化一，火化七，正化度也。其化上辛凉，中苦和，下咸寒，药食宜也。

壬午壬子岁，上少阴火，中太角木运，下阳明金。热化二，风化八，清化四，正化度也。其化上咸寒，中酸凉，下酸温，药食宜也。

癸未癸丑岁，上太阴土，中少徵火运，下太阳水，寒化雨化胜复同，邪气化度也。灾九宫，雨化五，火化二，寒化一，正化度也。其化上苦温，中咸温，下甘热，药食宜也。

甲申甲寅岁，上少阳相火，中太宫土运，下厥阴木。火化二，雨化五，风化八，正化度也。其化上咸寒，中咸和，下辛凉，药食宜也。

乙酉乙卯岁，上阳明金，中少商金运，下少阴火，热化寒化胜复同，邪气化度也。灾七宫，燥化四，清化四，热化二，正化度也。其化上苦小温，中苦和，下咸寒，药食宜也。

丙戌丙辰岁，上太阳水，中太羽水运，下太阴土。寒化六，雨化五，正化度也。其化上苦热，中咸温，下甘热，药食宜也。

丁亥丁巳岁，上厥阴木，中少角木运，下少阳相火，清化热化胜复同，邪气化度也。灾三宫，风化三，火化七，正化度也。其化上辛凉，中辛和，下咸寒，药食宜也。

戊子戊午岁，上少阴火，中太徵火运，下阳明金。热化七，清化九，正化度也。其化上咸寒，中甘寒，下酸温，药食宜也。

己丑己未岁，上太阴土，中少宫土运，下太阳水，风化清化胜复同，邪气化度也。灾五宫，雨化五，寒化一，正化度也。其化上苦热，中甘和，下甘热，药食宜也。

庚寅庚申岁，上少阳相火，中太商金运，下厥阴木。火化七，清化九，风化三，正化度也。其化上咸寒，中辛温，下辛凉，药食宜也。

辛卯辛酉岁，上阳明金，中少羽水运，下少阴火，雨化风化胜复同，邪气化度也。灾一宫，清化九，寒化一，热化七，正化度也。其化上苦小温，中苦和，下咸寒，药食宜也。

壬辰壬戌岁，上太阳水，中太角木运，下太阴土。寒化六，风化八，雨化五，正化度也。其化上苦温，中酸和，下甘温，药食宜也。

癸巳癸亥岁，上厥阴木，中少徵火运，下少阳相火，寒化雨化胜复同，邪气化度也。灾九宫，风化八，火化二，正化度也。其化上辛凉，中咸和，下咸寒，药食宜也。

凡此定期之纪，胜复正化，皆有常数，不可不察。故知其要者一言而终，不知其要，流散无穷，此之谓也。

【精注】

⑩四畏：寒热温凉。

⑪天信：客主气运，至必应时，谓之天信。

【今译】

黄帝说：你讲的"用寒远寒，用热远热"，我不太理解，还想听听怎样叫做"远"。岐伯说：用热性药品者不要触犯主时之热，用寒性药品者，不要触犯主时之寒，适从这一原则时，就可以平和，违背这一原则时，就能导致疾病，所以对主时之气不可不畏而忌之，这就是所说的应时而起的六步之气的方位。黄帝说：温凉之气，次于寒热，应当怎样呢？岐伯说：主时之气为热的，用热性药品时不可触，主时之气为寒的，用寒性药品时不可触犯，主时之气为凉的，用凉性药品时不可触犯，主时之气为温的，用温性药品时不可触犯，间气与主气相同的，不可触犯，间气与主气不同的，可以稍稍触犯之，由于寒热温凉四气，不可随意触犯，所以谓之"四畏"，必须谨慎地加以考察。黄帝说：好。在什么情况下则可以触犯呢？岐伯说：天气与主时之气相反的，可以主时之气为依据，客气胜过主气的，则可以触犯之，以达到平衡协调为目的，而不可使之太过，这是指邪气胜过主气者而言。所以说不要误了气候的常时，不要违背了六气之所宜，不可帮助胜气，不可赞助复气，这才是最好的治疗原则。

黄帝说：不错。五运之气的运行与主岁之年，有没有规律？岐伯说：让我把它排列出来，讲给你听吧：

甲子年、甲午年：

上为少阴君火司天；中为太宫土运太过；下为阳明燥金在泉。司天之气数为热化二，中运之气数为雨化五，在泉之气数为燥化四，凡不出现胜气的，就是所说的正化日。其气化致病时，司天热化所致宜周咸寒，中运雨化所致宜用苦热，在泉燥化所致宜用酸温，这就是所说的适宜的药食性味。

乙丑年、乙未年：

上为太阴浊土司天；中为少商金运不及；下为太阳寒水在泉。金运不及，则可出现热化的胜气与寒化的复气，丑年与未年相同，凡出现胜气复气的，就是所说的邪化日。灾变发生在西方七宫。司天之气数为湿化五，中运之气数为清化四，在泉之气数为寒化六，若不出现胜气复气的，就是所说的正化日。其气化致病时，司天湿化所致宜用苦热，中运清化所致宜用酸和，在泉寒化所致宜用苦热。这就是所说的适宜的药食性味。

丙寅年、丙申年：

上为少阳相火司天；中为太羽水运太过；下为厥阴风木在泉。司天之气数为火化二，中运之气数为寒化六，在泉之气数为风化三，凡不出现胜气复气的，就是所说的正化日。其气化致病时，司天热化所致宜用咸寒，中运寒化所致宜用咸温，在泉风化所致宜用辛温，这就是所说的适宜的药食性味。

丁卯年（属于岁会年）、丁酉年：

上为阳明燥金司天；中为少角木运不及；下为少阴君火在泉。木运不及，则可出现清化的胜气与热化的复气，卯年与酉年相同，凡出现胜气复气的，就是所说的邪化日。灾变发生在东方三宫。司天之气数为燥化九，中运之气数为风化三，在泉之气数为热化七，若不出现胜气复气的，就是所说的正化日。其气化致病时，司天燥化所致宜用苦小温，中运风化所致宜用辛和，在泉热化所致宜用咸寒，这就是所说的适宜的药食性味。

戊辰年、戊戌年：

上为太阳寒水司天；中为太徵火运太过；下为太阴湿土在泉。司天之气数为寒化六，中运之气数为热化七，在泉之气数为湿化五，凡不出现胜气复气的，就是所谓正化日。其气化致病时，司天寒化所致宜用苦温，中运热化所致宜用甘和，在泉湿化所致宜用甘温，这就是所说的适宜的药食性味。

己巳年、己亥年：

上为厥阴风木司天；中为少宫土运不及；下为少阳相火在泉。土运不及，则可出现风化的胜气与清化的复气，巳年与亥年相同，凡出现胜气复气的，就是所说的邪化日。灾变发生在中央五宫。司天之气数为风化三，中运之气数为湿化五，在泉之气数为火化七，若不出现胜气复气的，就是所说的正化日。其气化致病时，司天风化所致宜用辛凉，中运湿化所致宜用甘和，在泉火化所致宜用咸寒，这就是所说的适宜的药食性味。

庚午年、庚子年（二年俱为同天符）：

上为少阴君火司天；中为太商金运太过；下为阳明燥金在泉。司天之气数为热化七，中运之气数为清化九，在泉之气数为燥化九，凡不出现胜气复气的，就是所说的正化日。其气化致病时，司天热化所致宜用咸寒，中运清化所致宜用辛温，在泉燥化所致宜用酸温，这就是所说的适宜的药食性味。

辛未年、辛丑年（二年俱为同岁会）：

上为太阴湿土司天；中为少羽水运不及；下为太阳寒水在泉。水运不及，则可出现雨化的胜气与风化的复气，未年与丑年相同，凡出现胜气复气的，就是所说的邪化日。灾变发生在北方一宫。司天之气数为雨化五，中运之气数为寒化一，在泉的气数为寒化一，若不出现胜气复气的，就是所说的正化日。其气化致病时，司天热化所致宜用苦热，中运寒化所致宜用苦和，在泉寒化所致宜用甘热，这就是所说的适宜的药食性味。

中華藏書

上部 《黄帝内经·素问》

中国书店

三五九

中国书店

中華藏書

黄帝内经·最新整理珍藏版

中国书房

壬申年、壬寅年（二年俱为同天符）：

上为少阳相火司天；中为太角木运太过；下为厥阴风木在泉。司天之气数为火化二，中运之气数为风化八，在泉之气数亦为风化八，凡不出现胜气复气的，就是所说的正化日。其气化致病时，司天火化所致宜用咸寒，中运风化所致宜用酸和，在泉风化所致宜用辛凉，这就是所说的适宜的药食性味。

癸酉年、癸卯年（二年俱为同岁会）：

上为阳明燥金司天；中为少徵火运不及；下为少阴君火在泉，火运不及，则可出现寒化的胜气与雨化的复气，酉年与卯年相同，凡出现胜气复气的，就是所说的邪化日。灾变发生在南方九宫。司天之气数燥化九，中运之气数为热化二，在泉之气数为热化二，凡不出现胜气复气的，就是所说的正化日。其气化致病时，司天燥化所致宜用苦小温，中运热化所致宜用咸温，在泉热化所致宜用咸寒，这就是所说的适宜的药食性味。

甲戌年、甲辰年（二年既是岁会，又是同天符）：

上为太阳寒水司天；中为太宫土运太过；下为太阴湿土在泉。司天之气数为寒化六，中运之气数为湿化五，在泉之气数亦为湿化五，凡不出现胜气复气的，就是所说的正化日。其气化致病时，司天寒化所致宜用苦热，中运湿化所致宜用苦温，在泉湿化所致宜用苦温，这就是所说的适宜的药食性味。

乙亥年、乙巳年：

上为厥阴风木司天；中为少商金运不及；下为少阴相火在泉。金运不及，则可出现热化的胜气与寒化的复气，亥年与巳年相同，凡出现胜气复气的，就是所说的邪化日。灾变发生在西方七宫。司天之气数为风化八，中运之气数为清化四，在泉之气数为火化二，若不出现胜气复气的，就是所说的正化日。其气化致现时，司天热化所致宜用凉，中运清化所致宜用酸和，在泉火化所致宜用咸寒，这就是所说的适宜的药食性味。

丙子年（为岁会年）、丙午年：

上为少阴君火司天；中为太羽水运太过；下为阳明燥金在泉。司天之气数为热化二，中运之气数为寒化六，在泉之气数为清化四，凡不出现胜气复气的，就是所说的正化日。其气化致病时，司天热化所致宜用咸寒，中运寒化所致宜用咸温、在泉清化所致宜用酸温，这就是所说的适宜的药食性味。

丁丑年、丁未年：

上为太阴湿土司天；中为少角木运不及；下为太阳寒水在泉。木运不及，则可出现清化的胜气和热化的夏气，丑年与未年相同，凡出现胜气复气的，就是所说的邪化日。灾变发生在东方三宫。司天之气数为雨化五，中运之气数为风化三，在泉之气数为寒化一，若不出现胜气复气的，就是所说的正化日。其气化致病时，司天雨化所致宜用苦温，中运风化所致宜用辛温，在泉寒化所致宜用甘热，这就是所说的适宜的药食性味。

戊寅年、戊申年（二年俱为天符年）：

上为少阳相火司天；中为太徵火运太过；下为厥阴风木在泉。司天之气数为火化七，中运之气数为火化七，在泉之气数为风化三，凡不出现胜气复气的，就是所说的正化日。其气化致病时，司天火化所致宜用咸寒，中运火化所致宜用甘和，在泉风化所致宜用辛凉，这就是所说的适宜的药食性味。

己卯年、己酉年：

上为阳明燥金司天；中为少宫土运不及；下为少阴君火在泉。土运不及，则可出现风化的胜气和清化的复气，卯年与酉年相同，凡出现胜气复气的，就是所说的邪化日。灾变发生在中央五宫。司天之气数为清化九，中运之气数为雨化五，在泉之气数为热化七，若不出现胜气复气的，就是所说的正化日。其气化致病时，司天清化所致宜用苦小温，中运雨化所致宜用甘和，在泉热化所致宜用咸寒，这就是所说的适宜的药食性味。

庚辰年、庚戌年：

上为太阳寒水司天；中为太商金运太过；下为太阴湿土在泉。司天之气数为寒化一，中运之气数为清化九，在泉之气数为雨化五，凡不出现胜气复气的，就是所说的正化日。其气化致病时，司天寒化所致宜用苦热，中运清代所致宜用辛温，在泉雨化所致宜用甘热，这就是所说的适宜的药食性味。

辛巳年、辛亥年：

上为厥阴风木司天；中为少羽水运不及；下为少阳相火在泉。水运不及，则可出现雨化的胜气与风化的复气，巳年与亥年相同，凡出现胜气复气的，就是所说的邪化日。灾变发生在北方一宫。司天之气数为风化三，中运之气数为寒化一，在泉之气数为火化七，若不出现胜气复气的，就是所说的正化日。其气化致病时，司天风化所致宜用辛凉，中运寒化所致宜用苦和，在泉火化所致宜用咸寒，这就是所说的适宜的药食性味。

壬午年、壬子年：

上为少阴君火司天；中为太角木运太过；下为阳明燥金在泉。司天之气数为热化二，中运之气数为风化八，在泉之气数为清化四，凡不出现胜气复气的，就是所说的正化日。其气化致病时，司天热化所致宜用咸寒，中运风化所致宜用酸凉，在泉清化所致宜用酸温，这就是所说的适宜的药食性味。

癸未年、癸丑年：

上为太阴湿土司天；中为少徵火运不及；下为太阳寒水在泉。火运不及，则可出现寒化的胜气与雨化的复气，未年与丑年相同，凡出现胜气复气的，就是所说的邪化日。灾变发生在北方九宫。司天之气数为雨化五，中运之气数为火化二，在泉之气数为寒化一，若不出现胜气复气的，就是所说的正化日，其气化致病时，司天雨化所致宜用苦温，中运火化所致宜用咸温，在泉寒化所致宜用甘热，这就是所说的适宜的药食性味。

甲申年、甲寅年：

上为少阳相火司天；中为太宫土运太过；下为厥阴风木在泉。司天之气数为火化二，中运之气数为雨化五，在泉之气数为风化八，凡不出现胜气复气的，就是所说的正化日。其气化致病时，司天火化所致宜用咸寒，中运雨化所致宜用咸和，在泉风化所致宜用辛凉，这就是所说的适宜的药食性味。

乙酉年（为太一天符年），乙卯年（为天符年）：

上为阳明燥金司天；中为少商金运不及；下为少阴君火在泉。金运不及，则可出现热化的胜气和寒化的复气，酉年与卯年相同，凡出现胜气复气的，就是所说的邪化日。灾变发生在西方七宫。司天之气数为燥化四，中运之气数为清化四，在泉之气数为热化二，若不出现胜气复气的，就是所说的正化日。其气化致病时，司天燥化所致宜用苦小温，中运清化所致宜用苦和，在泉热化所致宜用咸寒，这就是所说的适宜的药食性味。

丙戌年、丙辰年（二年俱为天符年）：

上为太阳寒水司天；中为太羽水运太过；下为太阴湿土在泉。司天之气数为寒化六，中运之气数为寒化六，在泉之气数为雨化五，凡不出现胜气复气的，就是所说的正化日。其气化致病时，司天寒化所致宜用苦热，中运寒化所致宜用咸温，在泉雨化所致宜用甘热，这就是所说的适宜的药食性味。

丁亥年、丁巳年（二年俱为天符年）：

上为厥阴风木司天；中为少角木运不及；下为少阳相火在泉。木运不及，则可出现清化的胜气和热化的复气，亥年与巳年相同，凡出现胜气复气的，就是所说的邪化日。灾变发生在东方三宫。司天之气数为风化三，中运之气数为风化三，在泉之气数为火化七，若不出现胜气复气的，就是所说的正化日。其气化致病时，司天风化所致宜用辛凉，中运风化所致宜用辛和，在泉火化所致宜用咸寒，这就是所说的适宜的药食性味。

戊子年（为天符年）、戊午年（为太一天符年）：

上为少阴君火司天；中为太徵火运太过；下为阳明燥金在泉。司天之气数为热化七，中运之气数为热化七，在泉之气数为清化九，凡不出现胜气复气的，就是所说的正化日。其气化致病时，司天热化所致宜用咸寒，中运热化所致宜用甘寒，在泉清化所致宜用酸温，这就是所说的适宜的药食性味。

己丑年、己未年（二年俱为太一天符年）：

上为太阴湿土司天；中为少宫土运不及；下为太阳寒水在泉。土运不及，则可出现风化的胜气和清化的复气，丑年与未年相同，凡出现胜气复气的，就是所说的邪化日。灾变发生在中央五宫。司天之气数为雨化五，中运之气数为雨化五，在泉之气数为寒化一，若不出现胜气复气的，就是所说的正化日。其气化致病时，司天雨化所致宜用苦热，中运雨化所致宜用甘和，在泉寒化所致宜用甘热，这就是所说的适宜的药食性味。

庚寅年、庚申年：

上为少阳相火司天；中为太商金运太过；下为厥阴风木在泉。司天之气数为火化七，中运之气数为清化九，在泉之气数为风化三，凡不出现胜气复气的，就是所说的正化日。其气化致病时，司天火化所致宜用咸寒，中运清化所致宜用辛温，在泉风化所致宜用辛凉，这就是所说的适宜的药食性味。

辛卯年、辛酉年：

上为阳明燥金司天；中为少羽水运不及；下为少阴君火在泉。水运不及，则可出现雨化的胜气与风化的复气，卯年与酉年相同，凡出现胜气复气的，就是所说的邪化日。灾变发生在北方一宫。司天之气数为清化九，中运之气数为寒化一，在泉之气数为热化七，若不出现胜气复气的，就是所说的正化日。其气化致病时，司天清化所致宜用苦小温，中运寒化所致宜用苦和，在泉热化所致宜用咸寒，这就是所说的适宜的药食性味。

壬辰年、壬戌年：

上为太阳寒水司天；中为太角木运太过；下为太阴湿土在泉。司天之气数为寒化六，中运之气数为风化八，在泉之气数为雨化五，凡不出现胜气复气的，就是所说的正化日。其气化致病时，司天寒化所致宜用苦温，中运风化所致宜用酸和，在泉雨化所致宜用甘温，这就是所说的适宜的药食性味。

癸巳年、癸亥年（二年俱为同岁会年）：

上为厥阴风木司天；中为少徵火运不及；下为少阳相火在泉。火运不及，则可出现寒化的胜气与雨化的复气，巳年与亥年相同，凡出现胜气复气的，就是所说的邪化日。灾变发生在南方九宫。司天之气数为风化八，中运之气数为火化二，在泉之气数为火化二，若不出现胜气复气的，就是所说的正化日。其气化致病时，司天风化所致宜用辛凉，中运火化所致宜用咸和，在泉火化所致宜用咸寒，这就是所说的适宜的药食性味。

凡此五运六气之定期值年，胜气复气及正化邪化的不同变化，都有一定的规律可循，不可不加以考察。所以说，有关五运六气的问题，只要掌握了它的要领，一句话就可以结束，不能掌握它的要领，则漫无边际，就是这个意思。

【原典】

帝曰：善。五运之气，亦复岁乎？岐伯曰：郁极乃发，待时而作者也。帝曰：请问其所谓也？岐伯曰：五常之气，太过不及，其发异也。帝曰：愿卒闻之。岐伯曰：太过者暴，不及者徐，暴者为病甚，徐者为病持。帝曰：太过不及，其数何如？岐伯曰：太过者其数成，不及者其数生，土常以生也。

帝曰：其发也何如？岐伯曰：土郁之发，岩谷震惊，雷殷气交，埃昏黄黑，化为白气，飘骤高深，击石飞空，洪水乃从，川流漫衍，田牧土驹。化气乃敷，善为时雨，始生始长，始化始成。故民病心腹胀，肠鸣而为数后，甚则心痛胁䐜，呕吐霍乱，饮发注下，胕肿身重。云奔雨府，霞拥朝阳，山泽埃昏。其乃发也，以其四气。云横天山，浮游生灭，怫之先兆。

金郁之发，天洁地明，风清气切，大凉乃举，草树浮烟，燥气以行，霜雾数起，杀气来至，草木苍干，金乃有声。故民病咳逆，心胁满，引少腹善暴痛，不可反侧，嗌干面尘色恶。山泽焦枯，土凝霜卤，怫乃发也，其气五。夜零白露，林莽声凄，怫之兆也。

水郁之发，阳气乃辟，阴气暴举，大寒乃至，川泽严凝，寒雾结为霜雪，甚则黄黑昏翳，流行气交，乃为霜杀，水乃见祥。故民病寒客心痛，腰脽痛，大关节不利，屈伸不便，善厥逆，痞坚腹满。阳光不治，空积沉阴，白埃昏暝，而乃发也，其气二火前后。太虚深玄，气犹麻散，微见而隐，色黑微黄，怫之先兆也。

木郁之发，太虚埃昏，云物以扰，大风乃至，屋发折木，木有变。故民病胃脘当心而痛，上支两胁，鬲咽不通，食饮不下，甚则耳鸣眩转，目不识人，善暴僵仆。太虚苍埃，天山一色，或气浊色，黄黑郁若，横云不起，雨而乃发也，其气无常。长川草偃，柔叶呈阴，松吟高山，虎啸岩岫，怫之先兆也。

火郁之发，太虚曛翳，大明不彰，炎火行，大暑至，山泽燔燎，材木流津，广厦腾烟，土浮霜卤，止水乃减，蔓草焦

黄帝内经·最新整理珍藏版

黄，风行感言，湿化乃后。故民病少气，疮疡痈肿，胁腹胸背，面首四支膜愤，胕胀，疡疿，呕逆，瘛疭骨痛，节乃有动，注下温疟，腹中暴痛，血溢流注，精液乃少，目赤心热，甚则瞀闷懊烦，善暴死。刻终大温，汗濡玄府，其乃发也，其气四。动复则静，阳极反阴，湿令乃化乃成。华发水凝，山川冰雪，焰阳午泽，怫之先兆也。有怫之应而后报也，皆观其极而乃发也，木发无时，水随火也。谨候其时，病可与期，失时反岁，五气不行，生化收藏，政无恒也。

帝曰：水发而雹雪，土发而飘骤，木发而毁折，金发而清明，火发而曛昧，何气使然？岐伯曰：气有多少，发有微甚，微者当其气，甚者兼其下，征其下气而见可知也。

帝曰：善。五气之发，不当位者何也？岐伯曰：命其差。帝曰：差有数乎？岐伯曰：后皆三十度而有奇也。

帝曰：气至而先后者何？岐伯曰：运太过则其至先。运不及则其至后，此候之常也。帝曰：当时而至者何也？岐伯曰：非太过，非不及，则至当时，非是者眚也。

帝曰：善。气有非时而化者何也？岐伯曰：太过者当其时，不及者归其己胜也。

帝曰：四时之气，至有早晏高下左右，其候何如？岐伯曰：行有逆顺，至有迟速，故太过者化先天，不及者化后天。

帝曰：愿闻其行何谓也？岐伯曰：春气西行，夏气北行，秋气东行，冬气南行。故春气始于下，秋气始于上，夏气始于中，冬气始于标，春气始于左，秋气始于右，冬气始于后，夏气始于前，此四时正化之常。故至高之地，冬气常在，至下之地，春气常在。必谨察之。帝曰：善。

黄帝问曰：五运六气之应见，六化之正，六变之纪，何如？岐伯对曰：夫六气正纪，有化有变，有胜有复，有用有病，不同其候，帝欲何乎？帝曰：愿尽闻之。岐伯曰：请遂言之。夫气之所至也，厥阴所至为和平，少阴所至为暄，太阴所至为埃溽，少阳年至为炎暑，阳阴所至为清劲，太阳年至为寒雾；时化之常也。

厥阴所至为风府，为璺启⑫；少阴所全为火府，为舒荣；

太阴所至为雨府，为员盈；少阳所至为热府，为行出；阳明所至为司杀府，为庚苍；太阳年至为寒府，为归藏；司化之常也。

厥阴所至为生，为风摇；少阴所至为荣，为形见；太阴所至为化，为云雨；少阳所至为长，为蕃鲜；阳明所至为收，为雾露；太阳所至为藏，为周密；气化之常也。

厥阴所至为风生，终为肃；少阴年至为热生，中为寒；太阴年至为湿生，终为注雨；少阳所至为火生，终为蒸溽；阳明年至为燥生，终为凉；太阳年至为寒生，中为温；德化之常也。

厥阴所至为毛化，少阴年至为羽化，太阴所至为倮化，少阳年至为羽化，阳明所至为介化，太阳所至为鳞化；德化之常也。

厥阴所至为生化，少阴所至为荣化，太阴所至为濡化，少阳所至为茂化，阳明所至为坚化，太阳所至为藏化；布政之常也。

厥阴所至为飘怒大凉，少阴所至为大暄寒，太阴所至为雷霆骤雨烈风，少阳所至为飘风燔燎霜凝，阳明年至为散落温，太阳年至为寒雪冰雹白埃；气变之常也。

厥阴所至为挠动，为迎随；少阴所至为高明，焰为曛；太阴所至为沉阴，为白埃，为晦暝；少阳所至为光显，为彤云，为曛；阳明所至为烟埃，为霜，为劲切，为悽鸣；太阳所至为刚固，为坚芒，为立；令行之常也。

厥阴所至为里急；少阴所至为疡胗，身热；太阴所至为积饮否隔；少阳所至为嚏呕，为疮疡；阳明所至为浮虚；太阳所至为屈伸不利；病之常也。

厥阴所至为支痛；少阴所至为惊惑，恶寒，战慄，谵妄；太阴所至为蓄满，少阳所至为惊躁，瞀昧，暴病；阳明所至为鼽，尻阴股膝髀腨胻足病；太阳所至为腰痛；病之常也。

厥阴所至为缓戾；少阴所至为悲妄衄衊；太阴所至为中满，霍乱吐下；少阳所至为喉痹，耳鸣呕涌；阳明所至为胁痛皴揭；太阳所至为寝汗，痉；病之常也。

厥阴所至为胁痛呕泄，少阴所至为语笑，太阴所至为重胕肿，少阳所至为暴注、瞤瘛、暴死，阳明所至为鼽嚏，太阳所至为流泄禁止；病之常也。

凡此十二变者，报德以德，报化以化，报政以政，报令以令，气高则高，气下则下，气后则后，气前则前，气中则中，气外则外；位之常也。故风胜则动，火胜则肿，燥胜则干，寒胜则浮，湿则濡泄，甚则水闭胕肿，随气所在，以言其变耳。

帝曰：愿闻其用也。岐伯曰：夫六气之用，各归不胜而为化。故太阴雨化，施于太阳；太阳寒化，施于少阴；少阴热化，施于阳明；阳明燥化，施于厥阴；厥阴风化，施于太阴。各命其所在以征之也。帝曰：自得其位何如？岐伯曰：自得其位，常化也。帝曰：愿闻所在也。岐伯曰：命其位而方月⑬可知也。

帝曰：六位之气盈虚何如？岐伯曰：太少异也，太者之至徐而常，少者暴而亡。帝曰：天地之气盈虚何如？岐伯曰：天气不足，地气随之，地气不足，天气从之，运居其中而常先也。恶所不胜，归所同和，随运归从而生其病也。故上胜则天气降而下，下胜则地气迁而上，多少而差其分，微者小差，甚者大差，甚则位易气交易，则大变生而病作矣。《大要》曰：甚纪五分，微纪七分，其差可见，此之谓也。

帝曰：善。论言热无犯热，寒无犯寒。余欲不远寒，不远热奈何？岐伯曰：悉乎哉问也！发表不远热，攻里不远寒。帝曰：不发不攻而犯寒犯热，何如？岐伯曰：寒热内贼，其病益甚。帝曰：愿闻无病者何如？岐伯曰：无者生之，有者甚之。帝曰：生者何如？岐伯曰：不远热则热至，不远寒则寒至。寒至则坚否腹满，痛急下利之病生矣。热至则身热，吐下霍乱，痈疽疮疡，瞀郁注下，瞤瘛肿胀，呕，鼽衄头痛，骨节变，肉痛，血溢血泄，淋闷之病生矣。帝曰：治之奈何？岐伯曰：时必顺之，犯者治以胜也。

黄帝问曰：妇人重身，毒之何如？岐伯曰：有故无殒，亦无殒也。帝曰：愿闻其故何谓也？岐伯曰：大积大聚，其可犯也，衰其大半而止，过者死。

帝曰：善。郁之甚者治之奈何？岐伯曰：木郁达之，火郁发之，土郁夺之，金郁泄之，水郁折之，然调其气，过者折之，以其畏⑭也，所谓泻之。帝曰：假者何如？岐伯曰：有假其气，则无禁也。所谓主气不足，客气胜也。帝曰：至哉圣人之道！天地大化运行之节，临御之纪，阴阳之政，寒暑之令，非夫子孰能通之！请藏之灵兰之室，署曰《六元正纪》，非斋戒不敢示，慎传也。

【精注】

⑫㽞启：㽞（wèn），裂纹。王冰注："㽞，微裂也；启，开坼也。"

⑬方月：方，指方位；月，指月时。

⑭畏：指相制之药。

【今译】

黄帝说：好！五运之气也会有复气之年吗？岐伯说：五运之气郁到极点，就要暴发，不过需要等待一定的时机才能发作。黄帝说：请问其中的道理是什么呢？岐伯说：五运之气的太过年和不及年，其复气的发作是不一样的。黄帝说：我想请你详尽地讲讲。岐伯说：太过者，发作急暴，不及者，发作徐缓，急暴者，致病严重，徐缓者，致病持续。黄帝说：太过与不及的气化之数是怎样的呢？岐伯说：气太过的，其气化之数为五行的成数，气不及的，其气化之数为五行的生数，惟有土运，不管太过不及，其气化之数，皆为生数。

黄帝说：给我讲讲五气郁而发作的情况。岐伯说：土气郁发而发作的情况是，山谷惊动，雷声震于气交，尘埃黄黑昏暗，湿气蒸发则化为白气，急风骤雨降于高山深谷，山崩石陷，撞击横飞，山洪暴发，大水随之而至，河流湖泊泛滥漫衍，土质破坏，水去之后，田土荒芜，只可牧畜而已。土郁发作，则土之化气得以敷布，喜降应时之雨，万物开始生长化成。湿气过胜则使人体水湿的运化受到影响，所以人们易患心腹部胀满，肠鸣，大便频数，甚则心痛，胁部胀满，呕吐霍乱，水饮发作，大便泄下如注，浮肿身重等病。云气奔向雨府，早霞映贯于朝阳之处，尘埃昏暗，山泽不清，这就是土郁开始发作的现象，发作时间多在四气之时。发现云雾横贯于天空与山谷，或聚或散，忽生忽灭，浮动不定，乃是土郁将发的先兆。

金气郁而发作的情况是这样的：天气清爽，地气明净，风清凉，气急切，凉气大起，草木之上轻浮着云烟，燥所流行，时常有雾气弥漫，肃杀之气至，草木干枯凋落，发为秋声。燥气过胜则气化受到影响，所以人们易患咳嗽气逆，心与胁部胀满牵引少腹部，经常急剧疼痛，不能转动，咽喉干燥，面色如烟尘而难看等病。山泽干枯，地面凝聚着如霜一样的卤碱，这就是金郁开始发作的现象，发作时间多在五气之时。发现夜间降下白露，丛林深处风声凄凉，乃是金郁将发的先兆。

水气郁而发作的情况是这样的：阳气退避，阴气骤起，大寒的气候乃至，川流湖泽，被严寒冻结，寒冷的雾气结为霜雪，甚则雾气黄黑昏暗遮蔽，流行于气交，而为霜雪肃杀之气，水乃预先发现某些征兆。所以人们易患寒气侵犯人体而心痛，腰部与臀部疼痛，大关节活动不灵，屈伸不便，多厥逆，腹部痞满坚硬等病。阳气不得主治，阴气聚积于空中，白埃昏暗，这就是水郁开始发作的现象，发作时间，多在君火与相火主时的前后。发现太空之气散乱如麻，深远昏暗，隐约可见，颜色黑而微黄，乃是水郁将发的先兆。

木气郁而发作的情况是这样的：在空中尘埃昏暗，云物飘动，大风乃至，屋被刮坏，树木折断，草木之类发生变化。所以人们易患胃脘当心处疼痛，向上支撑两胁，咽喉鬲塞不通，食饮难以咽下，甚则耳鸣，头目眩晕旋转，两眼辨不清人物，多突然僵直仆倒等病。太空中尘埃苍茫，天空和山脉同样颜色，或呈现浊气，色黄黑郁滞不散，云虽横于空中，而雨水不降，这就是木郁开始发作的现象，发作的时间不固定。发现平野中的草皆低垂不起，柔软的树叶子皆背面翻转向外，高山之松，被风吹作响，虎叫于山崖峰峦之上，乃是木郁将发的先兆。

火气郁而发作的情况是这样的：太空中有黄赤之气遮蔽，

太阳光不甚明亮，火炎流行，大暑乃至，高山湖泽似被大火烧燎一样，木材流出液汁，广大的厦屋烟气升腾，地面上浮现出霜卤样物质，不流动的水减少，蔓草类焦枯干黄，风热炽盛，人们言语惑乱，湿之化气，乃后期而至。所以人们易患少气，疮疡痈肿，胁腹胸背，头面四肢，胀满而不舒适，生疮疡与痱子，呕逆，筋脉抽搐，骨节疼痛而抽动，泄泻不止，温疟，腹中急剧疼痛，血外溢流注不止，精液乃少，目赤，心中烦热，甚则昏晕烦闷懊憹等病，容易突然死亡。每日在百刻终尽之后，阳气来复，气候大温，汗湿汗孔，这就是火郁开始发作的现象，发作的时间，多在四气之时。事物动极则静，阳极则阴，热极之后，湿气乃化乃成。花开之时又见水结成冰，山川出现冰雪，则火乃被郁，而于午时，见有阳热之气生于湖中，乃是火郁将发的先兆。

　　五气之郁，必有先兆，而后乃发生报复之气，都是在郁极的时候，开始发作，木郁的发作，没有固定的时间，水郁的发作，在君、相二火主时的前后。细心地观察时令，发病的情况是可以预测的，失于正常的时令及岁气运行的规律，则五行之气运行错乱，生长化收藏的政令，也就不正常了。

　　黄帝说：水郁而发为冰雪霜雹，土郁而发为飘雨，木郁而发为毁坏断折，金郁而发为清爽明净，火郁而发为热气黄赤昏暗，这是什么气造成的呢？岐伯说：六气有太过不及的不同，发作时有轻微和严重的差别，发作轻微的，只限于本气，发作严重的，则兼见于其下承之气，预见其下承之气的变化，则气发的情况就可以知道了。黄帝说：好。五郁之气的发作，不在其应发之时，是什么道理呢？岐伯说：这属于时间上的差异。黄帝说：这种差异，有日数吗？岐伯说：差异都在应发时之后三十日有余。黄帝说：主时之气，来时有先后的不同，是什么原因呢？岐伯说：岁运太过，气先时而至，岁运不及，气后时而至，这属于正常的气候。黄帝说：岁运之气，正当应至之时而来的，属于什么呢？岐伯说：没有太过和不及，则正当其时而至，不这样就要发生灾害。

　　黄帝说：讲得好。气有非其时而有其化的，这其中有什么

中華藏書

黄帝内经·最新整理珍藏版

中国书店

道理呢？岐伯说：太过者，其气化则正当其时；气不及的，其气化则归之于胜己者之所化。黄帝说：四时之气，来时有早晚高下左右的不同，怎样测知呢？岐伯说：气的运行有逆有顺，气之来至有快有慢。所以气太过的，气化先于天时，气不及的，气化后于天时。黄帝说：我想听听关于气的运行情况是怎样的呢？岐伯说：春气生于东而西行，夏气生于南而北行，秋气生于西而东行，冬气生于北而南行。所以春气自下而升于上，秋气自上而降于下，夏气万物生长，其气布化于中，冬气严于外表，而气始于标。春气在东，故始于左，秋气在西，故始于右，冬气在北，故始于后，夏气在南，故始于前。这就是四时正常气化的一般规律。所以高原地带，气候严寒，冬气常在，下洼地带，气候温和，春气常在，必须根据不同的时间地点，仔细地加以考察。黄帝说：好。

黄帝问道：五运六气变化应于所见的物象，什么是它的正常气化与反常变化？岐伯回答说：关于六气正常与反常的变化，有气化，有变化，有胜气，有复气，有作用，有病气，各有不同的情况，你想了解哪一方面的呢？黄帝说：我想听你详尽地讲讲。岐伯说：我尽量地讲给你听吧。关于六气之所至，厥阴风木之气至时，则为平和；少阴君火之气至时，则为温暖；太阴湿土之气至时，则为尘埃湿润；少阳相火之气至时，则为火炎暑热；阳明燥金之气至时，则为清凉刚劲；太阳寒水之气至时，则为寒冷气氛。这是四时正常气化的一般情况。

厥阴之气至为风化之府，为物体破裂而开发；少阴之气至为火化之府，为万物舒发繁荣；太阴之气至为雨化之府，为物体充盈圆满；少阳之气至为热化之府，为气化尽现于外；阳明之气至为肃杀之府，为生发之气变更；太阳之气至为寒化之府，为阳气敛藏。这是六气司化的一般情况。

厥阴之气至，为万物发生，为和风飘荡；少阴之气至，为万物繁荣，为形象显现；太阴之气至，为万物化育，为湿化云雨；少阳之气至，为万物盛长，为蕃盛鲜明；阳明之气至为收敛，为雾露之气；大阳之气至为闭藏，为生机闭密。这是六气所化的一般情况。

厥阴之气至，为风气发生，厥阴之下，金气承之，故气终则肃杀；少阴之气至，为热气发生，少阴之中见为太阳，故其中为寒化；太阴之气至为湿气发生，太阴之下，风气承之，风来湿化，故气终则大雨如注；少阳之气至，为火气发生，相火之下，水气承之，故气终为湿热交蒸；阳明之气至为燥气发生，其气终则为凉；太阳之气至，为寒气发生，太阳之中见为少阴，故其中为温化。这是六气德化的一般情况。

若厥阴之气至，为毛虫类化育；若少阴之气至，为羽虫类化育；太阴之气至，为倮虫类化育；少阳之气至，为羽虫类化育；阳明之气至，为介虫类化育；太阳之气至，为鳞虫类化育。这是气化功德的一般情况。

若厥阴之气至则万物生发，故为生化；少阴之气至则万物繁荣，故为荣化；太阴之气至则万物湿润，故为濡化；少阳之气至则万物茂盛，故为茂化；阳明之气至则万物坚实，故为坚化；太阳之气至则万物闭藏，故为藏化。这是六气施政的一般情况。

若阙阴风木之气至，为旋风怒狂，风木亢盛则金气承而制之，其气大凉；少阴君火之气至，为气甚温暖，火气亢盛则阴精承而制之，其气寒冷；太阴温土之气至为雷雨剧烈，湿土亢盛则风气承而削之，其气为狂风；少阳相火之气至，为旋风及火热燔燎，火气亢盛刚水气承而制之，其气为霜凝；阳明燥金之气至，为物体散落，金气亢盛则火气承而制之，其气温暖；太阳寒水之气至，为寒雪冰雹，寒水亢盛则土气承而制之，其气为白色尘埃。这是六气变常的一般情况。

厥阴之脉入毛中过阴器，致病的话就会缩短弯曲；少阴之气至而致病，就会悲哀狂妄、鼻子出血；太阴之气至而致病会蓄积胀满，上涌下泄；少阴之气至而致病，喉咙会得痹病，喉咙会得痹病，耳鸣、呕吐；阳明之气至而致病，胁部会疼痛，皮肤起皱挺起；太阳之气至而致病，瞳眼时会出虚汗，筋节痉挛，这是六气致病的一般情况。

厥阴风木之气至，为物体扰动，为随风往来；少阴君火之气至，为火焰高明，为空中有黄赤之气色；太阴湿土之气至，为阴气沉滞，为白色埃尘，为晦暗不明；少阳相火之气至，为虹电等光显，为赤色之云，为空中有黄赤之色；阳明燥金之气至，为烟尘，为霜冻，为刚劲急切，为凄惨之声；太阳寒水之气至，为坚硬，为锋利，为挺立。这是六气行令的一般情况。

厥阴风木之气至而致病，为腹中拘急；少阴君火之气至而致病，为疮疡皮疹身热；太阴湿土之气至而致病，为水饮积聚，阻塞不通；少阳相火之气至而致病，为喷嚏呕吐，为疮病；阳明燥金之气至而致病，为皮肤气肿；太阳寒水之气至而致病，为关节屈伸不利。这是六气致病的一般情况。

厥阴之气至而致病，为肝气不舒，胁部支撑疼痛；少阴之气至而致病，为心神不宁，易惊而惑乱，恶寒战慄，谵言妄语；太阴之气至而致病，为脾气不运，蓄积胀满；少阳之气至而致病，为胆气被伤，易惊，躁动不安，昏晕闷昧，常突然发病；阳明之气至而致病，为胃足阳明之经脉不适，鼻塞，尻阴般膝髀腨胫足等处发病；太阳之气至而致病，为膀胱足太阳之经脉不适，发为腰痛。这是六气致病的一般情况。

厥阴之气至而致病，为胁痛，呕吐泻利；少阴之气至而致病，为多言善笑；太阴之气至而致病，为身重浮肿；少阳之气至而致病，为急剧泻利不止，肌肉瞤筋脉抽搐，常突然死亡；阳明之气至而致病，为鼻塞喷嚏；太阳之气至而致病，为大便泻利，津液之窍道闭止不通。这是六气致病的一般情况。

凡此十二变者，六气作用为德者，那么万物以德回应它；六气作用为化者，那么万物以化回应它；六气作用为政者，那么万物以政回应它；六气作用为令者，那么万物以令回应它；气在上的则病位高；气在下的则病位低；气在后的则病位在后；气在前的则病位在前，气在中的则病位在中；气在外的则病位在外；这是六气致病之病位的一般情况。所以风气胜者则动而不宁，热气胜者则肿，燥气胜者则干，寒气胜者则虚浮，湿气胜者则湿泻，甚则水气闭滞而为浮肿。随着六气所在之处，以知其病变的情况。

黄帝问：你给我讲讲六气的作用好吗？岐伯回答说：关于六气的作用，各自归之于被我克之气而以为气化。所以太阴的雨化，作用于太阳；太阳的寒化，作用于少阴；少阴的热化，作用于阳明；阳明的燥化，作用于厥阴；厥阴的风化，作用于太阴。各随其所在的方位以显示其作用。黄帝说：六气自得其本位的，是怎样的呢？岐伯说：六气自得其本位的，是正常的气化。黄帝说：我想听听六气本位的所在。岐伯说：确立了六气所居的位置，就可以知道它所主的方隅和时间了。

　　黄帝问：岁气六步之位的太过不及是怎样的呢？岐伯回答说：太过和不及之气是不相同的，太过之气，来时缓慢而时间持续较长，不及之气，来时急骤而容易消失。黄帝说：司天与在泉之气的太过不及是怎样的呢？岐伯说：司天之气不足时，在泉之气随之上迁，在泉之气不足时，司天之气从之下降，岁运之气居于中间，若在泉之气上迁则运气先上迁，司天之气下降则运气先下降，所以岁运之气的迁降，常在司天在泉之先。岁运不胜司天在泉之气时则相恶，岁运与司天在泉之气相和时，则同归其化，随着岁运与司天在泉之气所归从，而发生各种不同的病变。所以司天之气太过时，则天气下降，在泉之气太过时，则地气上迁，上迁下降的多少，随着天地之气胜之多少，存在着一定的差异，气微则差异小，气甚则差异大，甚则可以改变气交的时位，气交时位改变时则有大的变化，疾病就要发作。《大要》上说：差异大的有五分，差异小的有七分，这种差异就表现出来了。就是这个意思。

　　黄帝说：好。前面论述过用热品时，不要触犯主时之热；用寒品时，不要触犯主时之寒。我想不避热不避寒，应当怎么办？岐伯说：你问的很全面啊！发表时可以不避热，攻里时可以不避寒。黄帝说：不发表不攻里而触犯了主时之寒热会怎样呢？岐伯说：若寒热之气伤害于内，他的病就更加严重了。黄帝说：我想听听无病的人会怎样呢？岐伯说：无病的人，能够生病，有病的人会更加严重。黄帝说：生病的情况是怎样的呢？岐伯说：不避热时则热至，不避寒时则寒至。寒至则发生腹部坚硬痞闷胀满，疼痛急剧，下利等病；热至则发生身热，呕吐下利，霍乱，痈疽疮疡。昏冒郁闷泄下，肌肉瞤动，筋脉抽搐，肿胀，呕吐，鼻塞衄血，头痛，骨节改变，肌肉疼痛，血外溢或下泄，小便淋沥，癃闭不通等病。黄帝说：应当怎样治疗呢？岐伯说：主时之气，必须顺从之，触犯了主时之气时，可用相胜之气的药品加以治疗。

黄帝问道：在妇女怀孕时，如果用毒药攻伐时，会出现什么情况？岐伯回答说：只要有应攻伐的疾病存在，则母体不会受伤害，胎儿也不会受伤害。黄帝说：我想听听这是什么道理呢？岐伯说：身虽有妊，而有大积大聚这种病，是可以攻伐的，但是在积聚衰减一大半时，就要停止攻伐，攻伐太过了就要引起死亡。

黄帝说：讲得好。郁病之严重者，应当如何治疗呢？岐伯说：肝木郁的，应当舒畅条达之；心火郁的，应当发散之；脾土郁的，应当劫夺之；肺金郁的，应当渗泄之；肾水郁的，应当折抑之。这样去调整五脏的气机，凡气太过的，就要折服其气，因为太过则畏折，就是所谓泻法。黄帝说：假借之气致病，应当怎样治疗呢？岐伯说：如果主气不足而有假借之气时，就不必要遵守"用寒远寒，用热远热"等禁忌法则了。这就是所谓主气不足，客气胜之而有非时之气的意思。

黄帝感叹道：圣人的理论真伟大呀！这些有关天地的变化，运行的节律，运用的纲领，阴阳的治化，寒暑的号令的事，不是先生谁能知道它！我将把它藏在灵兰室中，署名叫《六元正纪》，不经过洗心自戒，不敢随意将其展示，不是诚心实意想学的人，不轻易传授给他。

刺法论篇第七十二

【导读】

本篇主要讲六气升降不前、未得迁正以及不得退位的刺法，对五疫、外邪干犯脏腑十二官发病也给出了治疗方法。

【原典】

黄帝问曰：升降不前①，气交有变，即成暴②郁，余已知之。如何预救生灵③，可得却④乎？

岐伯稽首再拜对曰：昭乎哉问！臣闻夫子⑤言，既明天元，须穷法刺⑥，可以折郁扶运，补弱全真，泻盛蠲⑦余，令除斯苦。

帝曰：愿卒闻之。

岐伯曰：升之不前，即有甚凶也。木欲升而天柱窒抑之⑧，木欲发郁，亦须待时⑨，当刺足厥阴之井⑩。火欲升而天蓬窒抑之，火欲发郁，亦须待时，君火相火同刺包络之荥。土欲升而天冲窒抑之，土欲发郁，亦须待时，当刺足太阴之俞。金欲升而天英窒抑之，金欲发郁，亦须待时，当刺手太阴之经。水欲升而天芮窒抑之，水欲发郁，亦须待时，当刺足少阴之合。

帝曰：升之不前，可以预备，愿闻其降，可以先防。

岐伯曰：既明其升，必达其降也。升降之道，皆可先治也。木欲降而地晶窒抑之⑪，降而不入⑫，抑之郁发，散而可得位，降而郁发，暴如天间之待时也⑬，降而不下⑭，郁可速矣，降可折其所胜也⑮，当刺手太阴之所出⑯，刺手阳明之所入⑰。

火欲降而地玄窒抑之，降而不入，抑之郁发，散而可矣，当折其所胜，可散其郁，当刺足少阴之所出，刺足太阳之所入。

土欲降而地苍窒抑之，降而不下，抑之郁发，散而可入，当折其胜，可散其郁，当刺足厥阴之所出，刺足少阳之所入。

金欲降而地彤窒抑之，降而不下，抑之郁发，散而可入，当折其胜，可散其郁，当刺心包络所出，刺手少阳所入也。

水欲降而地阜窒抑之，降而不下，抑之郁发，散而可入，当折其土，可散其郁，当刺足太阴之所出，刺足阳明之所入。

帝曰：五运之至，有前后与升降往来，有所承抑之⑱，可得闻乎刺法？

岐伯曰：当取其化源⑲也。是故太过取之，不及资之⑳。太过取之，次抑其郁㉑，取其运之化源，令折郁气；不及扶资，以扶运气，以避虚邪也。资取之法，令出《密语》。

黄帝问曰：升降之刺，以知其要㉒，愿闻司天未得迁正㉓，使司化之失其常政，即万化之或其皆妄，然与民为病，可得先除，欲济群生^㉔，愿闻其说。

【精注】

①升降不前：岁气的左右四间气，随着岁支的变动而变动，旧岁在泉的右间气升为新岁的司天之左间，故为升；旧岁司天的右间，降为新岁在泉的左间，故为降。例如1998年戊寅年，到1999年己卯年时，戊寅年在泉之右间太阳寒水到己卯年就升为司天的左间，而戊寅年司天的右间太阴湿土就会降到己卯年在泉的左间。不前，指未表现出本气主岁的司天、在泉之气的作用。

②暴：剧烈。

③生灵：指人类。

④却：退却、免去之意。明张介宾："却，言预却其气，以免病也。"

⑤夫子：指僦贷季。唐王冰："夫子者，祖师僦贷季也。"明张介宾："夫子，岐伯之师僦贷季也。"

⑥"既明天元"二句：谓已懂得天地六元之气的变化规律，还必须精通穷究针刺治疗方法。天元，指天地六元之气，即风、寒、暑、湿、燥、火六气。详见《素问·六元正纪大论》。法刺：当作"刺法"。郭霭春："马注本《类经》卷二十八第三十七引并作'刺法'。"

⑦蠲：祛除。

⑧天柱：指金星的别称。《类经图翼·天地五星图》："五星之在天地，名号各有不同。木星在天曰天冲，在地曰地苍。火星在天曰天英，在地曰地彤。土星在天曰天芮，在地曰地晶。金星在天曰天柱，在地曰地嵓。水星在天曰天蓬，在地曰地玄。以分主东南西北中，而土则寄位西南也。"此处五星之名，既指木火土金水五星，及其所居天地间不同方位的别名，有时则分别指代木、火、土、金、水五运之气。

⑨"木欲发郁"二句：指木气的郁发，一定是在木气得位之时发作。明张介宾："木郁欲发，亦必待其得位之时而后作。"

⑩井：指大敦穴。

⑪地皛（hǎo 音好）、地玄、地苍、地彤、地阜：也是金、水、木、火、土五星的别名。即金星为地皛，水星为地玄，木星为地苍，火星为地彤，土星为地阜。明马莳："地皛，西方金司；地玄，北方水司；地苍，东方木司；地彤，南方火司；地阜，中央土司。"

⑫"降而不入"三句：欲降而不得入，抑而成郁，待郁气散才能得位。明张介宾："丑未岁，厥阴当降为地之左间，而金胜室之，降不得入，则郁发为变，必待郁散，木乃得位也。"

⑬暴如天间之待时：此言气郁发作，其暴烈的程度如同司天间气应升不升时的郁气待时发作的情况一样。明张介宾："言与司天之间气同也。"

⑭"降而不下"二句：应降而不能降，则郁滞可急速形成。清高士宗："如当降而终不降，是降而不下矣，降而终不下，则不能待时，郁可速发矣。"明张介宾解为治法，云："可速者，当速治之谓。"亦通，但以高注为允。

⑮降可折其所胜也：欲使其降，可折减其所胜之气。明张介宾："治降之法，当折其所胜，如木郁则治金，金郁则治火之类也。"与上文升之不前，治其本经者异。余仿此。

⑯所出：即井穴，指脉气所发出之处。《灵枢·九针十二原》："所出为井。"手太阴之井穴是少商，足少阴是涌泉，足厥阴是大敦，心包络是中冲，足太阴是隐白等。

⑰所入：即合穴。指脉气所入而内行之处。《灵枢·九针十二原》："所入为合。"手阳明之合穴是曲池，足太阳是委中，足少阳是阳陵泉，手少阳是天井，足阳明是足三里。下文"所入"指手足三阴经的合穴。

⑱"五运之至"三句：五运有太过不及的不同，运太过者气候提前到来，运不及者气候推迟到来，五运与六气值年时，运和气互相影响，所以五运的太过不及与六气的升降往来，存在着相承相抑的关系，文中所说的升降不前，就是对此的具体说明。明张介宾："五运之气，各有所承所制也。"

⑲取其化源：治其六气生化之本源。明张介宾："取，治也。化源，气化之本源也。此取字，总言当治之谓，与下文资

取之取不同。"

⑳"太过取之"二句：岁运太过者，所致的病症应采取泻法；岁运不及所致病症的治法应予以资助扶植。明张介宾："治化源之法，亦盛者当写，虚者当补也。"可见，此皆属"取其化源"的具体措施。

㉑次抑其郁：按照升降的次序，抑制其郁滞的发作。明张介宾："次抑其郁者，在取其致抑之化源，则郁气可折矣。"

㉒以知其要：已经知其大要。以，通"已"。

㉓迁正：上年司天左间迁为次年司天行令，或上年在泉左间，迁为次年在泉行令。明张介宾："《天元玉册》云：六气常有三气在天，三气在地。每一气升天作左间气，一气入地作左间气，一气迁正作司天，一气迁正作在泉，一气退位作天右间气，一气退位作地右间气。气交有合，常得位所在至当其时，即天地交，乃变而泰，天地不交，乃作病也。"

㉔群生：即众生。指人类。

【今译】

黄帝说道：现在我已知道岁气的左右间气不得升降，气交发生反常的变化，会变为暴烈的邪气，怎样进行预防、挽救人类的疾患，可以得到一种却退郁气的办法呢？岐伯再次跪拜问答说：您问的很高明！我听老师说，既明白了天地六元之气的变化，还必须深知刺法，它可以折减郁气，扶助运气，补助虚弱，保全真气，泻其盛气，除去余邪，使其消除此种疾苦。黄帝说：我想听你详尽地讲讲。岐伯说：气应升而不得升时，便有严重的凶灾。厥阴风木欲升为司天之左间，遇金气过胜，而天柱阻抑之，用木气郁，木之郁气欲发，必须等到木气当位之时，在人体则应当刺足厥阴之井穴大敦，以泻木郁。火欲升为司天之左间，遇水气过胜，而天蓬阻抑之，则火气郁，火之郁气欲发，必须等到火气当位之时，在人体则不管君火还是相火，同样应当刺心包络手厥阴之荥穴劳宫，以泻火郁。太阴湿土欲升为司天之左间，遇水气过胜，而天冲阻抑之，则土气郁，土气欲发，必须等到土气当位之时，在人体则应当刺足太阴之俞太白穴，以泻土郁。阳明燥金欲升为司天之左间，遇火气过胜，而天英阻抑之，则金气郁，金之郁气欲发，必须行到金气当位之时，在人体则应当刺手太阴之经经渠穴，以泻金郁。太阳寒水欲升为司天之左间，遇土气过胜，而天芮阻抑之，则水气郁，水之郁气欲发，必须等到土气当位之时，在人体则应当刺足少阴之合阴谷穴，以泻水郁。

　　黄帝问：岁气之间气应升而不能升的，可以预防，那么岁气之间气应降而不降的，是不是也可以事先防备呢？岐伯回答说：既然明白气升的道理，也必然能通达气降的道理。间气升降不前所致的疾患，都可以预先调治。厥阴风木欲降为在泉之左间，遇金气过胜，而地晶阻抑之，则木欲降而不得入，木被抑则发为郁气，待郁气散则木可降而得位，气应降而不得降之郁气发作，其暴烈程度和司天间气应升不升之郁气待时发作相同，应降不得降，能够很快地形成郁气，降则可以折减其胜气，在人体则应当针刺手太阴之井穴少商与手阳明之合穴曲池。火欲降为在泉之左间，遇水气过胜，而地玄阻抑之，则火欲降而不得入，火被抑则发为郁气，待郁气散则火气可入，应当折减其胜气，可以散其郁气，在人体则应当针刺足少阴之井穴涌泉与足太阳之合穴委中。太阴湿土欲降为在泉之左间，遇木气过胜而地苍阻抑之，则土欲降而不能下，土被抑则发为郁气，待郁气散则土气可入，应当折减其胜气，可以散其郁气。在人体则应当针刺足厥阴之井穴大敦与足少阳之合穴阳陵泉。阳明燥金欲降为在泉之左间，遇火气过胜而地彤阻抑之，则金欲降而不能下，金被抑则发为郁气，待郁气散金气可入，应当折减其胜气，可以散其郁气，在人体则应当针刺手厥阴心包络之井穴中冲与手少阳之合穴天井。太阳寒水欲降为在泉之左间，遇土气过胜而地阜阻抑之，则土欲降而不能下，水被抑则发为郁气，待郁气散则水气可入，应当折减其胜气，可以散其郁气，在人体则应当针刺足太阴之井穴隐白与足阳明之合穴足三里。

　　黄帝问：关于五运之太过不及，气至有先后，与天气升降往来，互有相承相抑的问题，它们致病时所运用的针刺法则是什么？岐伯回答说：应当取六气生化之源。所以气太过者取治之，气不及者资助之。太过取之，应据其致郁之次第以抑其郁气，取治于运气生化之源，以折减其郁气。不及资之，是用以助运气之不足，避免虚邪之气。具体的资取之法出自《密语》。

黄帝问道：关于六气升降不前致病的刺法，已知其大要，我想再听听司天之气未能迁于正位，使司天之气化政令失常，也就是一切生化或都失于正常。这样则使百姓患病，可否使其预先解除，以救济人类，请你讲讲这个问题。

【原典】

岐伯稽首再拜曰：悉乎哉问！言其至理，圣念慈悯，欲济群生，臣乃尽陈斯道，可申洞微㉕。太阳复布㉖，即厥阴不迁正，不迁正气塞于上，当泻足厥阴之所流㉗；厥阴复布，少阴不迁正，不迁正即气塞于上，当刺心包络脉之所流；少阴复布，太阴不迁正，不迁正即气留于上，当刺足太阴之所流；太阴复布，少阳不迁正，不迁正则气塞未通，当刺手少阳之所流；少阳复布，则阳明不迁正，不迁正则气未通上，当刺手太阴之所流；阳明复布，太阳不迁正，不迁正则复塞其气，当刺足少阴之所流。

帝曰：迁正不前，以通其要。愿闻不退，欲折其余，无令过失㉘，可得明乎？

岐伯曰：气过有馀，复作布正，是名不退位㉙也。使地气不得后化，新司天未可迁正㉚，故复布化令如故也。已亥之岁，天数有余㉛，故厥阴不退位也，风行于上，木化布天，当刺足厥阴之所入㉜；子午之岁，天数有馀，故少阴不退位也，热行于上，火馀化布天，当刺手厥阴之所入。丑未之岁，天数有馀，故太阴不退位也，湿行于上，雨化布天，当刺足太阴之所入；寅申之岁，天数有馀，故少阳不退位也，热行于上，火化布天，当刺手少阳之所入。卯酉之岁，天数有馀，故阳明不退位也，金行于上，燥化布天。当刺手太阴之所入；辰戌之岁，天数有馀，故太阳不退位也，寒行于上，凛水㉝化布天，当刺足少阴之所入。故天地气逆，化成民病，以法刺之，预可平疴㉞。

黄帝问曰：刚柔二干㉟，失守其位，使天运之气皆虚乎㊱？与民为病，可得平乎？

岐伯曰：深乎哉问！明其奥旨，天地迭移㊲，三年化疫，是谓根之可见，必有逃门㊳。

假令甲子，刚柔失守㊴，刚未正，柔孤而有亏㊵，时序不令，即音律非从㊶，如此三年，变大疫也。详其微甚，察其浅深，欲至而可刺，刺之，当先补肾俞，次三日，可刺足太阴之所注。又有下位己卯不至，而甲子孤立者㊷，次三年作土疠㊸，其法补泻，一如甲子同法也。其刺以毕，又不须夜行及远行，令七日洁，清净斋戒，所有自来。肾有久病者，可以寅时面向南，净神不乱思，闭气不息七遍，以引颈咽气顺之，如咽甚硬物，如此七遍后，饵舌下津令无数。

假令丙寅，刚柔失守㊹，上刚干失守，下柔不可独主之，中水运非太过㊺，不可执法而定之，布天有馀，而失守上正，天地不合，即律吕音异㊻，如此即天运失序，后三年变疫。详其微甚，差有大小，徐至即后三年，至甚即首三年，当先补心俞，次五日，可刺肾之所入。又有下位地甲子㊼，辛巳柔不附刚，亦名失守，即地运皆虚，后三年变水疠，即刺法皆如此矣。其刺如毕，慎其大喜欲情于中，如不忌，即其气复散也，令静七日，心欲实，令少思。

假令庚辰，刚柔失守㊽，上位失守，下位无合，乙庚金运，故非相招㊾，布天未退，中运胜来㊿，上下相错，谓之失守，姑洗林钟㊱，商音不应也，如此则天运化易，三年变大疫。详其天数，差有微甚，微即微，三年至，甚即甚，三年至，当先补肝俞，次三日，可刺肺之所行。刺毕，可静神七日，慎勿大怒，怒必真气却散之。又或在下地甲子、乙未失守者，即乙柔干，即上庚独治之，亦名失守者，即天运孤主之，三年变疠，名曰金疠，其至待时也，详其地数之等差，亦推其微甚，可知迟速尔。诸位乙庚失守，刺法同，肝欲平，即勿怒。

假令壬年，刚柔失守㊲，上壬未迁正，下丁独然，即虽阳年，亏及不同㊳，上下失守，相招其有期，差之微甚，各有其数也㊴，律吕二角，失而不和，同音有日㊵，微甚如见，三年大疫。当刺脾之俞，次三日，可刺肝之所出也。刺毕，静神七日，勿大醉歌乐，其气复散，又勿饱食，勿食生物，欲令脾

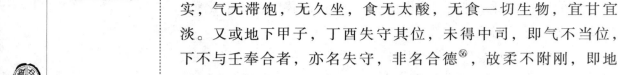

实，气无滞饱，无久坐，食无太酸，无食一切生物，宜甘宜淡。又或地下甲子，丁酉失守其位，未得中司，即气不当位，下不与壬奉合者，亦名失守，非名合德㊹，故柔不附刚，即地运不合，三年变疠，其刺法一如木疫之法。

假令戊申，刚柔失守㊼，戊癸虽火运，阳年不太过也㊽，上失其刚，柔地独主㊾，其气不正，故有邪干，迭移其位，差有浅深，欲至将合，音律先同㊿，如此天运失时，三年之中，火疫至矣，当刺肺之俞。刺毕，静神七日，勿大悲伤也，悲伤即肺动，而真气复散也，人欲实肺者，要在息气也⓺。又或地下甲子，癸亥失守者，即柔失守位也，即上失其刚也，即亦名戊癸不相合德者也，即运与地虚，后三年变疠，即名火疠。

是故立地五年，以明失守，以穷法刺，于是疫之与疠，即是上下刚柔之名也，穷归一体也，即刺疫法，只有五法，即总其诸位失守，故只归五行而统之也。

【精注】

㉕可申洞微：可以把深奥微妙的理论阐发明白。申，阐发明白。洞。幽深，指奥理精深。明张介宾："申，明也；洞，幽也。"

㉖太阳复布：指上一年的太阳寒水司天之气继续布施，行使其权力。复布，在此指上一年的司天之气继续施布，发挥作用。

㉗所流：即荥穴。《灵枢·九针十二原》："所溜为荥。"足厥阴所流为行间穴，心包络之所流为劳宫穴，足太阴之所流为鱼际穴，足少阴之所流为然谷穴。清高士宗："人身经气出于井，溜于荥，注于俞，行于经，入于合流，谓荥俞穴也。"流，在此同"溜"。

㉘"欲折其余"二句：折服有余之气，不使其太过而形成疾病。

㉙不退位：指上一年的岁气有余太过，到新的一年还不能退居到司天或在泉的间气之位，继续布施政令，新岁的岁气不能迁居于正位，就称为不退位。

㉚"使地气不得后化"二句：由于上一年的岁气有余不退

位，所以旧岁的在泉之气也不能退后以行间气之化，因而新一年的司天之气也就不能迁居正位。例如1998年为戊寅年少阳相火司天之气有余，如果到1999年为己卯年少阳相火不退位，则阳明燥金不能迁于司天正位，戊寅年的在泉厥阴风木之气也不后退而行至在泉的右间，这样1998年的少阳相火值年之气仍行其令。地气，指在泉。

㉛天数有余：指司天的气数有余太过，不能按时退位。

㉜当刺足厥阴之所入：指司天之气退位后又施布化，此时应当针刺与新一年的司天之气相应的经脉之穴，所以太阳复布，厥阴风木不迁正位，就针刺足厥阴经脉的合穴。凡司天之气不退位就刺与之相应的经脉。退位而复布者，就刺与新一年司天之气相应的经脉，不迁正者，刺与旧岁司天之气相应之经，这有明显的不同。明张介宾："按上文云复布者。以旧气再至，新气被郁，郁散则病除，故当刺新气之经。此下言不退者，以旧气有余，非写不除，旧邪退则新气正矣。故当刺旧气之经，二治不同，各有深意。"

㉝凛水：指凛冽的寒水之气。

㉞预可平疴（kē音科，旧读ē音阿）：预先可以治疗将要发生的疾病。平，治疗。疴，疾病。

㉟刚柔二干：指十天干。天干中单数为阳干，其气刚强为刚干，即甲、丙、戊、庚、壬；天干中双数为阴干，其气柔弱为柔干，即乙、丁、己、辛、癸。明张介宾："十干五运，分属阴阳。阳干气刚，甲、丙、戊、庚、壬也。阴干气柔，乙、丁、己、辛、癸也。故曰刚柔二干。"

㊱天运之气皆虚：指司天、在泉与中运之气皆不足。

㊲"天地迭移"三句：司天在泉之气的不断更替变换，发生刚柔失守的情况，经三年左右，造成时疫流行，这是因司天在泉之气的更换而失守，是导致疾病发生的根源。明张介宾："根，致病之本也。"

㊳逃门：指有避免时疫所伤的门路、办法。明张介宾："逃门，即治之之法。"逃，《广韵》："避也，去也。"

㊴"甲子"二句：在甲子年，甲与己都属土运，甲为刚

中華藏書

上部《黄帝内经·素问》

干，己为柔干。子与午都属少阴司天，子、午为刚支。凡少阴司天，必阳明在泉，阳明属卯酉而与土运相配，卯酉为柔支，而己卯为甲子年的在泉之化，这样上甲则下己，上子则下卯，上刚而下柔，上下不相协调，不能呼应，故称刚柔失守。以下丙寅与辛巳，庚辰与乙未，壬午与丁酉，戊申与癸亥照此类推。明张介宾："甲与己合，皆土运也。子午则少阴司天，凡少阴司天，必阳明在泉，阳明属卯酉，而配于土运，则己卯为甲子年在泉之化。故上甲则下己，上刚则下柔。此天地之合，气化之常也。甲午己酉，其气皆同。"清高士宗："甲丙戊庚壬为刚干，乙丁己辛癸为柔干，子寅辰午申戌为刚支，丑卯巳未酉亥为柔支。"

㊵ "刚未正"二句：刚柔失守，司天之气未能迁正，则在泉之柔气便孤立而空虚。明张介宾："若上年癸亥，厥阴司天，木不退位，则甲子虽以阳年，上犹不正，甲子刚土未正于上，则己卯在泉亦柔孤而有亏也。"

㊶ "时序不令"二句：四时次序失于常令的寒温，则对应的律吕不能相从。此言刚柔失调，阳律与阴吕不能相从。明张介宾："甲子阳律，太宫也。己卯阴吕，少宫也，刚失守则律乖音，柔孤虚则吕不应。"

㊷ "下位己卯不至"二句：下位指在泉，甲子年己卯在泉，己卯不能迁正，而使司天的甲子阳刚之气孤立无配。明张介宾："若己卯之柔不至于下，则甲子之刚亦孤立于上。"

㊸土疠：土运之年，因在泉不迁正而酿成的疠病流行。明张介宾："疠，杀疠也，即瘟疫之类。"清高士宗："天气病则为疫，地气病则为疠，疫病气而疠病形也。"后文水疠、金疠、木疠、火疠义同。

㊹ "丙寅"二句：指丙寅年，若司天之气不得迁正，则上配司天之刚干丙，不能与下配在泉之阴干辛配合，就是刚柔失守。明张介宾："丙与辛合，皆水运也，寅申年，少阳司天，必厥阴在泉，厥阴属巳亥而配于水运，则辛巳为在泉之化，故上丙则下辛，丙刚辛柔，一有不正，皆失守矣。"

㊺中水运非太过：丙年本为水运太过，但由于司天不得迁

正，丙之水运不能得到应有的气化，所以就不属于太过。明张介宾："若上年之乙丑司天，土不退位，则丙寅之水运虽刚，亦不迁正，其气反虚，丙不得正，则辛柔在泉，独居于下，亦失守矣。丙虽阳水，若或有制，即非太过。"

㊻律吕音异：阳律阴吕之音不相协调。音律分阴阳，阳者为律，阴者为吕。明张介宾："律乃天地之正气，人之中声也。律由声出，音以声生。《礼》曰：声成文谓之音，音之数五，律之数六，分阴分阳。则音以宫、商、角、徵、羽分为太少而为十。故音以应日。律以黄钟、太簇、姑洗、蕤宾、夷则、无射为阳，是为六律；林钟、南吕、应钟、大吕、夹钟、仲吕为阴，是为六吕。合而言之，是为十二律。"又注云："在丙寅阳律，则太羽无声，在辛巳阴吕，则少羽不应。"

㊼下位地甲子：指在泉的年干支。下位地，即在泉。甲子，在此泛指干支。以下诸"甲子"皆属此意。

㊽"庚辰"二句：指庚辰年，如果司天之气不得迁正，则上配司天之刚干庚，不能与下配的在泉之阴干乙配合，就是刚柔失守。明张介宾："乙庚皆金运也，辰戌年太阳司天，必太阴在泉，太阴属丑未而配于金运，刚乙未为在泉之化，庚刚乙柔。设有不正，则失守矣。"

㊾"乙庚金运"二句：指太阳司天不迁正，司天之刚干庚不守于上。上位刚干失守，则下位之柔干亦不能相合，刚柔失守，上下不能相互呼应招引。明张介宾："若上年己卯天数有余，阳明不退位，则本年庚辰失守于上，乙未无合于下，金运不全，非相招矣。"

㊿"布天未退"二句：上一年己卯为阳明燥金司天，少阴君火在泉，本年庚辰中运属金，如果上一年司天的燥金之气未退位，则在泉的少阴君火就会在本年制胜中运之金。故明张介宾："上年己卯天数不退，则其在泉之火，来胜今年中运也。"

(51)姑洗林钟：庚辰属金运太过，为太商，应于阳律姑洗，配司天；乙未属金运不及，应于阴吕林钟，即在泉。明张介宾："庚辰阳律，太商也，其管姑洗。乙未阴吕，少商也，其

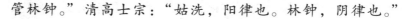

管林钟。”清高士宗：“姑洗，阳律也。林钟，阴律也。”

(52)“壬年”二句：指壬午年，如果司天之气不得迁正，则上配司天刚干壬，不能与下配的在泉之阴干丁配合，就是刚柔失守。明张介宾：“丁壬皆木运也，子午年少阴司天，必阳明在泉，以阳明配合木运，则丁卯丁酉为在泉之化，刚柔不正，则皆失守矣。”

(53)“即虽阳年”二句：壬属木运太过，因壬年的司天不能迁正，属丁之年的在泉单独迁正，木运不能气化，必见亏虚。所以虽是阳年，却不同于阳年为太过的规律。明张介宾：“若上年辛巳司天有余，厥阴不退位，则本年壬丁不合，木运太虚，则不正于上，柔孤立于下，虽曰阳年，亏则不同也。”

(54)“上下失守”四句：司天不得迁正，上刚与下柔各守其位，虽有相合之期的远近迟速之数，应根据差异的大小不同而定。明张介宾：“招，合也。得位之日，即其相招之期，微者远，甚者速，数有不同耳。”

(55)“律吕二角”三句：阳律太角，阴吕少角，如果壬丁失守，司天在泉不能同时迁正，则律吕二角不能相合，待到上下同时迁正之日，律吕二角就协调同音。明张介宾：“阳律太角，木音上管，阴吕少角，木音下管，壬丁失守，则二角不和，必上下迁正之日，其音乃同也。”

(56)合德：指司天之干支与在泉的干支，能按时就位，阴阳相会，刚柔相配，上下相合，共同发挥应有的作用。德，得也。此指司天、在泉之气所产生的作用得到体现。

(57)“戊申”二句：指戊申年，如果司天之气不得迁正，则上配司天的刚干戊，不能与下配的在泉之阴干癸配合，就是刚柔失守。明张介宾：“戊癸皆火运之年，寅申岁必少阳司天，厥阴在泉，以厥阴而配火运，则癸亥为在泉之化，戊申之刚在上，癸亥之柔在下，一有不正，俱失守矣。”

(58)“戊癸虽火运”二句：戊癸化火，戊年为火运太过之年，但由于司天不得迁正，配司天之刚干戊失于上守，火运不能得到应有的气化，那也就不是太过之运了。

(59)“上失其刚”二句：如果上一年丁未司天之气太过有

余，太阴湿土不得退位，则本年戊申不得守于上，则上失其刚，而癸亥阴柔之干独主于下，所以说柔地独主。

(60)音律先同：指戊申年如果不发生司天不迁正时，刚柔相会，那么上戊申阳律太徵与下癸亥阴吕少徵首先表现出气和音协而和同。明张介宾："若刚柔将合，故音律先同，盖戊申阳律太徵也，癸亥阴吕少徵也，其气和，其音叶矣。"

(61)息气：即深吸气后进行闭气。明张介宾："肺主气，息气乃可以补肺，即闭气存神之道。"息，止也。

【今译】

岐伯再次跪拜回答说：你问的很全面啊！谈到这些至理要言，体现了圣王仁慈怜悯之心，要拯救人类的疾苦，我一定详尽地来陈述这些道理，申明其深奥微妙的意义。若上年司天的太阳寒水，继续施布其政令，则厥阴风木，不能迁居于司天之正位，厥阴不迁正则气郁塞于上，应当泻足厥阴脉气所流的荥穴行间。若上年司天的厥阴风木，继续施布其政令，则少阴君火不能迁居于司天之正位，少阴不迁正则气郁塞于上，应当针刺手厥阴心包络脉气所流的荥穴劳宫。若上年司天的少阴君火，继续施布其政令，则太阴湿土不能迁居于司天之正位，太阴不迁正，则气留居于上，应当针刺足太阴脉气所流的荥穴大都。若上年司天的太阴湿土，继续施布其政令，则少阳相火不能迁居于司天之正位，少阳不迁正，则气闭塞而不通，应当针刺手少阳脉气所流的荥穴液门。若上年司天的少阳相火继续施布其政令，则阳明燥金不能迁居于司天之正位，阳明不迁正，则气郁不能上通，应当针刺手太阴脉气所流的荥穴鱼际。若上年司天的阳明燥金继续施布其政令，则太阳寒水不能迁居于司天之正位，太阳不迁正，则气又闭塞不通，应当针刺足少阴脉气所流的荥穴然谷。

黄帝问：关于岁气应迁正而不能迁正的，我已经知道了它的要点，还想听听关于岁气不退位的问题，要想折减它的有余之气，不使其因太过而有失，你可以讲给我听吗？岐伯回答说：若旧岁的岁气太过而有余，继续居于正位，施布其政令，名叫不退位。使在泉之气，也不能后退而行间气之化，新岁的

中華藏書

黄帝内经·最新整理珍藏版

中国书店

三九〇

中国书店

司天之气不能迁居于正位，所以旧岁的岁气仍旧布化其本气的政令。如巳年与亥年，司天的气数有余，到了午年与子年，则厥阴风木之气，不得退位，风气运行于上，木气布化于天，应当针刺足厥阴的合穴曲泉。子年与午年，司天的气数有余，到了丑年与未年，则少阴君火之气，不得退位，热气运行于上，火的余气布化于天，应当针刺手厥阴的合穴曲泽。丑年与未年，司天的气数有余，到了寅年与申年，则太阴湿土之气，不得退位，湿气运行于上，雨气布化于天，应当针刺足太阴的合穴阴陵泉。寅年与申年，司天的气数有余，到了卯年与酉年，则少阳相火之气，不得退位，热气运行于上，火气布化于天，应当针刺手少阳的合穴天井。卯年与酉年，司天的气数有余，到了辰年与戌年，则阳明燥金之气，不得退位，金气运行于上，燥气布化于天，应当针刺手太阴的合穴尺泽。戌年与戌年，司天的气数有余，到了巳年与亥年，则太阳寒水之气，不得退位，寒气行于上，凛冽的水气布化于天，应当针刺足少阴的合穴阴谷。所以说司天在泉之气，出现异常变化，就要导致人们的疾病，按照前法进行针刺，可以预先平定将要发生的疾病。

黄帝问：刚干与柔干，失守其司天在泉之位，能使司天与中运之气都虚吗？给人们造成的疾病，能够使其平和吗？岐伯回答说：你提的这个问题很深奥啊！需要明白其奥妙的意义，司天在泉之气，逐年更迭迁移，若刚柔失守，其气被窒，三年左右，化而为疫，因此说，认识了它的根本所在，必定能有避去疫病的法门。

若在甲子年刚柔失守，司天之刚气不得迁正，在泉之柔气也必孤立而亏虚，四时的气候，失去正常的秩序，相应的音律，不能相从，这样，在三年左右，就要变为较大的疫病。应审察其程度的微甚与浅深，当其将要发生而可刺之时，用针刺之，土疫易伤水脏，当先取背部之肾俞穴，以补肾水，隔三日，再刺足太阴脉之所注太白穴，以泻土气。又有在泉之气卯不能迁正，而司天甲子阳刚之气，则孤立无配，三年左右，也可发作土疠，其补泻方法，和上述甲子司天不得迁正致疫之法是一样的。针刺完毕，不可夜行或远行，七日内，务须洁净，素食养神。凡是原来肾脏有久病的人，可以在寅时，面向南方，精神集中，消除杂念，闭住气息，吸而不呼，连作七次，伸直颈项，用力咽气，要像咽很硬的东西那样，这样连作七遍，然后吞咽舌下的津液，不拘其数。

若在丙寅年刚柔失守，司天的刚干失守其位，不得迁正，在泉的柔干不能独主其令，由于司天之气不迁正，故丙虽阳干，则水运不为太过，不可拘执常法以论定。司天之气虽属有余，但不得迁正则上失其位，天地上下，不相配合，阳律阴吕其音各异，这样，就是天气运行失去正常的秩序，其后三年左右，就要变为疫病。审察其程度的微甚和差异的大小，徐缓的可在三年后发生疾病，严重的可在头三年发生疫病，水疫易伤心火，当先取背部的心俞穴，以补心火，隔五日，再刺肾足少阴脉气所入的阴谷穴，以泻肾水。又有在泉干支辛巳不能迁正附于上刚的，也叫作失守，就会使运与在泉之气都虚，其后三年左右，变成水疫，其补泻刺法，也和上述司天不得迁正致疫的刺法相同。针刺完毕，慎无大喜情动于中，如不加以禁忌，就会使气再度耗散。应使其安静七日，心要忠实，不可有过多的思念。

若在庚辰年刚柔失守，司天之位失守，在泉之位无所配合，乙庚为金运，刚柔失守，上下不能相招，上年阳明燥金司天之气不退，其在泉之火，来胜今年中运之金，司天在泉，其位相错，叫作失守，使太商阳律之姑洗与少商阴吕之林钟，不能相应，这样，则天运变化失常，三年左右，就要变为较大的疫气。审察其天运的变化规律，及差异的微甚，差异微的疫气微，三年左右乃至，差异甚的疫气甚，也在三年左右疫气至，金疫易伤肝木，当先取背部肝俞穴，以补肝木，隔三日，再刺肺手太阴脉气所行的经渠穴，以泻肺金。针刺完毕，可安静神志七日，慎不可大怒，大怒则使真气散失。又或在泉干支乙未失守，不得迁正，即下乙柔干不至，上庚刚干独治，也叫作失守，即司天与中运独治之年，三年左右，变为疠气，名叫金疠，其发作须等待一定的时机，审察其在泉变化规律的差异，推断其疠气之微甚，即可知道发病的迟速。凡是乙庚刚柔失位，其刺法都相同，肝应保持平和，不可发怒，以伤其气。

若在壬午年刚柔失守，配司天之壬不得迁正，配在泉之丁，孤独无配，壬虽阳年，不得迁正则亏，不同于正常之气，上下失守，则其相应当有一定的时间，其差异的微甚，各有一定之数，太角的阳律与少角的阴吕相失而不能配合，待上下得位之时，则律吕之音相同有日，根据其微甚的差异，三年左右便可发生较大的疫气，木疫易伤脾土，当先取背部的脾俞穴，以补脾土，隔三日，再刺肝足厥阴脉气所出的大敦穴，以泻肝木。行刺完毕，安静神志七日，不可大醉及歌唱娱乐，使其气再度消散，也不要过饱或吃生的食物，要使脾气充实，不可滞塞饱满，不可久坐不动，食物不可太酸，不可吃一切生的食物，宜于食甘淡之味。又或在泉干支丁酉，不得迁正，失守其位，不能与中运司天之气相应，即下位不能奉合于上，也叫作失守，不能叫作合德，因而为柔不附刚，即在泉之气，与中运不合，三年便可变为疫疠，其针刺方法，与上述针刺木疫之法相同。

若在戊申年刚柔失守，戊癸虽然是火运阳年，若刚柔失守，则阳年也不属火运太过，司天之气不得迁正，上失其刚，在泉之柔，独主无配，岁气不正，因而有邪气干扰，司天在泉之位，更迭变移，其差异有深浅，刚柔之位，将欲应合，阳律与阴吕必先应而同，像这样天运失去正常时位的，在三年之中，火疫就要发生，火疫易伤肺金，应取背部的肺俞穴，以补肺金。针刺完毕，安静神志七日，且不可大悲伤，悲伤则动肺气，使真气再度散失，人们要使肺气充实，重要的方法是闲气养神。又或在泉干支癸亥失守，不得迁正，则司天之刚气无配，也叫作戊癸不能合德，也就是运与在泉之气俱虚，三年之后变为疠气，名叫火疠。

所以用五运之气，分立五年，以明刚柔失守之义，以尽针刺之法，于是可知疫与疠，就是根据上下刚柔失守而定名的，虽有二名，全归一体，就是刺疫的方法，也只有上述五法，也就是汇总了诸刚柔之位失守的治法，全归之于五行而统之。

【原典】

黄帝曰：余闻五疫之至，皆相染易，无问大小，病状相似，不施救疗，如何可得不相移易者？

岐伯曰：不相染者，正气存内，邪不可干，避其毒气，天牝从来[62]，复得其往，气出于脑，即不邪干。气出于脑，即室先想心如日[63]。欲将入于疫室，先想青气自肝而出，左行于东，化作林木；次想白气自肺而出，右行于西，化作戈甲[64]；次想赤气自心而出，南行于上，化作焰明；次想黑气自肾而出，北行于下，化作水；次想黄气自脾而出，存于中央，化作土。五气护身之毕，以想头上如北斗[65]之煌煌，然后可入于疫室。

又一法，于春分之日，日未出而吐之[66]。又一法，于雨水日后，三浴以药泄汗。又一法，小金丹方：辰砂二两，水磨雄黄一两，叶子雌黄[67]一两，紫金半两，同入合中，外固，了地一尺筑地实[68]，不用炉，不须药制，用火[69]二十斤煅之也，七日终，候冷七日取，次日出合子，埋药地中，七日取出，顺日[70]研之三日，炼白沙蜜为丸，如梧桐子大，每日望东吸日华气[71]一口，冰水下一丸，和气咽之，服十粒，无疫干也。

黄帝问曰：人虚即神游失守位，使鬼神外干，是致夭亡，何以全真？愿闻刺法。

岐伯稽首再拜曰：昭乎哉问！谓神移失守，虽在其体，然不致死，或有邪干，故令夭寿。只如厥阴失守，天以虚，人气肝虚，感天重虚[72]。即魂游于上，邪干厥大气[73]，身温犹可刺之，刺其足少阳之所过[74]，次刺肝之俞。

人病心虚，又遇君相二火司天失守，感而三虚[75]，遇火不及，黑尸鬼[76]犯之，令人暴亡，可刺手少阳之所过，复刺心俞。人脾病，又遇太阴司天失守，感而三虚，又遇土不及，青尸鬼邪犯之于人，令人暴亡，可刺足阳明之所过，复刺脾之俞。人肺病，遇阳明司天失守，感而三虚，又遇金不及，有赤尸鬼干人，令人暴亡，可刺手阳明之所过，复刺肺俞。人肾病，又遇太阳司天失守，感而三虚，又遇水运不及之年，有黄尸鬼干犯人正气，吸[77]人神魂，致暴亡，可刺足太阳之所过，复刺肾俞。

黄帝问曰：十二藏之相使，神失位，使神彩[78]之不圆[79]，

中華藏書

上部《黄帝内经·素问》

恐邪干犯，治之可刺，愿闻其要。

岐伯稽首再拜曰：悉乎哉问！至理道真宗，此非圣帝，焉究斯源，是谓气神合道(80)，契符上天(81)。心者，君主之官，神明出焉，可刺手少阴之源(82)。肺者，相傅之官，治节出焉，可刺手太阴之源。肝者，将军之官，谋虑出焉，可刺足厥阴之源。胆者，中正之官，决断出焉，可刺足少阳之源。膻中者，臣使之官，喜乐出焉，可刺心包络所流(83)。脾为谏议之官，知周出焉(84)，可刺脾之源。胃为仓廪之官，五味出焉，可刺胃之源。大肠者，传道之官，变化出焉，可刺大肠之源。小肠者，受盛之官，化物出焉，可刺小肠之源。肾者，作强之官，伎巧出焉，刺其肾之源。三焦者，决渎之官，水道出焉，刺三焦之源。膀胱者，州都之官，精液藏焉(85)，气化则能出矣，刺膀胱之源。凡此十二官者，不得相失也。是故刺法有全神养真之旨，亦法有修真之道，非治疾也。故要修养和神也。道贵常存，补神固根，精气不散，神守不分，然即神守而虽不去，亦能全真。人神不守，非达至真，至真之要，在乎天玄(86)，神守天息(87)，复入本元，命曰归宗(88)。

【精注】

(62)天牝：鼻。明马莳："天牝者，鼻也，毒气从鼻而来，可嚏之从鼻而出。"清高士宗："天牝，即玄牝，人身真元之气也。天牝从来，从鼻息而下丹田，得其从来，复得其往，合五藏元真之气。"

(63)即室先想心如日：指入病室之前，振作精神，如像阳气很充足一样，没有恐惧的心理。即，到也。即室，同后文"入于疫室"。日，太阳。这里代表阳气如太阳光一样充足。明张介宾："日为太阳之气，应人之心，想心如日，即所以存吾之气，壮吾之神，使邪气不能犯也。"

(64)戈甲：皆以金属制成，应于金戈，古时的一种兵器。甲，古时作战时所穿的用金属制作的防护衣。

(65)北斗：即北斗星，属于大熊星座的一部分，由天枢、天璇、天玑、天权、玉衡、开阳、摇光七颗亮星组成，常被作为指示方向和认识星座的重要标志。

(66)日未出而吐之：古代避疫的一种方法。在日出之前，将远志去心后所煎的药液，漱吐出，可以达到预防疫气感染的作用。明马莳："用远志去心，以水煎之，日未出饮二盏而吐，吐之不疫。"

(67)叶子雌黄：即上好的雌黄。因其纹理层叠如叶，故名。

(68)了地一尺筑地实：入地一尺筑一坚实的地穴。清高士宗："了地，入地也。"

(69)火：此指木炭一类的燃料。

(70)顺日：逐日或每日。又清高士宗："顺日，就日，犹向日也。"

(71)日华气：指日出时的精华之气。

(72)重虚：指脏气已虚，又感受天之虚邪，谓之重虚。清高士宗："人虚肝虚而感天之虚，是谓重虚。"

(73)邪干厥大气：因外邪侵入致大气厥逆。清高士宗："邪干，即病厥。厥，厥逆也。大气，肝气上逆也。"明张介宾"大气。元气也"。当从高注。

(74)刺其足少阳之所过：即刺取足少阳胆经的原穴。缘肝胆相表里，肝病亦可刺其相表里之脉的经穴。以下诸脏有病的刺治，义同于此。

(75)三虚：人体内伤而虚，司天在泉失守所造成的天虚，复感虚邪贼风为三虚。清高士宗："人虚、天虚、而感邪，是为三虚。"又，明马莳："此人气天气同虚也。又遇惊而夺精，汗出于心，因而三虚。"

(76)黑尸鬼：即感水疫邪气而死亡的人。因疫邪所致的死亡者，其死尸仍有传染性，他人接触后亦可感而发病，所以称尸鬼，因接触患传染病而亡的死尸之后所感染的病叫尸传。以下青尸鬼、黄尸鬼等义皆同此。

(77)吸：此有消耗、损伤之意。

(78)神彩：显现于外表的精神、神气、光彩。

(79)不圆：失去丰满充实的状态。明张介宾："一有失位，则神光亏缺，是谓不圆。"

(80)气神合道：指人身精气神要合乎正常规律。清高士宗：

"人身气神，合于天道。"

㉛契符上天：符合司天之气。契，合也。

㉜可刺手少阴之源：即通过刺治手少阴心经的原穴，达到补益心气的作用。明马莳："凡刺各经之原者，皆所以补之也。"源，在此同原，即原穴。

㉝可刺心包络所流：即取手厥阴心包经的荥穴。清高士宗："手少阴心既刺其源，故心包络，刺其所流。"流，在此义同"溜"，即荥穴。

㉞"谏议之官"二句：脾主思虑，有协助心主意志的作用，且志意周于万物。明张介宾："脾藏意，神志未定，意能通之，故为谏议之官。虑周万物，皆由乎意，故智周出焉。"

㉟精液藏焉：指膀胱有贮藏津液的功能。因津液亦为人身之精微，生命赖以生存的物质，故亦曰"精液"。与《素问·灵兰秘典论》中之津液义同。明张介宾："膀胱为三焦之下泽，津液所聚，故曰州都。"

㊱天玄：即人身之精。明张介宾："玄者，水之色。天玄者，天一之义。以至真之要，重在精也。"

㊲神守天息：即胎息。明马莳："儿在母腹，息通天元，人能绝想念，亦如此，命曰返天息。"又，明张介宾："天息者，鼻息通乎天也。守息则气存，气存则神存，故曰神守天息。"

㊳归宗：谓返其本来的元气。明张介宾："夫人始生，先成精，精其本也。儿在母腹，先通胎息，气其元也。既宝其精，又养其气，复其本，返其元矣。精气充而神自全，谓之内三宝。三者合一，即全真之道阴，故曰归宗。"

【今译】

黄帝问：我听说五疫发病时互相传染，不论大人与小儿，症状都一样，若不用上法治疗，如何能使它不至互相传染呢？岐伯回答说：五疫发病而不受感染的，是由于正气充实于内，邪气不能触犯，还必须避其毒气，邪气自鼻孔而入，又从鼻孔而出，正气出自于脑，则邪气便不能干犯。所谓正气出之于脑，就是说，在屋内先要集中神思，觉得自心好像太阳一样的光明。将要进入病室时，先想象有青气自肝脏发出，向左而运行于东方，化作繁荣的树木，以诱导肝气。其次想象有白气自肺脏发出，向右而运行于西方，化作干戈金甲，以诱导肺气。其次想象有赤气自心脏而出，向南而运行于上方，化作火焰光明，以诱导心气。其次想象有黑气自肾脏发出，向北而运行于下方，化作寒冷之水，以诱导肾气。其次想象黄气自脾脏发出，存留于中央，化作黄土，以诱导脾气。有了五脏之气护身之后，还要想象头上有北斗星的光辉照耀，然后才可以进入病室。

又有一种方法，在春分日，太阳尚未出时，运用吐法，以吐故纳新。又有一种方法，在雨水节后，用药水洗浴三次，使汗液外泄，以驱除邪气。又有一种方法，小金丹方：辰砂二两，水磨的雄黄一两，上好雌黄一两，紫金半两，一起放入盒中，外面封固，入地一尺筑一个坚实的地坑，不用火炉，不须其他药物炮制，用燃料二十斤火煅，七天完毕，等到冷却，七日后取出，等到第二天，从盒中取出，将药埋在土中，七日后取出，每日研之，三日后，炼成白沙蜜做为药丸，像梧桐子那样大，每天清晨日初出时，向东吸取精华之气一口，用冰水送服药丸一颗，连同吸气一起咽下，服用十粒，便没有疫气触犯了。

黄帝问道：人体虚弱，会使神志游离无主，失其常位，从而使邪气自外部干扰，因而导致不正常的死亡，如何才能保全真气呢？我想听听关于针刺救治的方法。岐伯再次跪拜回答说：你提这个问题很高明啊！神志虽然游离无主，失其常位，但并没有离开形体，这样也不至于死亡，若再有邪气侵犯，因而便会造成短命而亡。例如厥阴司天不得迁正，失守其位，天气因虚，若人体肝气素虚，感受天气之虚邪，谓之重虚，使神魂不得归藏而游离于上，邪气侵犯则大气厥逆，身体温暖的，尚可以针刺救治，先刺足少阳脉气所过的原穴"丘墟"，再刺背部肝脏的俞穴"肝俞"，以补本脏之气。人体素痛心气虚弱，又遇到君火或相火司天不得迁正，失守其位，若脏气复伤，感受外邪，谓之三虚，遇到火不及时，水疫之邪侵犯，使人突然死亡，可以先刺手少阳脉气所过的原穴"阳池"，再刺背部心脏的俞穴"心俞"，以补本脏之气。人体素病脾气虚弱，又遇到太阴司天不得迁正，失守其位，若脏气复伤，感受外邪，谓之三虚，又遇到土不及时，木疫之邪侵犯，使人突然死亡，可以先刺足阳明脉气所过的原穴"冲阳"，再刺背部脾脏的俞穴"脾俞"，以补本脏之气。人体素病肺气虚弱，遇到阳明司天不得迁正，失守其位，若脏气复伤，感受外邪，谓之"三虚"，又遇到金不及时，火疫之邪侵犯，使人突然死亡，可以先刺手阳明脉气所过的原穴"合谷"，再刺背部肺脏的俞穴"肺俞"，以补本脏之气。人体素病肾气虚弱，又遇到太阳司天，不得迁正，失守其位，若脏气复伤，感受外邪，谓之"三虚"，又遇到水运不及之年，土疫之邪侵犯，伤及正气，人的神魂像被取去一样，致使突然死亡，可以先刺足太阳脉气所过的原穴"京骨"，再刺背部肾脏的俞穴"肾俞"，以补本脏之气。

黄帝问道：十二个脏器是相互联系、相互起作用的，若脏腑的神气，失守其位，就会使神彩不能丰满，恐怕为邪气侵犯，可以用刺法治疗，你能讲讲刺法的要点吗？岐伯再次跪拜回答说：你问得很详尽啊！问及这些至要的道理，真正的宗旨，若不是圣明的帝王，岂能深究这些根源。这就是所谓精、气、神，合乎一定的自然规律，符合司天之气。心之职能比如君主，神明由此而出，可以刺手少阴脉的原穴"神门"。肺的职能，比如相傅，治理与调节的作用，由此而出，可以刺手太阴脉的原穴"太渊"。肝的职能，比如将军，深谋远虑，由此而出，可以刺足厥阴脉的原穴"太冲"。胆的职能，比如中正，临事决断，由此而出，可以刺足少阳脉的原穴"丘墟"。膻中的职能，比如臣使，欢喜快乐，由此而出，可以刺心包络脉所流的荥穴"劳宫"。脾的职能，比如谏议，智慧周密，由此而出，可以刺脾足太阴脉的原穴"太白"。胃的职能，比如仓廪，饮食五味，由此而出，可以刺足阳明脉的原穴"冲阳"。大肠的职能，比如传导，变化糟粕，由此而出，可以刺大肠手阳明脉的原穴"合谷"。小肠的职能，比如受盛，化生精微，由此而出，可以刺小肠太阳脉的原穴"腕骨"。肾的职能，比如作强，才能技巧，由此而出，可以刺肾足少阴脉的原穴"太溪"。三焦的职能，比如决渎，水液隧道，由此而出，可以刺三焦手少阳脉的原穴"阳池"。膀胱的职能，比如州都，为精液储藏之处，通过气化，才找排出，可以刺膀胱足太阳脉的原穴"京骨"。以上这十二脏器的职能，不得相失，因此刺法有保全神气调养真元的意义，也具有修养真气的道理，并不只能单纯治疗疾病，所以一定要修养与调和神气。调养神气之道，贵在持之以恒，补养神气，巩固根本，使精气不能离散，神气内守而不得分离，只有神守不去，才能保全真气，若人神不守，就不能达到至真的境界至真的要点，在于天玄之气，神能守于天息，复入本元之气，这称作归宗。

本病论篇第七十三

【导读】

本篇主要介绍了六气升降不前气候变化导致的发病情况；六气不得迁正、退位的气候变化导致的发病情况；五运失守的气候变化与化疫致病情况；五脏虚实与运气失常发病的关系。

【原典】

黄帝问曰：天元九窒①，余已知之，顾耳气交，何名失守②？

岐伯曰：谓其上下升降，迁正退位③，各有经论④，上下各有不前⑤，故名失守也。是故气交失易位⑥，气交乃变⑦，变易非常⑧，即四时失序，万化不安⑨，变民病也。

帝曰：升降不前，顾闻其故，气交有变，何以明知？

岐伯曰：昭乎问哉！明乎道矣。气交有变，是为天地机⑩，但欲降而不得降者，地窒刑之⑪。又有五运太过，而先天而至者，即交不前，但欲升而不得其升，中运抑之；但欲降而不得其降，中运抑之⑫。于是有升之不前，降之不下者，有降之不下，升而至天者，有升降俱不前，作如此之分别，即气交之变。变之有异常，各各不同，灾有微甚者也⑬。

帝曰：顾闻气交遇会胜抑⑭之由，变成民病，轻重何如？

岐伯曰：胜相合，抑伏使然⑮。是故辰戌之岁，木气升之，主逢天柱，胜而不前⑯。又遇庚戌，金运先天，中运胜之，忽然不前。木运升天⑰，金乃抑之，升而不前，即清生风少，肃杀于春，露霜后降，草木乃萎。民病温疫早发，咽嗌乃干，四肢满⑱，肢节皆痛。久而化郁，即大风摧拉，折陨鸣紊。民病卒中偏痹，手足不仁。

【精注】

①九室：指九星运行阻滞不畅。即《素问·刺法论》所指五星在天之五室与在地之五室合为十室，此言九室，乃应九宫九星之数。室，阻抑。

②何名失守：此指客气六步的迁正退位失常。名，名称概念。失守，六步之气升降运动失常。

③"上下升降"二句：是对客气中司天、在泉、左右间气各种正常运动的概括。上下升降，指客气的司天、在泉、左右四间气的正常运动。上，指司天。下，指在泉。升，指旧岁在泉之右间气升为新岁的司天之左间气。降，指旧岁司天之右间气下降为新岁的在泉之左间气。由于司天主前半年，气位在上，在泉之气主后半年，气位在下，所以客气运行中从在泉右间迁移到司天左间的过程称之为"升"；而客气运行从司天右间迁移到在泉左间的过程谓之"降"。迁正退位，则专指司天、在泉而言。旧岁的司天之左间（四之气）在新岁能顺利行至司天（三之气）的正位，旧岁在泉之左间（初之气）在新岁能顺利行至在泉（终之气）就叫"迁正"。退位是指旧岁的司天（三之气）、在泉（终之气）在新岁中能顺利移至司天右间（二之气）、在泉右间（五之气）。

④经论：常论，常理。经，常理，规范。又，清高士宗："各有经以论之也。"

⑤上下各有不前：一年六步气位中，必有一气升天，作为司天之左间气；一气入地，作为在泉的左间气；有一气迁正为司天，一气迁正为在泉。有一气退位为司天之右间，一气退位为在泉之右间。这些情况统称为"上下"。但因升降迁退都有

可能不到位而失其守位，此即"上下各有不前"。

⑥气交失易位：指天地之气的升降运行失常，客气六步气位发生变异。

⑦气交乃变：指天地之气的上下运动规律紊乱。

⑧非常：超越常规。

⑨万化不安：万物的生长化收藏的运动规律受到干扰。

⑩天地机：指气交之变是天地运动变化的关键。机，机要，关键。清高士宗："天地机，旋转者也。"明张介宾："气交之变，吉凶之症也，故谓天地机。"

⑪地窒刑之：即《素问·刺法论》所谓木欲降而地气晶窒抑之，火欲降而地玄窒抑之，土欲降而地苍窒抑之，金欲降而地彤窒抑之，水欲降而地阜窒抑之。刑，指胜气不退，对被抑窒的气产生制约作用，有如刑罚。

⑫"但欲升而不得其升"四句：指阳平之年，中运太过，抑制了客气。如甲岁土运太过，可抑太阳寒水气的升降。明张介宾："甲年土运太过，能抑水之升降；丙年水运太过，能抑二火之升降；戊年火运太过，能抑金之升降；庚年金运太过，能抑木之升降；壬年木运太过，能抑土之升降。"

⑬灾有微甚者也：天星窒于上则升之不前，地星窒于下则降之不下，中运又有太过阻抑，因气的交变情况不同，所造成的灾害必有轻重之别。明张介宾："有天星窒于上者，有地气窒于下者，有中运抑于中者，凡此三者之分，则气交之变，各各不同，而灾有微甚矣。"

⑭遇会胜抑：明张介宾："六气有遇、有会、有胜、有抑，则抑伏者为变。"

⑮抑伏使然：胜气相会，必致抑窒而伏，这是造成气交有变的原因。

⑯"辰戌之岁"四句：辰戌年为太阳寒水司天，厥阴风木之气应从旧年的在泉右间（五之气），上升为司天的左间（四之气），如果遇到天柱金气偏胜的窒抑，则木气升之不前。明张介宾："辰戌岁，太阳当迁正司天，而厥阴风木，以上年在泉之右间，当升为今岁司天之左间，故畏天柱，金星胜之也。"

金星之别称，在天谓"天柱"，在地曰"地晶"。

⑰木运升天：运，当作"欲"。因此节论木气升之不前的问题，与木运无关，且无"木运升天"之说，故以后文律之，当为"木欲升天"。

⑱四肢满：此症与木气升之不前发病规律不合，据金刻本，当为"两胁满"。

【今译】

黄帝问：有关天元之气窒抑的种种情况，我已经都知道了，还想听听有关气交的变化，怎样叫失守呢？岐伯说：说的是司天在泉迁正退位与左右间气升降的问题，司天在泉的迁正与退位，各有经文论述之，左右间气各有升降不前的反常现象，所以叫作失守。由于气交失守，不能移易其时位，气交就要发生非常的变化，也就是四时节令失去正常的秩序，万物生化不得平安，人就会生病。

黄帝说：关于升降不前的问题，我想听听它的原因，气交发生变化，怎样才能晓得呢？岐伯说：你提的问题很高明啊！必须明白其中的道理。气交所以发生一定的变化，乃是天地运转固有的机理，气欲降而不得降的，是由于地之五气窒抑相胜所致。又有五运之气太过，先天时而至，使气交升降不前。岁气但欲升而不能升，是受中运的阻抑，但欲降而不得降，也是受中运的阻抑。于是有升之不前的，有降之不下的，有降之不下而升者至天的，有升降俱不得前进的，做出这样的分别，乃是由于在气交的各种变化中，异常的变化，各不相同，因此，发生的灾害也就有轻有重了。

黄帝问：气交相遇相会相胜相抑的原因是什么，它们演变为疾病时，病情的轻重是怎样的呢？岐伯回答说：气交有胜气相会时，就可以抑伏而使气交有变。因此在辰戌之年，厥阴风木应从上年在泉的右间，升为本年司天的左间，若遇到天柱金气过胜，是木气升之不前。又若遇到庚戌年，金运之气先天时而至，中运之胜气，乃使木气忽然什之不前。木气欲升天，金气抑制之，升而不前，则发生清凉之气，风气反而减少，肃杀之气行于春季，露霜再次降下，草木因而枯萎。人们易患温疫

中華藏書

黄帝内经·最新整理珍藏版

中国书店

四〇二

早发，咽喉干燥，两胁胀满，肢节皆痛等病。木气不升，久而化为郁气，郁极则发，就要出现大风摧拉折损，鸣声窠，人们易患卒中，半身麻痹，手足不仁等病。

【原典】

是故巳亥之岁，君火升天，主窒天蓬⑲，胜之不前。又厥阴木迁正，则少阴未得升天，水运以至其中者⑳。君火欲升，而中水运抑之㉑。升之不前，即清寒后作，冷生旦暮。民病伏阳，而内生烦热，心神惊悸，寒热间作。日久成郁，即暴热乃至，赤风肿翳㉒，化疫，温疠暖作㉓，赤气彰而化火疫，皆烦而躁渴，渴甚，治之以泄之可止。

【精注】

⑲天蓬：水星之别称。水星在天称天蓬，在地为地玄。

⑳"又厥阴木迁正"三句：凡辛巳、辛亥年，水运不及，厥阴风木司天，少阴君火应从旧岁的在泉右间，升为新岁的司天左间，如果逢水运之气先时而至，也可以使少阴君火升之不前。

㉑中水运抑之：指辛巳、辛亥年，虽为水运不及之年，但不及的水运亦可阻抑四之气（司天左间）少阴君火，使其不能升迁司天之正位。明张介宾："辛巳、辛亥，皆水运之不及者，而亦能制抑君火，以巳亥阴年，气本不及，则弱能制弱，然或以天蓬窒之，或以水运抑之，有一于此，皆能胜火不前也。后仿此。"

㉒赤风肿翳：热风聚集掩盖。肿，《释名》："肿，钟也。寒热气所钟聚也。"又，一作瞳。翳，《扬子方言》："翳，掩也。"有遮蔽之义。

㉓温疠暖作：指温疠病在气候温暖时发作。

【今译】

所以在巳亥之年，少阴君火应从上年在泉的右间，升为本年司天的左间，若遇到天蓬水气过胜，则君火升之不前。又若遇到厥阴司天，未得迁居于正位，则少阴君火也就不能升于司天的左间，这是由于水运在中间阻抑所致。少阴君火欲升为司天的左间，受到水运的阻抑，而升之不前，则清凉寒冷的气候

中華藏書

上部《黄帝内经·素问》

四〇三

再度发作，早晚都有冷气发生。人们易患阳气伏郁于内，而生烦热，心神惊悸，寒热交作等病。君火不升，久而化为郁气，郁极则发，就要出现暴热发作，火热之风气聚积覆盖于上，化为疫气，温疠逢温暖之时乃作，由于火气暴露化为火疫，则可发生心烦而躁动口渴等症，渴甚的，可以泻其火热，则诸症可止。

【原典】

是故子午之岁，太阴升天，主窒天冲，胜之不前㉔；又或遇壬子，木运先天而至者，中木运抑之也㉕。升天不前，即风埃四起，时举埃昏，雨湿不化。民病风厥涎潮㉖，偏痹不随，胀满。久而伏郁，即黄埃化疫也，民病夭亡，脸肢府黄疸满闭㉗，湿令弗布，雨化乃微㉘。

【精注】

㉔“子午之岁”四句：子午年为少阴君火司天，太阴湿土之气应从旧岁的在泉右间，升为新岁的司天左间，若遇天冲木气太过，土气受抑而升之不前。天冲，木星别称。木星在天名天冲，在地曰地苍。

㉕“又或遇壬子”三句：壬子年木运太过，少阴君火司天，太阴湿土之气应从旧岁的在泉右间，上升为新岁司天左间，木运太过，先天时而至，木胜抑土，太阴湿土之气升之不前。运，原作“遇”，据马注本改。

㉖涎潮：涎液上涌如潮。

㉗脸肢府黄疸满闭：明张介宾：“脸为阳明之经，四肢皆主于脾，府言大肠小肠皆属于胃，故为黄疸满闭等。”

㉘“湿令弗布”二句：太阴湿土受抑，湿气不能布化行令，雨水减少。

【今译】

所以在子午年，太阴湿土应从上年在泉的右间，升为本年司天的左间，若遇到天冲木气过胜，则上气升之不前。又若遇到壬子年，木运之气先天时而至，中运木气阻抑土气。土气升天不前，则风土埃尘四起，时常有埃尘昏暗，雨湿之气不得布化。人们易患风厥，涎液上涌，半身麻痹不遂，腹部胀满等病。土气不升，久而化为郁气，郁极则发，就要发生土气尘埃化为疫病，人们患病容易猝然死亡，易患面部四肢六腑胀满闭塞黄疸等病，湿气不能布化，雨水就要减少。

【原典】

是故丑未之年，少阳升天，主窒天蓬，胜之不前㉙。又或遇太阴未迁正者，即少阳未升天也，水运以至者㉚。升天不前，即寒雾反布，凛冽如冬，水后涸，冰再结，暄暖乍作，冷后布之，寒暄不时㉛。民病伏阳在内，烦热生中，心神惊咳，寒热间争。以成久郁，即暴热乃生，赤风气瞳翳，化成郁疠，乃化作伏热内烦，痹而生厥，甚则血溢。

【精注】

㉙"丑未之年"四句：丑未年太阴湿土司天，少阳相火之气应从旧岁的在泉右间，上升为新岁的司天左间，如果遇到天蓬水气太过，水胜制火，则少阳相火之气升之不前。天蓬，水星别号，在天为天蓬，在地为地玄。

㉚"又或遇太阴未迁正者"三句：凡辛丑、辛未年，水运不及，太阴湿土司天，少阳相火之气应从旧岁的在泉右间，上升为新岁的司天左间，如果太阴湿土尚未迁正，不足的水运也可制火，则少阳相火也必然出现升之不前。

㉛寒暄不时：忽冷忽热，发作不时。

【今译】

所以此在丑未年，少阳相火应从上年在泉的右间，升为本年司天的发间，若遇到天蓬水气过胜，则少阳相火升之不前。又或遇到太阴司天，未得迁居于正位，则少阳相火也就不能升于司天的左间，这是由于水运已至而阻抑所致。少阳之气欲升为司天的左间，受到水运的阻抑升之不前，则寒冷的雾露反而布化，气候凛冽如似冬季，河水又干涸，冰冻再次凝结，突然出现温暖的气候，接着就有寒气的布化，忽冷忽热，发作不时。人们易患阳气伏郁在内，烦热生于心中，心神惊骇，寒热交作等病。相火不繁荣昌盛，久而化为郁气，郁极则发，就要出现暴热之气，风火之气聚积覆盖于上，化为疫疠，变为伏热内烦，肢体麻痹而厥逆，甚则发生血液外溢的病变。

中華藏書

黄帝内经·最新整理珍藏版

中国书店

【原典】

是故寅申之年，阳明升天，主窒天英，胜之不前③②。又或遇戊申戊寅，火运先天而至③③。金欲升天，火运抑之，升之不前，即时雨不降，西风数举，咸卤燥生③④。民病上热，喘嗽血溢。久而化郁，即白埃翳雾③⑤，清生杀氛，民病胁满悲伤，寒鼽嚏嗌干，手拆③⑥皮肤燥。

【精注】

③②"寅申之年"四句：寅申年少阳相火司天，阳明燥金之气应从旧岁的在泉右间，上升为新岁的司天左间，如果遇到天英火气太过，火胜制金，则燥金之气升之不前。

③③"又或遇戊申戊寅"二句：戊申、戊寅年为火运太过，寅申少阳相火司天，阳明燥金之气应从旧岁的在泉右间，上升为新岁的司天左间，在此二年，火运太过，先天时而至，火胜制金，阳明燥金之气必然升天受阻。

③④咸卤燥生：因阳明燥金之气不升而成郁气发作，气候干燥，使卤硝生于地面。明张介宾："燥金气郁于地，故时雨不降，硝咸卤见而燥生。"

③⑤白埃翳雾：言尘雾之气障目。白埃，尘埃。翳，遮掩。

③⑥手拆：因肃杀之气大行，气候干燥，手的皮肤皲裂脱皮。

【今译】

所以在寅申年，阳明燥金应从上年在泉的右间，升为本年司天的左间，若遇到天英火气过胜，则金气升之不前。又或遇到戊申戊寅年，火运之气则先天时而至。金气欲升为司天之左间，中运之火阻抑之，金气升之不前，则应时之雨不得降下，西风频作，土地干燥，咸卤发生。人们易患上部热病，气喘咳嗽，血液外溢等病。燥气不升，久而化为郁气，郁极则发，就要发生白色埃雾，笼罩天空，清冷而生肃杀之气，人们易患胁下胀满，喜悲伤，伤寒鼻塞喷嚏，咽喉干燥，手部皲裂，皮肤干燥等病。

【原典】

是故卯酉之年，太阳升天，主窒天芮，胜之不前③⑦。又遇阳明未迁正者，即太阳未升天也，土运以至③⑧。水欲升天，土运抑之，升之不前，即湿而热蒸，寒生两间③⑨。民病注下，食不及化。久而成郁，冷来客热，冰雹卒至。民病厥逆而喊，热生于内，气痹于外，足胫酸疼，反生心悸懊热④⑩，暴烦而后厥。

【精注】

③⑦ "卯酉之年"四句：卯酉年阳明燥金司天，太阳寒水之气应从旧岁的在泉右间，上升为新岁的司天左间，如果逢天芮土气太过，土胜制水，则太阳寒水之气升之不前。天芮，土星别名。土星在天为天芮，在地为地阜。

③⑧ "又遇阳明未迁正者"三句：凡己卯、己酉年，土运不及，卯酉阳明燥金司天，太阳寒水之气应从旧岁的在泉右间，上升为司天的左间，如果在太阳寒水之气还未升天之时，不及的土运已至，土能制水，此种情况下，太阳寒水之气也会升之不前。

③⑨ 两间：指天地之间。《宋史》胡安国传："至刚可以塞两间，一怒可以安天下矣。"又，清高士宗："寒生两间，寒兼湿也。"

④⑩ 懊热：心中烦热。懊，烦闷。

【今译】

所以在卯酉年，太阳寒水应从上年在泉的右间，升为本年司天的左间，若遇到天芮土气过胜，则太阳寒水升之不前。又或遇到阳明司天，未得迁居于正位，则太阳寒水也就不能升于司天的左间。土运应时而至。寒水之气欲升于司天的左间，受到土运的阻抑，升之不前，则湿热相蒸，寒气发生于大地之间。人们易患泄泻如注，食谷不化等病。寒水不升，久而化为郁气，郁极则发，冷气又胜过客热之气，冰雹突然降下。人们易患厥逆呃逆，热病生于内，阳气痹于外，足胫酸疼，反而发生心悸懊恼烦热，暴烦而又厥逆等病。

【原典】

黄帝曰：升之不前，余已尽知其旨。顾闻降之不下，可得明乎？

岐伯曰：悉乎哉问！是之谓天地微旨，可以尽陈斯道，所谓升已必降也^㊶。至天三年，次岁必降，降而入地，始为左间也^㊷。如此升降往来，命之六纪^㊸者矣。

【精注】

㊶升已必降：六气中任何一气必先由在泉上升至司天，然后逐年下降至在泉，所以说："升已必降。"

㊷"至天三年"四句：明张介宾："每气在天各三年，凡左间一年，司天一年，右间一年，三年周尽，至次岁乃降而入地，为在泉之左间，亦周三年而复升于天也。"

㊸六纪：每年六步，每一气一年向前移动一步，六年一周期有规律地迁移。在天三年（司天左间一年，司天一年，司天右间一年），在地三年（在泉左间一年，在泉一年，在泉右间一年）。

【今译】

黄帝说：我现在知道了六气升之不前的问题，还想听听关于六气降之不下的问题，可以让我了解清楚吗？岐伯说：你问得很全面啊！这其中讲的是天气与地气变化的精妙意义，我可以全面来讲述其道理。简言之，就是说六气上升之后，必然还要下降。六气中的每一气、上升至天，居时三年，至次年即第四年，必然下降入地，成为地之左间，又在地居时三年。这样一升一降，一往一来，共为六年，叫作六纪。

【原典】

是故丑未之岁，厥阴降地，主窒地晶，胜而不前^㊹；又或遇少阴未退位，即厥阴未降下，金运以至中^㊺。金运承之^㊻，降之未下，抑之变郁，木欲降下，金承之，降而不下，苍埃远见，白气承之，风举埃昏，清躁^㊼行杀，霜露后下，肃杀布令。久而不降，抑之化郁，即作风躁相伏，暄而反清，草木萌动，杀霜乃下，蛰虫未见，惧清伤藏。

【精注】

㊹"丑未之岁"四句：丑未之年，太阴湿土司天，厥阴风木应从旧年的司天右间，下降为新岁的在泉左间，如果遇到地晶金气太过，金胜制木，则厥阴风木之气降之不前。

㊺"又或遇少阴未退位"三句：凡乙丑、乙未年，金运不

及，丑未太阴湿土司天，厥阴风木应从旧岁的右间下降至新岁的在泉左间，如果上岁少阴司天之气不退位，厥阴风木就不能在新岁降为在泉左间，金运之气居气交之中，厥阴风木降之不前。

㊻承之：在此指阻抑。司天之右间在上，岁运居中，所以司天右间气下降时，如果逢到岁运太过就会阻抑下降之气。下文"承之"均有此义。

㊼清躁：诸本均作"清燥"，似是。下"风躁"之"躁"，亦同。

【今译】

因此，丑未之年，厥阴风木应从上年司天的右间，降为本年在泉的左间，若遇到地晶金气过胜，则厥阴风木降之不前。又或遇到少阴司天，不得退位，则厥阴风木也就不能降于在泉的左间，居中的金运则应时而至。金运居于司天之下而承其气，则厥阴风木，降之不下，其气被抑而变为郁气，本被金承，降之不下，则青色的尘埃远见于上，白气承之于下，大风时起，尘埃昏暗，清燥之气行杀令，霜露再次降下，肃杀之气施布其令。若木气日久不降，其气被抑则化为郁气，就会发生风气与燥气伏郁，气才温暖而反见清冷，草木虽已萌芽生长，严寒霜冻又至，蛰虫不能出现，人们也惧怕这种清凉之气要伤害脏气。

【原典】

是故寅申之岁，少阴降地，主窒地玄，胜之不入。又或遇丙申丙寅，水运太过，先天而至。君火欲降，水运承之，降而不下，即彤云才见，黑气反生㊽，暗暝如舒，寒常布雪，凛冽后作，天云惨凄。久而不降，伏之化郁，寒腾后热，赤风化疫，民病面赤心烦，头痛目眩也，赤气彰而温病欲作也。

【精注】

㊽"彤云才见"二句：红色的云才出现，黑色云气反生。明张介宾："皆寒水胜火之化。"

【今译】

所以寅申之年，少阴君火应从上年司天的右间，降为本年在泉的左间，若遇到地玄水气过胜，则少阴君火不得降入地下。又或遇到丙申丙寅年，则水运太过，先天时而至。少阴君火欲降，水运居中承之，使君火不得降下，则赤色之云气始现，黑色云气反生，温暖的气候使万物舒适，又有寒雪降下，严寒发作，天云凄凉。少阴君火久伏而不降，则化为郁气，郁久必发，所以寒气过胜之后，又有热气发生，火风化为疫气，则人们易患面赤心烦，头痛目眩等病，火气暴露之后，温病就要发作。

【原典】

是故卯酉之岁，太阴降地，主窒地苍，胜之不入[49]。又或少阳未退位者，即太阴未得降也，或木运以至[50]。木运承之，降而不下，而黄云见青霞彰，郁蒸作而大风，雾翳埃胜，折损乃作。久而不降也，伏之化郁，天埃黄气，地布湿蒸，民病四肢不举，昏眩肢筛痛，腹满填臆[51]。

【精注】

[49]"卯酉之岁"四句：卯酉年，阳明燥金司天，太阴湿土之气应从旧岁的司天右间，下降为新岁的在泉左间，如果逢地苍木气太过，木胜制土，则太阴湿土之气降之不前。

[50]"又或少阳未退位者"三句：凡丁卯、丁酉年，木运不及，卯酉阳明燥金司天，太阴湿土之气应从旧岁的司天右间下降为新岁的在泉左间，如果旧岁的少阳相火司天之气不退位，中运木气先至，木胜制土，则太阴湿土之气降之不前。

[51]臆：指胸部。《说文》："胸骨也。"

【今译】

所以卯酉之年，太阴湿土应从上年司天的右间，降为本年在泉的左间，若遇到地苍木气过胜，则太阴湿土不得降入地下。又或遇到少阳司天不得退位，则太阴湿土也就不能降入在泉的左间，或木运应时已至。木运居于司天之下而承其气，太阴湿土降之不下，则出现黄云而又有青色云霞显露，云气郁蒸而大风发作，雾气遮蔽，尘埃过胜，草木为之折损。若太阴湿土日久不降，伏而不布则化为郁气，天空出现尘埃黄气，地上湿气郁蒸，人们易患四肢不能举动，头晕眩，肢节疼痛，腹胀胸满等病。

【原典】

是故辰戌之岁，少阳降地，主窒地玄，胜之不入(52)。又或遇水运太过，先天而至也(53)。水运承之，水降不下，即彤云才见，黑气反生，暄暖欲生，冷气卒至，甚即冰雹也。久而不降，伏之化郁，冷气复热，赤风化疫，民病面赤心烦，头痛目眩也，赤气彰(54)而热病欲作也(55)。

【精注】

(52)“辰戌之岁”四句：辰戌年，太阳寒水司天，少阳相火应从旧岁的司天右间，下降为新岁的在泉左间，如果逢地玄水气太过，水胜制火，则少阳相火之气降之不前。

(53)“又或遇水运太过”二句：凡丙辰、丙戌年，水运太过，辰戌太阳寒水司天，少阳相火之气应从旧岁的司天右间，下降为新岁的在泉左间，在此二年水运太过，先天时而至，水胜制火，则少阳相火之气降之不前。

(54)赤气彰：指少阳相火不降而成为郁气，待其郁发，火热之气显露。彰，显明也。

(55)热病欲作：寅申之岁云“温病欲作”，是少阴君火不降之故。此言“热病欲作”，是少阳相火不降之故。气不同，病各异。

【今译】

所以在辰戌年，少阳相火应从上午司天的右间，降为本年在泉的左间，若遇到地玄水气过胜，则少阳相火不得降入地下。又或遇到水运太过，则先天时而至。水运居中承之，相火欲降而不得降下，则赤云始见，黑气反而发生，温暖之气才欲发生，冷气又突然而至，甚则降下冰雹。若少阳相火日久不得降下，伏而不布则化为郁气，冷气之后随又生热，火风之气化为疫气，人们易患面赤心烦，头痛目眩等病，火气显露则热病即将发作。

【原典】

是故巳亥之岁，阳明降地，主窒地彤，胜而不入(56)。又或遇太阴未退位，即少阳未得降，即火运以至之(57)。火运承之不下，即天清(58)而肃，赤气乃彰，暄热反作。民皆昏倦，夜卧不安，咽干引饮，懊热内烦，天清朝暮，暄送复作。久而不降，伏之化郁，天清薄寒，远生白气。民病掉眩，手足直而不仁，两胁作痛，满目𥆧𥆧。

【精注】

(56)“巳亥之岁”四句：巳亥之年，厥阴风木司天，阳明燥金之气应从旧岁的司天右间，下降为新岁在泉左间，如果逢到地彤火气太过，火胜制金，阳明燥金之气降之不前。

(57)“又或遇太阴未退位”三句：凡癸巳、癸亥年，火运不及，巳亥厥阴风木司天，阳明燥金之气应从旧岁的司天右间，下降为新岁的在泉左间，如果逢上一年太阳寒水未退位，中运火气已至，火胜制金，阳明燥金之气降之不前。太阴，当作“太阳”。《类经·卷二十八》作“太阳”。

(58)天清：《素问注证发微》、《类经》卷二十八均作“大清”。下文“天清”同此。作“大清”义胜。

【今译】

所以在巳亥年，阳明燥金应从上年司天的右间，降为本年在泉的左间，若遇到地彤火气过胜，则阳明燥金不得降入地下。又或遇到太阳司天不得退位，则阳明燥金也就不能降入在泉的左间，或火运应时而至。火运居于司天之下而承其气，阳明燥金降之不下，则天气清冷而肃降，火气显露则温热反作，人们感到昏沉困倦，夜卧不安，易患咽喉干燥，口渴引饮。懊侬烦热等病，早晚有大凉之气，而湿热之气却又发作。若阳明燥金日久不降，伏而不布则化为郁气，天气清凉而寒冷，远处有白气发生。人们易患眩晕，手足强直，麻木不仁，两胁作痛，双目视物不清等病。

【原典】

是故子午之年，太阳降地，主窒地阜胜之，降而不入(59)。又或遇土运太过，先天而至(60)。土运承之，降而不入，即天彰黑气，暝暗凄惨，才施黄埃而布湿，寒化令气，蒸湿复令。久而不降，伏之化郁，民病大厥，四肢重怠，阴萎少力，天布沉阴，蒸湿间作。

【精注】

(59)“子午之年”四句：子午年，少阴君火司天，太阳寒水之气应从旧岁的司天右间，下降为新岁的在泉左间，如果逢地阜土运之气太过，土胜制水，所以太阳寒水之气降之不前。

(60)“又或遇土运太过”二句：凡甲子、甲午年，土运太过，子午少阴君火司天，太阳寒水之气应从旧年司天之右间，下降为新岁的在泉之左间，此二年土运太过，先天时而至，土胜制水，所以寒水之气降之不前。

【今译】

所以在子午年，太阳寒水应从上年司天的右间，降为本年在泉的左间，若遇到地阜土气过则太阳寒水不得降入地下。又或遇到土运太过，则先天时而至。土运居中承之，太阳寒水欲降而不得降下，则天空暴露黑气，昏暗凄惨，才出现黄色尘埃，而又湿气弥漫，寒气布化之后，又出现热化与湿化之令。若太阳寒水日久不得降下，伏而不布则化为郁气，人们易患大厥，四肢沉重倦怠，阴萎少力等病，天气阴沉，热气与湿气交替发作。

【原典】

帝曰：升降不前，晰知其宗，顾闻迁正，可得明乎？

岐伯曰：正司中位，是谓迁正位，司天不得其迁正者，即前司天以过交司之日(61)。即遇司天太过有余日也，即仍旧治天数，新司天未得迁正也。

【精注】

(61)交司之日：每年的大寒节这一天，是新旧岁中运及岁气交接之日。明张介宾：“新旧之交，大寒日也。”

【今译】

黄帝说：我现在知道了间气升降不前的问题，还想听听有关六气迁正的问题，可以使我明白吗？岐伯说：值年的岁气，迁居于一年的中位，叫作迁正位。司天之气不得迁居于正位，就是上年司天之气超过了交司之日。也就是上年司天之气太过，其值时有余日，仍旧治理着本年的司天之数，所以使新司天不得迁正。

【原典】

厥阴不迁正，即风暄不时，花卉萎瘁，民病淋溲，目系转，转筋喜怒，小便赤。风欲令而寒由不去，温暄不正，春正失时(62)。

少阴不迁正，即冷气不退(63)，春冷后寒，暄暖不时。民病寒热，四肢烦痛，腰脊强直。木气虽有余，位不过于君火也(64)。

太阴不迁正，即云雨失令，万物枯焦，当生不发(65)。民病手足肢即肿满，大腹水肿，填臆不食，飧泄胁满，四肢不举。雨化欲令，热犹治之，温煦于气，亢而不泽。

少阳不迁正，即炎灼弗令，苗莠不荣，酷暑于秋，肃杀晚至，霜露不时。民病痎疟骨热，心悸惊骇；甚时血溢。

阳明不迁正，则暑化于前，肃杀于后(66)，草木反荣。民病寒热鼽嚏，皮毛折，爪甲枯焦，甚则喘嗽息高，悲伤不乐。热化乃布，燥化未令，即清劲未行，肺金复病。

太阳不迁正，即冬清反寒，易令于春，杀霜在前，寒冰于后(67)，阳光复治，凛冽不作，雾云待时。民病温疠至，喉闭嗌干，烦燥而渴，喘息而有音也。寒化待燥，犹治天，气过失序，与民作灾(68)。

【精注】

(62)“风欲令而寒由不去”三句：由于太阳寒水之气不退位，厥阴风木之气就不能按时迁正，寒气不去，风令不行，温暖之气不能按时而至，春季的政令就失去正常之序。

(63)“少阴不迁正”二句：由于旧岁司天的厥阴风木不退位，新岁的君火不能居于司天正位，所以寒冷之气不消退，春寒持久。

(64)“木气虽有余”二句：木气虽然太过不退位，但其作用的时间不会超过二之气君火当令之时。明张介宾：“上年厥阴阴气，至本年初气之末，交于春分，则主客君火，已皆得位，木虽有余，故不能过此。”

(65)“太阴不迁正”四句：太阴不能迁正的原因是由于少阴君火不退位的缘故，所以湿气不行，云雨失去正令，君火之热气过盛反而使万物焦枯，得不到滋润而不能生发。

⑥⑥"暑化于前"二句：卯酉年，如果旧岁的少阳相火不退位，则新岁的阳明燥金不迁正，少阳为相火暑气，不退位则暑气施化于前。阳明燥金主肃杀，迁正推迟，所以肃杀之气布于后。明张介宾："金为火制，故暑在前，肃杀在后。"

⑥⑦"杀霜在前"二句：辰戌年，如果旧岁阳明燥金不退位，新岁的太阳寒水不迁正。燥金不退位则肃杀霜冻在前；太阳寒水推迟迁正，所以严寒冰雪发生在后。

⑥⑧"寒化待燥"四句：由于阳明燥金不退位，所以太阳寒水施于寒化之令，必须在阳明燥金施化之后才能主司天之气，由于寒化失于时序，于是就成为致人于病的灾害性气候。

【今译】

　　巳亥年，若上年太阳不退位，则本年厥阴不得迁正，风木温暖之气不能应时施化，则花卉枯萎，人们易患淋病，目系转，转筋，善怒，小便赤等病。风气欲施其令而寒气不退，温暖的气候不得正时，则失去正常的春令。子午年，若上年厥阴不退位，则本年少阴不得迁正，冷气不退，春天先冷而后又寒，温暖之气不能应时施化，人们易患寒热，四肢烦痛，腰脊强直等病。上年厥阴木之气虽有余，但其不退位的情况，不能超过主气二之气君火当令之时。丑未年，若上年少阴不退位，则本年太阴不得迁正，雨水不能及时，万物枯焦，应当生长发育的不能生发。人们易患手足肢节肿满，大腹水肿，胸满不食，飧泄胁满，四肢不能举动等病。雨气欲布其令，但由于少阴君火仍居天位而治之，所以温暖之气化亢盛而缺少雨泽。寅申年，若上年太阴不退位，则本年少阳不得迁正，炎热的气候不得施布其令，植物的苗莠不能繁荣，少阳之气晚治，则酷暑见之于秋季，肃杀之气亦必晚至，霜露不得应时而降。人们易患痎疟，骨蒸，心悸惊骇，甚则血液外溢等病。卯酉年，若上午少阳不退位，则本年阳明不得迁正。因而阳暑热之气施化于前，阳明燥金肃杀之气则见于后，草木反而繁荣，人们易患寒热，鼻塞喷嚏，皮毛脆折，爪甲枯焦，甚则喘嗽上气，悲伤不乐等病。由于热化之令继续施布，燥令不行，也就是清冷急切之气不行，肺金又要患病。辰戌年，若上年阳明不退位，则本年太阳不得迁正，致使冬季寒冷之令，反而改行于春季，肃杀霜冻之气在前，严寒冰雪之气在后，若阳光之气复得而治，则凛冽之气不得发作，雾云待时而现。人们易患温疠病发作，喉闭咽干，烦燥口渴，喘息有音等病。太阳寒化之令，须待燥气过后，才能司天主治，若燥气过期不退，时令失去正常规律，对人们就会发生灾害。

【原典】

帝曰：迁正早晚，以命⑥其旨，顾闻退位，可得明哉？

岐伯曰：所谓不退者，即天数未终，即天数有馀，名曰复布政，故名曰再治天也，即天令如故，而不退位也。

【精注】

⑥命：告也。

【今译】

黄帝说：你说的迁正早晚的问题，我现在都知道了，还想听听有关退位的情况，可以使我明白吗？岐伯说：所谓不退位，就是指司天之数不尽，也就是司天之数有余，名叫复布政，所以也叫再治天，是由于司天之气有余，依然如故而不得退位的缘故。

【原典】

厥阴不退位，即大风早举，时雨不降，湿令不化，民病温疫，疵废⑦风生，民病皆肢节痛，头目痛，伏热内烦，咽喉干引饮。

少阴不退位，即温生春冬，蛰虫早至，草木发生，民病膈热咽干，血溢惊骇，小便赤涩，丹瘤疹疮疡留毒。

太阴不退位，而取寒暑不时，埃昏布作，湿令不去，民病四肢少力，食饮不下，泄注淋满，足胫寒，阴痿闭塞，失溺，小便数。

少阳不退位，即热生于春，暑乃后化，冬温不冻，流水不冰，蛰虫出见，民病少气，寒热更作，便血上热，小腹坚满，小便赤沃⑦，甚则血溢。

阳明不退位，即春生清冷，草木晚荣，寒热间作，民病呕吐暴注，食饮不下，大便干燥，四肢不举，目瞑掉眩。

太阳不退位，即春寒后作，冰雹延降，沉除昏翳，二之气寒犹不去，民病痹厥，阴痿失溺，腰膝皆痛，温疠晚发⑫。

【精注】

⑦疵废：皮肤起黑斑，肢体偏废。明张介宾："疵，黑斑也。废，肢体偏废也。"

⑦赤沃：指小便短赤，排尿灼疼。明张介宾："赤尿也。"据《素问·痹论》之"若沃以汤"，可知"赤沃"指小便色赤，且排尿有灼热疼痛之状。

⑦"太阳不退位"九句：此四十一字原脱，据金刻本补。

【今译】

厥阴风木不退位时，则大风早起，时雨不得降下，湿令不能施化，人们易患温疫，斑疵偏废，风病发生，普遍出现肢节痛，头目痛，伏热在内而心烦，咽喉干燥，口渴引饮等病。

少阴君火不退位时，则温暖之气发生于春冬季节，蛰虫早期出现，草木提前发芽生长，人们易患膈热咽干，血液外溢，惊骇，小便赤涩，丹瘤疹疮疡留毒等病。太阴湿土不退位时，则寒冷与暑热不时发生，尘埃昏暗弥布天空，湿令不去，人们易患四肢少力，饮食不下，泄泻如注，小便淋沥，腹满，足胫寒冷，阴萎，大便闭塞，小便失禁或小便频数等病。

少阳相火不退位时，则炎热的气候发生于春季，由于暑热在后期布化，故冬季温暖而不冻，流水不冰，蛰虫出现，人们易患少气，寒热交替发作，便血，上部发热，小腹坚硬而胀满，小便赤，甚则血液外溢等病。阳明燥金不退位时，则春天发生清冷之气，草木繁荣推迟，寒气与热气相间发作。人们易患呕吐，暴发泄泻，饮食不下，大便干燥，四肢不能举动，头目眩晕等病。太阳寒水不退位时，则春季又发生寒冷的气候，冰雹降下，阴沉之气昏暗覆盖，至二之气时，寒气尚未退去，人们易患寒痹厥逆，阴痿不用，小便失禁，腰膝皆痛等病，温疠之发作较晚。

【原典】

帝曰：天岁早晚，余以知之，顾闻地数⑦，可得闻乎？

岐伯曰：地下迁正升天及退位不前之法，即地土产化，万物失时之化也⑭。

帝曰：余闻天地二甲子⑮，十干十二支，上下经纬天地⑯，数有迭移⑰，失守其位，可得昭乎？

岐伯曰：失之迭位者，谓虽得岁正，未得正位之司⑱，即四时不节，即生大疫。

【精注】

⑬地数：指在泉的有关理论。

⑭"地下迁正升天及退位不前之法"三句：明张介宾："天气三，地气亦三。地之三者，左间当迁正，右间当升天，在泉当退位也，若地数不前而失其正，即应于地土之产化。"

⑮天地二甲子：明张介宾："天地二甲子，言刚正于上，则柔合于下，柔正于上，则刚合于下。如上甲则下己，上己则下甲，故曰二甲子。"甲子，泛指干十支十二。

⑯上下经纬天地：指天干地支所主的五运六气，应于司天在泉，主治天地间的气候变化。上下，指干支甲子。经纬，治理，主治。

⑰数有迭移：指十天干和十二地支相合，交错变化。数，指干支。迭移，所主的岁气更移其位。

⑱"虽得岁正"二句：指六气按节气虽已得一年中应值之时，但时至而气不至，没有出现当司之气。明张介宾："应司天而不司天，应在泉而不在泉，是未得正位之司也。"

【今译】

黄帝说：我现在知道了岁气司天早晚的情况，还想听听在泉之数，你可以告诉我吗？岐伯说：地之三气，每年有一气迁正，一气升天，一气退位，其不得前进，便应于土地的生化，使万物的生化失于正常的时令。

黄帝说：我听说天地二甲子，十干与十二支配合。司天在泉，上下相合而主治天地之气，其数能互相更移，有时失守其位，你可以使我明白吗？岐伯说：失其更移之正位的，就是说虽然已得岁时之正位，但是未得司正位之气，就会四时不节，发生大疫。

【原典】

假令甲子阳年，土运太窒^⑧，如癸亥天数有馀者，年虽交得甲子，厥阴犹尚治天，地已迁正，阳明在泉，去岁少阳以作右间，即厥阴之地阳明，故不相和奉者也^⑧。癸己相会^⑧，土运太过，虚反受木胜，故非太过也^⑧，何以言土运太过？况黄钟不应太窒^⑧，木既胜而金还复，金既复而少阴如至^⑧，即木胜如火而金复微，如此则甲己失守，后三年化成土疫，晚至丁卯，早至丙寅，土疫至也。大小善恶，推其天地，详乎太一^⑧。又只如甲子年，如甲至子而合，应交司而治天，即下己卯未迁正，而戊寅少阳未退位者，亦甲己下有合也，即土运非太过，而木乃乘虚而胜土也，金次又行复胜之，即反邪化也。阴阳天地殊异尔，故其大小善恶，一如天地之法旨也。

假令丙寅阳年太过，如乙丑天数有馀者，虽交得丙寅，太阴尚治天也，地已迁正，厥阴司地，去岁太阳以作右间，即天太阴而地厥阴，故地不奉天化也。乙辛相会，水运太虚，反受土胜，故非太过。即太簇之管^⑧，太羽不应^⑧，土胜而雨化，水复即风。此者丙辛失守，其会后三年，化成水疫，晚至己巳，早至戊辰，甚即速，微即徐，水疫至也。大小善恶，推其天地数，乃太乙游宫。又只如丙寅年，丙至寅且合，应交司而治天，即辛巳未得迁正，而庚辰太阳未退位者，亦丙辛不合德也，即水运亦小虚而小胜，或有复，后三年化疠，名曰水疠，其状如水疫，治法如前^⑧。

假令庚辰阳年太过，如己卯天数有馀者，虽交得庚辰年也，阳明犹尚治天，地已迁正，太阴司地，去岁少阴以作右间，即天阳明而地太阴也，故地下奉天也。乙己相会，金运太虚，反受火胜，故非太过也。即姑洗之管，太商不应^⑨，火胜热化，水复寒刑。此乙庚失守，其后三年化成金疫也，速至壬午，徐至癸未，金疫至也。大小善恶，推本年天数及太一也。又只如庚辰，如庚至辰，且应交司而治天，即下乙未未得迁正者，即地甲午少阴未退位者，且乙庚不合德也，即下乙未干失刚^⑨，亦金运小虚也，有小胜，或无复，后三年化疠，名曰金疠，其状如金疫也，治法如前。

中华藏书

上部《黄帝内经·素问》

中国书房

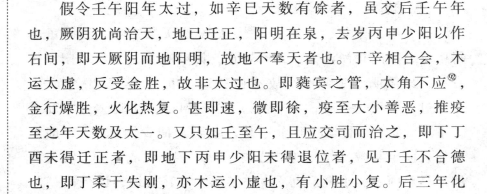

假令壬午阳年太过，如辛巳天数有馀者，虽交后壬午年也，厥阴犹尚治天，地已迁正，阳明在泉，去岁丙申少阳以作右间，即天厥阴而地阳明，故地不奉天者也。丁辛相合会，木运太虚，反受金胜，故非太过也。即蕤宾之管，太角不应⑫，金行燥胜，火化热复。甚即速，微即徐，疫至大小善恶，推疫至之年天数及太一。又只如壬至午，且应交司而治之，即下丁酉未得迁正者，即地下丙申少阳未得退位者，见丁壬不合德也，即丁柔干失刚，亦木运小虚也，有小胜小复。后三年化疠，名曰木疠，其状如风疫，法治如前。

假令戊申阳年太过，如丁未天数太过者，虽交得戊申年也，太阴犹尚治天，地已迁正，厥阴在泉，去岁壬戌太阳以退位作右间，即天丁未，地癸亥，故地不奉天化也。丁癸相会，火运太虚，反受水胜，故非太过也。即夷则之管，上太徵不应⑬。此戊癸失守，其会后三年化疫也，速至庚戌。大小善恶，推疫至之年天数及太一。又只如戊申，如戊至申，且应交司而治天，即下癸亥未得迁正者，即地下壬戌太阳未退位者，见戊癸未合德也，即下癸柔干失刚，见火运小虚也，有小胜，或无复也，后三年化疠，名曰火疠也，治法如前。治之法可寒之泄之。

【精注】

⑧土运太窒：明张介宾："窒，抑塞也。此下皆重明前章刚柔失守之义。"

⑧不相和奉：以癸亥年之司天，临甲子年之在泉，上癸下己，不相和合。

⑧癸己相会：甲子年，上甲为刚干，下己为柔干，甲己相合，刚柔相配，为正常之会。今上年癸亥天数有余而不退位，则上为癸为柔干，而地气已经迁正，己卯当其位，就是癸己相会，则土运失其正常之化。以下丙寅、庚辰等年同此之义。

⑧"虚反受木胜"二句：明张介宾："癸己相会，则甲失其位，虽曰阳土，其气已虚，土虚则受木胜，尚何太过之有？"又，《素问直解》此前无"过"字，"虚"与上文连读，理顺义长。

㊉ "况黄钟不应太窒"五句：明张介宾："黄钟为太宫之律，阳土运窒则黄钟不叶，木乃胜之，木胜必金复，金既复而子年司天，少阴忽至，则木反助火克金，其复必微，而甲己之土皆失守矣。"黄钟是五音十二律之一。五音即宫、商、角、徵、羽。十二律即黄钟、大吕、太簇、夹钟、姑洗、仲吕、蕤宾、林钟、夷则、南吕、无射、应钟。十二律又分阴阳各六，黄钟、太簇、姑洗、蕤宾、夷则、无射为阳，称为六律；林钟、南吕、应钟、大吕、夹钟、仲吕为阴，称为六吕。五音和十二律相互对应，都应于五行。此外，《礼记·月令》还将十二律应十二月。此处黄钟应太宫，主土运太过。阳土被窒，木气胜土，木胜之后金气必复，由于少阴同至，使木得火助而胜金，所以金气之复微小，故曰甲己之土皆失守。

㊄ 如：有顺从的意思。《说文》："如，从随也。一曰若也，同也。"

㊅ "大小善恶"三句：即详察北极星的运行情况，测知司天在泉的盛衰，土疫致病的轻重及预后吉凶。太一，即北极星，此与下文丙寅年太一游宫义同。太一游宫内容详见《灵枢·九宫八风》篇。

㊆ 管：指律管。阴六吕和阳六律，合称十二律，分别指长度不一的管乐。如蔡邕《月令章句》云："黄钟之管长九寸，孔径三分，围九分。其余皆稍短，唯大小无增减。"

㊇ 太羽不应：明张介宾："太簇之管，羽音阳律也。丙运失守，故太羽不应。"

㊈ 治法如前：指前篇《素问·刺法论》中所举诸种刺治方法。下文同。

㊉ "姑洗之管"二句：明张介宾："庚金失守，则太商不应，姑洗之管，乃其律也。"姑洗为太角阳律。

㊋ 下乙未干失刚："干"前当加一"柔"字，方与文例合。即庚辰年，庚辰刚干在上，乙未柔干在下，为刚柔相济，今下乙未不得迁正，则上刚于孤而无配，故曰"柔干失刚"。

㊌ "蕤宾之管"二句：明张介宾："蕤宾之管，太角之律也，阳木不正，故蕤宾失音。"

中華藏書

黄帝内经·

最新整理珍藏版

中国书店

四二二

中国书店

㊚"夷则之管"二句：明张介宾："夷则之管，火之律也，上管属阳，太徵也，下管属阴，少徵也。戌不得正，故上之太徵不应。"

【今译】

若在甲子年，本为阳年，而土运受到抑塞，如果上年癸亥年，司天的气数太过而有余，在时间上虽已交得甲子年，但厥阴风木仍居于司天之位，本年地气已经迁正，阳明在泉，去年在泉之少阳，已退为本年在泉的右间，这样，去年司天之厥阴不退位在上，本年在泉之阳明已迁正在下，因此两者不相奉和。

由于在上之癸与在下之己反而相会，则本应太过的土运，却变虚而为木气所胜，所以就不是太过了，况且应于土运之黄钟阳年不应受到抑塞，今木气既胜，则土之子金气来复，金气来复，若少阴君火随之而至，则木之胜气随从君火之气，故金之复气乃微，这样，上甲与下己失守其位，其后三年则化成土疫，晚至丁卯年，早在丙寅年，土疫就要发作，发作的大小和善恶，可以根据当年司天在泉之气的盛衰及太乙游宫的情况去推断。又如甲子年，在上的甲与子相结合，交于司天以治天之位，而在下的己卯未得迁正，上年戊寅在泉之少阳不得退位，也属于上甲与下己未能合德，也就是土运不算太过，而木气也要乘虚克土，土之子金气又有复气，以反其邪气之化。司天在泉，阴阳属性不同，其变为疫疠之气的大小善恶，和司天在泉失守其位的变化规律是一致的。

若在丙寅年，本为阳年太过，如果上年乙丑年司天的气数太过而有余，在时间上虽已交得丙寅年，但太阴湿土仍居于司天之位，本年地气已经迁正，厥阴在泉，去年在泉之太阳，已退为本年在泉的右间，这样，去年司天之太阴不退位在上，本年在泉之厥阴已迁正在下，因此，在泉的厥阴不能奉和于司天的气化。

由于在上的乙与在下的辛相合，则本应太过的水运，却变虚而为土气所胜，所以就不是太过了，也就是太簇之律管，不应太羽之音。土胜而雨气施化，水之子木气来复为风化，这

样，上丙与下辛失守其位而不得相会，其后三年则化成水疫，
晚至己巳年，早在戊辰年，水疫甚者发作迅速，水疫微者发作
徐缓，水疫发作的大小善恶，可以根据当年司天在泉之气的盛
衰及太乙游宫的情况去推断。

又如丙寅年，在上的丙与寅相合，交于司天以治天之位，
而在下的辛巳未得迁正，上年庚辰在泉的太阳不得退位，也属
于上丙与下辛未能合德，便使水运小虚而有小的胜气，或有小
的复气，其后三年化而为疠，名叫木疫，其症状如水疫，治法
同前。

若在庚辰年，本为阳年太过，如果上年己卯年司天的气数
太过而有余，在时间上虽已交得庚辰年，但阳明燥金仍居于司
天之位，本年地气已经迁正，太阴在泉，去年在泉的少阴已退
为本年在泉的右间，这样，去年司天之阳明不退位在上，本年
在泉之太阴已迁正在下，因此，在泉的太阴不能奉和于司天的
气化。

由于在上的己与在下的乙相会，则本应太过的金运，却变
虚而为火气所胜，所以就不是太过了，也就是姑洗之律管，不
应太商之音。火之胜气热化，则金之子水气来复，寒而制热，
这样上庚与下乙失守其位而不得相会，其后三年化成金疫，迅
速的至壬午年，徐缓的至癸未年，金疫就要发作，发作的大小
善恶，可以根据当年司天之气的盛衰及太乙游宫的情况去
推断。

又如庚辰年，在上的庚与辰相合，交于司天以治天之位，
而在下的乙未未得迁正，也就是上年甲午在泉的少阴未得退
位，也属于上庚与下乙未能合德，也就是下乙的柔干失于与上
庚刚干的配合，使金运小虚而小有胜气，或虽有胜气而无复
气，其后三年化为疫疠，名叫金疠，治法同前。

若在壬午年，本为阳年太过，如果上年辛巳年司天的气数
太过而有余，在时间上虽已交得壬午年，但厥阴风木仍居于司
天之位，本年地气已经迁正，阳明在泉，去年丙申在泉的少阳
已退为本年在泉的右间，这样，去年司天之厥阴不退位在上，
本年在泉之阳明已迁正在下，因此，在泉的阳明不能奉和于司

中華藏書

上部 《黄帝内经·素问》

中国书房

四二三

天的气化。由于在上的辛与在下的丁相会，则本应太过的木运，却变虚而为金气所胜，所以就不是太过了，也就是蕤宾之律管，不应太角之音。金气行而燥气胜，木之子火气来复则热化，其后化成木疫，疫甚的发作迅速，疫微的发作徐缓，木疫发作的大小善恶，可以根据当年司天之数的盛衰和太乙游宫的情况去推断。又如壬午年，在上的壬与午相会，交于司天以治大之位，而在下的丁酉未得迁正，上年丙申在泉的少阳未得退位，也属于上壬与下丁未能合德，也就是下丁的干失于与上壬刚干的配合，也可以使木运小虚，并有小胜气与小复气，其后三年化而为疠，名叫水疠，其症状与风疫相似，治法同前。

若在戊申年，本为阳年太过，如果上年丁未年司天的气数太过而有余，在时间上虽已交得戊申年，但太阴湿土仍居于司天之位，本年地气已经迁正，厥阴在泉，去年壬戌在泉的太阳已经退为本年在泉的右间，这样，去年丁未司天之太阴不退位而仍在上，本年癸亥在泉之厥阴已迁正而在下，因此在泉的厥阴不能奉和于司天的气化。由于在上的丁与在下的癸相会，则本应太过的火运，却变虚而为水气所胜，所以就不是太过了，也就是夷则之律管，不应太徵之音。

这样上戊与下癸失守其位而不得相会，其后三年则化为疫，迅速的至庚戌年便要发作，发作的大小善恶，可以根据当年司天之气的盛衰及太乙游宫的情况而推断。又如戊申年，在上的戊与申相会，且应交于司天以治天之位，而在下的癸亥未得迁正，也就是上年壬戌在泉的太阳未得退位，属于上戊与下癸未能合德，即下癸的柔干失于与戊刚干的配合，使火运小虚，有小胜气，或虽有胜气而无复气，其后三年化而为疠，名叫火疠，治法同前，其治法可以用寒法与泄法。

【原典】

黄帝曰：人气不足，天气如虚，人神失守，神光[94]不聚，邪鬼[95]干人，致有夭亡，可得闻乎？

岐伯曰：人之五藏，一藏不足，又会[96]天虚，感邪之至也。人忧愁思虑即伤心，又或遇少阴司天，天数不及，太阴作接间至[97]，即谓天虚也，此即人气天气同虚也。又遇惊而夺精，汗出于心，因而三虚⑱，神明失守，心为君主之官，神明出焉，神失守位，即神游上丹田⑲，在帝太一帝君泥丸宫下⑳，神既失守，神先不聚，却遇火不及之岁，有黑尸鬼㉑见之，令人暴亡。

【精注】

㉔神光：明张介宾："神光，神明也。"又，《黄帝内经素问校注》："或为气功者所见之光。"似以后者为得。

㉕邪鬼：即病邪。后文"五鬼"，即五种病邪。

㉖会：遇、逢的意思。

㉗太阴作接间至：明张介宾："少阴司天之年，太阴尚在左间，若少阴不足，则太阴作接者，未当至而至矣。"

㉘三虚：即人气之虚，天气虚，心气虚。明张介宾："先有忧愁之伤，又有少阴不及，再遇惊而夺精。"

㉙上丹田：道家谓人身脐下三寸为丹田。又，《抱朴子·地真篇》认为丹田有三：脐下为下丹田，心下为中丹田，两眉之间为上丹田。又，明张介宾认为，"人之脑为髓海，是渭上丹田。"

㉚帝太一帝君泥丸宫：明张介宾："太乙帝君所居，亦曰泥丸君，总众神者也。"《黄庭内景经》："脑神精根字泥丸。"可见经义在于强调脑在一身之主宰功能。

㉛黑尸鬼：明张介宾："尸鬼者，魄之阴气，阳脱阴孤，其人必死，故尸鬼见也。"可知尸鬼是人体阴阳离决的危状。

【今译】

黄帝问：人的正气若不足，天气也不正常，则神志失守，神光不得聚敛，邪气伤人，然后导致暴亡，请给我讲讲这里面的道理。岐伯说：人的五脏，只要有一脏不足，又遇上岁气不及，就要感受邪气。人若过度忧愁思虑就要伤心，又或遇少阴司天之年，天气不及，则间气太阴接之而至，这就是所谓天虚。也就是人气与天气同虚。又遇因惊而劫夺精气，汗出而伤心之液，因而形成三虚，则神明失守。心是全身的主人，神明由此而出，神明失守其位，则游离于上丹田，也就是泥丸宫下，神既失守而不得聚敛，却又遇到火运不及之年，必有水疫之邪气发病，会使人突然死亡。

【原典】

人饮食劳倦即伤脾，又或遇太阴司天，天数不及，即少阳作接间至，即谓之虚也，此即人气虚而天气虚也。又遇饮食饱甚，汗出于胃，醉饱行房，汗出于脾，因而三虚，脾神失守。脾为谏议之官，智周出焉[102]，神既失守，神光失位而不聚也，却遇土不及之年，或己年或甲年失守，或太阴天虚，青尸鬼见之，令人卒亡。

人久坐湿地，强力入水即伤肾，肾为作强之官，伎巧出焉，因而三虚，肾神失守。神志失位，神光不聚，却遇水不及之年，或辛不会符，或丙年失守，或太阳司天虚，有黄尸鬼至，见之令人暴亡。

人或恚怒，气逆上而不下，即伤肝也，又遇厥阴司天，天数不及，即少阴作接间至，是谓天虚也，此谓天虚人虚也。又遇疾走恐惧，汗出于肝。肝为将军之官，谋虑出焉，神位失守，神光不聚，又遇木不及年，或丁年不符，或壬年失守，或厥阴司天虚也，有白尸鬼见之，令人暴亡也。

已上五失守者，天虚而人虚也，神游[103]失守其位，即有五尸鬼干人，令人暴亡也，谓之曰尸厥。人犯五神易位，即神光不圆也[104]，非但尸鬼，即一切邪犯者，皆是神失守位故也。比谓得守者生，失守者死[105]，得神者昌，失神者亡[106]。

【精注】

[102]"脾为谏议之官"二句：此说与《素问·灵兰秘典论》不同，将脾与胃功能分而论之，又是一家之言。智周，谓智能周全，考虑全面。明张介宾："脾神失守，言智乱也。"从病理反证脾主智周的功能。

[103]神游：明张介宾："神游者，神气虽游，未离于身，尚不即死，若脉绝身冷，口中涎塞，舌短卵缩，则无及矣，否则速救可苏也。"

[104]神光不圆：指五脏神明运转不达。与上文"神光不聚"义近，亦可从气功师所见的光解之。

[105]"得守则生"二句：明张介宾："得守则神全，失守则

神散。神全则灵明圆聚，故生。神散则魂魄分离，故死。"

⑩"得神者昌"二句：明张介宾："阳气为神，阳盛则神全，阴气为鬼，阳衰则鬼见。阴阳合气，命之曰人。其生在阳，其死在阴，故曰得神者昌，得其阳也。失神者亡，失其阳也。"

【今译】

人若饮食不节，劳倦过度就要伤脾，又或遇太阴司天之年，天气不及，则间气少阳接之而至，这就是所谓天虚，也就是人气虚与天气虚。又遇饮食过饱，汗出伤胃之液，或醉饱行房，汗出伤脾之液，因而形成三虚，则脾之神志失守。脾的职能比之于议，智谋周密自此而出，神既失守其位而不得聚敛，却又遇土运不及之年，或己年或甲年失守其位而天地不能合德，或太阴司天不及之年，必有土疫之邪气发病，使人突然死亡。人若久坐湿地，或强力劳动而又入水则必伤肾脏。肾的职能是作强，一切技巧都由此而出，由于人虚加以天气虚，因而形成三虚，使肾的神志失守，神志失守其位而不得聚敛，却又遇水运不及之年，或上辛与下丙不相符合，或上丙与下辛失守其位，或太阳司天不及之年，必有土疫邪气发病，使人突然死亡。人或忿怒，气上逆而不下，就要伤肝。又或遇厥阴司天，天气不及，则间气少阴接之而至，这就是所谓天虚，也就是天虚与人虚。又或遇急走恐惧，则汗出而伤肝之液。肝的职能，比之于将军，人的谋虑自此而出，神志失守其位而不聚敛，又遇木运不及之年，或丁年上丁与下壬不相符合，或上壬与下丁失守其位，或厥阴司天天气不及，必有金疫邪气发病，使人突然死亡。上述五种失守其位，乃是由于天气虚与人气虚，致使神志游离失守其位，便会有五疫之邪伤人，使人突然死亡，名叫尸厥。人犯了五脏神志易位，就会使神光不圆，不但是疫邪，一切邪气伤人，都是由于神志失守其位的原因。因此，神志内守的可以生，神志失守的会死亡，得神者就安康，而失神者会死亡。

至真要大论篇第七十四

【导读】

本篇论说了司天在泉、六气分治的种种变化及其所引起的疾病，根据五运六气淫胜郁复所致的疾病症状性质，归纳总结出病机十九条，示人在分析病机以及在诊断和治法、方剂的选择上，有所依据。

【原文】

黄帝问曰：五气交合，盈虚更作，余知之矣。六气分治，司天地者，其至何如？岐伯再拜对曰：明乎哉问也！天地之大纪，人神之通应也。帝曰：愿闻上合昭昭，下合冥冥奈何？岐伯曰：此道之所主，工之所疑也。

帝曰：愿闻其道也。岐伯曰：厥阴司天，其化以风；少阴司天，其化以热；太阴司天，其化以湿；少阳司天，其化以火；阳明司天，其化以燥；太阳司天，其化以寒。以所临藏位，命其病者也。

帝曰：地化奈何？岐伯曰：司天同候，间气皆然。帝曰：间气何谓？岐伯曰：司左右者，是谓间气也。帝曰：何以异之？岐伯曰：主岁者纪岁，间气者纪步也。帝曰：善。岁主奈何？岐伯曰：厥阴司天为风化，在泉为酸化，司气为苍化，间气为动化。少阴司天为热化，在泉为苦化，不司气化，居气为灼化。太阴司天为湿化，在泉为甘化，司气为黅化，间气为柔化。少阳司天为火化，在泉为苦化，司气为丹化，间气为明化。阳明司天为燥化，在泉为辛化，司气为素化，间气为清化。太阳司天为寒化，在泉为咸化，司气为玄化，间气为藏化。故治病者，必明六化分治，五味五色所生，五藏所宜，乃可以言盈虚病生之绪也。

帝曰：厥阴在泉而酸化先，余知之矣。风化之行也，何如？岐伯曰：风行于地，所谓本也，余气同法。本乎天者，天之气也，本乎地者，地之气也，天地合气，六节分而万物化生矣。故曰：谨候气宜，无失病机，此之谓也。

帝曰：其主病何如？岐伯曰：司岁备物，则无遗主矣。帝曰：先岁物何也？岐伯曰：天地之专精也。帝曰：司气者何如？岐伯曰：司气者主岁同，然有余不足也。帝曰：非司岁物何谓也？岐伯曰：散也，故质同而异等也，气味有薄厚，性用有躁静，治保有多少，力化有浅深，此之谓也。

帝曰：岁主藏害何谓？岐伯曰：以所不胜命之，则其要也。帝曰：治之奈何？岐伯曰：上淫于下，所胜平之，外淫于内，所胜治之。帝曰：善。平气何如？岐伯曰：谨察阴阳所在而调之，以平为期，正者正治，反者反治。

【今译】

黄帝说：我现在知道了五运相互交合主岁，太过不及交替为用，还想知道六气分治在一年中，主管司天在泉，它们气来的时候是怎样的？岐伯再拜而回答说：您问得真英明！这是自然变化的基本规律，人体的机能活动是与天地变化相适应的。

黄帝道：人体与司天在泉之气相适应的情况是怎样的？岐伯说：这是受自然规律所主宰的，是一般医生容易疑惑难明的。

黄帝道：我希望知道其中的道理。岐伯说：厥阴司天，气从风化；少阴司天，气从热化；太阴司天，气从湿化；少阳司天，气从火化；阳明司天，气从燥化；太阳司天，气从寒化。根据客气所临的脏位，来确定其疾病。

黄帝道：在泉之气的气化是怎样的？岐伯说：与司天同一规律，间气也是如此。

黄帝道：间气是怎样的呢？岐伯说：分司在司天和在泉之左右的，就叫做间气。

黄帝道：与司天在泉有何分别？岐伯说：司天在泉主岁之气，主管一年的气化，间气之气，主一步（六十日多）的气化。黄帝道：很对！

一岁之中气化的情况是怎样的呢？岐伯说：厥阴司天为风化，在泉为酸化，岁运为苍化，间气为动化；少阴司天为热化，在泉为苦化，岁运不司气化，间气为灼化；太阴司天为湿化，在泉为甘化，岁却运为黔化，间气为柔化；少阳司天为火化，在泉为苦化，岁运为丹化，间气为明化；阳明司天为燥化，在泉为辛化，岁运为素化，间气为清化；太阳司天为寒化，在泉为咸化，岁运为玄化，间气为藏化。所以作为一个治病的医生，必须明了六气所司的气化，以及五味、五色的产生与五脏之所宜，然后才可以对气化的太过、不及和疾病发生的关系有了头绪。

黄帝道：厥阴在泉而从酸化，我早就知道了。风的气化运行又怎样呢？岐伯说：风气行于地，这是本于地之气而为风化，其他火湿燥寒诸气也是这样。因为本属于天的，是天之气，本属于地的，是地之气，天地之相互交通化合，六节之气分万物才能化生。所以说：要谨慎地察候气宜，不可贻误病机。就是这个意思。

黄帝道：如何采备主治疾病的药物？岐伯说：根据岁气来采备其所生化的药物，则药物就不会有所遗略了。

黄帝道：采备岁气所生化药物的原因是什么呢？岐伯说：因其能得天地精专之气，故气全而力厚。

黄帝道：司岁运的药物怎样？岐伯说：司岁运的药物与主岁的药物相同，然而有太过不及的区别。

黄帝道：不属司岁之气生化的药物，又怎样呢？岐伯说：其气散而不专。所以非司岁和司岁的药物相较，形质虽同，却有等级上的差别，气味有厚薄之分，性能有躁静之别，疗效有多少的不同，药力所及也有浅深之异。就是这个道理。

黄帝道：主岁之气伤害五脏，应当怎样来说明？岐伯说：以脏气所不胜之气来说明，就是这个问题的要领。

黄帝道：治疗的方法有哪些？岐伯说：司天之气淫胜于下的，以其所胜之气来平调之；在泉之气淫胜于内的，以其所胜之气来治疗之。黄帝道：对。

负气平和之年怎样呢？岐伯说：仔细观察阴阳病变之所在，来加以调整，达到平衡为目的。正病用正治法，反病用反治法。

【原典】

帝曰：夫子言察阴阳所在而调之，论言人迎与寸口相应，若引绳小大齐等，命曰平，阴之所在寸口何如？岐伯曰：视岁南北，可知之矣。帝曰：愿卒闻之。岐伯曰：北政之岁，少阴在泉，则寸口不应；厥阴在泉，则右不应；太阴在泉，则左不应。南政之岁，少阴司天，则寸口不应；厥阴司天，则右不应；太阴司天，则左不应。诸不应者，反其诊则见矣。帝曰：尺候何如？岐伯曰：北政之岁，三阴在下，则寸不应；三阴在上，则尺不应。南政之岁，三阴在天，则寸不应；三阴在泉，则尺不应，左右同。故曰：知其要者，一言而终，不知其要，流散无穷，此之谓也。

帝曰：善。天地之气，内淫而病何如？岐伯曰：岁厥阴在泉，风淫所胜，则地气不明，平野昧，草乃早秀。民病洒洒振寒，善伸数欠，心痛支满，两胁里急，饮食不下，鬲咽不通，食则呕，腹胀善噫，得后与气，则快然如衰，身体皆重。

【今译】

黄帝道：先生说观察阴阳之所在来调治，医论中说人迎和寸口脉相应，像牵引绳索一样大小相等的，称为平脉。那么阴脉所在寸口应该怎样？岐伯说：看主岁是南政还是北政，就可以知道了。

黄帝道：请给我详细地讲一讲。岐伯说：北政的年份，少阴在泉，则寸口不应；厥阴在泉，则右脉不应；太阴在泉，则左脉不应。南政的年份，少阴司天，则寸口不应；厥阴司天，则右脉不应；太阴司天，则左脉不应。凡是寸口脉不应的，尺寸倒候或复其手就可以见了。

黄帝道：尺部之候怎样？岐伯说：北政的年份，三阴在泉，则寸部不应；三阴司天，则尺部不应。南政的年份，三阴司天，则寸部不应；三阴在泉，则尺部不应。左右脉是相同的。年以说：能掌握其要领的，用很少的语言就可以介绍完了，如果不知其要领，就会茫无头绪。就是这人道理。黄帝道：很对。司天在泉之气，淫胜于内而发病的情况是怎样的？岐伯说：厥阴在泉之年，风气淫盛，则地气不明，原野昏暗不清，草类提早结实。人们多病洒洒然振栗恶寒，时喜伸腰呵欠，心痛而有撑满感，两侧胁里拘急不舒，饮食不下，胸膈咽部不利，食入则呕吐，腹胀，多嗳气，得大便或转矢气后觉得轻快好像病情衰减，全身沉重。

【原典】

岁少阴在泉，热淫所胜，则焰浮川泽，阴处反明。民病腹中常鸣，气上冲胸，喘不能久立，寒热皮肤痛，目瞑齿痛颔肿，恶寒发热如疟，少腹中痛，腹大，蛰虫不藏。

岁太阴在泉，草乃早荣，湿淫所胜，则埃昏岩谷，黄反见黑，至阴之交。民病饮积，心痛，耳聋，浑浑焞焞，嗌肿喉痹，阴病血见，少腹痛肿，不得小便，病冲头痛，目似脱，项似拔，腰似折，髀不可以回，腘如结，腨如别。

岁少阳在泉，火淫所胜，则焰明郊野，寒热更至。民病注泄赤白，少腹痛溺赤，甚则血便，少阴同候。

岁阳明在泉，燥淫所胜，则霿雾清暝。民病喜呕，呕有苦，善太息，心胁痛不能反侧，甚则嗌干面尘，身无膏泽，足外反热。

岁太阳在泉，寒淫所胜，则凝肃惨慄。民病少腹控睾，引腰脊，上冲心痛，血见，嗌痛颔肿。

【今译】

少阴在泉之年，热气淫盛，川泽中阳气蒸腾，阴处反觉清明。人们多病腹中时常鸣响，逆气上冲胸脘，气喘不能久立，寒热，皮肤痛，眼模糊，齿痛，目下肿，恶寒发热如疟状，少腹疼痛，腹部胀大。气候温热，虫类迟不伏藏。

太阴在泉之年，草类提早开花，湿气淫盛，则崦谷之间昏暗浑浊，黄色见于水位，与至阴之气色相交合。人们多病饮邪积聚，心痛，耳聋，头目不清，咽喉肿胀，喉痹，阴病而有出血症状，少腹肿痛，小便不通，气上冲头痛，眼如脱出，项部似拔，腰像折断，大腿不能转动，膝弯结滞不灵，小腿肚好像裂开样。

少阳在泉之年，火气淫盛，则郊野烟明，时寒时热。人们多病泄泻如注，下痢赤白。少腹痛，小便赤色，甚则血便。其余症候与少阴在泉之年相同。

阳明在泉之年，燥气淫盛，则雾气清冷昏暗。人们多病喜呕，呕吐苦水，常叹息，心胁部疼痛不能转侧，甚至咽喉干，面暗如蒙尘，身体干枯而不润泽，足外侧反热。

太阳在泉之年，寒气淫盛，则天地间凝肃惨栗。人们多病少腹疼痛牵引睾丸、腰脊，向上冲心而痛，出血，咽喉痛，颔部肿。

【原典】

帝曰：善。治之奈何？岐伯曰：诸气在泉，风淫于内，治以辛凉，佐以苦甘，以甘缓之，以辛散之。热淫于内，治以咸寒，佐以甘苦，以酸收之，以苦发之。湿淫于内，治以苦热，佐以酸淡，以苦燥之，以淡泄之。火淫于内，治以咸冷，佐以苦辛，以酸收之，以苦发之。燥淫于内，治以苦温，佐以甘辛，以苦下之。寒淫于内，治以甘热，佐以苦辛，以咸泻之，以辛润之，以苦坚之。

帝曰：善。天气之变何如？岐伯曰：厥阴司天，风淫所胜，则太虚埃昏，云物以扰，寒生春气，流水不冰，民病胃脘当心而痛，上支两胁，鬲咽不通，饮食不下，舌本强，食则呕，冷泄腹胀，溏泄，瘕水闭，蛰虫不去，病本于脾。冲阳绝，死不治。

【今译】

黄帝道：对。如何治疗呢？岐伯说：凡是在泉之气，风气太过而侵淫体内的，主治用辛凉，辅佐用苦味，用甘味来缓和肝木，用辛味来散其风邪；热气太过而侵淫体内的，主治用咸寒，辅佐用甘苦，以酸味收敛阴气，用苦药束发泄热邪；湿气太过而侵淫体内的，主治用苦热，辅佐用酸淡，用苦味药以燥湿，用淡味药以渗泄湿邪；火气太过而侵淫体内的，主治用咸冷，辅佐用苦辛，以酸味药收敛阴气，以苦味药发泄火邪；燥气太过而侵淫体内的，主治用苦温，辅助用甘辛，以苦味泄下；寒气太过而侵淫体内的，主治用甘热，辅助用苦辛，用咸以泻水，用辛味以温润，以苦味来巩固阳气。

黄帝道：对。司天之气如何变化？岐伯说：厥阴司天，风气淫胜，则天空尘埃昏暗，云物扰动不宁，寒季行春令，流水不能结冰，蛰虫不去潜伏。人们多病胃脘，心部疼痛，上撑两胁，咽膈不通利，饮食不下，舌本强硬，食则呕吐，冷泻，腹胀，便溏泄，瘕，小便不通，病的根本在脾脏。如冲阳脉绝，多属不治的死症。

【原典】

少阴司天，热淫所胜，怫热至，火行其政，民病胸中烦热，嗌干，右胠满，皮肤痛，寒热咳喘，大雨且至，唾血血泄，鼽衄嚏呕，溺色变，甚则疮疡胕肿，肩背臂臑及缺盆中痛，心痛肺䐜，腹大满，膨膨而喘咳，病本于肺。尺泽绝，死不治。

太阴司天，湿淫所胜，则沉阴且布，雨变枯槁，胕肿骨痛，阴痹，阴痹者，按之不得，腰脊头项痛，时眩，大便难，阴气不用，饥不欲食，咳唾则有血，心如悬，病本于肾。太溪绝，死不治。

少阳司天，火淫所胜，则温气流行，金政不平，民病头痛，发热恶寒而疟，热上皮肤痛，色变黄赤，传而为水，身面胕肿，腹满仰息，泄注赤白，疮疡咳唾血，烦心，胸中热，甚则鼽衄，病本于肺。天府绝，死不治。

阳明司天，燥淫所胜，则木乃晚荣，草乃晚生，筋骨内变，民病左胠胁痛，寒清于中，感而疟，大凉革候，咳，腹中鸣，注泄鹜溏，名木敛，生菀于下，草焦亡首，心胁暴痛，不可反侧，嗌干面尘，腰痛，丈夫㿉疝，妇人少腹痛，目昧眦伤，疮痤痈，蛰虫来见，病本于肝。太冲绝，死不治。

太阳司天，寒淫所胜，则寒气反至，水且冰，血变于中，发为痈疡，民病厥心痛，呕血血泄鼽衄，善悲，时眩仆，运火炎烈，雨暴乃雹，胸腹满，手热肘挛，腋肿，心澹澹[①]大动，胸胁胃脘不安，面赤目黄，善噫嗌干，甚则色炲，渴而欲饮，病本于心。神门绝，死不治。所谓动气知其藏也。

【精注】

①心澹澹：指心中悸动不安之貌。

【今译】

少阴司天，热气淫胜，则天气郁热，君火行其政令，热极则大雨将至。人们多病胸中烦热，咽喉干燥，右胁上胀满，皮肤疼痛，寒热，咳喘，唾血，便血，衄血，鼻塞流涕，喷嚏，呕吐，小便变色，甚则疮疡，浮肿，肩、背、臂、臑以及缺盆等处疼痛，心痛，肺胀，腹胀满，胸部胀满，气喘咳嗽，病的根本在肺脏。如尺泽脉绝，多属不治的死症。

太阴司天，湿气淫胜，则天气阴沉，乌云满布，雨多反使草木枯槁。人们多病浮肿，骨痛阴痹，阴痹之病按之不知痛处，腰脊头项疼痛，时时眩晕，大便困难，阳痿，饥饿而不欲进食，咳唾则有血，心悸如悬，病的根本在肾脏。如太溪脉绝，多属不治的死症。

少阳司天，火气淫胜，则温热之气流行，秋金之令不平。人们多病头痛，发热恶寒而发疟疾，热气在上，皮肤疼痛，色变黄赤。传于里则变为水病，身面浮肿，腹胀满，仰面喘息，泄泻暴注，赤白下痢，疮疡，咳嗽吐血，心烦，胸中热，甚至鼻流涕出血，病的根本在肺脏。如天府脉绝，多属不治的死症。

阳明司天，燥气淫胜，则树木繁荣推迟，草类生长较晚。筋骨发生变化，大凉之气使天气反常，树木生发之气被抑制而郁伏于下，草类的花叶均现焦枯，应该蛰伏的虫类反而出动。人们多病在肢胁疼痛，寒凉清肃之气感受之后则为疟疾，咳嗽，腹中鸣响，暴注泄泻，大便稀溏，心胁突然剧痛，不能转侧，咽喉干燥，面色如蒙尘，腰痛，男子癫疝，妇女少腹疼痛，眼目昏昧不明，眼角疼痛，疮疡痈痤，病的根本在肝脏。如太冲脉绝，多属不治的死症。

太阳司天，寒气淫胜，则寒气非时而至，水多结冰，如遇戊癸火运炎烈，则有暴雨冰雹。人们多病血脉变化于内，发生痈疡，厥逆心痛，呕血，便血，衄血，鼻塞流涕，善悲，时常眩晕仆倒，胸腹满，手热，肘臂挛急，腋部肿，心悸甚，胸胁胃脘不舒，面赤目黄，善嗳气，咽喉干燥，甚至面黑如炲，口渴欲饮，病的根本在心脏。如神门脉绝，多属不治的死症。所以说，由脉气的搏动，可以测知其脏气的存亡。

【原典】

帝曰：善。治之奈何？岐伯曰：司天之气，风淫所胜，平

以辛凉，佐以苦甘，以甘缓之，以酸泻之。热淫所胜，平以咸寒，佐以苦甘，以酸收之。湿淫所胜，平以苦热，佐以酸辛，以苦燥之，以淡泄之。湿上甚而热，治以苦温，佐以甘辛，以汗为故而止。火淫所胜，平以咸冷，佐以苦甘，以酸收之，以苦发之，以酸复之，热淫同。燥淫所胜，平以苦温，佐以酸辛，以苦下之。寒淫所胜，平以辛热，佐以甘苦，以咸泻之。

帝曰：善。邪气反胜，治之奈何？岐伯曰：风司于地，清反胜之，治以酸温，佐以苦甘，以辛平之。热司于地，寒反胜之，治以甘热，佐以苦辛，以咸平之。湿司于地，热反胜之，治以苦冷，佐以咸甘，以苦平之。火司于地，寒反胜之，治以甘热，佐以苦辛，以咸平之。燥司于地，热反胜之，治以平寒，佐以苦甘，以辛平之，以和为利。寒司于地，热反胜之，治以咸冷，佐以甘辛，以苦平之。

帝曰：其司天邪胜何如？岐伯曰：风化于天，清反胜之，治以酸温，佐以甘苦。热化于天，寒反胜之，治以甘温，佐以苦酸辛。湿化于天，热反胜之，治以苦寒，佐以苦酸。火化于天，寒反胜之，治以甘热，佐以苦辛。燥火于天，热反胜之，治以辛寒，佐以苦甘。寒化于天，热反胜之，治以咸冷，佐以苦辛。

【今译】

黄帝道：对。如何治疗？岐伯说：司天之气，风气淫胜，治以辛凉，佐以苦甘，以甘味缓其急，以酸味泻其邪；热气淫胜，治以咸寒，佐以苦甘，以酸味药收敛阴气；湿气淫胜，治以苦热，佐以酸辛，以苦味药燥湿，以淡味药泄湿邪，如湿邪甚于上部而有热，治以苦味温性之药，佐以甘辛，以汗解法恢复其常态而止；火气淫胜，治以咸冷，佐以苦甘，以酸味药收敛阴气，以苦味药发泄火邪，以酸味药复其真气，热淫与火淫所胜相同；燥气淫胜，治以苦温，佐以酸辛，以苦味下其燥结；寒气淫胜，治以辛热，佐以甘苦，以咸味药泻其寒邪。

黄帝说：对！本气不足而邪气反胜所导致的疾病，应当怎样治疗？岐伯说：风气在泉，而反被清气胜的，治以酸温，佐以苦甘，以辛味药平之；热气在泉，而寒气反胜

的，治以甘热，佐以苦辛，以咸味药平之；湿气在泉，而
热气反胜的，治以苦冷，佐以咸甘，以苦味药平之；火握
在泉，而寒气反胜的，治以甘热，佐以苦辛，以咸味之药
平之；燥气在泉，而热气反胜的，治以平寒。佐以苦甘，
以辛味之药平之，以冷热平和为方制所宜；寒气在泉，而
热气反胜的，治以咸冷，佐以甘辛，以苦味药平之。

　　黄帝问道：司天之气被邪气反胜所致之病，应当怎样治
疗？岐伯说：风气司天而清凉之气反胜的，治用酸温，佐以甘
苦；热气司天而寒水之气反胜的，治用甘温，佐以苦酸辛；湿
气司天面热气反胜的，治用苦寒，佐以苦酸；火气司天而寒气
反胜的，治用甘热，佐以苦辛；燥气司天而热气反胜的，治用
辛寒，佐以苦甘；寒气司天而热气反胜的，治用咸冷，佐以
苦辛。

　　【原典】

　　帝曰：六气相胜奈何？岐伯曰：厥阴之胜，耳鸣头眩，愦
愦[2]欲吐，胃鬲如寒，大风数举，倮虫不滋，胠胁气并，化而
为热，小便黄赤，胃脘当心而痛，上支两胁，肠鸣飧泄，少腹
痛，注下赤白，甚则呕吐，鬲咽不通。

　　少阴之胜，心下热，善饥，齐下反动，气游三焦，炎暑
至，木乃津，草乃萎，呕逆躁烦，腹满痛，溏泄，传为赤沃[3]。

　　太阴之胜，火气内郁，疮疡于中，流散于外，病在胠胁，
甚则心痛，热格，头痛喉痹项强，独胜则湿气内郁，寒迫下
焦，痛留顶，互引眉间，胃满，雨数至，燥化乃见，少腹满，
腰脽重强，内不便，善注泄，足下温，头重，足胫胕肿，饮发
于中，胕肿于上。

　　少阳之胜，热客于胃，烦心心痛，目赤欲呕，呕酸善饥，
耳痛溺赤，善惊谵妄，暴热消烁，草萎水涸，介虫乃屈，少腹
痛，下沃赤白。

　　阳明之胜，清发于中，左胠胁痛，溏泄，内为嗌塞，外发
㿗疝，大凉肃杀，华英改容，毛虫乃殃，胸中不便，嗌塞
而咳。

　　太阳之胜，凝栗且至，非时水冰，羽乃后化，痔疟发，寒

中华藏书

黄帝内经·最新整理珍藏版

中国书店

厥入胃，则内生心痛，阴中乃疡，隐曲不利，互引阴股，筋肉拘苛，血脉凝泣，络满色变，或为血泄，皮肤否肿，腹满食减，热反上行，头项囟顶脑户中痛，目如脱，寒入下焦，传为濡泻。

【精注】

②愦愦：烦乱不安的样子。

③赤沃：血痢、尿血等有出血的一类疾病。

【今译】

黄帝问：可以给我讲讲六气偏胜引起人体发病的情况吗？岐伯回答说：厥阴风气偏胜，发为耳鸣头眩，胃中翻腾混乱而欲吐，胃脘横膈处寒冷；大风屡起，倮虫不能滋生，人们多病肤胁气滞，化而成热，则小便黄赤，胃脘当心处疼痛，上支两胁，肠鸣飧泄，少腹疼痛，利下赤白，病甚则呕吐，咽膈之间隔塞不通。

少阴热气偏胜，则病心下热，常觉饥饿，脐下有动气上逆，热气游走三焦；炎暑到来，树木因之流津，草类因之枯萎，人们病呕逆，烦躁，胜部胀满而痛，大便溏泄，传变成为血痢。

太阴湿气偏胜，火气郁于内则蕴藏酿成为疮疡，流散在外则病生于肤胁，甚则心痛，热气阻隔在上部，所以发生头痛，喉痹，项强；单纯由于湿气偏胜而内郁，寒迫下焦，痛于头顶，牵引至眉间，胃中满闷；多雨之后，湿化之象方始出现，少腹满胀，腰臀部重而强直，妨碍入房，时时泄泻如注，足下温暖，头部沉重，足胫浮肿，水饮发于内而浮肿见于上部。

少阳火气偏胜，热气客于胃，烦心，心痛，目赤，欲呕，呕酸，易饥饿，耳痛，小便赤色，易惊，谵妄；暴热之气消烁津液，草萎枯，水干涸，介虫屈伏，人们病少腹疼痛，下痢赤白。

阳明燥气偏胜，则清凉之气发于内，左肤胁疼痛，大便溏泄，内则咽喉窒塞，外为癫疝；大凉肃杀之气施布，草木之花叶改色，有毛的虫类死亡，人们病胸中不舒，咽喉窒塞而咳嗽。

太阳寒气偏胜，凝溧之气时至，有非时之冰冻，羽类之虫延迟生化。发病为痔疮，疟疾，寒气入胃则生心痛，阴部生疮疡，房事不利，连及两股内侧，筋肉拘急麻木，血脉凝滞，络脉郁滞充盈而色变，或为便血，皮肤因气血否塞而肿，腹中痞满，饮食减少，热气上逆，而头项巅顶脑户等处疼痛，目珠疼如脱出，寒气入于下焦，传变成为水泻。

【原典】

帝曰：治之奈何？岐伯曰：厥阴之胜，治以甘清，佐以苦辛，以酸泻之。少阴之胜，治以辛寒，佐以苦咸，以甘泻之。太阴之胜，治以咸热，佐以辛甘，以苦泻之。少阳之胜，治以辛寒，佐以甘咸，以甘泻之。阳明之胜，治以酸温，佐以辛甘，以苦泻之。太阳之胜，治以甘热，佐以辛酸，以咸泻之。

帝曰：六气之复何如？岐伯曰：悉乎哉问也！厥阴之复，少腹坚满，里急暴痛，偃木飞沙，倮虫不荣，厥心痛，汗发呕吐，饮食不入，入而复出，筋骨掉眩，清厥，甚则入脾，食痹而吐。冲阳绝，死不治。

少阴之复，燠热内作，烦躁鼽嚏，少腹绞痛，火见燔炳，嗌燥，分注时止，气动于左，上行于右，咳，皮肤痛，暴瘖心痛，郁冒不知人，乃洒淅恶寒，振慄谵妄，寒已而热，渴而欲饮，少气骨痿，隔肠不便，外为浮肿，哕噫，赤气后化，流水不冰，热气大行，介虫不复，病痱胗疮疡，痈疽痤痔，甚则入肺，咳而鼻渊。天府绝，死不治。

太阴之复，湿变乃举，体重中满，饮食不化，阴气上厥，胸中不便，饮发于中，咳喘有声，大雨时行，鳞见于陆，头顶痛重，而掉瘛尤甚，呕而密默，唾吐清液，甚则入肾窍，泻无度。太溪绝，死不治。

少阳之复，大热将至，枯燥燔炳，介虫乃耗，惊瘛咳衄，心热烦躁，便数憎风，厥气上行，面如浮埃，目乃瞤瘛，火气内发，上为口糜呕逆，血溢血泄，发而为疟，恶寒鼓慄，寒极反热，嗌络焦槁，渴引水浆，色变黄赤，少气脉萎，化而为水，传为胕肿，甚则入肺，咳而血泄。尺泽绝，死不治。

阳明之复，清气大举，森木苍干，毛虫乃厉，病生胠胁，气归于左，善太息，甚则心痛否满，腹胀而泄，呕苦咳哕，烦心，病在鬲中，头痛，甚则入肝，惊骇筋挛。太冲绝。死不治。

太阳之复，厥气上行，水凝雨冰，羽虫乃死。心胃生寒，胸膈不利，心痛否满，头痛善悲，时眩仆，食减，腰脽反痛，屈伸不便，地裂冰坚，阳光不治，少腹控睾，引腰脊，上冲心，唾出清水，及为哕噫，甚则入心，善忘善悲。神门绝，死不治。

【精注】

黄帝问：怎样治疗？岐伯说：厥阴风气偏胜致病，治用甘清，佐以苦辛，用酸味泻其胜气；少阴热气偏胜致病，治用辛寒，佐以苦咸，用甘味泻其胜气；太阴湿气偏胜致病，治用咸热，佐以辛甘，用苦味泻其胜气；少阳火气偏胜致病，治用辛寒，佐以甘咸，用甘味泻其胜气；阳明燥气偏胜致病，治用酸温，佐以辛甘，用苦味泻其胜气；太阳寒气偏胜致病，治用甘热，佐以辛酸，用咸味泻其胜气。

黄帝道：六气报复引起人体发病等情况是怎样的？岐伯说：问得真详细啊！厥阴风气之复，则发为少腹部坚满，腹胁之内拘急暴痛，树木倒卧，尘沙飞扬，倮虫不得繁荣；发生厥心痛，多汗，呕吐，饮食不下，或食入后又吐出，筋骨抽痛，眩晕，手足逆冷，甚至风邪入脾，食入痹阻不能消化，必吐出而后已。如果冲阳脉绝，多属不治的死症。

少阴火气之复，则懊侬烦热从内部发生，烦躁，鼻塞流涕，喷嚏，少腹绞痛；火势盛而燔的，咽喉干燥，大便时泄时止，动气生于左腹部而向上逆行于右侧，咳嗽，皮肤痛，突然失音，心痛，昏迷不省人事，继则洒淅恶寒，振栗寒战，谵语妄动，寒罢而发热，口渴欲饮水，少气，骨软萎弱，肠道梗塞而大便不通。肌肤浮肿，呃逆，嗳气；少阴火热之气后化，因此流水不会结冰，热气流行过甚，介虫不蛰伏，病多痹疹，疮疡，痈疽，痤，痔等外症，甚至热邪入肺，咳嗽，鼻渊。如果天府脉绝，多是不治的死症。

太阴湿气之复，则湿气变化而大行，于是发生身体沉重，胸腹满闷，饮食不消化，阴气上逆，胸中不爽，水饮生于内，咳喘有声；大雨时常下降，洪水淹没了田地，鱼类游行于陆地，人们病发头顶痛而重，抽痛瘛疭更加厉害，呕吐，神情默默，口吐清水，甚则湿邪入肾，泄泻频甚而不止。如果太溪脉绝，多是不治的死症。

少阳热气之复，则大热将至，干燥灼热，介虫亦死亡。病多惊恐瘛疭，咳嗽，衄血，心热烦躁，小便频数，怕风，厥逆之气上行，面色如蒙浮尘，眼睛因而瞤动不宁，火气内生则上为口糜，呕逆，吐血，便血，发为疟疾，则恶寒鼓栗，寒极转热，咽喉部干槁，渴而善饮，小便变为黄赤，少气，脉萎弱，气蒸热化则为水病，传变成为浮肿，甚则邪气入肺，咳嗽，便血。如果尺泽脉绝，多是不治的死症。

阳明燥气之复，则清肃之气大行，树木苍老干枯，兽类因之多发生疫病。人们的疾病生于肤胁，燥气偏于左侧，善于叹息，甚则心痛痞满，腹胀而泄泻，呕吐苦水，咳嗽，呃逆，烦心，病在膈中，头痛，甚则邪气入肝，惊骇，筋挛。如果太冲脉绝，多是不治的死症。

太阳寒气之复，则寒气上行，水结成雨与冰雹，禽类因此死亡。人们的病是心胃生寒气，胸膈不宽，心痛痞满，头痛，容易伤悲，时常眩仆，纳食减少，腰臀部疼痛，屈伸不便，地裂坼，冰厚而坚，阳光不温暖，少腹痛牵引睾丸并连腰脊，逆气上冲于心。以致唾出清水或呃逆嗳气，甚则邪气入心，善忘善悲。如果神门脉绝，多是不治的死症。

【原典】

帝曰：善，治之奈何？岐伯曰：厥阴之复，治以酸寒，佐以甘辛，以酸泻之，以甘缓之。少阴之复，治以咸寒，佐以苦辛，以甘泻之，以酸收之，辛苦发之，以咸软之。太阴之复，治以苦热，佐以酸辛，以苦泻之，燥之，泄之。少阳之复，治以咸冷，佐以苦辛，以咸软之，以酸收之，辛苦发之，发不远热，无犯温凉，少阴同法。阳明之复，治以辛温，佐以苦甘，以苦泻之，以苦下之，以酸补之。太阳之复，治以咸热，佐以甘辛，以苦坚之。治诸胜复，寒者热之，热者寒之，温者清之，清者温之，散者收之，抑者散之，燥者润之，急者缓之，坚者软之，脆者坚之，衰者补之，强者泻之，各安其气，必清必静，则病气衰去，归其所宗，此治之大体也。

帝曰：善。气之上下，何谓也？岐伯曰：身半以上，其气三矣，天之分也，天气主之。身半以下，其气三矣，地之分也，地气主之。以名命气，以气命处，而言其病。半，所谓天枢也。故上胜而下俱病者，以地名之，下胜而上俱病者，以天名之。所谓胜至，报气屈伏而未发也，复至则不以天地异名，皆如复气为法也。

帝曰：胜复之动，时有常乎？气有必乎？岐伯曰：时有常位，而气无必也。帝曰：愿闻其道也。岐伯曰：初气终三气，天气主之，胜之常也。四气尽终气，地气主之，复之常也。有胜则复，无胜则否。帝曰：善。复已而胜何如？岐伯曰：胜至则复，无常数也，衰乃止耳。复已而胜，不复则害，此伤生也。帝曰：复而反病何也？岐伯曰：居非其位，不相得也，大复其胜，则主胜之，故反病也，所谓火燥热也。帝曰：治之何如？岐伯曰：夫气之胜也，微者随之，甚者制之。气之复也，和者平之，暴者夺之，皆随胜气，安其屈伏，无问其数，以平为期，此其道也。

帝曰：善。客主之胜复奈何？岐伯曰：客主之气，胜而无复也。帝曰：其逆从何如？岐伯曰：主胜逆，客胜从，天之道也。

【今译】

黄帝道：对。如何治疗呢？岐伯说：厥阴复气所致的病，治用酸寒，佐以甘辛，以酸泻其邪，以甘缓其急；少阴复气所致的病，治用咸寒，佐以苦辛，以甘泻其邪，以酸味收敛，辛苦发散，以咸爽坚；太阴复气所致的病，治用苦热，佐以酸辛，以苦泻其邪、燥其湿、渗其湿；少阳复气所致的病，治用咸冷，佐以苦辛，以咸味软坚，以酸味收敛，以辛苦发汗，发汗之药不必避忌热天，但不要触犯温凉的药物，少阴复气所致的病，用发汗药物时与此法相同；阳明复气所致的病，治用辛温，佐以苦甘，以苦味渗泄，以苦味通下，以酸味补虚；太阳复气所致的病，治用咸热，佐以甘辛，以苦味坚其脆弱。

凡治各种胜气复气所致之病，寒的用热，热的用寒，温的用清，清的用温，气散的用收敛，气抑的用发散，燥的使用润泽，急的使用缓和，坚硬的使用柔软，脆弱的使用坚固，衰弱的补，亢盛的泻。用各种方法安定正气，使其清静安宁，于是病气衰退，各归甚类属，自然无偏胜之害。这是治疗上的基本方法。

黄帝道：对。气有上下之分，讲得是什么？岐伯说：身半以上，其气有三，是人身应天的部分，所以是司天之气所主持的；身半以下，其气亦有三，是人身应地的部分，所以是在泉之所主持的。用上下来指明它的胜气和复气，用气来指明人身部位而说明疾病。"半"就是指天枢。所以上部的三气胜而下部的三气都病的，以地气之名来命名人身受病的脏气；下部的三气胜而上部的三气都病的，以天气之名来命名人身受病的脏气。以上所说，是指胜气已经到来，而复气尚屈伏未发者而言；若复气已经到来，则不能以司天在泉之名以区别之，当以复气的情况为准则。

黄帝道：胜复之气的运动，有一定的时候吗？到时候是否一定有胜复之气呢？岐伯说：四时有一定的常位，而胜复之气的有无，却不是必然的。

黄帝道：希望知道这里面的道理。岐伯说：初之气至三之气，司天之气所主，是胜气常见的时位；四之气到终之气，是在泉气之所主，是复气常见的时位。有胜气才有复气，没有胜气就没有复气。黄帝道：对。

复气已退而又有胜气发生，是怎样的？岐伯说：有胜气就会有复气，没有一定的次数限制，气衰减才会停止。因之复气之后又有胜气发生，而胜气之后没有相应的复气发生，就会有灾害，这是由于生机被伤的缘故。

黄帝道：复气反而致病，又是什么道理呢？岐伯说：复气所至之时，不是它时令的正位，与主时之气不相融洽。所以大复其胜，而反被主时之气所胜，因此反而致病。这是指火、燥、热三气来说的。

中華藏書

上部《黄帝内经·素问》

中国书店

四四三

中華藏書

黄帝内经·最新整理珍藏版

中国书房

黄帝道：治疗之法有哪些？岐伯说：六气之胜所致的，轻微的随顺它，严重的制止它；复气所致的，和缓的平调它，暴烈的削弱它。都宜随着胜气来治疗其被抑伏之气，不论其次数多少，总以达到和平为目的。这是治疗的一般规律。黄帝道：对。

客气与主气的胜复是怎样的？岐伯说：客气与主气二者之间，只有胜没有复。黄帝道：其逆与顺怎样区别？岐伯说：主气胜是逆，客气胜是顺，这是自然规律。

【原典】

帝曰：其生病何如？岐伯曰：厥阴司天，客胜则耳鸣掉眩，甚则咳；主胜则胸胁痛，舌难以言。少阴司天，客胜则鼽嚏颈项强，肩背瞀热，头痛少气，发热耳聋目瞑，甚则胕肿血溢，疮疡咳喘；主胜则心热烦躁，甚则胁痛支满。太阴司天，客胜则首面胕肿，呼吸气喘；主胜则胸腹满，食已而瞀。少阳司天，客胜则丹胗外发，及为丹熛疮疡，呕逆喉痹，头痛嗌肿，耳聋血溢，内为瘛疭；主胜则胸满咳仰息，甚而有血，手热。阳明司天，清复内余，则咳衄嗌塞，心鬲中热，咳不止而白血出者死④。太阳司天，客胜则胸中不利，出清涕，感寒则咳；主胜则喉嗌中鸣。

厥阴在泉，客胜则大关节不利，内为痉强拘瘛，外为不便；主胜则筋骨繇并，腰腹时痛。少阴在泉，客胜则腰痛，尻股膝髀腨胻足病，瞀热以酸，胕肿不能久立，溲便变；主胜则厥气上行，心痛发热，鬲中，众痹皆作，发于胠胁，魄汗不藏，四逆而起。太阴在泉，客胜则足痿下重，便溲不时，湿客下焦，发而濡泻，及为肿，隐曲之疾；主胜则寒气逆满，食饮不下，甚则为疝。少阳在泉，客胜则腰腹痛而反恶寒，甚则下白溺白；主胜则热反上行而客于心，心痛发热，格中而呕。少阴同候。阳明在泉，客胜则清气动下，少腹坚满而数便泻；主胜则腰重腹痛，少腹生寒，下为鹜溏，则寒厥于肠，上冲胸中，甚则喘，不能久立。太阳在泉，寒复内余，则腰尻痛，屈伸不利，股胫足膝中痛。

【精注】

④而白血出者死："而"字应当为"面"字。

【今译】

黄帝道：客气与主气相胜所致之病是怎样的？岐伯说：厥阴司天，客气胜则病耳鸣，振掉，眩晕，甚至咳嗽；主气胜则病胸胁疼痛，舌强难以说话。

少阴司天，客气胜则病鼻塞流涕，喷嚏，颈项强硬，肩背部闷热，头痛，神疲无力，发热，耳聋，视物不清，甚至浮肿，出血，疮疡，咳嗽气喘；主气胜则心热烦躁，甚则胁痛，支撑胀满。太阴司天，客气胜则病头面浮肿，呼吸气喘；主气胜则病胸腹满，食后胸腹闷乱。

少阳司天，客气胜则病赤疹发于皮肤，以及赤游丹毒，疮疡，呕吐气逆，喉痹，头痛，咽喉肿，耳聋，血溢，内症为瘰癥；主气胜则病胸满，咳嗽仰息，甚至咳而有血，两手发热。

阳明司天，清气复胜而有余于内，则病咳嗽，衄血，咽喉窒塞，心膈中热，咳嗽不止，出现吐白血就会死亡。

太阳司天，客气胜则病胸闷不畅，流清涕，感寒就咳嗽；主气胜则病咽喉中鸣响。

厥阴在泉，客气胜则病大关节不利，内为痉强拘挛瘈疭，外为运动不便；主气胜则病筋骨振摇强直，腰腹时时疼痛。

少阴在泉，客气胜则痛腰痛，尻、股、膝、髀、腨、胻、足等部位病督热而酸，浮肿不能久立，二便失常；主气胜则病逆气上冲，心痛发热，膈内及诸痹都发作，病发于肤胁，魄汗不收，四肢厥冷因之而起。

太阴在泉，客气胜则病足痿，下肢沉重，大小便不时而下，湿客下焦，则发为濡泻以及浮肿、前阴病变；主气胜则寒气上逆而痞满，饮食不下，甚至发为疝痛。

少阳在泉，客气胜则病腰腹痛而反恶寒，甚至下痢白沫、小便清白；主气胜则热反上行而侵犯到心胸，心痛，发热，中焦格拒而呕吐。其他各种症候与少阴在泉所致者相同。

阳明在泉，客气胜则清凉之气动于下部，少腹坚满而频频腹泻；主气胜则病腰重，腹痛，少腹生寒，大便溏泄，寒气逆于肠，上冲胸中，甚则气喘不能久立。

太阳在泉，寒气复胜而有余于内，则腰、尻疼痛，屈伸不

中华藏书

上部《黄帝内经·素问》

利，股、胫、足、膝中疼痛。

【原典】

帝曰：善，治之奈何？岐伯曰：高者抑之，下者举之，有余折之，不足补之，佐以所利，和以所宜，必安其主客，适其寒温，同者逆之，异者从之。

帝曰：治寒以热，治热以寒，气相得者逆之，不相得者从之，余已知之矣。其于正味何如？岐伯曰：木位之主，其泻以酸，其补以辛。火位之主，其泻以甘，其补以咸。土位之主，其泻以苦，其补以甘。金位之主，其泻以辛，其补以酸。水位之主，其泻以咸，其补以苦。厥阴之客，以辛补之，以酸泻之，以甘缓之。少阴之客，以咸补之，以甘泻之，以咸收之。太阴之客，以甘补之，以苦泻之，以甘缓之。少阳之客，以咸补之，以甘泻之，以咸软之。阳明之客，以酸补之，以辛泻之，以苦泄之。太阳之客，以苦补之，以咸泻之，以苦坚之，以辛润之。开发腠理，致津液通气也。

帝曰：善。愿闻阴阳之三也何谓？岐伯曰：气有多少，异用也。帝曰：阳明何谓也？岐伯曰：两阳合明也。帝曰：厥阴何也？岐伯曰：两阴交尽也。

【今译】

黄帝道：对。治法应该怎样？岐伯说：上冲的抑之使下降，陷下的举之使上升，有余的折其势，不足的补其虚，以有利于正气的辅助，以适宜的药食来调和，必须使主客之气安泰，根据其寒温，客主之气相同的用逆治法，相反的用从治法。

黄帝道：我已知道了治寒用热，治热用寒，主客之气相同的用逆治，相反的用从治，应该用哪些适宜的味呢？岐伯说：厥阴风木主气之时，其泻用酸，其补用辛；少阴君火与少阳相火主气之时，其泻用甘，其补用咸；太阴湿土主气之时，其泻用苦，其补用甘；阳明燥金主气之时，其泻用辛，其补用酸；太阳寒水主气之时，其泻用咸，其补用苦。厥阴客气为病，补用辛，泻用酸，缓用甘；少阴客气为病，补用咸，泻用甘，收用咸；太阴客气为病，补用甘，泻用苦，缓用甘；少阳客气为

中華藏書

黄帝内经·最新整理珍藏版

病，补用咸，泻用甘，更坚用咸；阳明客气为病，补用酸，泻用辛，泄用苦；太阳客气为病，补用苦，泻用咸，坚用苦，润用辛。开发腠理，使津液和利阳气通畅。黄帝道：对。

请问阴阳各分之为三，是什么意思？岐伯说：因为阴阳之气各有多少，作用各有不同的缘故。

黄帝道：为什么叫阳明？岐伯说；两阳相合而明，所以叫阳明。黄帝道：厥阴的称呼是如何来的？岐伯说：两阴交尽，所以叫它厥阴。

【原典】

帝曰：气有多少，病有盛衰，治有缓急，方有大小，愿闻其约奈何？岐伯曰：气有高下，病有远近，证有中外，治有轻重，适其至所为故也。《大要》曰：君一臣二，奇之制也；君二臣四，偶之制也；君二臣三，奇之制也；君三臣六，偶之制也。故曰：近者奇之，远者偶之，汗者不以奇，下者不以偶，补上治上制以缓，补下治下制以急，急则气味厚，缓则气味薄，适其至所，此之谓也。病所远而中道气味之者，食而过之，无越其制度也。是故平气之道，近而奇偶，制小其服也。远而奇偶，制大其服也。大则数少，小则数多。多则九之，少则二之。奇之不去则偶之，是谓重方。偶之不去，则反佐以取之，所谓寒热温凉，反从其病也。

帝曰：善。病生于本，余知之矣。生于标者，治之奈何？岐伯曰：病反其本，得标之病，治反其本，得标之方。

帝曰：善。六气之胜，何以候之？岐伯曰：乘其至也。清气大来，燥之胜也，风木受邪，肝病生焉。热气大来，火之胜也，金燥受邪，肺病生焉。寒气大来，水之胜也，火热受邪，心病生焉。湿气大来，土之胜也，寒水受邪，肾病生焉。风气大来，木之胜也，土湿受邪，脾病生焉。所谓感邪而生病也。乘年之虚，则邪甚也。失时之和，亦邪甚也。遇月之空，亦邪甚也。重感于邪，则病危矣。有胜之气，其必来复也。

帝曰：其脉至何如？岐伯曰：厥阴之至，其脉弦，少阴之至，其脉钩，太阴之至，其脉沉，少阳之至，大而浮，阳明之至，短而涩，太阳之至，大而长。至而和则平，至而甚则病，至而反者病，至而不至者病，未至而至者病，阴阳易者危。

【今译】

黄帝道：气有多少，病有盛衰，因之治疗有缓急，方剂有大小，请问其中的一般规律怎样？岐伯说：病气有高下之别，病位有远近之分，症状有内外之异，治法有轻重的不同，总之以药气适达病所为准则。《大要》说，君药一，臣药二，是奇方的制度；君药二，臣药四，是偶方的制度；君药二，臣药三，是奇方的制度；君药二，臣药六，是偶方的制度。所以说：病近的用奇方，病远的用偶方；发汗不用奇方，攻下不用偶方；补益与治疗上部的方制宜缓。补益与治疗下部病的方制宜急。急的气味浓厚，缓的气味淡薄。方制用药要恰到病处，就是指此而言。如果病所远，药之气味经中道者，当调剂药食的时间，病在上可先食而后药，病在下可先药而后食，不要违反这个制度。所以适当的治疗方法，病位近用奇方或偶方，宜制小其方药之量；病位远而用奇偶之方，宜制大其方药之量。方剂大的是药味数少而量重，方制小的是药味数多而量轻。味数多的可至九味，味数少的可用两味。用奇方而病不去，则用偶方，叫做重方；用偶方而病不去，则用相反的药味来反佐，以达治疗之目的。所谓反佐，就是佐药的性味，反而与病情的寒热温凉相同。

黄帝道：对。病生于风热湿火燥寒的，我已经知道了。生于三阴三阳之标的怎样治疗？岐伯说：懂得病生于本，反过来就会明白病生于标，治疗病生于本的方法，反过来就是治疗病生于标的方法。黄帝道：对。

六气的胜气，怎样候察呢？岐伯说：当胜气到来的时候进行候察。清气大来是燥气之胜，风木受邪，肝病就发了，热气大来，是火气之胜，燥金受邪，肺病就发生了；寒气大来，是水气之胜，火热受邪，心病就发生了；湿气大来，是土气之胜，寒水受邪，肾病就发生了；风气大来，是木气之胜，土湿受邪，脾痛就发生了。这些都是感受胜气之邪而生病的。如果遇到运气不足之年，则邪气更甚；如主时之气不和，也会使邪气更甚；遇月廓空的时候，其邪亦甚。重复感受邪气，其病就危重了。有了胜气，其后必然会有复气。

黄帝道：给我讲讲六气到来时的脉象？岐伯说：厥阴之气到来，其脉为弦；少阴之气到来，其脉为钩；太阴之气到来，其脉为沉；少阳之气到来，其脉为大而浮；阳明之气到来，其脉为短而涩；太阳之气到来，其脉为大而长。气至而脉和缓的是平人，气至而脉应过甚的是病态，气至而脉相反的是病态，气至而脉不至的是病态，气未至而脉已至的是病态，阴阳交错更易的其病危重。

【原典】

帝曰：六气标本，所从不同，奈何？岐伯曰：气有从本者，有从标本者，有不从标本者也。帝曰：愿卒闻之。岐伯曰：少阳太阴从本，少阴太阳从本从标，阳明厥阴，不从标本，从乎中也。故从本者，化生于本，从标本者，有标本之化，从中者，以中气为化也。帝曰：脉从而病反者，其诊何如？岐伯曰：脉至而从，按之不鼓，诸阳皆然。帝曰：诸阴之反，其脉何如？岐伯曰：脉至而从，按之鼓甚而盛也。

是故百病之起，有生于本者，有生于标者，有生于中气者，有取本而得者，有取标而得者，有取中气而得者，有取标本而得者，有逆取而得者，有从取而得者。逆，正顺也。若顺，逆也。故知标与本，用之不殆，明知逆顺，正行无问。此之谓也。不知是者，不足以言诊，足以乱经。故《大要》曰：粗工嘻嘻，以为可知，言热未已，寒病复始，同气异形，迷诊乱经，此之谓也，夫标本之道，要而博，小而大，可以言一而知百病之害，言标与本，易而勿损，察本与标，气可令调，明知胜复，为万民式，天之道毕矣。

【今译】

黄帝道：六气各有标本，变化所从不同，是怎样的？岐伯说：六气有从本化的，有从标本的，有不从标本的。

黄帝道：希望听你详细地讲讲。岐伯说：少阳、太阴从本化，少阴、太阳既从本又从标，阴明、厥阴不从标本而从其中气。所以从本的化生于本；从标本的或化生于本，或化生于标；从中气的化生于中气。

黄帝道：如何诊察脉与病似相同而实相反的情况？岐伯说：脉至与症相从，但按之不鼓击于指下，诸似阳证的，都是这样。黄帝道：凡是阴证而相反的，其脉象怎样？岐伯说：脉至与证相从，但按之却鼓指而强盛有力。

所以各种疾病开始发生，有生于本的，有生于标的，有生于中气的；治疗时有治其本而得愈的，有治其标而得愈的，有治其中气而得愈的，有治其标本面得愈的，有逆治而得愈的，有从治而得愈的。所谓逆其病气而治，其实是顺治；所谓顺其病气而治，其实是逆治。

因此说：知道了标与本的理论，用之于临床就不会有困难；明白了逆与顺的治法，就可正确地进行处理而不至产生疑问。就是这个意思。不知道这些理论，就不足以谈论诊断，却足以扰乱经旨。故《大要》说：技术粗浅的医生，沾沾自喜，以为什么病都能知道了，结果他认为是热证的，言语未了，而寒痛又开始显露出来了。他不了解同是一气所生的病变而有不同的形证，诊断迷惑，经旨错乱。就是这个道理。

标本的理论，扼要而广博，从小可及大，举一个例子可以了解许多病的变化。所以懂得了标与本，就易于掌握而不致有所损害，察知属本与属标，就可以使病气调和，明确胜复之气，就可以为群众的榜样。天道的学问，就算得彻底了。

【原典】

帝曰：胜复之变，早晏何如？岐伯曰：夫所胜者，胜至已病，病已愠愠，而复已萌也。夫所复者，胜尽而起，得位而甚，胜有微甚，复有少多，胜和而和，胜虚而虚，天之常也。帝曰：胜复之作，动不当位，或后时而至，其故何也？岐伯曰：夫气之生，与其化衰盛异也。寒暑温凉盛衰之用，其在四维⑤。故阳之动，始于温，盛于暑；阴之动，始于清，盛于寒。春夏秋冬，各差其分。故《大要》曰：彼春之暖，为夏之暑，彼秋之忿，为冬之怒，谨按四维，斥候皆归，其终可见，其始可知，此之谓也。帝曰：差有数乎？岐伯曰：又凡三十度也。帝曰：其脉应皆何如？岐伯曰：差同正法，待时而去也。《脉要》曰：春不沉，夏不弦，冬不涩，秋不数，是谓四塞。沉甚曰病，弦甚曰病，涩甚曰病，数其曰病，参见曰病，复见曰病，未去而去曰病，去而不去曰病，反者死。故曰：气之相守司也，如权衡之不得相失也。夫阴阳之气，清静则生化治，动则苛疾起，此之谓也。

帝曰：幽明何如？岐伯曰：两阴交尽故曰幽，两阳合明故曰明，幽明之配，寒暑之异也。帝曰：分至何如？岐伯曰：气至之谓至，气分之谓分，至则气同，分则气异，所谓天地之正纪也。

【精注】

⑤四维：在此指春、夏、秋、冬四时。

【今译】

黄帝道：胜气复气的变化，时间的早晚先后如何？岐伯说：大凡所胜之气，胜气到来就发病，待病气积聚之时，而复气就开始萌动了。复气，是胜气终了的时候开始的，得其气之时位则加剧。胜气有轻重，复气也有多少，胜气和缓，复气也和缓，胜气虚，复气也虚，这是自然变化的常规。

黄帝道：胜复之气的发作，萌动之时不当其时位，或后于时位而出现，是什么缘故？岐伯说：因为气的发生和变化，盛和衰有所不周。寒暑温凉盛衰的作用，表现在辰戌丑未四季月之时。故阳气的发动，始于温而盛于暑；阴气的发动，始于凉而盛于寒。春夏秋冬四季之间，有一定的时差。故《大要》说：因春天的温暖，成为夏天的暑热，因秋天的肃杀，成为冬天的凛冽。谨慎体察四季月的变化，伺望气候的回归，如此可以见到气的结束，也可以知道气的开始。就是这个意思。

黄帝道：四时之气的差分一定吗？岐伯说：大多是三十天。黄帝道：其在脉象上的反应是怎样的？岐伯说：时差与正常时相同，待其时过而脉亦去。《脉要》说：春脉无沉象，夏脉无弦象，冬脉无涩象，秋脉无数象，是四时生气闭塞。沉而太过的是病脉，弦而太过的是病脉，涩而太过的是病脉，数而太过的是病脉，参差而见的是病脉，去而复见的是病脉，气未去而脉先去的是病脉。气去而脉不去的是病脉，脉与气相反的是死脉。所以说：气与脉之相守，像权衡之器一样不可有所差失。大凡阴阳之气，清静则生化就正常，扰动则导致疾病发生。就是这个道理。

黄帝道：幽和明是什么意思？岐伯说：太阴、少阴两阴交尽，叫做幽；太阳、少阳两阳合明，叫做明。幽和明配合阴阳，就有寒暑的不同。

黄帝道：分和至是什么意思？岐伯说：气来叫做至，气分叫做分；气至之时其气同，气分之时其气就异。所以春分秋分的二分和夏至冬至的二至，是天地正常气化纪时的纲领。

【原典】

帝曰：夫子言春秋气始于前，冬夏气始于后，余已知之矣。然六气往复，主岁不常也，其补泻奈何？岐伯曰：上下所主，随其攸利，正其味，则共要也，左右同法。《大要》曰：少阳之主，先甘后咸；阳明之主，先辛后酸；太阳之主，先咸后苦；厥阴之主，先酸后辛；少阴之主，先甘后咸；太阴之主，先苦后甘。佐以所利，资以所生，是谓得气。

帝曰：善。夫百病之生也，皆生于风寒暑湿燥火，以之化之变也。经言者者泻之，虚者补之，余锡以方士，而方士用之，尚未能十全，余欲令要道必行，桴鼓相应，犹拔刺雪污，工巧神圣，可得闻乎？岐伯曰：审察病机，无失气宜，此之谓也。帝曰：愿闻病机何如？岐伯曰：诸风掉眩，皆属于肝。诸寒收引，皆属于肾。诸气愤郁，皆属于肺。诸湿肿满，皆属于脾。诸热瞀瘛，皆属于火。诸痛痒疮，皆属于心。诸厥固泄，皆属于下。诸痿喘呕，皆属于上。诸禁鼓慄，如丧神守，皆属于火。诸痉项强，皆属于湿。诸逆冲上，皆属于火。诸胀腹大，皆属于热。诸躁狂越，皆属于火。诸暴强直，皆属于风。诸病有声，鼓之如鼓，皆属于热。诸病胕肿，痛酸惊骇，皆属于火。诸转反戾，水液浑浊，皆属于热。诸病水液，澄澈清冷，皆属于寒。诸呕吐酸，暴注下迫，皆属于热。故《大要》曰：谨守病机，各司其属，有者求之，无者求之，盛者责之，虚者责之，必先五胜，疏其血气，令其调达，而致和平，此之谓也。

【今译】

黄帝道：我已经知道了春秋之气开始在前，冬夏之气开始于后。但六气往复运动，主岁之时又非固定不变，它们补泻方法是怎样的？岐伯说：根据司天、在泉之气所主之时，随其所宜，正确选用药味，是治疗上的主要关键。左右间气的治法与此相同。《大要》说：少阳主岁，先甘后咸；阳明主岁，先辛后酸；太阳主岁，先咸后苦；厥阴主岁，先酸后辛；少阴主岁，先甘后咸；太阴主岁，先苦后甘。佐以所宜的药物，助其生化之源泉，就掌握了治疗六气致病的规律。黄帝道：讲得对！

许多疾病的发生，都由于风寒暑湿燥火六气的变化。医经上说：实症用泻法治疗，虚症用补法治疗，我把它告诉了医工，但是医工们运用了它，还不能收到十全的效果。我要这些重要的理论得到普遍运用，并且能够收到桴鼓相应的效果，如拔刺、雪污一样，对于望闻问切的诊察方法和技术，可以告诉我吗？岐伯说：审察疾病发生和发展变化的机理，切勿失却气宜。就是这个意思。

黄帝道：请问疾病发生和发展变化的机理有哪些？岐伯说：凡是风病，振摇眩晕，都属于肝。凡是寒病，收引拘急，都属于肾。凡是气病，喘急胸闷，都属于肺。凡是湿病，浮肿胀满，都属于脾。凡是热病，神志昏乱，肢体抽搐，都属于火。凡是疼痛瘙痒的疮疡，都属于心。凡是厥逆，二便不通或失禁，都属于下焦。凡是痿症，喘逆呕吐，都属于上焦。凡是口噤不开，鼓栗战抖，神志不安，都属于火。凡是痉病，颈项强急，都属于温。凡是气逆上冲，都属于火。凡是胀满腹大，都属于热。凡是躁动不安，发狂越常，都属于火。凡是突然发生的强直，都属于风。凡是因病有声，叩之如鼓，都属于热。凡是浮肿，疼痛酸楚，惊骇不宁，都属于火。凡是转筋反折，排出的水液，都属于热。凡是排泄的水液澄明清冷，都属于寒。凡是呕吐酸水，急剧的下利，都属于热。所以《大要》说：谨慎地掌握病机，分别观察其所属关系，有邪、无邪均必须加以推求，实证、虚证都要详细研究，首先分析五气中何气所胜，然后疏通其血气，使之调达舒畅，而归于和平。就是这个意思。

【原典】

帝曰：善。五味阴阳之用何如？岐伯曰：辛甘发散为阳，酸苦涌泄为阴，咸味涌泄为阴，淡味渗泄为阳。六者或收或散，或缓或急，或燥或润，或软或坚，以所利而行之，调其气，使其平也。帝曰：非调气而得者，治之奈何？有毒无毒，何先何后？愿闻其道。岐伯曰：有毒无毒，所治为主，适大小为制也。帝曰：请言其制。岐伯曰：君一臣二，制之小也；君一臣三佐五，制之中也；君一臣三佐九，制之大也。寒者热之，热者寒之，微者逆之，甚者从之，坚者削之，客者除之，劳者温之，结者散之，留者攻之，燥者濡之，急者缓之，散者收之，损者温之，逸者行之，惊者平之，上之下之，摩之浴之，薄之劫之，开之发之，适事为故⑥。

帝曰：何谓逆从？岐伯曰：逆者正治，从者反治，从少从多，观其事也。帝曰：反治何谓？岐伯曰：热因寒用，寒因热用⑦，塞因塞用，通因通用，必伏其所主，而先其所因，其始则同，其终则异，可使破积，可使溃坚，可使气和，可使必已。帝曰：善。气调而得者何如？岐伯曰：逆之从之，逆而从之，从而逆之，疏气令调，则其道也。

【精注】

⑥适事为故：以适合病情为准则。

⑦热因寒用，寒因热用：联系上下文，本句当改为"热因热用，寒因寒用"。

【今译】

黄帝道：讲得对。药物五味有阴阳之分，它们的作用都有哪些？岐伯说：辛甘发散的属阳，酸苦涌泄的属阴，咸味涌泄的属阴，淡味渗泄的属阳。辛甘酸苦咸淡六者，或收敛，或发散，或缓和，或急暴，或燥湿，或润泽，或柔软，或坚实，根据病情之所宜运用，以调理气机，使阴阳归于平衡。

黄帝道：有的病不是用调气之法所能治愈的，应该怎样治疗？有毒无毒之药，哪种先用，哪种后用？我想知道它的方法。岐伯说：有毒无毒药物的使用，以适应所治病证的需要为原则，根据病情的轻重制定方剂的大小。

黄帝道：给我讲讲方剂的制度。岐伯说：君药一，臣药二，是小方的组成法；君药一，臣药三，佐药五，是中等方的组成法；君药一，臣药三，佐药九，是大方的组成法。寒病用热药治疗，热病用寒药治疗，病轻的逆其病气而治，病重的从其病气而治，坚实的削弱它，有客邪的驱除它，因劳所致的温养它，郁结的疏散它，滞留的攻逐它，干燥的滋润它，拘急的缓和它，耗散的收敛它，虚损的温补它，安逸的通行它，惊悸的平静它，在上者使之上越，在下场得使之下夺，或用按摩，或用汤浴，或迫使其外出，或劫截其发作，或用开导，或用发泄，以适合病情为度。

黄帝道：什么叫逆从？岐伯说：逆就是正治法，从就是反治法。反治药的多少，要根据病情而定。

黄帝道：反治的情况是怎样的？岐伯说：就是热因寒用，寒因热用，塞因塞用，通因通用。要制伏疾病的本质，必先探求发病的原因。反治法开始时药性与病性似乎相同，但最终其药性与病性是相反的。可以用来破除积滞，消散坚块，调畅气机，使疾病痊愈。

【原典】

帝曰：善。病之中外何如？岐伯曰：从内之外者调其内；从外之内者治其外；从内之外而盛于外者，先调其内而后治其外；从外之内而盛于内者，先治其外，而后调其内；中外不相及，则治主病。

帝曰：善。火热复，恶寒发热，有如疟状，或一日发，或间数日发，其故何也？岐伯曰：胜复之气，会遇之时，有多少也。阴气多而阳气少，则其发日远；阳气多而阴气少，则其发日近。此胜复相薄，盛衰之节，疟亦同法。

帝曰：论言治寒以热，治热以寒，而方士不能废绳墨而更其道也。有病热者，寒之而热，有病寒者，热之而寒，二者皆在，新病复起，奈何治？岐伯曰：诸寒之而热者取之阴，热之而寒者取之阳，所谓求其属也。帝曰：善。服寒而反热，服热而反寒，其故何也？岐伯曰：治其王气，是以反也。帝曰：不

中華藏書

黄帝内经·

最新整理珍藏版

中国书店

治王而然者何也？岐伯曰：悉乎哉问也！不治五味属也。夫五味入胃，各归所喜攻，酸先入肝，苦先入心，甘先入脾，辛先入肺，咸先入肾，久而增气，物化之常也。气增而久，夭之由也。

帝曰：善。方制君臣何谓也？岐伯曰：主病之谓君，佐君之谓臣，应臣之谓使，非上下三品之谓也。帝曰：三品何谓？岐伯曰：所以明善恶之殊贯也。

帝曰：善。病之中外⑧何如？岐伯曰：调气之方，必别阴阳，定其中外，各守其乡⑨。内者内治，外者外治，微者调之，其次平之，盛者夺之，汗之下之，寒热温凉，衰之以属，随其攸利，谨道如法⑩，万举万全，气血正平，长有天命。帝曰：善。

【精注】

⑧病之中外：指邪自外来、病发于外与邪自内生、病发于内者。

⑨各守其乡：守，守持、把握之义。乡，部位。

⑩谨道如法：谨，谨慎，此作顺从解。道，规律。如，遵从。法，法则。

【今译】

黄帝道：对。调畅气机而病得痊愈的是怎样的呢？岐伯说：或用逆治，或用从治，或先逆后从，或先从后逆，疏通气机，使其调达，这就是调气的治法。黄帝道：对。

病有内脏与体表相互影响的，如何治疗？岐伯说：从内脏影响到体表的，先治其内脏病；从体表影响到内脏的，先治其体表病；从内脏影响到体表而偏重于体表的，先治其内脏病，后治其体表病；从体表影响到内脏而偏重于内脏的，先治其体表病，后治其内脏病；内脏与体表没有相互影响的，就治其发病部位所主之病。黄帝道：对。

火热之病，反复恶寒发热，有如疟疾之状，或一天一发，或间隔数天一发，这是什么缘故？岐伯说：因为胜复之气相遇的时候，阴阳之气有多少的关系。阴气多而阳气少，则发作的间隔时日就长；阳气多而阴气少，则发作的间隔时日就短。这是胜气与复气的相互搏斗，也是寒热盛衰的关键。疟疾的原理也是这样。

黄帝道：医论上讲，治寒证当用热药，治热证当用寒药，医工是不可以违背这些准则而改变其规律的。但是有些热病，服寒药后而更热；有些寒病，服热药后而更寒。不但原有的寒与热证仍旧存在，而且更有新病增加，这应该怎样治疗呢？岐伯说：凡是用寒药而反热的，应该滋其阴，用热药而反寒的，应该补其阳，这就是探求其根本而治的方法。黄帝说：对。

服寒药而反热，服热药而反寒，是什么原因呢？岐伯说：仅注意治疗其亢盛之气，而忽略了虚弱之根本，所以有相反的结果。

黄帝道：有的并非由于治疗亢盛之气所造成的，是什么道理？岐伯说：问得真详尽啊！没有治疗亢盛之气，那就是由于不知道五味所属的关系。大凡五味入胃之后，各归入所喜的脏。所以酸味先入肝，苦味先入心，甘味先入脾，辛味先入肺，咸味先入肾。服用日久便能增强各脏之气，这是药物在人体气化的一般规律；若使脏气增强过久，又是导致死亡的原因。黄帝道：对。

方剂的制度分君臣，是什么意思？岐伯说：主治疾病的药叫做君，辅助君药的叫做臣，应顺臣药的叫做使，并不是指上、中、下三品的意思。

黄帝问：三品指什么？岐伯回答说：三品是用来说明药性有毒无毒的分类法。黄帝说：原来如此。疾病的在内在外怎样分别治疗？岐伯说：调治病气的方法，必须辨别阴阳，确定它在内还是在外，根据病之所在，在内的治内，在外的治外。轻微的增强它，较盛的平静它，亢盛的劫夺它，在表的汗之，在里的下之，根据寒热温凉的不同属性，而衰减其所属的病证，随其所宜为准。谨慎地遵守如上的法则，可以万治万全，使气血和平，确保他的天年。黄帝说：讲得不错。

著至教论篇第七十五

【导读】

本篇叙述了学医的一诵、二解、三别、四明、五彰的方法，论说了三阳在人体的作用和三阳独至的发病情况，认为医道必须结合天文、地理、人事等作全面的分析。

【原典】

黄帝坐明堂①，召雷公而问之曰：子知医之道乎？雷公对曰：诵而颇能解，解而未能别，别而未能明，明而未能彰，足以治群僚②不足至侯王。愿得受树天之度，四时阴阳合之，别星辰与日月光，以彰经术，后世益明，上通神农，著至教，疑③于二皇。帝曰：善！无失之，此皆阴阳表里上下雌雄相输应也，而道上知天文，下知地理，中知人事，可以长久，以教众庶，亦不疑殆，医道论篇，可传后世，可以为宝。

雷公曰：请受道，讽诵用解。帝曰：子不闻《阴阳传》乎！曰：不知。曰：夫三阳天为业，上下无常，合而病至，偏害阴阳，雷公曰：三阳莫当④，请闻其解。帝曰：三阳独至者，是三阳并至，并至如风雨，上为巅疾，下为漏病，外无期，内无正，不中经纪，诊无上下，以书别⑤。雷公曰：臣治疏愈，说意而已⑥。帝曰：三阳者，至阳也，积并则为惊，病起疾风，至如砺砺，九窍皆塞，阳气滂溢，干嗌喉塞，并于阴，则上下无常，薄为肠澼，此谓三阳直心，坐不得起，卧者便身全。三阳之病，且以知天下，何以别阴阳，应四时，合之五行。

雷公曰：阳言不别，阴言不理，请起受解，以为至道。帝曰：子若受传，不知合至道以惑师教，语子至道之要。病伤五藏，筋骨以消，子言不明不别，是世主学尽矣⑦。肾且绝，惋惋日暮，从容不出，人事不殷⑧。

【精注】

①堂：古代天子宣明政教之堂。

②群僚：指百官。

③疑：通"拟"，相似之义。

④三阳莫当：指三阳为害，其病势迅猛而不可阻挡。

⑤诊无上下，以书别：书，志也，即标志之义。诊断上也无上下的标志作区别。

⑥臣治疏愈，说意而已：疏愈，很少治愈。说意，言谈治病的道理。

⑦是世主学尽矣：是，这，此之义。主学，指医学。尽，失传。

⑧人事不殷：指精神萎靡，懒于人事。

【今译】

黄帝坐在明堂，召见雷公并问他说：你懂得医学的道理吗？雷公回答说：我诵读医书不能全理解，有的虽能粗浅的理解，但不能分析辨别，有的虽能分析辨别，但不能深入了解其精奥，有的虽了解其精奥，但不能加以阐发和应用，所以我的医术，只足以治疗一般官吏的病，不足以治疗侯王之疾。我很希望你能给我关于树立天之度数，如何合之四时阴阳，测日月星辰之光等方面的知识，以进一步阐发其道理，使后世更加明了，可以上通于神农，并让这些精确的道理得到发扬，其功可比拟于二皇。黄帝说：好。不要忘掉，这些都是阴阳表里上下雌雄相互联系相互应合的道理，就医学而言，必须上通天文，下通地理，中知人事，才能长久流传下去，用以教导群众，也不致发生疑惑，只有这样的医学论篇，才能传于后世，而作为宝贵的遗产。

雷公说：请您把这些道理传授给我，好方便我背诵和理解。黄帝说：你知道《阴阳传》这部书吗？雷公说：不知道。黄帝说：三阳之气，主护卫人一身之表，以适应天气的变化，若人之上下经脉的循行失其常度，则内外之邪相合而病至，必使阴阳有所偏盛而为害。雷公说："三阳莫当"这句话，应当怎样理解？黄帝说：所谓三阳独至，实为三阳之气合并而至，并至则阳气过盛，其病来疾如风雨，犯于上则发为头巅部疾病，犯于下则发为大小便失禁的漏病。由于这种病变化无常，外无明显的气色变化等症状可察，内无一定的症象可以预期，其病又不符合于一肌的发病规律，所以在诊断时，也就无法记录分辨其病变的属上属下。雷公说：我治疗这类病，很少治愈，请你详细解释一下，以解除我的疑惑。黄帝说：三阳是极盛之阳，若三阳之气积并而至，则发而为惊，病起迅如疾风，病至猛如霹雳，九窍皆因之闭塞，因阳气滂渍盈溢，而咽干喉塞。若并于阴，则为盛阳之气内薄于脏，病亦上下无常，如果迫于下，则发为肠澼。若三阳之气直冲心膈，使人坐而不得起，卧下觉得舒适，这是三阳积并而至之病。由此而知，欲通晓人与天地相应的关系，必须知道如何辨别阴阳，及其上应天之四时，下合地之五行等道理。

雷公说：这些道理，明显地讲，我不能辨别．隐晦地讲，我更不太理解，您能再解释一下其中的精微，使我可以更好地领会吗？黄帝说：你受老师的传授，若不知与至道相合，反而会对老师的传授产生疑惑，我现在告诉你至道的要点。若人患病伤及了五脏，筋骨日渐削瘦，如果像你所说的那样不能辨别，世上的医学岂不失传了吗。例如肾气将绝，则终日心中悗悗不安，欲静处不欲外出，更不欲频繁的人事往来。

示从容论篇第七十六

【导读】

本篇主要讲肾虚、肝虚、脾虚之脉的诊法，分析了肾痛的脉症，并对失血证病在脾在肺的情况作了分析比较。

【原典】

黄帝燕坐[①]。召雷公而问之曰：汝受术诵书者，若能览观杂学[②]，及于比类，通合道理，为余言子所长，五藏六府，胆胃大小肠，脾胞膀胱，脑髓涕唾，哭泣悲哀，水所从行，此皆人之所生，治之过失，子务明之，可以十全，即不能知，为世所怨。雷公曰：臣请诵《脉经上下篇》，甚众多矣，别异比类，犹未能以十全，又安足以明之。

帝曰：子别试通五藏之过，六府之所不和，针石所败，毒药所宜，汤液滋味，具言其状，悉言以对，请问不知。雷公曰：肝虚肾虚脾虚，皆令人体重烦冤，当投毒药刺灸砭石汤液，或已，或不已，愿闻其解。帝曰：公何年之长而问之少，余真问以自谬也。吾问子窈冥③，子言《上下篇》以对，何也？夫脾虚浮似肺，肾小浮似脾，肝急沉散似肾，此皆工之所时乱也，然从容得之。若夫三藏土木水参居，此童子之所知，问之何也？

【精注】

①燕坐：燕，安然的样子。这里指安然地坐着。

②杂学：指医学以外的学说。

③窈冥：深奥的理论。

【今译】

黄帝安适地坐着，召唤雷公并对他说：你学习的虽是医术，但在诵读医书时，如果能广泛阅览群书，应注意取象比类，贯通融会医学的道理。对我谈谈你的专长吧。凡五脏六腑，胆胃大小肠，脾胞膀胱，脑髓涕唾，哭泣悲哀，水所从往即主藏精的五脏，这些都是人之生长所凭依的，治不合道，就会有过失，如果明白其中的治道，就可以十全。如果不晓得其中的治道（就去医治），便会为世人所怨。雷公回答说：我诵读过《脉经》上、下篇的很多内容，但对辨别异同，取象比类，还不能十全，又怎能说完全明白呢。

黄帝说：你试用《脉经》上、下篇以外，以素所通晓的理论，来解释五脏之所病。六腑之所不和，针石治疗之所败，毒药治疗之所宜，以及汤液滋味等方面的内容，并具体说明其症状，详细地作出回答，如果有不知道的地方，请提出来问我。雷公说：肝虚、肾虚、脾虚都能使人身体沉重和烦闷，当施以毒药、刺灸、砭石、汤液等方法治疗后，有的治愈，有的不愈，想知道这应如何解释。黄帝说：你已经年长了，为什么提的问题这么幼稚呢？这是由于我的发问而招来的错误回答。我本来想问你比较深奥的道理，而你却以《脉经》上、下篇的内容来回答我，是什么缘故呢？脾脉本宜微软，今病而现虚浮，与肺脉相似，肾脉本应微沉，今病而现小浮，与脾脉相似，肝脉本应微弦，今

中華藏書

黄帝内经·最新整理珍藏版

中国书店

病而现急沉散，与肾脉相似，这些都是医生时常易于混淆的，然而如能从容不迫地去诊视，还是可以分辨清楚的。至于脾、肝、肾三脏，分属于土、木、水，三者均居膈下，部位相近，这是小孩子都知道的，你问它有什么意义呢？

【原典】

雷公曰：于此有人，头痛，筋挛骨重，怯然少气，哕噫腹满，时惊，不嗜卧，此何藏之发也？脉浮而弦，切之石坚，不知其解，复问所以三藏者，以知其比类也。帝曰：夫从容之谓也。夫年长则求之于府，年少则求之于经，年壮则求之于藏。今子所言皆失，八风菀熟，五藏消烁，传邪相受。夫浮而弦者，是肾不足也。沉而石者，是肾气内著也。怯然少气者，是水道不行，形气消索④也。咳嗽烦冤者，是肾气之逆也。一人之气，病在一藏也。若言三藏俱行，不在法也。

【精注】

④消索：散尽。

【今译】

雷公说：现在有这样的病人，头痛，筋脉拘挛，骨节沉重，畏怯少气，哕噫腹满，时常惊骇，不欲卧，这是哪一脏所发的病呢？其脉象浮而弦，重按则坚硬如石，我不知应如何解释，故再问三脏，以求能知如何比类辨析。黄帝说：这应从容进行分析。一般来说，老年人的病，应从六腑来探求；少年人的病，应从经络来探求；壮年人的病，应从五脏来探求。现在你只讲脉症，不谈致病的根由，如外而八风之郁热，内而五脏的消烁，以及邪传相受的次第等，这样就失去了对疾病全面的理解。脉浮而弦的，是肾气不足；脉沉而坚硬如石的，是肾气内著而不行；畏怯少气的，是因为水道不行，而形气消散；咳嗽烦闷的，是肾气上逆所致。这是一人之气，其病在肾一脏，如果说是三脏俱病，是不符合诊病法则的。

【原典】

雷公曰：于此有人，四支解惰，咳喘血泄，而愚诊之，以为伤肺，切脉浮大而紧，愚不敢治，粗工下砭石，病愈多出血，血止身轻，此何物也？帝曰：子所能治，知亦众多，与此病失矣。譬以鸿飞，亦冲于天。夫圣人之治病，循法守度，援物比类，化之冥冥⑤，循上及下，何必守经。今夫脉浮大虚者，是脾气之外绝，去胃外归阳明也。夫二火不胜三水，是以脉乱而无常也。四支解惰，此脾精之不行也。咳喘者，是水气并阳明也。血泄者，脉急血无所行也。若夫以为伤肺者，由失以狂也。不引比类，是知不明也。夫伤肺者，脾气不守，胃气不清，经气不为使，真藏坏决，经脉傍绝，五藏漏泄，不衄则呕，此二者不相类也。譬如天之无形，地之无理，白与黑相去远矣。是失，吾过矣。以子知之，故不告子，明引比类《从容》，是以名曰诊轻⑥，是谓至道也。

【精注】

⑤冥冥：幽深莫测。

⑥诊轻：《太素》"轻"作"经"甚是。

【今译】

雷公问：现在有这样的病人，四肢懈怠无力，气喘咳嗽而血泄，根据我的诊断，我认为是伤肺，诊其脉浮大而紧，我未敢治疗，一个粗率的医生治之以砭石，病愈，但出血多，血止以后，身体觉得轻快，这是什么病呢？黄帝说：你所能治的和能知道的病，已是很多的了，但对这个病的诊断却错了。医学的道理是非常深奥的，好比鸿雁的飞翔，虽亦能上冲于天，却得不到浩渺长空的边际。所以圣人治病，遵循法度，引物比类，掌握变化于冥冥莫测之中，察上可以及下，不一定拘泥于常法。今见脉浮大而虚，这是脾气外绝，去胃而外归于阳明经。由于二火不能胜三水，所以脉乱而无常。四肢懈怠无力，是脾精不能输布的缘故。气喘咳嗽，是水气泛滥于胃所致。血泄，是由于脉急而血行失其常度。假如把本病诊断为伤肺，是错误的狂言。诊病不能引物比类，是知之不明。如果肺气受伤，则脾气不能内守，致胃气不清，经气也不为其所使，肺脏损坏，则治节不通，致经脉有所偏绝，五脏之气俱漏泄，不衄血则呕血，病在肺在脾，二者是不相类同的。如果不能辨别，就如天之无形可求，地之无位可理，黑白不分，未免相距太远了。这个失误怪我，我以为你已经知道了，所以没有告诉你，由于诊病必须明晓引物比类，以求符合《从容》篇的说法，所以叫做真经，这里面讲得都是至真至确的道理。

疏五过论篇第七十七

【导读】

本篇论说了医生在临症上的五种过错，认为在诊治疾病时，若结合天时、人事以及患者的体质、年龄、脏象、脉色等，可以取得较好的疗效。

【原典】

黄帝曰：呜呼远哉！闵闵①乎若视深渊，若迎浮云，视深渊尚可测，迎浮云莫知其际。圣人之术，为万民式，论裁志意，必有法则，循经守数②，按循医事，为万民副③，故事有五过四德，汝知之乎？雷公避席再拜曰：臣年幼小，蒙愚以惑，不闻五过与四德，比类形名，虚引其经④，心无所对。

【精注】

①闵闵：辽远深幽的样子。

②循经守数：遵循一定的医学法则。

③按循医事，为万民副：按，察也。循，同巡。副，辅助。本句意为察巡医事，以辅民生。

④比类形名，虚引其经：比类，比符类别。形，病形。名，病名。虚引，空引。经，指经论。整句意为只能从疾病的症状与名称上，空引经论，而不明内在机理。

【今译】

黄帝说：医道真深远啊！望之远大幽深，好像视探深渊，又好像迎看浮云，但渊虽深，尚可以测量，迎看浮云，却不知道它的边际。圣人的医术，是万民学习的榜样，论裁人的志意，必有法则，因循遵守医学的常规和法则，审查医事，为万民的辅助，所以医事有五过和四德，你知道吗？雷公离开席位再拜回答说：我年纪幼小，蒙昧无知，不曾听说过五过和四德，虽然能从病的症状和名目上来比类，但只是虚引经义而已，心里还不明白，不能回答。

【原典】

帝曰：凡未诊病者，必问尝贵后贱，虽不中邪，病从内生，名曰脱营。尝富后贫，名曰失精，五气留连，病有所并。医工诊之，不在藏府，不变躯形，诊之而疑，不知病名。身体日减，气虚无精，病深无气，洒洒然时惊，病深者，以其外耗于卫，内夺于荣。良工所失，不知病情，此亦治之一过也。

凡欲诊病者，必问饮食居处，暴乐暴苦，始乐后苦，皆伤精气，精气竭绝，形体毁沮。暴怒伤阴，暴喜伤阳，厥气上行，满脉去形。愚医治之，不知补泻，不知病情，精华日脱，邪气乃并，此治之二过也。

善为脉者，必以比类奇恒，从容知之，为工而不知道，此诊之不足贵，此治之三过也。

诊有三常，必问贵贱，封君败伤⑤，及欲侯王。故贵脱势，虽不中邪，精神内伤，身必败亡。始富后贫，虽不伤邪，皮焦筋屈，痿躄为挛。医不能严，不能动神，外为柔弱，乱至失常，病不能移，则医事不行，此治之四过也。

凡诊者必知终始，有知余绪，切脉问名，当合男女⑥。离绝菀结，忧恐喜怒，五藏空虚，血气离守，工不能知，何术之语。尝富大伤，斩筋绝脉，身体复行，令泽不息。故伤败结积，留薄归阳，脓积寒炅。粗工治之，亟刺阴阳，身体解散，四支转筋，死日有期，医不能明，不问所发，唯言死日，亦为粗工，此治之五过也。

【精注】

⑤封君败伤：封君，指封君拜侯；败伤，指削去官职。

⑥当合男女：要符合男女各自的特殊情况。

【今译】

黄帝说：在未诊病前，应问病人的生活改变情况，如果是先贵后贱，虽然没有感受外邪，也会病从内生，这种病叫"脱营"。如果是先富后贫，发病叫做"失精"，由于五脏之气留连不运，积并而为病。医生诊察这种病，病的初期，由于病不在脏腑，形体也无改变，医生常诊而疑之，不知是什么病。日久则身体逐渐消瘦，气虚而精无以生，病势深重则真气被耗，阳气日虚；因洒洒恶寒而心怯时惊，其所以病势日益深重，是因为在外耗损了卫气，在内劫夺了营血。这种病即便是技术高明的医生，若不问明病人的情况，不知其致病原因，更不能治愈，这是诊治上的第一个过失。

在诊治疾病时，一定要问病人的饮食和居住环境，以及精神上是否有突然的欢乐、忧苦，或先乐后苦等情况，因为突然苦乐都能损伤精气，使精气竭绝，形体败坏。暴怒则伤阴，暴喜则伤阳，阴阳俱伤，则使人气厥逆而上行，充满于经脉，而神亦浮越，去离于形体。技术低劣的医生，在诊治这种疾病时，既不能恰当地运用泻治法，又不了解病情，致使精气日渐耗散，邪气得以积并，这是诊治上的第二个过失。

善于诊脉的医生，必将病之奇恒，比类辨别，从容分析，得知其病情，如果医生不懂得这个道理，他的诊治技术就没有什么可贵之处，这是诊治上的第三个过失。

诊病时有三种情况是必须注意的，即必须问其社会地位的贵贱、是否曾有被削爵失势之事，以及是否有欲作侯王的妄想。因为原来地位高贵，失势以后，其情志必抑郁不伸，这种人，虽然未中外邪，但由于精神已经内伤，身体必然败亡。先富后贫的人，虽未伤于邪气，也会发生皮毛焦枯，筋脉拘屈，足痿弱拘挛不能行走。对这类病人，医生如果不能严肃地对其进行开导，不能动其思想，改变其精神面貌，而一味地对其柔弱顺从，任其发展下去，则必然乱之而失常，致病不能变动，医治也不发生效果，这是诊治上的第四个过失。

凡诊治疾病，必须了解其发病初期和现在的病情，又要知其病之本末，在诊脉问证时，应结合男女在生理及脉症上的特点。如因亲爱之人分离而怀念不绝，致情志郁结难解及忧恐喜怒等，都可使五脏空虚，血气离守，医生如不知道这些道理，还有什么诊治技术可言。尝富之人，一旦失去财势，必大伤其心神，致筋脉严重损伤，形体虽然仍能够行动，但津液已不再滋生了。若旧伤败结，致血气留聚不散，郁而化热，归于阳分，久则成脓，脓血蓄积，使人寒热交作。粗率的医生治疗这种病，由于他不了解病系劳伤脓积，而多次刺其阴阳经脉，使其气血更虚，致身体懈散，四肢转筋，死期已不远了，医生对此既不能明辨，又不问其发病原因，只是说病已危重，这是粗率的医生，此为诊治上的第五个过失。

【原典】

凡此五者，皆受术不通，人事不明也。故曰：圣人之治病也，必知天地阴阳，四时经纪，五藏六府，雌雄表里，刺灸砭石，毒药所主，从容人事，以明经道，贵贱贫富，各异品理，问年少长，勇怯之理，审于分别，知病本始，八正九候，诊必副矣。

治病之道，气内为宝，循求其理，求之不得，过在表里⑦。守数据治，无失俞理，能行此术，终身不殆。不知俞理，五藏菀熟⑧，痈发六府，诊病不审，是谓失常。谨守此治，与经相明，《上经》《下经》，揆度阴阳，奇恒五中⑨，决以明堂⑩。审于终始⑪，可以横行。

【精注】

⑦过在表里：过，病变。表里，指表里不协调。

⑧菀熟：指郁而发热。

⑨奇恒五中，五中，又称五内，指五脏。指五脏的正常与异常。

⑩决以明堂：明堂，指鼻部。以明堂为决断的标志。

⑪审于终始：审查疾病的发病原因和发病过程。

【今译】

上面讲的五种过失，都是由于医生的学术不精，事理不明所造成的。因此说：圣人的治病，必知自然界阴阳的变化，四时寒暑的规律，五脏六腑之间的关系，经脉之阴阳表里，刺灸、砭石、毒药治病之所宜，能周密详审人情事理，明确诊治之常道，从病人的贵贱贫富，区分其体制，裁及发病的各自特点，问其年龄之长幼，知其性情勇怯之理，审察病色出现的部位，以知其病之本始，并结合四时八风正气及三部九候脉象进行分析，所以他的诊疗技术是全备的。治病的道理，应重视病人元气的强弱，从其元气的强弱变化中，探求其病，如果求之不得，其病便是在阴阳表里之间。治病时应遵守气血多少及针刺深浅等常规，不要失去取穴的理法，能这样来进行医疗，则终生可不发生差错。如果不知取穴的理法，而妄施针石，可使五脏积热，痈发于六腑。若诊病不能详审周密，便是失常，若能谨守这些诊治法则，自会与经旨相明，能通晓《上经》、《下经》之义及如何揆测度量阴阳的变化，诊察奇恒之疾和五脏之病，而取决于明堂之色，审知疾病的始终等道理，便可随心所欲而横行天下了。

徵四失论篇第七十八

【导读】

本篇分析了医生在临症时容易出现的四种过失，认为医生应该具备踏踏实实、刻苦钻研的态度，不应该骄傲自大、自以为是。

【原文】

黄帝在明堂，雷公侍坐，黄帝曰：夫子所通书受事①众多矣，试言得失②之意，所以得之，所以失之。雷公对曰：循经受业，皆言十全，其时有过失者，请闻其事解也。

帝曰：子年少，智未及耶，将言以杂合耶？夫经脉十二，络脉三百六十五，此皆人之所明知，工之所循用也。所以不十全者，精神不专，志意不理，外内相失，故时疑殆。诊不知阴阳逆从之理，此治之一失矣。

受师不卒，妄作杂术，谬言为道，更名自功，妄用砭石，后遗身咎，此治之二失也。

不适贫富贵贱之居，坐之薄厚③，形之寒温，不适饮食之宜，不别人之勇怯，不知比类，足以自乱，不足以自明，此治之三失也。

诊病不问其始，忧患饮食之失节，起居之过度，或伤于毒，不先言此，卒持寸口，何病能中，妄言作名，为粗所穷，此治之四失也。

【精注】

①通书受事：授事，授业。通读医书，接受医事。

②得失："得"指治愈，"失"指治不愈。本句指治疗的成功与不成功。

③坐之薄厚：高注本"坐"作"土"。土之薄厚，即指脾胃功能的强弱。

【今译】

黄帝坐在明堂，雷公一旁侍坐，黄帝说：你读的医书不少，从事医疗工作也很久了，你试着谈谈对医疗上的成功与失败的看法，为什么能成功，为什么会失败。雷公说：我遵循医经学习医术，书上都说可以得到十全的效果，但在医疗中有时还是有过失，请问这应怎样解释呢？

黄帝说：这是由于你年岁轻，智力不足，考虑不及呢，还是对众人的学说缺乏分析呢？经脉有十二，络脉有三百六十五，这是人们所明白知道的，也是医生所遵循应用的。治病所以不收到十全的疗效，是由于精神不能专一，志意不够条理，不能将外在的脉症与内在病情综合一起分析，所以时常发生疑惑和危殆。

诊病如果不知道阴阳逆从的道理，这是治病失败的第一个原因。随师学习没有卒业，学术未精，乱用杂术，以错误为真理，变易其说，而自以为功，乱施砭石，给自己遗留下过错，这是治病失败的第二个原因。治病不能适宜于病人的贫富贵贱生活特点、居处环境的好坏、形体的寒温，不能适合饮食之所宜，不区别个性的勇怯，不知道用比类异同的方法进行分析，这种做法，只能扰乱自己的思想，不足以自明，这是治病失败的第三个原因。诊病时不问病人开始发病情况及是否曾有过忧患等精神上刺激，饮食是否失于节制，生活起居是否超越正常规律，或者是否曾伤于毒，如果诊病时不首先问清楚这些情况，便仓促去诊视寸口，那就不能诊中病情，只能是乱言病名，使病为这种粗率医疗作风所困，这是治病失败的第四个原因。

【原典】

是以世人之语者，驰千里之外，不明尺寸之论，诊无人事。

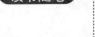

治数之道，从容之葆④，坐持寸口，诊不中五脉，百病所起，始以自怨，遗师其咎。是故治不能循理，弃术于市，妄治时愈，愚心自得。呜呼！窈窈冥冥⑤，熟知其道？道之大者，拟于天地，配于四海，汝不知道之谕，受以明为晦。

【精注】

④葆：通"宝"。

⑤窈窈冥冥：形容医学理论微妙精深。

【今译】

因此社会上的一些医生，虽学道于千里之外，但却不明白尺寸的道理，诊治疾病，不知参考人事。更不知诊病之道应以能做到比类从容为最宝贵的道理，只知诊察寸口。这种做法，既诊不中五脏之脉，更不知疾病的起因。于是开始埋怨自己的学术不精，继而归罪于老师传授不明。因此治病如果不能遵循医理，必为群从所不信任，乱治中偶然治愈疾病，不知是侥幸，反自鸣得意。唉！医道之精微深奥，有谁能彻底了解其中的道理？医道之大，可比拟于天地，配于四海，你若不能通晓道之教谕，那么你接受的道理，即使很明白，最终也晦暗不明。

阴阳类论篇第七十九

【导读】

本篇论说了三阴三阳的含义和功用，以及其相互间的关系和病状、脉象等，分析了疾病的预后与四时阴阳的关系。

【原典】

孟春始至①，黄帝燕坐，临观八极，正八风之气，而问雷公曰：阴阳之类，经脉之道，五中所主②，何藏最贵？雷公对曰：春甲乙青，中主肝，治七十二日，是脉之主时，臣以其藏最贵。帝曰：却念上下经，阴阳从容，子所言贵，最其下也。

雷公致斋七日，旦复侍坐。帝曰：三阳为经，二阳为维，一阳为游部，此知五藏终始。三阳为表，二阴为里，一阴至绝，作朔晦③，却具合以正其理。雷公曰：受业未能明。

【精注】

①孟春始至：孟春，春季之首月。孟春始至，即春季的开始，意指立春这一天。

②五中所主：五中，指五脏，又称五内。所主，指五脏所主的时令。

③朔晦：夏历的每个月的第一天称朔；夏历的每个月的最后一天称为晦。

【今译】

立春这天，黄帝很安闲地坐着，观看八方的远景，候察八风的方向，他问雷公说：按照阴阳的分析方法和经脉理论，配合五脏主时，你觉得哪一脏最重要？雷公回答说：春季为一年之首，属甲乙木，其色青，五脏中主肝，肝旺于春季七十二日，此时也是肝脉当令的时候，所以我认为肝脏为最重要。黄帝道：我依据《上、下经》阴阳比类分析的理论来体会，你认为最重要的，实际上却是其中最贱下的。

雷公斋戒了七天，早晨又侍坐于黄帝的一旁。黄帝道：三阳为经，二阳为维，一阳为游部，懂得这些，可以知道五脏之气运行的终始了。三阳为表，二阴为里，一阴为阴气之最终，是阳气的开始，有如朔晦的交界，都符合于天地阴阳终始的道理。雷公说：我还没有明白其中的意义。

【原典】

帝曰：所谓三阳者，太阳为经，三阳脉，至手太阴，弦浮而不沉，决以度，察以心，合之阴阳之论。所谓二阳者，阳明也，至手太阴，弦而沉急不鼓，炅至以病皆死。一阳者，少阳也，至手太阴，上连人迎，弦急悬不绝，此少阳之病也，专阴则死。

三阴者，六经之所主也，交于太阴，伏鼓不浮，上空志心。二阴至肺，其气归膀胱，外连脾胃。一阴独至，经绝，气浮不鼓，钩而滑。此六脉者，乍阴乍阳，交属相并，缪通五藏，合于阴阳，先至为主，后至为客。

雷公曰：臣悉尽意，受传经脉，颂得从容之道，以合《从

中
華
藏
書

黄
帝
内
经
·
最
新
整
理
珍
藏
版

中
国
书
店

容》，不知阴阳，不知雌雄。帝曰：三阳为父，二阳为卫，一阳为纪。三阴为母，二阴为雌，一阴为独使。

【今译】

黄帝道：所谓"三阳"，是指太阳，其脉至于手太阴寸口，见弦浮不沉之象，应当根据常度来判断，用心体察，并参合阴阳之论，以明好坏。所谓"二阳"，就是阳明，其脉至于手太阴寸口，见弦而沉急，不鼓击于指，火热大至之时而有此病脉，大都有死亡的危险。"一阳"就是少阳，其脉至于手太阴寸口，上连人迎，见弦急悬而不绝，这是少阳经的病脉，如见有阴而无阳的真脏脉象，就要死亡。"三阴"为手太阴肺经，肺朝百脉，所以为六经之主，其气交于太阴寸口，脉象沉伏鼓动而不浮，是太阴之气陷下而不能上升，以致心志空虚。"二阴"是少阴，其脉至于肺。其气归于膀胱，外与脾胃相连。"一阴"是厥阴，其脉独至于太阴寸口，经气已绝，故脉气浮而不鼓，脉象如钩而滑。以上六种脉象，或阳脏见阴脉，或阴脏见阳脉，相互交错，会聚于寸口，都和五脏相通，与阴阳之道相合。如出现此种脉象，凡先见于寸口的为主，后见于寸口的为客。

雷公说：我现在完全懂您的意思了，把您以前传授给我的经脉道理，以及我自己从书本上读到的从容之道和今天您所讲的从容之法相结合的话，我对其中阴阳雌雄的道理还不太理解。黄帝道：三阳如父亲那样高尊，二阳如外卫，一阳如枢纽；三阴如母亲那样善于养育，二阴如雌性好样内守，一阴如使者一般能交能阴阳。

【原典】

二阳一阴，阳明主病，不胜一阴，脉软而动，九窍皆沉。三阳一阴，太阳脉胜，一阴不能止，内乱五藏，外为惊骇。二阴二阳，病在肺，少阴脉沉，胜肺伤脾，外伤四支。二阴二阳皆交至，病在肾，骂詈妄行，巅疾为狂。二阴一阳，病出于肾，阴气客游于心脘，下空窍堤，闭塞不通，四支别离。一阴一阳代绝，此阴气至心，上下无常，出入不知，喉咽干燥，病在土脾。二阳三阴，至阴皆在，阴不过阳，阳气不能止阴，阴阳并绝，浮为血瘕，沉为脓胕。阴阳皆壮，下至阴阳。上合昭昭，下合冥冥，诊决生死之期，遂合岁首。

雷公曰：请问短期④。黄帝不应。雷公复问。黄帝曰：在经论中。雷公曰：请闻短期。黄帝曰：冬三月之病，病合于阳者，至春正月脉有死徵，皆归出春。冬三月之病，在理已尽，草与柳叶皆杀，春阴阳皆绝，期在孟春。春三月之病，曰阳杀，阴阳皆绝，期在草干。夏三月之病，至阴不过十日，阴阳交，期在濂水⑤。秋三月之病，三阳俱起，不治自己。阴阳交合者，立不能坐，坐不能起。三阳独至，期在石水⑥。二阴独至，期在盛水⑦。

【精注】

④短期：不能长寿而死，即指死亡在日期。

⑤濂水：濂水，水结薄冰之时，意指初冬。

⑥石水：王冰："石水者，谓冬月水冰如石之时也。"

⑦盛水：指雨水节。

【今译】

二阳一阴是阳明主病，二阳不胜一阴，则阳明脉软而动，九窍之气沉滞不利。三阳一阴为病，则太阳脉胜，寒水之气大盛，一阴肝气不能制止寒水，故内乱五脏，外现惊骇。二阴二阳则病在肺，少阴脉沉，少阴之气胜肺伤脾，在外伤及四肢。二阴与二阳交互为患，则土邪侮水，其病在肾，骂詈妄行，癫疾狂乱。二阴一阳，其病出于肾，阴气上逆于心，并使脘下空窍如被堤坝阻隔一样闭塞不通，四肢好像离开身体一样不能为用。一阴一阳为病，其脉代绝，这是厥阴之气上至于心发生的病变，或在上部，或在下部，而无定处，饮食无味，大便泄泻无度，咽喉干燥，病在脾土。二阳三阴为病，包括至阴脾土在内，阴气不能至于阳，阳气不能达于阴，阴阳相互隔绝，阳浮于外则内成血瘕，阴沉于里则外成脓肿；若阴阳之气都盛装壮，而病变趋向于下，在男子则阳道生病，女子则阴器生病。上观天道，下察地理，必以阴阳之理来决断病者死生之期，同时还要参合一岁之中何气为首。

雷公问：疾病的死亡日期您能给我讲讲吗？黄帝没有回

答。雷公又问。黄帝道：在医书上有说明。雷公又说：我想听您讲讲。黄帝道：冬季三月的病，如病症脉象都属阳盛，则春季正月见脉有死征，那么到出春交夏，阳盛阴衰之时，便会有死亡的危险。冬季三月的病，根据天理，势必将尽，草和柳叶都枯死了，如果到春天阴阳之气都绝，那么其死期就在正月。春季三月的病，各为"阳杀"。阴阳之气都绝，死期在冬天草木枯干之时。夏季三月的病，若不愈，到了至阴之时，那么其死期在至阴后不超过十日；若脉见阴阳交错，则死期在初冬结薄冰之时。秋季三月的病，表现了手足三阳的脉证，不给治疗也会自愈。若是阴阳交错合而为病，则立而不能坐，坐而不能起。若三阳脉独至，则独阳无阴，死期在冰结如石之时。二阴脉独至，则独阴无阳，死期在正月雨水节。

方盛衰论篇第八十

【导读】

本篇主要论说阴阳之气的盛衰逆从、五脏气虚产生的梦境，认为在诊病时应全面观察，诊断疾病。

【原典】

雷公请问：气之多少①，何者为逆，何者为从。黄帝答曰：阳从左，阴从右，老从上，少从下。是以春夏归阳为生，归秋冬为死，反之则归秋冬为生，是以气多少，逆皆为厥。

问曰：有余者厥耶？答曰：一上不下，寒厥到膝，少者秋冬死，老者秋冬生。气上不下，头痛巅疾，求阳不得，求阴不审，五部隔无征，若居旷野，若伏空室，绵绵乎属不满日。

是以少气之厥，令人妄梦，其极至迷。三阳绝，三阴微，是为少气。

是以肺气虚，则使人梦见白物，见人斩血藉藉，得其时，则梦见兵战。肾气虚，则使人梦见舟船溺人，得其时，则梦伏水中，若有畏恐。肝气虚，则梦见菌香生草，得其时，则梦伏树下不敢起。心气虚，则梦救火阳物，得其时，则梦燔灼。脾气虚，则梦饮食不足，得其时，则梦筑垣盖屋。此皆五藏气虚，阳气有余，阴气不足。合之五诊，调之阴阳，以在经脉。

【精注】

①气之多少：多少，指盛衰。此指阴阳之气的盛衰。

【今译】

雷公问道：气的盛衰，什么是逆？什么是顺呢？黄帝回答道：阳气主升，其气从左而右；阴气主降，其气从右而左。老年之气先衰于下，其气从上而下；少年之气先盛于下，其气从下而上。因此春夏之病见阳症阳脉，以阳归阳，则为顺为生，若见阴症阴脉，如秋冬之令，则为逆为死。反过来说，秋冬之病见阴症阴脉，以阴归阴，则为顺为生。所以不论气盛或气衰，逆则都成为厥。雷公又问：气有余也能成厥吗？黄帝答道：阳气一上而不下，阴阳两气不相顺接，则足部厥冷至膝，少年在秋冬见此病则死，而老年在秋冬见此症却可生。阳气上而不下，则上实下虚，为头痛巅顶疾患，这种厥病，谓其属阳，本非阳盛，谓其属阴，则又非阴盛，五脏之气隔绝，没有显著症象可察，好像置身于旷野，伏居于空室，无所见闻，而病势绵绵一息，视其生命，已不满一天了。

因此，气虚的厥，使人梦乡荒诞；厥逆盛极，则梦多离奇迷乱。三阳之脉悬绝，三明阴脉细微，就是所谓少气之候。肺气虚则梦见白色悲惨的事物，或梦见人被杀流血，尸体狼藉，当金旺之时，则梦见战争。肾气虚则梦见舟船翻覆而淹死人，当水旺之时，则梦见自己伏于水中，好像遇到很恐惧害怕的事。肝气虚则梦见菌香草木，当木旺之时，则梦见自己伏于树下不敢起来。心气虚则梦救火和雷电，当火旺之时，则梦大火燔灼。脾气虚则梦饮食不足，得其土旺之时，则梦作垣盖屋。这些都是五脏气虚，阳气有余，阴气不足所致。当与五脏参看、互验，调其阴阳，这部分内容已在《经脉》篇中讲过了。

【原典】

诊有十度：度人脉，度藏，度肉，度筋，度俞，度阴阳气尽，人病自具，脉动无常，散阴颇阳，脉脱不具②，诊无常行③，诊必上下，度民君卿。受师不卒，使术不明，不察逆从，是为妄行，持雌失雄④，弃阴附阳，不知并合，诊故不明，传之后世，反论自章⑤。

至阴虚，天气绝；至阳盛，地气不足。阴阳并交，至人之所行。阴阳交并者，阳气先至，阴气后至。是以圣人持诊之道，先后阴阳而持之，《奇恒之势》乃六十首，诊合微之事，追阴阳之变，章五中之情，其中之论，取虚实之要，定五度之事，知此乃足以诊。是以切阴不得阳，诊消亡，得阳不得阴，守学不湛，知左不知右，知右不知左，知上不知下，知先不知后，故治不久。知丑知善，知病知不病，知高知下，知坐知起，知行知止，用之有纪，诊道乃具，万世不殆。起所有余，知所不足。度事上下，脉事因格⑥。是以形弱气虚，死；形气有余，脉气不足，死。脉气有余，形气不足，生。

是以诊有大方，坐起有常，出入有行，以转神明，必清必静，上观下观，司八正邪，别五中部，按脉动静，循尺滑涩，寒温之意，视其大小，合之病能，逆从以得，复知病名，诊可十全，不失人情。故诊之，或视息视意，故不失条理，道甚明察，故能长久。不知此道，失经绝理，亡言妄期⑦，此谓失道。

【精注】

②脉脱不具：谓脉不显明。

③诊无常行：谓诊无固定常规。

④持雌失雄："雌雄"喻阴阳，此谓偏于补阴而伐阳。

⑤章：通"彰"。

⑥脉事因格：格，穷究。句意为穷究脉理。

⑦亡言妄期：妄说病情，妄期死生。

【今译】

诊法有十度，就是衡量人的脉度、脏度、肉度、筋度、俞度，揆度它的阴阳虚实，这样，对病情就可以得到全面了解。脉息之动本无常体，或则出现阴阳散乱而有偏颇，或则脉象搏动不明显，所以诊察时也就没有固定的常规。诊病时必须知道病人身份的上下，是平民还是君卿。如果对老师的传授不能全部接受，医术不高明，不仅不能辨别逆从，而且会使诊治带有盲目性和片面性，看到了一面，看不到另一面，抓住了一点，放弃了另一点，不知道结合全面情况，加以综合分析，所以诊断就不能明确，如以这种诊断方法传授给后人的话，在实际工作中自会明显地暴露出它的错误。

至阴虚，则天之阳气离绝；至阳盛，则地之阴气不足。能使阴阳互济交通，这是有修养的医生的能事。阴阳之气互济交通，是阳气先至，阴气后至。所以，高明的医生诊病，是掌握阴阳先后的规律，根据奇恒之势六十首辨明正常和异常，把各种诊察所得的点滴细微的临床资料综合起来，追寻阴阳的变化，了解五脏的病情，作出中肯的结论，并根据虚实纲要及十度来加以判断，知道了这些，方可以诊病。所以如果切其阴而不能了解其阳，这种诊法是不能行于世的；切其阳而不能了解其阴，其所学的技术也是不高明的。知左而不知其右，知右而不知其左，知上而不知其下，知先而不知其后，他的医道就不会长久。要知道不好的，也要知道好的；要知道有病的，也要知道无病的；既知道高，亦知道下；既知道坐，也要知道起；既知道行，也要知道止。能做到这样有条不紊，反复推求，诊断的步骤才算全备，才能永远不出差错。

在疾病的初期，如果见到邪气有余，就应该考虑是正气不足，因虚而受邪；检查病者的上下各部，脉证参舍，以穷究其病理。例如形弱气虚的，主死；形气有余，脉气不足的，亦死；脉气有余，形气不足的，主生。所以，诊病有一定的方法，医生应该注意起坐有常，一举一动，保持很好的品德；思维敏捷，头脑清静，上下观察，分别四时八节之邪，辨别邪气中于五脏的何部；触按其脉息的动静，探切尺部皮肤滑涩寒温的概况；视其大小便的变化，与病状相参合，从而知道是逆是顺，同时也知道了病名，这样诊察疾病，可以十不失一，也不会违背人情。所以诊病之时，或视其呼吸，或看其神情，都能不失于条理，技术高明，能保持永久不出差错；如果不知道这些，违反了原则和真理，乱谈病情，妄下结论，这是不符合治病救人的医道的。